U0229479

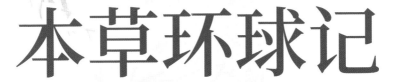

本草环球记

5 世纪以来全球市场上的药物、贸易与健康知识生产

高　晞
【荷】何安娜　主编

中华书局

图书在版编目（CIP）数据

本草环球记:5世纪以来全球市场上的药物、贸易与健康知识
生产/高晞,（荷）何安娜主编. —北京:中华书局,2023.9（2024.5重印）
ISBN 978-7-101-16291-2

Ⅰ.本⋯　Ⅱ.①高⋯②何⋯　Ⅲ.本草-研究　Ⅳ.R281

中国国家版本馆 CIP 数据核字（2023）第 136297 号

书　　　名	本草环球记:5世纪以来全球市场上的药物、贸易 与健康知识生产
主　　　编	高　晞　［荷］何安娜
责任编辑	吴艳红
书名题签	王家葵
装帧设计	王铭基
责任印制	陈丽娜
出版发行	中华书局 （北京市丰台区太平桥西里38号　100073） http://www.zhbc.com.cn E-mail:zhbc@zhbc.com.cn
印　　　刷	三河市中晟雅豪印务有限公司
版　　　次	2023年9月第1版 2024年5月第2次印刷
规　　　格	开本/920×1250毫米　1/32 印张13⅛　插页6　字数330千字
印　　　数	3001-5000册
国际书号	ISBN 978-7-101-16291-2
定　　　价	108.00元

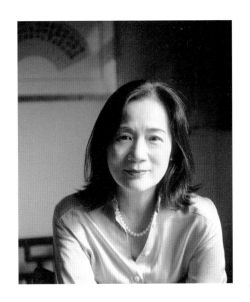

高晞

复旦大学历史学系博士，复旦大学历史学系教授、博士生导师，哈佛燕京学社访问研究员，中国科学技术史学会常务理事，中国科学技术史学会医学史专业委员会副主任。著有《德贞传———一个英国传教士与晚清医学近代化》(2009)、《步行者：闻玉梅传》(2021)，主编《医学与历史》(2020)。

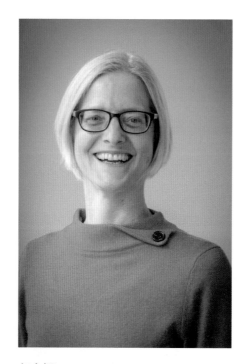

何安娜（Anne Gerritsen）

哈佛大学东亚语言与文明系博士，英国华威大学
历史学系教授、全球历史与文化中心主任，荷兰
莱顿大学亚洲艺术系主任，英国国家学术院院士，
欧洲科学院院士。著有《宋元明时期中国的吉安
士人与地方社会》（2007）、《青花之城：中国瓷
器与近代早期世界》（2020），主编《书写物质文
化史》（2015）、《印度世界的健康和物质史：医药、
物质文化与贸易，1600—2000》（2023）。

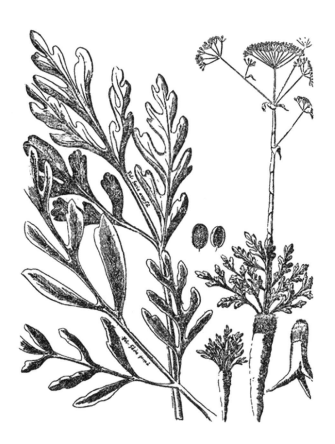

阿魏

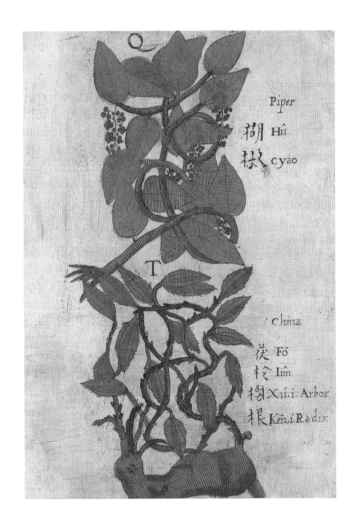

中国根

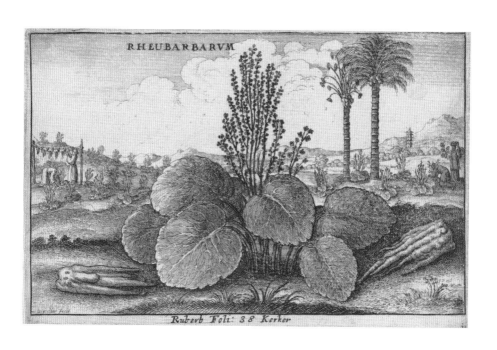

RHEUBARBARVM

Ruberb Foli: 88 Kerker

大黄

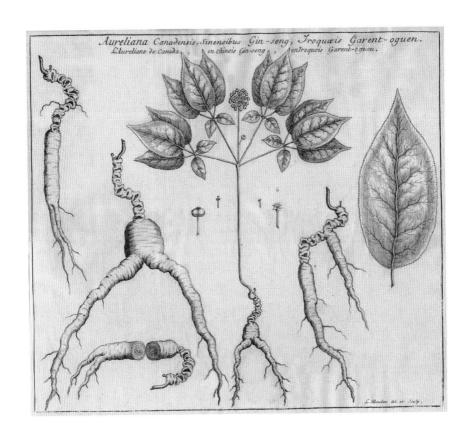

Aureliana Canadensis, Sinensibus Gin-seng, Iroquæis Garent-oguen.
L'Aureliane de Canada, en chinois Gin-seng, en Iroquois Garent-oguen.

人参

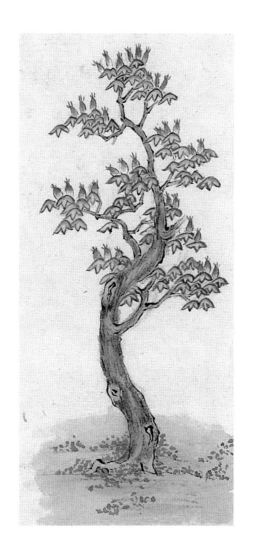

广州丁香

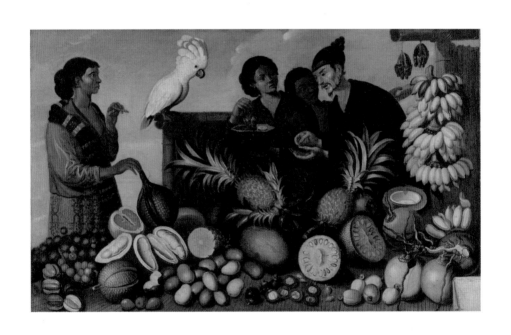

荷兰 17 世纪中叶油画《巴达维亚市集》

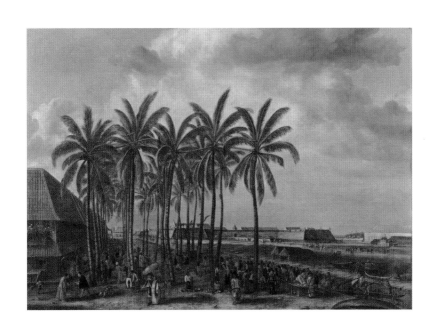

荷兰 17 世纪 60 年代油画《巴达维亚的城堡》

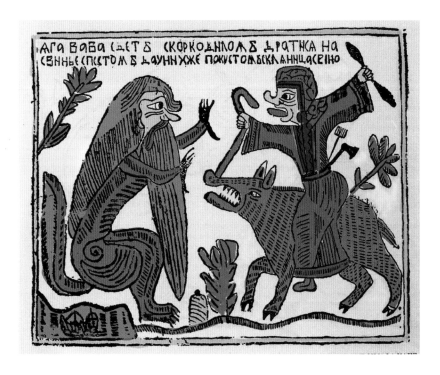

俄罗斯童话故事中女巫与鳄鱼对话场景

作者介绍

何安娜（Anne Gerritsen）

    英国华威大学历史学系教授

高　晞

    复旦大学历史学系教授

梁其姿

    香港大学香港人文社会研究所教授

陈　明

    北京大学外国语学院教授

林日杖

    《福建师范大学学报》（哲学社会科学版）编辑部副编审

徐冠勉

    北京大学历史学系助理教授

埃丝特·海伦娜·阿伦斯（Esther Helena Arens）

    德国科隆大学荷兰语言与文学研究所博士

萨米尔·布迈丁（Samir Boumediene）

    法国里昂高等师范学校历史研究所研究员

克莱尔·格里芬（Claire Griffin）

    美国印第安纳大学伯明顿分校历史学系助理教授

拉胡尔·马科维茨（Rahul Markovits）

　　法国巴黎高等师范学校历史学系近代史副教授

王家葵

　　成都中医药大学药理教研室教授

刘士永

　　上海交通大学历史系特聘教授

皮国立

　　桃园"中央"大学历史研究所副教授

罗婉娴

　　香港浸会大学历史系讲师

郑　洪

　　浙江中医药大学教授

张淑卿

　　桃园长庚大学医学系人文及社会医学科教授、林口长庚医院病理

　　科合聘研究员

徐　源（Michael Stanley-Baker）

　　新加坡南洋理工大学人文学院—李光前医学院助理教授

周英杰（William Chong Eng Keat）

　　新加坡南洋理工大学副研究员

目　录

1

序　本草的全球环游足迹

何安娜　高　晞

2010 年 1 月,英国广播公司(BBC)发布了意大利新闻摄影师皮埃罗·克拉萨蒂(Piero Cruciatti)拍摄的一张照片。照片拍的是重庆附近一家药店的一角,并由此展开了一个关于通货膨胀的故事。

也许您会看到一篇类似的文章,讲述 21 世纪 20 年代这十年间通货膨胀对商品价格的影响。然而,本序言及本书中的文章均与通货膨

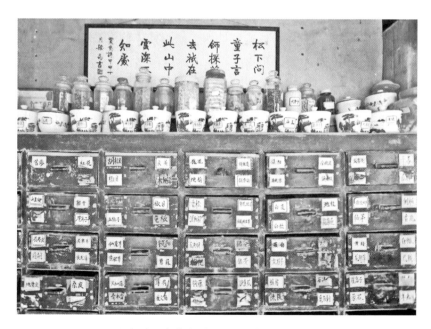

重庆附近的药店,摄于 2010 年 1 月 14 日

1

胀无关。实际上,这幅图片展示了本书讲述的内容,即医学知识和实践所依存的物质文化背景。

仔细观察图中细节,我们可以看到一个大型木柜,它由很多带有标签的抽屉组成,每个标签上都写着药物名称。在柜子的顶部,有一排带盖子的陶瓷器皿,贴有标签;后排较高的架子上,放着一排透明的玻璃瓶和塑料罐,我们可以直接看到里面放着什么;在架子的最左边,有一张被放入相框的纸,这很可能是该店的营业执照;罐子后面的墙上挂着一幅装裱过的字:有几行诗,还有诗人和书法家的名字。

即使我们不了解2010年拍摄当时这家店的其他情况,通过这张图片,我们也可以了解到关于这家店经营活动的大量文化背景信息。例如,这些标签不仅告诉我们商店里有哪些药品可供出售,而且还显示了标签的不同样式、颜色和书写者;上面被划掉的文字则说明,所售药物不是一成不变的。这些信息表明了该店陈列药物的多种方式以及不断变化的消费者偏好。药物容器的材料也随着时间的推移而改变:木制抽屉、陶瓷罐、玻璃瓶和塑料罐。虽然它们材质不同,但都是用来存储药物的。这些容器显示了价格的变化、自身材质的用途,以及药店老板和顾客看到这些材质而可能产生的联想。

对比一下照片中两张带框的纸,也非常有趣。其中一张不太显眼,放在陶瓷罐后面的架子上;而另一张则挂在墙上,很醒目。两者都向进入商店的人传达了重要的信息——左边的营业执照,印有简短几个字,并在纸的右上方有一个标志,这些都表明该店存在于一个工商市场监管和认证的政治制度中,是合法的,这让来客能放心该店的信用;照片中间上方的带框书法提供了正统性的证明,但这是通过一个非常不同的价值体系来实现的。字体的风格、日期的标明方式(甲申十月)、纸上的红色落款以及诗的选择,这些都是通过引用文化精英的文学经典来宣示正统性的重要因素。诗的选择也出于这些考量,《全唐诗》中,有一首贾岛(779—843)的五言绝句,名为《寻隐者不遇》,方葆珍

（Paula M. Varsano）翻译如下：

松下问童子	*Beneath the pines, I ask the boy*
言师采药去	*He says his master's gone to gather herbs*
只在此山中	*Only in these mountains*
云深不知处	*The clouds are so deep, I know not where.*[1]

诗文显示，师傅为了寻觅草药，离开了他的常居地。这喻示了道人在世人未知的地方——高山和密云中，寻求长生不老药。那个地方在哪里？我们不知道。那个世人无法抵达之地，定有非常重要的草药吸引了师傅，使其往之。这首诗中的"药"是与这家店的关键联系，但不幸的是，这个"药"字被一个带有红色盖子的破损的高塑料罐遮住了。然而，即使没有表现出这一中心特征，这首绝句也发挥了它的作用——将唐诗的文化权威性、道家追求长生不老的神秘主义以及隐士寻药的保障和希望赋予了这家药店。

因此，这张照片展示了医学实践的本身：药店售卖的药物依凭医生为治疗所配制的药方，并满足病家的需求。但同时，它也揭示了此类医疗活动存在的背景：一个配备药材，为消费者获取药物的空间；汇集世界各地医药商品的商业网络；拥有家具和各种材质容器的物质网络；能保证商店合法使用医学知识的权力机构；9 世纪时创作的一首诗文所传达的文化力量。这首诗可比这家店早了一千多年呢。上述内容并不都是清晰可见的，但它们无疑都是由这张照片揭示的。

当然，"治疗的实践存在于语境之中"的说法并不新鲜；研究亚洲和西方传统医学史的学者长期以来都依赖于语境来理解医学的理论和实践。就本书所涉的研究而言，有两个方面在方法论上是创新的，即医疗商品研究的全球史方法，以及对医学史的物质文化方法的强调。这两者都与西方学术界历史学研究领域广泛向外拓展的改变有关，这个

3

改变至少有 20 年了。全球史方法要求学者从超越民族国家(the nation state)的角度出发思考问题。民族国家一直是历史学家展开研究的框架,这是有很多原因的。书写过去史往往是一项与国家政治合法性相关的任务;官方任命史学家撰写过去的历史是要用来证明当下政府的合法性的。一般而言,历史都是从民族国家的角度来书写的,因为学者们通常是在单一的学术或语言背景下展开研究的,而且并不总是有跨越文化和政治边界的意愿或机会。即便是在美国和中国,许多大学中标准的世界史领域,也是将"过去"作为割裂的单元来理解:国家、文化或文明单元,比如,玛雅人、希腊和罗马文明、室利佛逝王国(Srivijaya)。在迥异的时空里,这些单元构成了独立的世界,可以被单独进行研究。彭慕兰(Kenneth Pomeranz)的著作《大分流:中国、欧洲及现代世界经济的发展》(*The Great Divergence: China, Europe, and the Making of the Modern World Economy*)于 2000 年问世,该书对历史教学产生了重大影响。[2]彭慕兰不仅对西欧和长江下游地区的经济发展进行了重要的修正性对比,而且还论述了"联系"作为研究对象的重要性。他的研究表明,17、18 世纪长江下游地区的社会和经济发展与中国南海、日本、印度洋和欧洲的发展有关。同样,英国经济在同一时期的增长不仅应该从英国国内的科学发现和技术创新的角度来理解,也应该从殖民扩张和获取大英帝国偏远地区资源的角度来认识。在《大分流:中国、欧洲及现代世界经济的发展》一书的引领下,涌现了一大批探讨全球联系重要性和质疑孤立研究国家的学术论著。

在学者们希望了解全球而不是一个国家历史的背景下,医学史研究领域也发生了变化。流行病的传播、医学知识的流通和医疗物品的贸易等话题都非常适合在全球史范围内进行研究。正如我们所知,传染病、知识和贸易都是流动的,无论政治、文化或法律界限如何,它们都会广泛传播。本书中的几篇文章明确地涉及了人、思想和事物跨越各种边界的活动。还有一些文章展示了另一种历史发展,它改变了许多历史学家构思其作品的方式,即所谓的物质转向(material turn)。当然,科学史学家很长一段时间都在书写关于物质的东西;药物就像医疗设备或针刺穴位图一样重要。但是,学者们书写的方式已经改变了。在某种程度上,这是由于艺术史、文学研究和历史之间以及人类学、考古学和历史之间的边界流动性启发了全世界的学者跨界思考研究对象及其载体,质疑"事物"是什么,并批判性地思考对象本身及其所代表的东西。通过这些问题,研究对象本身就可以为历史学家提供丰富的信息来源。在某种程度上,这也得益于阿尔君·阿帕杜莱(Arjun Appadurai)的著作,尤其是他的《物的社会生命:文化视野中的商品》(The Social Life of Things: Commodities in Cultural Perspective)一书的深刻影响。该书鼓励学者不要将"物"视为单一意义和价值的静态实体来研究,而是把它们视作在研究对象的生命周期或传记中反复改变意义的移动实体。阿帕杜莱和他的合著者们建议,价值(货币、文化、情感、政治等方面)在研究对象一生中的每个作用点都要重新考量。采用这种方法,特别是与全球史方法相结合,历史学家会在各个领域都发现,物是用于分析和探索的有效史料。

本书中的论文以不同的方式揭示了历史研究中全球和物质转向的影响。首先,我们从药物的研究方法中看到了这一点。与将植物或药物视为一个单独的、孤立的"物"不同,作者们都从一个完整的综合角度展开研究,其中包含了意义、联想和情感反应的完整综合。例如,梁其姿和陈明合著的关于阿魏(也叫"hing""asafetida")的文章没有将其简化为单一认识论背景下的单一对象,而是包含了所有名称和含义,并追溯其在很长一段时间内的跨界活动。王家葵从药理学和毒理学两个角度对古代草药记录进行了探讨。徐冠勉对丁香的研究,考虑到了这种香料的广阔背景,通过跨越时空追踪这种香料体系的痕迹,单一"物"的历史可以揭示更广泛的社会和政治变化。

本书中的其他几篇文章探讨了药物和植物跨越政治、文化边界的轨迹或路线。例如，林日杖和何安娜研究大黄的两篇文章，不是在单一的特殊背景或知识框架内探讨这种植物的特征，而是研究其在中华帝国内外被认知的多种途径。罗婉娴和拉胡尔·马科维茨跨文化、地理和商业三界展开研究。罗氏对"万金油"的研究和马科维茨对人参的研究，形成了从北美、东南亚延伸到中国的诱人的商业提议。这些医疗商品的确切来源不如其质量和可获得性来得重要。高晞的研究对象——中国根（China root），显然与一个地方有关，它的"异国情调"（偏远而鲜为人知的原产地），强烈地吸引了欧洲的医学专家。

全球史观也影响了本书中的其他几篇文章，尽管它们与全球史学的关系不那么明确。这些作者没有跨越文化边界去追踪单一药物，而是探索医学思想和实践如何在单一空间内发生转变，而在这个单一空间之外，人和思想产生了流动。例如，埃丝特·海伦娜·阿伦斯对摩鹿加群岛医疗市场的研究揭示了一个不断变化的世界，来自特殊地方的知识在这个地域之外广泛传播，如安汶（Ambon）。萨米尔·布迈丁的文章展示了中国本草知识如何通过耶稣会士的努力进入欧洲人的知识框架。正如克莱尔·格里芬所说，在近代早期的俄罗斯医疗市场上出现的"异国情调"改变了医疗实践以外更多的东西：它改变了人们对更广泛世界的看法。近代早期世界和现代世界之间的对比，揭示了这里明显的相似之处。在第二次世界大战期间，以及 20 世纪 50 年代的台湾，正如张淑卿和皮国立所论证的那样，"西方"知识的传播为中国大陆和中国台湾的民众提供了新的医疗制度，同时激发了他们回归中国传统做法的愿望。又如刘士永和郑洪所言，由于医疗商品和专业知识在全球的流通，古老的、另类的和"民间（folk）"的知识获得了新的认可。最后，徐源和周英杰提供了一种新的方法来理解通过文本传播的医学知识。他们使用了数字人文工具分析了早期佛教和道教文本中出现的本草，并认为这种知识在各个体裁和宗教派别中都很普遍。即使没有直接借鉴全球史或物质史学的方法，他们的论文也显示了数字人文工

具可以为医学史研究提供新的途径。他们分析的最早的宗教文本,可以
追溯到六朝时期(222—589)。

　　本书所收文章以及我们在本文开头所用的皮埃罗·克拉萨蒂的照
片都表明:医学史领域的未来不仅需要对物质文化展开全球史研究,
还需要探索新的史料和数字模拟分析方法。只有这样,我们才能真正
跟踪本草的全球旅行足迹。

注释

[1] Paula M. Varsano, "Looking for the Recluse and Not Finding Him In: The Rhetoric of
　　　Silence in Early Chinese Poetry", *Asia Major* 12, no. 2 (1999) : 39; compare the
　　　translation by Stephen Owen John Minford and Joseph Lau, eds., *Classical Chinese*
　　　Literature: An Anthology of Translations (New York: Columbia University Press,
　　　2000), 868.

[2] Kenneth Pomeranz, *The Great Divergence: China, Europe, and the Making of the Modern*
　　　World Economy (Princeton, N.J.: Princeton University Press, 2000).

阿魏的欧亚大陆之旅（400—1800）[1]

梁其姿　陈　明

本文聚焦于阿魏（asafetida）作为药物、香料和植物在全球的流通历程，追踪了从 5 世纪到 19 世纪期间阿魏相关知识从生产、转化、变更、传播到不再被重视的过程，以及这一过程所涉及的地区。阿魏漫长的全球史与不同时期各大洲不同地域的人群、金钱、谣言、宗教活动、医疗与烹饪实践以及科学探究的诸般动向都是密不可分的。它作为一种具有延展性的、可流动的物质，沿着时间和空间的轨迹在某些——但并非所有——相关领域内创造并积累价值和意义。它的历史揭示了以这种植材为中心的知识整合或瓦解过程中的不稳定性和开放性，然而这些过程并不能构成对独立的植材个体的任何直接定义。相反，这些过程展示了阿魏在有关地区如何"反映了世界具有活力的姿态"，阿魏在那里被赋予了作为药物、食物或植物的特殊属性或"文化逻辑"。[2]

在现代欧洲药典中，阿魏被描述为从伞形花科阿魏属中的几种植物根里提炼出来的干乳胶（树胶脂）。野生的伞形花科植物生长在中亚干燥、多石的山区，包括今天伊朗境内的拉尔（Lar）和亚兹德（Yazd）古城之间、阿富汗东南部的坎大哈地区，以及乌兹别克斯坦南部。该物产在英语文献中也被广泛地称为"hing"（源于梵语或印度教的hiṅgu）。[3]这种带有强烈臭味的胶状树脂在亚洲和欧洲作为香料和药材使用了上千年。在欧洲，人们将阿魏比作（有时甚至等同于）松香草（silphium）。松香草被认为是公元前 4 世纪亚历山大东征时期从北非传入欧洲的，古希腊医生将其用于制作药膏。这种原料 16 世纪作为一种植物"重出江湖"之前，在欧洲应该是很稀有的。自那时起，分泌树脂的植物就成了欧洲博物学家们极为感兴趣的对象。[4]直到 19 世纪中叶，阿魏这种树脂在欧洲仍被用作应对"慢性支气管炎、歇斯底里症和中耳炎的兴奋剂和止痉挛剂"[5]。然而，它在整个中世纪和前现代时期的全球流通情况却鲜为人知，一部分原因在于，西方作品中很少关注这一中亚产物在世界其他地方的历史，尤其是前现代时期在东亚的辉煌过去。

大约在 16 世纪末，阿魏作为植物"重回"欧洲的时候，中国的李时珍(1518—1593)编写了一部后来被翻译成各种文字而誉满全球的不朽著作《本草纲目》(1596)。这部书对阿魏进行了大量介绍，将它描述为来自中亚或印度的药物。在以"阿魏(awei)"——当时中国人普遍这么叫它——为名的条目下，李时珍列出了一些被认为是指代此同一种食材的不同名称：阿虞、兴渠[瞿]、形虞和哈昔尼。[6] 1915 年，劳佛(Berthold Laufer)对这些名称做了考订，认为"阿虞"实际上是转译了波斯语的术语"anguza(d)"，"形虞"是转译了梵语术语中的"hiṅgu"，而"哈昔尼"则是转译了今天阿富汗的一座城市名"Ghazni"。根据劳佛的说法，这些术语都不是"阿魏(awei)"名称的起源，"阿魏"应该是对吐火罗语 B 方言(Tokharian B)中的一个单词"ankwas(d)"的精准音译。吐火罗语是 6 世纪至 8 世纪在塔里木盆地(今新疆北部)使用的一种现已不存在的印欧语系语言。[7]这种语音转译出来的称谓表明，将该产品引入中国的贸易商很可能是讲吐火罗语(Tokharian)的人，可能性最高的就是公元 7—8 世纪活跃于今阿富汗和中国之间的塔里木盆地地区的库车商人。[8]

李时珍对阿魏的丰富历史记述，汇总了 16 世纪末之前中国的历史文本中对阿魏树脂的记载，见证了其在全球市场上的巨大流动性，此时它在东亚本草领域已是广为人知。本文主要研究阿魏作为一种物质的流通历程,以及它作为树脂或植物的知识是如何围绕它构建起来的。
重点考察了阿魏的三种特征:作为药物、香料和植物的物质性;其典型
却无形的恶臭的重要意义;作为一种全球商品和科学探究对象的难以
捉摸的真伪和身份(见图1)。

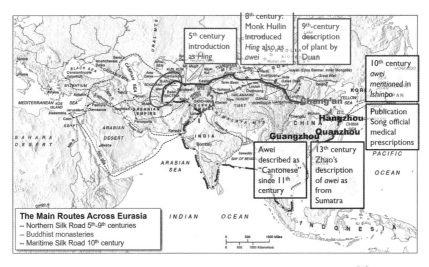

图 1　地图中欧亚大陆的主要交通路线,展现出阿魏的旅程[9]

在公元5—9世纪的商贸中心长安,阿魏的中文名称首次出现,第
一部提到阿魏的本草学著作出版,对这种植物的描述被写进食谱著作
中。在 10—12 世纪的泉州和杭州,阿魏被大量进口,御制食谱书中有
关于阿魏的记载,而阿魏的臭味则助推了新的药物学知识的建构,使
"气"说得到了新的诠释。

公元 5 至 10 世纪在东亚作为名称、物质和知识的阿魏

离开中亚的阿魏在中国和印度以"兴渠[瞿]"("hiṅgu"的转译)
之名开始新的旅程,被记录在公元 5 世纪的佛教戒律《十诵律》

（*Sarvāstivāda-Vinaya*）中，这也是最早从梵文翻译成中文的佛教戒律之一。其文本先是被人阅读和口头译介，而后又由一群僧侣在羌族建立的政权后秦（384—417）的都城长安城中转译成中文文本。后秦崇佛，而这些翻译者中包括来自中亚罽宾国（Kasmira）的佛教僧侣弗若多罗（Punyatara）和伟大的龟兹语翻译家鸠摩罗什（Kumārajīva，344—413）。[10]在鸠摩罗什组织的这一盛大而又繁杂的翻译项目的驻地逍遥园里，《十诵律》首先是由弗若多罗以梵文进行诵读，而后被翻译成中文，有超过三千名僧侣和佛教徒出席了这场盛会。[11]这部不完整的译稿在提到僧侣的佛教行为准则时，介绍了"兴渠"这一物质，它是僧侣可以从捐赠者那里接受的五种树脂之中的一种。同一段落中还介绍了有关其他食物的新知识，包括糖浆、油膏、根茎植物、果实、汤类，其中大部分都是从梵文音译过来的，因为它们没有对应的中文名称。[12]兴渠作为印度佛教文化中一种常见的材料，在中国还是表现出了它的异域性。在长安参加历史性翻译会议的三千名僧人第一次听说了这种叫做"兴渠"的东西，他们了解到这是一种树脂，却对它的外表和性质一无所知。

据《隋书》记载，这种树脂最早于公元7世纪以"阿魏"的新名字作为朝贡贸易的产品引入中国。其《西域传》中提到，"阿魏"是中国的朝贡国"漕"的几种作物和产品当中的一种，"漕"在梵文里指的是"Jaguda"，也就是阿拉伯语里的扎哈尔，位于今天的阿富汗。[13]此时，有关阿魏树脂和漕国为其主要生产国的知识已经在中亚佛教界广为人知。[14]从那时起，"阿魏"一词就成为各体裁的汉语文本中最常见的指代"树脂"的词汇，其他所有与之共存的梵语、波斯语、阿拉伯语和蒙古语音译词汇都遭到淘汰，包括最早的中文译名"兴渠"。

阿魏作为一种药物成分在中国很快被接受。它被记录在颁行于659年的中国第一部国家药典《新修本草》中，作为一种药物的知识在中国第一次以书面形式明确下来。在这部书里，它被记载为一种具有中等药用价值、味道辛辣、没有毒性的药物，但具有一种令人反感的气味。人们认为它是一种有效的杀菌剂,有助于溶解腹部的结节和肿块,驱散体内的恶"气",保护病人免受鬼魂和恶灵的侵扰。[15]据描述,它是由一种形似中国本土植物白芷(*Angelica dahurica* Benth. et Hook.,另一种伞形科植物)的根部"汁液"经晒干后磨成粉末而制成的,但也可以使用一种由分节根组成的较差的品种来制作。最后,《新修草本》的编纂者苏敬在未对这种药的产地进行说明的情况下,强调了阿魏矛盾而又典型的属性:它自身具有一种不寻常的臭味,却能够有效地去除其他臭味。[16]

公元8—9世纪时,阿魏独特的恶臭,加之被认为具有杀虫药的功效,以及能够抑制臭味的矛盾效果,使它在中国成为一种神秘的药物。在这一时期,它被列入药方成分,主要用于驱除邪灵。有时阿魏被制成药片,以烟熏的方式来给被诊断出遭到恶鬼附体的病人消毒。[17]医生还建议患者服用阿魏丸,以防止疾病通过尸体散发的有害气体传播。[18]早在公元7世纪,麻风病的治疗方法中就开始用它来消灭爬虫之类的害虫,因为当时人们相信麻风病是由体内蠕动的虫子引起的。[19]第一位介绍阿魏此类食用方法的医生是孙思邈(581—682),他把这种食疗法的起源归于印度。[20]孙思邈也是最早在治疗腹部肿块的药方中使用阿魏的医家之一,这为中国此后的几个世纪确立了使用阿魏的悠久传统。[21]

唐代医家王焘根据他在当时的皇家图书馆——弘文馆中钻研的医书,编撰了方剂书《外台秘要方》(752)。这是第一部介绍了一系列使用阿魏入药的方法,以达到驱逐邪灵这一神秘目的的医书。阿魏作为药方的组成部分,常与另一种从中亚新引入的树脂——安息香一起入药,有时也与牛奶(中国药方中极少用到的物质)进行混合,阿魏也被用作驱除恶灵——包括化身为美女的幽灵与狐精——以及与这些恶灵性交所产生的交感幻觉的药物。有时阿魏还会被与砷等有毒元素以及各种动物毛发和骨骼混合在一起,制成药片用于熏蒸,以驱除病人身上的恶灵,或在当地预防流行病;这种药丸还可以挂在房子里,或者作为一种驱魔符咒随身携带。[22]不晚于 10 世纪,阿魏这种神秘的用法也出现在日本的方书中。由丹波康赖(Tanba Yasuyori, 912—995)基于中医经典编写的,日本最早的,同时也是最具影响力的医典——《医心方》(Ishipò, 982)记载了一个将阿魏与酒混合来预防死后污染(痊)的处方。[23]

早期在长安的佛教僧侣可能在传播阿魏的知识方面发挥了关键作用。除了他们的翻译项目之外,有几位在中亚和中国之间游学的著名中国佛教僧侣不断把有关阿魏树脂的新知识带回长安,告知他们的听众。其中,慧日和尚(680—748)对"兴渠"的讨论,显示了他对阿魏树脂作为印度文化中的禁忌独具敏感意识。[24]慧琳和尚(737—820)是曾在长安西明寺修持的语言学家。[25]在其代表作《一切经音义》中,他引用了前辈玄应法师对"兴渠"的解释:"此是树汁。西国取之以置食中。今有阿魏药是也。"[26]玄应在此澄清了由梵文的"hiṅgu"转译而来的"兴渠"在印度是一种食物,而"阿魏"在中国则是一种药物,从而丰富了人们对阿魏的认识。玄应对阿魏树脂的兴趣源于其和尚的身份:阿魏树脂不仅是印度佛教中一种著名的禁忌食品,也是一种存储在连接中印的寺院中常见的药物,这些寺院途经塔里木盆地南部塔克拉玛干沙漠边缘的不丹,沿中印通道而建。中国考古发现,和田地区的佛教寺院中保存的常用药材之一便是阿魏。[27]一份公元 743 年的列有阿魏在吐鲁番地区市场价格的文献显示,它作为一种易得的商品在此时已完全融入了中医市场:一两好品质的阿魏粉价值 8 个铜钱,中等和低等的阿魏则分别卖 7 个和 6 个铜钱,与抢手的本地干茯苓差不多价格。[28]

然而,直到公元 9 世纪,有关阿魏的植物属性的知识才被记录下来。文人段成式(约 803—863)在好奇心的驱使下,采访了当时正旅居唐朝(618—907)都城长安的来自中亚和波斯的旅行者,他以退休官员之闲暇执笔为文,第一次描述了这种植物。在其颇具影响力的随笔中,段成式指出了这种食材的地理来源——波斯和印度北部,并给出了它的波斯语名称"阿虞截"（anguzad）。他向读者介绍："（阿魏）树长八九丈（一丈差不多 3 米），皮色青黄，三月生叶，叶似鼠耳，无花实。断其枝，汁出如饴，久乃坚凝，名阿魏。"段告诉他的读者，这一信息是由一位来自中亚的景教僧告诉他的（"拂林国僧弯所说同"）；而印度的和尚则告诉他，这种植物的汁液要与大米和豆类混合制成阿魏。[29] 段成式的文本必须放在位于丝绸之路东端的唐代都城的世界文化背景下进行解读。长安从公元 5 世纪的宗教（佛教）中心，至公元 7 世纪已发展成为统一的中华帝国的政治和商业中心。通过来往于中国和中亚之间的商人、僧侣、外交官和其他旅居人员与本地医生、学者及政府官员的互动交往，长安形成了能够促进来自世界各地的新知识在全球范围内进行流通的环境和氛围。

公元 9 世纪时，阿魏作为一种医用食材已在中医著作中广为流传，并被广泛使用。通过它构建的药物知识，沿着丝绸之路传播，从今天的阿富汗和印度北部出发，经过塔里木盆地，传到中国西部，最终到达丝绸之路最东端——长安城的寺庙、市场和宫廷中。从这个世界性的中心城市出发，阿魏树脂又被传播到所有的东亚政权，在中国被称为阿魏，在日本被称为"agi"，在朝鲜被称为"awi"，在越南则被称为"ngui"。然而，关于这种食材的知识——不论是保存在寺庙里，以粉末的形式在市场上出售，或是出售晒干切好的根，还是以各种混合物的形式出售——仍然是碎片化的、难以捉摸的。没有一个记述它的作者曾亲眼见过生产它的草本植物或树木，也没有哪位作者目睹过市场上以各种形式售卖的这种食材的生产过程。早先占有主导地位的吐火罗文术语"awei"——使得区分植物、植物的各个部分、树脂及其衍生物的所有其他的文字（梵语、波斯语或阿拉伯语）都黯然失色——极大地简化了对这一食材知识的构建。正是这种关于阿魏的零散和不完整的知识，在以后滋生了人们对阿魏的故乡、物理形态、实质内容和医药品级的想象，并且通过这些方面来判定它的价值。

公元 10 至 15 世纪
在东亚作为一种流行药物的阿魏

公元 10 世纪以后,阿魏在中国本草中的重要性继续上升,此时它不仅可以通过陆路流通,还能通过运货量大增的海路运输流通,途经东南亚再到达东亚。[30] 1141 年颁布的一项帝国法令批准了阿魏和其他 86 种香料及药品在中国市场上的合法交易。[31] 历史学家将这一时期药物配方的激增归因于中亚和南亚的药物通过陆路和海上的大量流入。罗伯特·哈特韦尔(Robert Hartwell)利用一部 15 世纪早期的帝国百科全书残本中所保留的资料,来衡量从 7 世纪到 13 世纪晚期外来商品的医疗用途。据他估计,在 11 世纪至 13 世纪治疗便秘相关症状的药方中,有 37% 都采用了阿魏(见图 2)。[32]

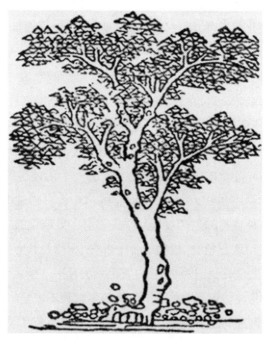

图 2　苏颂《本草图经》中描绘的广州阿魏

8

许多这样的药方被记录在官方编撰的药用方剂中,包括一些国有慈善药房也采用这类方剂,例如有一百卷的《太平圣惠方》(992)和《太平惠民和剂局方》(13世纪中期)。[33]阿魏最初在驱邪与阻止死后疾病传播的用途仍很常见,但是它的主要治疗用途看起来已经变成了能够使阻塞溶解,使痰、恶"气"和包括腹腔内肿瘤样肿块在内的不规则增生消散。它的用途之后扩展到治疗包括月经闭塞在内的女性生殖障碍,同时也被用作堕胎药。到了公元10世纪,阿魏更多地与其他成分混合使用,使它产生了更有价值的药用功能。正如《太平圣惠方》所记载,"阿魏丸"被认为能够有效地"治丈夫元气(vital qi),妇人血气(blood qi)"。[34]

阿魏的流行也反映了伊斯兰医学在14世纪达到顶峰时对全球产生的影响。在阿拉伯传统中也可以找到类似药品的使用记载,例如在伊本·阿尔·贝塔尔(Ibn Al Baytar,1197—1248)所著《药草志》的"阿魏(andjudan)"条目中,就有使用阿魏树脂(阿拉伯语中被称作"haltit")来暖肝、暖胃、去湿气,以及治疗消化不良的记录。[35]又如,在古埃及中世纪医学集中发现了一种12世纪左右使用阿魏和其他成分制成泻药的配方。[36]早在14世纪晚期的英语译作中就提到了"asafetida",这表明阿魏已被引入欧洲。[37]与此同时,第一种编译成中文的伊斯兰医书《回回药方》在14世纪出版,其中包含了以阿魏为主的药方。研究这部医书的一位专家提醒我们注意该文本与阿维森纳(Avicenna,980—1037,在中国被称为"阿布·阿里")等伊斯兰医学文本在形式和内容上的相似之处。[38]与中国医书不同的是,《回回药方》不仅把"asafetida"翻译成"阿魏",而且还译出了"阿魏"的阿拉伯语、波斯语的音译名称。有关这种药物用途的叙述与现存官方编撰的药用方剂中的记载类似,尤其是用于溶痰和消解腹部硬块的功用。[39]

在东亚的非汉文化圈中,也有将阿魏作为医用的记载。1038年至1227年间,西夏王朝控制着中国西部部分地区。一些罕见的文献表明,在这个受到中国文化巨大影响的短命王朝,阿魏普遍被作为一种药物使用。[40]藏医经典《四部医典》(rgyu-bzhi,被认为汇编于8世纪晚期,1546年首次印刷)中引用了将阿魏作为一种杀虫药和祛风药的用法,确立了阿魏树脂在藏医中的普遍应用。正是在藏医传统中,阿魏获得了一种春药的特质(就像在阿拉伯和印度文化中一样),然而这在其他东亚传统中并不明确。[41]

这一时期的资料显示,阿魏是一种受到朝廷高度重视的价值很高的商品。10世纪时,于阗地区(the Khotan state)向宋朝进贡了两件贵重物品:白玉和阿魏。和玉石一样,阿魏也是中亚这一地区利润丰厚的黑市交易的一部分。[42] 1077年,印度南部的朱罗王朝向中国皇帝派遣了一支规模宏大的朝贡使团,将阿魏与乳香、蔷薇水、丁香、婆罗洲珍珠和犀牙等贵重物品一起赠送给了中国皇帝。[43] 1045年,一位中国士人抱怨阿魏的价格高得离谱,对他来说,阿魏只是一种中下品的烈性辅药,而治疗效果较好的更温和的药物则要便宜得多。[44]这一评论不仅让我们了解到阿魏在这一时期的高昂价格,也使我们获知中国人对这种外来物作为药用食材的接受是喜忧参半的。医药专家们的这种担忧似乎随着时间的推移越来越强烈,这也可以解释为什么在随后的历史时段中,阿魏的市值会逐渐下降。

在中国的佛教饮食实践中,阿魏从未像在印度和其他非汉文化中那样造成问题,它作为一种食材的固有形象可能是其中的原因之一。佛教徒们不需要在吃饭时刻意避免食用阿魏,因为它不是中国或东亚烹饪传统的组成部分。一份10世纪的佛教文献表明,有五种具辛味的荤菜对于僧侣而言是禁止的——蒜、韭、葱、薤和兴渠——只有兴渠在中国不是一种食物。[45]尽管有零星的证据表明,阿魏在10世纪初的中国西部被部分地作为一种蔬菜食用,但这种饮食习惯未能持续下去,这很大程度上和它的臭味有关。[46]在这种意义上,阿魏在中国的接受程度与欧洲相似。[47]然而在13世纪末、14世纪初,蒙古人治下的中国短暂地将阿魏用作调味品,与野味和其他肉类一起添加到各种汤和菜肴中,以增添味道。蒙古医生忽思慧所著《饮膳正要》(1330)是当时颇有影响的饮食著作,它在这一问题上所提供的信息尤为有用。这种香料被叫做"哈昔尼",人们将它加入到以羊肉、鹿肉和熊肉为主的菜肴和汤中调味。[48]然而在中华帝国悠久的历史上,这种做法在烹饪文化里充其量只是边缘化且短暂的实践罢了。

公元 16 至 19 世纪阿魏与现代植物学知识的构建

随着新的越洋航线促进了人群、物产的流动,阿魏从 16 世纪开始获得了全球性的关注,思想解放激励着人们为找回迪奥斯克里德斯(Dioscorides,约 40—90)经典著作中所记录的药物而做出前所未有的巨大努力。[49]欧洲旅行家及其在世界各地的本地合作者们,共同创建了新的知识网络。他们收集、汇编和共享耳听或眼见的信息和资料,并将它们与经典著作中描述的内容进行比对。[50]在此过程中,一个新的知识领域就此成形了,阿魏开始以植物的身份出现在该领域中。

葡萄牙的犹太医生加西亚・达・奥尔塔(Garcia da Orta, 1501—1568)是最早对阿魏的植物属性产生兴趣的全球旅行者之一。1534年,他作为首席医生登上葡萄牙舰船前往葡萄牙属印度,并于 1538 年在果阿定居行医。他根据自己在印度获得的经验撰写了《天竺药谭》(*Colóquios dos simples e drogas he cousas medicinais da India*),这部著作展示出他对亚洲药物和香料的广泛认知。书中提到阿魏在阿拉伯和印度作为树脂和作为植物的名称不同,他是最早指出这一点的欧洲人之一,尤其对印度人喜食阿魏树脂的情况作了介绍。尽管对阿魏树脂很熟悉,奥尔塔承认自己从未见过产出它的植物,不知这种生长在内陆偏远地区的植物长什么样子。"就我所知,那里的人们只会使用从树的切口中析出的胶脂。"[51]可能是出于对解开阿魏谜团的渴望,德国医师刚伯法("检夫儿",Engelbert Kaempfer, 1651—1716)沿着波斯湾一路到达拉尔(Lar)地区,得以目睹阿魏树脂的采集过程。刚伯法是服务于欧洲贸易公司的医师,这些公司往世界各处奔走,寻找着有关自然世界的第一手资讯。[52]在荷兰东印度公司任医师期间,他在1683年至1693年的十年里旅行到了俄罗斯、波斯、印度、暹罗、东印度群岛和日本。[53]他于1712年出版的旅行见闻录《海外珍闻录》(*Amoenitatum exoticarum*,又译为《异域风采记》)中,用17页的篇幅来记述阿魏,其中含有描绘这种植物及其细部的插图,有一幅就描绘了他在1687年目睹阿魏采集的情景(见图3)。[54]1979年卡鲁巴(R. Carrubba)首次将这部分内容从拉丁文译成英文。读者通过刚伯法的叙述了解到,阿魏植物是伞形花科的一类,它大量生长在偏远干旱的多石山区的大草甸上。胶脂从植物的根部析出,农民们在春、夏两季分四个阶段对它们进行采集,即四月中旬、五月下旬、六月初和七月初,他们每次要经过一个

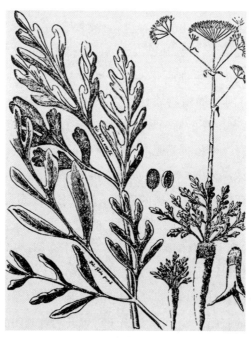

图3 "hingiseh"即阿魏植物,出自刚伯法的《海外珍闻录》(1712)

12

晚上约十四英里山路的跋涉才能到达生长阿魏的草地。采集者切掉茎和叶,露出根的顶部,以便在几个切片阶段收集分泌出来的液体,直到从根部所能获取的汁液全部收割殆尽为止。第三个阶段采集到的汁液被称为"pispaas",被认为是各阶段中品质最好的,具有最稳定的黏稠度。刚伯法还指出,到他那个时代,过度采集已经导致那些能够产出更多汁液的年岁较老(超过 20 年)、较大的植株变得极为稀少了。[55]

刚伯法对阿魏植物的鉴定以及对树脂产出过程的详细描述,为此后关于阿魏的叙述奠定了基调,也成为日后欧洲博物学家们就阿魏植物本身进行讨论的基础。这场争论中的两个重要人物是法可那(Hugh Falconer, 1808—1865)和他的朋友来拉(John Royle, 1799—1858),他们都是接受过医学培训的博物学家,并且是英国东印度公司的全球旅行医生。法可那将刚伯法的阿魏植物鉴定为纳香阿魏(*Ferula narthex* Boiss.),他不仅到阿魏的生长地观察到了这种植物,并且还种植栽培从波斯带回来的种子,这是当时博物学家们普遍的做法。来拉完整地记录了法可那对阿魏植物的描述以及植物各部分细节的绘图。他提出关于阿魏植物的果实或者说种子的新观点,认为印度从波斯和阿富汗进口名为"anjoodan"的阿魏种子,得到印度医生的广泛使用。[56]这意味着除了阿魏树脂之外,阿魏植物的其他部分也在印度被用作药物或食品,这与人们先前的看法恰恰相反。

当时欧洲植物园中已经在培育各博物学家从亚洲带回的阿魏种子,欧洲的植物学家们得以继续研究他们认为是阿魏的植物。[57] 1841年,爱丁堡大学的植物学教授巴尔福(John Balfour, 1808—1884)公开了在爱丁堡种植这种植物的详细报告,进一步区分了植株不同部位散发出来的不同气味:主干部分是强烈的大蒜气味,开的花气味香甜,成熟果实是典型的阿魏气味,初生的叶片无味,幼根尝起来有苦味。[58]

有关阿魏的这类新知识很快就传回了东亚。日本兰学学者、医生大槻如電(Otsuki Bansui, 1757—1827)和大槻磐里(Otsuki Banri, 1785—

1837)翻译了各种欧洲本草学著作,编译成《兰畹摘芳》(1815)一书。这部书用很长篇幅来探讨阿魏,将刚伯法和其他欧洲博物学家收集到的阿魏知识与中国本草学中的阿魏进行比较。[59]大约70年以后,英国传教士把一些欧洲本草学著作翻译成中文,尤其翻译了来拉在1876年出版的著作。译者将文本命名为《西药大成》,并认为法可那的纳香阿魏(*Narthex asafetida*)就是中国的阿魏。[60]但是这些知识对同时代的中国药物影响并不大,丝毫没有缓解中国人对市场上所售阿魏真假的担忧。

典型恶臭　难辨真假

一、恶臭

沿着阿魏漫长的时空轨迹,其独特而典型的恶臭味塑造了它在不同文化中作为食品或药物的多样角色。中国和欧洲的作家们写到这种食材时,首先就会提及它的恶臭气味。大约在1415年,明朝(1368—1644)政府派陈诚(1365—1457)出使西域,他首次记录了中国人亲眼在中亚所见的阿魏植物。据他发现:"沙鹿海牙城(Shahrokia)在撒马儿罕(Sarmarqand)之东,相去五百余里。……地生臭草,根株独立,高不尺余,枝叶如盖,春生秋死,臭气逼人,生取其汁熬以成膏,即名阿魏是也。"[61]同样地,奥尔塔在1563年写道:"对我来说,阿魏的味道是世界上最难闻的气味。"他还写道,葡萄牙人称阿魏树脂是"魔鬼的食物",但印度人"对它已经习惯了"。然而它在欧洲也被称为"魔鬼粪"。[62]来拉告诉他的读者,那种"难以忍受的蒜臭气"正是辨别阿魏的标志。[63]

与阿魏在印度和波斯被用作调味品的悠久历史有所不同,东亚和欧洲人厌恶其浓烈的气味,因此这种食材未能进入这两类文化的烹饪传统。如前所述,阿魏对中国佛教徒而言,不像对印度佛教徒那样是禁忌食品,因为它对中国人来说毫无作为食物的诱惑。20世纪初,吕西安·勒克莱尔(Lucien Leclerc)在翻译贝塔尔 13 世纪对阿魏的描述时也评论说,"东方人"(意指印度人和波斯人)将不同类型的阿魏用于饮食,而欧洲人则不会,因为它的气味太重了。[64]

然而,正是这种恶臭定义了阿魏在中国药典中的独特价值。带有强烈气味的药物从中亚和东南亚引入中国,深刻影响了中国药学家对药物进行分析和分类的方式。12 世纪负责为宋朝政府采购药品的官员寇宗奭在他颇具影响力的著作《本草衍义》(1116)中,开始重新定义药物的"气",将"气味"与药物的"性"区分开来。在此之前,中国人按照五种味道(酸、咸、甘、苦、辛),以及四种"气"(寒、热、温、凉)对药物进行分类。然而寇宗奭把"气"重新诠释为"气味",并将药物的气味分为香、臭、臊、腥四类,同时将以前的"四气"重新诠释成药物的"四性"。阿魏与大蒜、咸鱼和汗湿的袜子一起被列为"恶臭"的例子。[65]

更重要的是,药物的"恶臭"与其特定的治疗效果直接相关。[66]早在 14 世纪有关阿魏臭味价值的说法("阿魏无真却有真,臭而止臭乃为珍")广为流传之前,阿魏的疗愈功能就在 12 世纪的综合性医书《圣济经》(1118)中得到了阐释。这部由宋徽宗撰写的书中提到:"然化气为臭,则腥臊膻香,不独可食,而亦可以已疾,世之人亦莫之知也。……鲍鱼利肠中,其臭足以通瘀血也。"[67]这就解释了阿魏能够有效治疗消化问题和腹部肿块的原因。

这种将药物的"气"理解为气味来重新检视的研究取径,在帝国晚期得到持续的发展,阿魏也一直是药剂手册中恶臭类药物的代表。[68]明朝后期名医缪希雍(约 1546—1627)进一步阐释了阿魏的性质:"阿魏之气臭烈,人之血气,闻香则顺,闻臭则逆,故凡脾胃虚弱之人,虽有痞块坚积,不可轻用,当先补养胃气。"[69]中国药剂师处理阿魏的标准方法甚至表露了对于作为损耗表征的恶臭的担忧:在干净的钵中研磨成细粉后,它必须通过一个热酒器来吸收气味。[70]

阿魏独特的臭味在欧洲的医学文化中也是识别这种食材的关键。

几个世纪以来,人们认为它是古老而珍贵的昔兰尼松香草的替代品,据说昔兰尼松香草这种更为优质的树脂已经绝迹了。19世纪的植物学家试图通过引用古罗马时期希腊植物学家迪奥斯克里德斯和伊斯兰医师阿维森纳(980—1037)的著作来确定阿魏的身份。两位作者都认为有两种阿魏树脂,一种来自波斯的恶臭味浓重,还有另一种来自利比亚昔兰尼(Cyrene)的气味轻一些。[71]然而,由于这种典型的恶臭是无形的,无法被测量,而且东亚和欧洲使用或书写阿魏的大多数人既没见过这种植物,也没有见过食材的加工过程,这种食材的真实性仍然难以捉摸,成为消费者和植物学家们长期以来面临的问题。

二、谣言与鉴定

在中国,阿魏作为"兴渠"一经问世,它难以捉摸的"真实"身份就成了一个问题。公元5世纪时,一部由梵文翻译过来的佛经中就有这样一段话:"如欲食兴蕖,应当取真实;舍真食虚伪,自他无利益;如是愚痴人,千医莫能救。"[72]换句话说,在阿魏的东亚之旅伊始,印度人就已经认识到了兴渠的真伪问题,而中国人又通过印度人知晓了这一问题。公元7世纪阿魏树脂成为全球贸易品之后,这个问题变得更加严重。由于人们在指称"阿魏"时,没有对阿魏树脂与阿魏植物及其各部分加以区分,11世纪时出现了第一次危机。当时阿魏在东亚医药方剂中的使用率正在迅速增加。此后的本草学著作中,有时会称阿魏为"广州阿魏",并配以一种特征不明的树状植物的插图来描绘它,说明广州这个世界性的港口在当时被认为是阿魏植物的原产地;有的说阿魏也生长在东南亚、中国西南部,甚至是长江流域。[73]此外,这些文本的分歧还在于植物的哪个确切部位含有树脂,是茎、叶,还是根。唯一一致的看法是有关它臭味的认识。这场危机很快催生了验证药物真伪的技术(见图4)。有三种方法被记录下来:将成品放置于熟铜器中一宿,如果是正品,容器接触阿魏的地方就会变为银白色,而且不再变红；将成品浸入五斗草汁液中一夜，真正的阿魏在第二天清晨会变成鲜血色；取阿魏树脂放置在柚子树上，真正的阿魏会令柚子树很快变干。[74]

尽管有各方面的努力，人们对阿魏真实性的疑惑仍在不断增加。13 世纪在中国东南部的主要贸易港口泉州（福建），士大夫赵汝适曾与东南亚和中亚的贸易商交谈。他从中得到的信息是，在中国出售的阿魏主要是通过三佛齐王国（一般指室利佛逝王国，在今苏门答腊岛东南部）从波斯转运来的。他还听到了一个流传甚广的传言，说阿魏实际上是被有毒的树脂腐蚀过的羊肉，这使得包裹着阿魏的神秘面纱更加厚重了（见图 5）。后来包括李时珍在内的药物学家们都认为这个说法没有根据，尤其在明知阿魏是无毒的情况下更是如此。[75]这个奇怪的传言应该如何解释？是

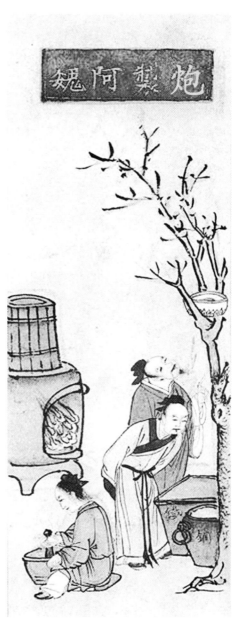

图 4　鉴定阿魏真假的测试，出自《补遗雷公炮制便览》(1591)

17

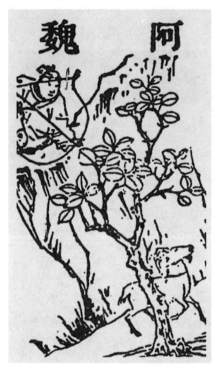

图 5　1885 年版李时珍《本草纲目》中的这幅插图,将阿魏描绘成被毒汁污染过的羊肉

否与在印度观察到的价格最高的坎达哈里兴渠(Kandahari hing)在出口前不寻常的包装有关? 这种包装"是用山羊皮缝起来的,形成一个个长方形的小包,外面的毛发带有的气味让人联想到大蒜和葛缕子油"[76]。与李时珍同时代的陈嘉谟告诫买主,市场上的阿魏往往是用大蒜做的假货。还有人提出了鉴别优劣、辨别真假的方法。缪希雍指出,应该以色泽来判断阿魏的品质:上等的树脂应该是淡黄色的,而劣质的则是黑色的。17 世纪初的陈士铎告诉他的读者,真正的阿魏会漂浮在水中,而假的则会沉底。[77]关于阿魏的讨论仍然集中在对其真伪的验证上。不晚于 16 世纪末,又有一种说法流行起来,将获取真阿魏与获取真黄芩(黄芩根,*Radix Scutellariae*)的难易程度作了比较,突显出真阿魏的难以获取。[78]自那时起,阿魏几乎成了假冒伪劣的代名词。

三、伪劣商品

中国人对阿魏真伪的担忧,很大程度上是由市场价格波动而引发的,尤其是这种食材在东亚医药市场上逐渐失去人气的时候。迟至15世纪晚期,这种药品的官方价格仍然高昂,按照绝对价值来计算,它每斤的价格是2贯(约2两银子),不过与没药每斤5贯、龙涎香每两3贯的价格相比还是略低的。[79]奥尔塔在16世纪观察到,阿魏高成本的一部分原因是它的胶质会迅速变质,而且印度供应商会操纵原材料以维持高价。[80]这暗指印度在出口阿魏树脂之前普遍会掺假,这一点被18世纪日本的兰学家们所证实。他们告诉读者,由于兴渠在印度价格高昂(它在那里被广泛地用作药材和香料),全球市场上出现了食用假冒和掺假阿魏的风气。[81]1751年,瑞典商人彼得·奥斯贝克(Peter Osbeck)在他的游记中写道:在广州(不久它就成了中国唯一的国际贸易港口),"中国人从亚洲的一些地方获得了许多商品,尤其是鹦鹉、象牙、龟壳和阿魏"[82]。作为四种进口物中唯一一个身份有问题的产品,阿魏很可能一直被作为异国进口的舶来品来定价。

19世纪包括印度的贸易统计数据在内的商业讯息,揭示了不同类型的阿魏在世界市场上的流通情况,这可能是价格不稳定的原因。这些信息为商品的流通情况提供了重要的线索,这可能有助于我们了解早期东亚地区关于阿魏的一些零散知识。孟买在19世纪是世界上最大的阿魏贸易中心,从波斯和阿富汗进口各种类型的树脂之后,经过"操盘"再出口一部分到世界各地。从1884年到1889年,孟买通过海运进口了37 297英担(1英担约为四五十公斤)兴渠,而通过陆路从喀布尔(Kabul)进口了6 020英担的hingra("hingra"是出口到欧洲的阿魏食材,可能也出口到东亚)。在巨大的总进口量中,只有8 586英担的出口量。在1886年至1890年期间,出口量进一步下降,进口总量稳定在37 306英担,而出口仅2 014英担。这些数据表明,印度是最大的兴渠消费国,消耗了总进口量的三分之二。印度也是主要的 hingra"制造商"。[83]总之,似乎所有的进口阿魏树脂在进入市场上销售之前,都被以各种方式掺了假。[84]

孟买主要进口三大类"生"树脂——来自蒜香阿魏(*F. alliacea Boiss.*)、坎达哈里兴渠(Kandahari hing)的 hing,以及来自香阿魏(*F. foetida Regel*)的 hingra,其下又分出许多类别的掺假产品,在市场上价格差异巨大。所有的兴渠,特别是最高级的坎达哈里兴渠,都比主要出口到西方和东亚的 hingra 要贵。[85]在 19 世纪末,高质量兴渠的价格可以高达每英担 80 卢比,其均价则在 55 卢比左右。[86]从波斯和阿富汗进口的 hingra 明显要便宜许多,均价大约只有每英担 20 卢比。[87]价格显然主要是由最大的印度市场决定的。

到了 19 世纪 50 年代,中国人不再担心阿魏价格高,而是对其不合理的低价感到困惑,认为这是阿魏掺假的结果。据名医许辛木目睹后所言,"盖肆中皆以胡蒜白伪造也。……江浙去西番万里,而肆中所售阿魏甚贱,其伪可知"[88]。这位中国医生看到的阿魏很可能和印度人卖给欧洲人的劣质原料一样。[89]

四、经过鉴定的植物

16 世纪之后,欧洲博物学家们在亚洲的不同地区游南闯北,寻找"真正的"阿魏植物,但他们的探索困难重重,越发令人沮丧。伊本·阿尔·贝塔尔、加西亚·达·奥尔塔和来拉都承认,不同语言(梵语、阿拉伯语、拉丁语、吐火罗语 B、汉语等)中用来指代产出树脂的各种植物、这些植物的不同部分以及树脂本身的种种术语,引起了极大的混乱。[90]许多欧洲的博物学者似乎都同意,实际上有两种乃至数种阿魏可能来自不同的植物,这其中的一种要比其他的更臭,同时颜色也不一样。英国旅行作家、医生费勒(John Fryer, 1650—1733)曾在 17 世纪 70 年代担任东印度公司的外科医生,他甚至声称产于波斯并在欧洲销售的阿魏并不是印度的兴渠。[91]从 17 世纪到 19 世纪中叶,欧洲博物学者对这种植物的找寻使情况更加复杂,因为他们无法准确地指出欧洲市场上出售的树脂是由哪种阿魏植物提供的。[92]他们中没有一个人真的见过生产链。巴尔福在 1860 年提出,产出阿魏树脂的有林奈定名的 *Ferula assa-foetida* 和韦尔登诺(Carl Ludwig Willdenow, 1765—1812)定名的 *Ferula persica* 两种植物,但他的说法从未得到证实。[93]自 16 世纪以来,阿魏树脂就在全球范围内流转,但很少有消费者在其自然栖息地看到过它,或目睹其生产和出口过程。

　　对于那些对阿魏身份感兴趣的欧洲植物学家来说,这个问题在 19 世纪中叶之后发生了戏剧性的转变,那时得以获取更全面的印度贸易记录。通过全球网络,欧洲的贸易型博物学者开始更直接地与本土商人、艺术家、园艺家和药理学家互动,以便主导植物学数据的采集,并将此带回欧洲进行分析。[94]1850 年,法国药理学家尼古拉斯·吉布特(Nicolas Guibourt)写道,他从一位巴黎的药理学家那里得到的印度阿魏与欧洲市场上出售的阿魏大不相同。[95]19 世纪 90 年代,欧洲的博物学家们似乎已经达成共识,欧洲商业化了的阿魏身份之谜被解开了。1891 年,英国药理学家威廉·戴莫克(William Dymock, 1834—1892)写道,虽然无法再从昔兰尼获得松香草,但在欧洲市场上出售的树胶树脂——长期以来被认为是来自亚洲(印度)的兴渠——其实和松香草是两种不同的东西。他认为欧洲商业中的阿魏根本不是印度的兴渠(产自蒜香阿魏,*Ferula alliacea* Boiss.),而是被印度人称为 hingra 的香阿魏(产自 *Ferula foetida* Regel)。前者具有更强烈的臭味,是由一种较小的长在呼罗珊(Khorasan,今属伊朗)的植物产出的,后者则产自刚伯法在 17 世纪末见到的那种生长在阿富汗西部的高大植物。

　　在 19 世纪 70 到 80 年代的印度和欧洲,鉴定树脂的过程中出现了几位关键性人物。戴莫克是在孟买的英国军医;阿尔德希尔·梅尔班(Ardeshir Mehrban)是为戴莫克买到兴渠的波斯商人;丹尼尔·汉璧礼

（Daniel Hanbury，1825—1875）是英国药理学家和植物学家,他研究了戴莫克寄到伦敦的样品。瑞士植物学家皮埃尔·埃德蒙·布瓦西耶（Pierre-Edmond Boissier，1810—1885）将产出兴渠的植物鉴定为"*F. alliacea*";苏格兰植物学家詹姆斯·艾奇森（James Aitchison，1836—1898）将产出欧洲商业阿魏（hingra）的植物鉴定为"*F. foetida*"。[96] 戴莫克和英国植物学家、印度政府商业产品的通讯员乔治·瓦特（George Watt，1850—1930）都声称谜底已经解开,然而对于印度和欧洲市场上兴渠和 hingra 的确切种类,他们自己仍是模棱两可的。他们将"asafetida"确定为"阿魏属（Ferula）的、可以产出兴渠或 Hingra 或两者皆产的某些植物……不同的提取和操作体系,或者不同的气候和土壤条件,能够产出兴渠和 Hingra"[97]。换句话说,19 世纪的欧洲商人和植物学家构建的关于阿魏属植物和树脂的知识,只是证明了这一困惑的存在,而没有完全澄清这一困惑。

通过 19 世纪的资料来回望阿魏在中国的商业和医疗旅程,我们倾向于推断,阿魏的供应和价格自公元 5 世纪以来在很大程度上取决于印度市场。似乎从 7 世纪开始直到 14 世纪,中国出现了从中亚地区进口的、相对不掺假、价格昂贵的阿魏。这一时期,阿魏被广泛应用于许多药用配方中,并曾在短时间内被用于烹饪。从 16 世纪起,随着阿魏作为一种商品在全球范围内流通,人们开始围绕这种食材无法确证的真实性进行论述,而它作为药物的用法和价值在东亚地区已呈下降趋势。

结　　论

阿魏作为一种药物/香料/植物,其漫长且循环往复的全球行程始于一种互动,是人类在多种时空背景下,因一定的生物、社会、文化需求,与各种食材之间发生的互动。阿魏不寻常的臭味和它对人体和精神的特殊转化能力被关联起来,使得它在宗教和医学领域具有经久不衰的意义。[98]在长安等主要的商业中心,被称为兴渠或阿魏的原料以书面文字的形式出现于烹饪和医学的语境里,也融入在阿拉伯、南亚和东亚不同文化背景下的宇宙观中。它是一种吸引人的香料,甚至是春药,同时也是南亚佛教僧人的禁忌。在整个亚洲文化中,它还是一种被用于驱邪送祟的关键性秘药。尤其在东亚,阿魏重新定义了治疗和医学理论的解释范式,在此其独特的臭味又发挥了关键作用。但臭味也导致它没能在东亚和欧洲成为一种食物。

物质性的变化并没有影响它在南亚市场的受欢迎程度,但在东亚,这导致它从 14 世纪之后便逐渐衰落了。在抵达东亚之前,通过不受控制的生产过程,一种不被人了解的生料成了流通品。而随着全球市场对它的需求的增加,阿魏作为一种高价商品越来越受到质疑。关于其来源和真实性的信息本就混乱,再加上东亚地区使用这种药物的不同方式,更加剧了这种混乱。在广州、杭州和泉州等中心城市,这类互相矛盾的信息异乎寻常地多。与此同时,药物中那些被认为拥有猛烈效力的成分失去了吸引力,并让步于那些更温和的,常常也是更本土的成分。而且,阿魏那独一无二的恶臭,放大了它那显露于外的生硬粗暴的本性。

当欧洲人对阿魏的兴趣和需求在全球范围内升温的时候,东亚人却开始弃置它,尽管是在完全不同的背景下发生的。16 世纪后新的远洋航线开辟,加之想要探寻古老知识,点燃了人们搜寻迪奥斯克里德斯《植物志》(De Materia Medica)中提到的这种原料的强烈愿望。人们将阿魏与被称为松香草的经典食材进行比较,从此揭开各种阿魏属(Ferula)植物之间的差异。对于旅行的外交官、医生、商人、当地贸易商和种植者来说,对于欧洲主要的贸易公司、医学院及其附属植物园中的博物史学家以及 19 世纪新建立的植物实验室来说,这变成了一个吸引人的项目。直至今天,松香草仍是人们热衷研究的对象(见图 6)。

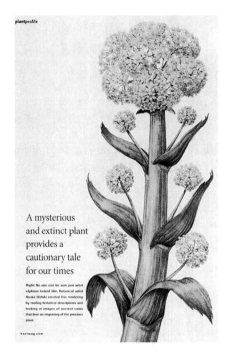

图 6　图中呈现了我们今天对松香草的
　　　一种现代想象,出自 *Horticulture*
　　　(F&W Media, 2010)

随着阿魏种子和植物在全球流通,并且在新的地区适应其生长环境,人们也对所有类型的阿魏进行了化学成分的分析,围绕着"阿魏"这种多面一体的材料,一套全新的知识体系逐渐积累成形。然而,尽管关于它的知识已在全球贸易和学术中心,包括孟买、伦敦、巴黎、日内瓦、爱丁堡、江户和广东等地构成的网络中被重新编纂成文,阿魏的"真实"容貌、阿魏植物以及阿魏树脂的生产制造过程,仍然比以往任何时候都更加捉摸不定。

(朱霓虹　译,严　娜　校)

注释

[1] Angela K. C. Leung and Ming Chen, "The Itinerary of Hing/*Awei*/Asafetida across
　　　Eurasia, 400 - 1800", in *Entangled Itineraries: Materials, Practices, and Knowledge*

across Eurasia，ed. Pamela H. Smith（Pittsburgh：The University of Pittsburgh Press，2019），141－164.

［2］参见 C. Anderson, A. Dunlop, and P. Smith, "Introduction" in their edited volume, *The Matter of Art: Materials, Practices Cultural Logics, c. 1250－1750*（Manchester：Manchester University Press，2015），2－12；D. Rodgers，"Cultures in Motion：An Introduction," in *Cultures in Motion*, ed. D. Rodgers, B. Raman, and H. Reimitz（Princeton：Princeton University Press，2014），esp.8－12.也可参见研究全球流通商品的先驱之作：Arjun Appadurai ed., *The Social Life of Things: Commodities in Cultural Perspectives*（Cambridge：Cambridge University Press，1986）.

［3］Hobson Jobson，*A Glossary of Colloquial Anglo-Indian Words and Phrases, and of Kindred Terms, Etymological, Historical, Geographical and Discursive*（London：J. Murray，1903），418.

［4］A. Dalby，*Dangerous Tastes: The Story of Spices*（Berkeley：University of California Press，2000），110－112；John H. Balfour，*Description of Asafoetida Plants（Narthex asafetida, Falconer）*（Cambridge, MA：Harvard University Herbarium，1860），367.

［5］W. Dymock, C. J. H. Warden, and D. Hooper，*Pharmacographia Indica*, vol.2（London：Kegan Paul，1891，Reproduced by Hamdard, The Institute of Health and Tibbi Research，Pakistan，V. XV，1972），148.

［6］［明］李时珍：《本草纲目》，台北：文广书局，1982 年（据 1885 年版），第 34 卷，第 35 页。

［7］B. Laufer，"Three Tokharian Bagatelles," *T'oung Pao* 17, no.4/5（1916）：273－275.陈明修正了劳佛的观点，提出"awei"是由吐火罗文中的"ankwas（t）"一词转译来的，而这个词与波斯语中的"anguzad"术语密切相关。

［8］关于吐火罗人的复杂历史和种族渊源，参见 Valerie Hansen, *The Silk Road: A New History*（Oxford：Oxford University Press，2012），70－80，esp.79－80.作者在童丕（Eric Trombert）著作的基础上，证实了当时龟兹贸易商在将龟兹转变成贸易中心的过程中起到的重要作用。

［9］参见 Hansen，6－7.

［10］关于鸠摩罗什的翻译对中国文化具有的重要意义，参见 Hansen，56－70.

［11］有关这个开创性的翻译机构的故事，被记载在《出三藏记集》（有关佛教三藏翻译情况的汇编，ca.502－519）第二、三章（中华电子佛典协会［以下简称 CBETA］，T55，no. 2145，p.11，a25－27；p.20 a21－b21）.

［12］《十诵律》（*Sarvāstivāda-Vinaya. Ten recitations Vinaya*），第二十一卷（CBETA，T23，no.1435，p.157，a1－3）；第二十六卷（CBETA，T23 no.1435，p.194，a12－14）.

［13］［唐］魏徵、［唐］令狐德棻：《隋书》卷 83《漕国》，北京：中华书局，1973 年，第 1857 页。

[14] 唐代僧人玄奘(602—664)在《大唐西域记》(646)中记录了他在印度和中亚17年的旅途。他在书中提到,漕国语言独特,并且出产大量花草,也包括兴渠这种有名的草药,即"草木扶疏,花果茂盛,宜郁金香,出兴瞿草,草生罗摩印度川"(CBETA, T51, no.2087, p.939, b17-25)。

[15] 原文用"虫"一字来指代致病源,这意味着在这一时期,昆虫或人体内的寄生虫会导致人的各类疾病。

[16] [日]冈西为人(Tameto Okanishi):《重辑新修本草》,台北:中国医药研究所,1959年,第231—232页。苏敬根据公元6世纪一部存世手稿编撰了这部纲要,那部手稿中并未包含有关阿魏的内容。

[17] 例如唐代王焘所著医学文本《外台秘要方》(ca.752)中的第3卷。

[18] [唐]孙思邈:《千金翼方》,北京:人民卫生出版社,1955年,第232页。有关中国古代疾病传播的观念,参见 Angela K. C. Leung, "The evolution of the idea of chuanran contagion," in *Health and Hygiene in Chinese East Asia*, ed. Angela Ki Che Leung and Charlotte Furth (Durham:Duke University Press, 2010), 31-32; Li Jian-min, "They shall expel demons:etiology, the medical canon and the transformation of medical techniques before the Tang," in *Early Chinese Religion. Part 1: Shang through Han (1250BC-220AD)*, ed. J. Lagerwey and M. Kalinowski (Leiden:Brill), 1103-1150.

[19] Angela K. C. Leung, *Leprosy in China: A History* (New York:Columbia University Press, 2009), 54-55.

[20] [唐]孙思邈:《千金翼方》,第250—251页。这份食谱被称为"耆婆医药方"。耆婆(Jīvaka)是佛教医王和阿输吠陀名医;陈明提出,阿魏被中国和印度医生用来驱虫、解毒、为身体保暖、治疗咳嗽,参见其《印度梵文医典〈医理精华〉研究》,北京:商务印书馆,2014年,第62—64页。

[21] [唐]孙思邈:《千金翼方》,第310页。这份菜谱的主要原料是大蒜和阿魏,以及其他新引入中国的配料,如牛奶、长胡椒(荜茇,fructus piperis longi)。

[22] [唐]王焘:《外台秘要方》,大阪:东洋大学,1981年,第131—132、164、366、369页。

[23] [日]丹波康赖:《医心方》,沈阳:辽宁科学技术出版社,1996年,第560页。

[24] 慧日和尚的生平,参见[宋]赞宁:《宋高僧传》,第29卷,第890—892页。其他写过或翻译过有关阿魏树脂的佛教僧侣作家有:阿地瞿多(Atigupta),他在公元654年翻译了《陀罗尼集经》(*Dhāraṇīsamuccaya sutra*);以及义净(625—713),他撰著了《南海寄归内法传》。

[25] [唐]慧琳:《一切经音义》,第一卷(CBETA, T54, no.2128, p.311 a3-b8, b11; p.312, a4);[宋]赞宁:《宋高僧传》(CBETA, T50, no.2061, p.738, a22-b5)。

[26] [唐]慧琳:《一切经音义》,第六十七卷(CBETA, T54, no,2128, p.750 b04).

[27] 陈明:《印度梵文医典〈医理精华〉研究》,第63页。

[28] 据《天宝二年交河郡市估案》,它比另一种进口材料丁香(顶级品质的要35钱一两)便

宜很多。

［29］［唐］段成式：《酉阳杂俎》，台北：台湾商务印书馆，1965 年，第 101 页。Diego Santos
提出，为段成式提供消息的"拂菻僧弯"，可能是一位默基特(Melkite)天主教徒，他把希
腊语、古叙利亚语、阿拉伯语、波斯语的植物知识介绍到中国。参见 Diego Santos，"A
note on the Syriac and Persian sources of the pharmacological section of the *Youyang zazu*，"
Collectanea Christiana Orientalia 7（2010）：217 – 229.

［30］据 Robert Hartwell 统计，中国港口的国际贸易额度占 GNP 的 1.7%，或者说占 10%—
20%的非农收入总值，参见 Robert Hartwell，"Foreign trade，monetary policy and Chinese
mercantilism，" in *Collected Studies on Sung History Dedicated to James T. C. Liu in
Celebration of his 70th Birthday*，ed. Kinugawa Tsuyoshi（Kyoto：Sohosha，1989），
453 – 454.

［31］林天蔚：《宋代香药贸易史稿》，香港：中国学社，1960 年，第 199—228 页。实际上截至
1133 年，到达福建南部泉州港的香料已超过 200 种，参见李玉昆：《宋元时期泉州的香
料贸易》，《海交史研究》1998 年第 1 期，第 58—67 页。

［32］Hartwell，478.

［33］J. Hinrichs and Linda L. Barnes，eds. *Chinese Medicine and Healing: An Illustrated History*
（Cambridge，MA：Harvard University Press，2013），chapter 4.

［34］［宋］王怀隐：《太平圣惠方》，北京：人民卫生出版社，1958 年，第 3163 页。

［35］Lucien Leclerc，*Traité des simples*（Paris：Institut du monde Arabe，1912），143.

［36］"*T – S Ar.39.458*（Recto）" in *Medical Prescriptions in the Cambridge Genizah Collections:
Practical Medicine and Pharmacology in medieval Egypt*，ed. E. Lev & L. Chipman
（Leiden：Brill，2012），52 – 54.

［37］Robert Carrubba，"The first report of the harvesting of asafetida in Iran，" *Agricultural
History* 53 no.2（1979）：456. 1398 年，John Trevisa 把 1360 年的文本从拉丁文译成
英语。

［38］宋岘：《回回药方考释》第 1 册，北京：中华书局，2000 年，前言，第 1—31 页。同时参见
Angela Schottenhammer，"Transfer of *Xiangyao* from Iran and Arabia to China—A
reinvestigation of Entries in the *Youyang zazu*（863），" in *Aspects of the Maritime Silk
Road*，ed. R. Kauz（Wiesbaden：Harrassowitz Verlog，2010），128.

［39］除"阿魏"以外，阿拉伯语中的 sikbínaj，sakhínaj（sāghāfyín），Sagapenum，hiltit，
anjudhan，al-kasakibanaj，alpiltiti 等词语，也被转写进中文文本。这其中有一些术语似
乎是指植物的根。多数药方在此书现存的第 12、30 和 34 三卷中可以找到，参见宋岘
《回回药方考释》。

［40］聂鸿音：《西夏〈天盛律令〉里的中药名》，《中华文史论丛》2009 年第 4 期，第 291—312
页。李应存等：《俄藏敦煌文献 Дх.02822"蒙学字书"中之医药知识》，《甘肃中医学院
学报》2006 年第 4 期，第 38—42 页。王使臻：《俄藏文献 Дх.2822"字书"的来源及相关

问题》,《西夏学》第 5 辑,2010 年,第 117—121 页。

[41] [唐]宇妥·元丹贡布等:《四部医典》,李永年译,北京:人民卫生出版社,1983 年,第 57 页。关于西藏、阿拉伯和印度文化中阿魏作为春药的用法,参见 Gyatso and Hakim, *Essentials of Tibetan Traditional Medicine*(Berkeley:North Atlantic Books,2010),137.

[42] [元]脱脱:《宋史》卷 489《外国五·注辇》,北京:中华书局,1985 年,第 14122 页。闫贵荣:《浅议宋代陇右商业贸易》,《延安大学学报》2007 年第 6 期,第 103—107 页。

[43] [元]脱脱:《宋史》卷 489《外国五·注辇》,第 14099 页。

[44] [宋]黄庶:《伐檀集》,16b‐17b.从这一事实中得出的道德教训是,有毒药物的需求量很大,因为大多数人都是在病情已经发展到一定程度时才去看医生,此时需要更强效的治疗。这位作者将阿魏的药效比作那种在短期内起效快,但长久来看对政体不利的破坏性政策。

[45] [宋]赞宁:《宋高僧传》第 29 卷,《慧日传》(7—8 世纪晚期),《大藏经》本,第 890 页第 2 栏,台北:新文丰出版公司,1983 年。

[46] 在一份敦煌手稿《杂集时要用字》中,阿魏被归为"蔬菜"类,而它的根被列为药品,体现出在这时的中国西部地区,阿魏既被当作蔬菜也被当作药品食用。

[47] 吕西安·勒克莱尔翻译并注释了伊本·阿尔·贝塔尔在 13 世纪所著的药典,他注意到"东方人"尤会将阿魏作为调味品使用,然而由于其腥臭的气味,它在欧洲从未作此用途。参见 Lucien Leclerc, *Traité des simples*, 144‐145.

[48] 关于蒙古族饮食在中国的影响,参见 Thomas Allsen, *Culture and Conquest in Mongol Eurasia*(Cambridge University Press, 2001).尤见第 131 页关于香料使用的部分。同时参见[元]忽思慧:《饮膳正要》,北京:人民卫生出版社,1986 年,第 20、21、29、35、251—252 页以及它的译注文本 P. Buell, E. Anderson, and C. Perry, *A Soup for the Qan*(Leiden:Brill, 2010), 106, 159, 272, 287.关于短期存在于中原地区的蒙古族饮食文化的探讨,参见 Frederick W. Mote, "Yuan and Ming", in *Food in Chinese Culture*, ed. KC Chang(New Haven:Yale University Press, 1977), 207‐227.

[49] S. R. Whyte, S. Geest, and A. Hardon eds., *Social Lives of Medicines*(Cambridge:Cambridge University Press, 2002), Introduction, esp.7.

[50] Kapil Raj, *Relocating Modern Science: Circulation and the Construction of Knowledge in South Asia and Europe*, 1650‐1900(London:Palgrave Mcmillan, 2007), esp. chapter 1.

[51] Garcia da Orta, *Seven Colloquy*, in *Colóquios dos simples e drogas he cousas medicinais da India*, 47.与加西亚·达·奥尔塔同时代的克里斯托旺·德·科斯塔(Cristóvão Da Costa, 1515—1594)补充道,树脂在阿拉伯地区和印度被用作春药。德国旅行家约翰·阿尔布雷希特·冯·曼德斯洛(Johann A. Von Mandelslo, 1616—1644)曾于 17 世纪 30 年代在波斯和印度旅行,他提到印度人食用的"hiṅgu"多数来自波斯,参见 Da Costa, *Tractado de las drogas, y medicinas de las Indias orientales*(Burgos, 1578), 357. 转引自

Berthold Laufer, "Chinese Contributions to the History of Civilization in Ancient Iran, with Special Reference to the History of Cultivated Plants and Products," *Field Museum of Natural History Publication* 15, no.3（1967）：356.

［52］有关刚伯法的生平，参见 Detlef Haberland, ed., *Engelbert Kaempfer（1651－1716）: Ein Gelehrtenleben zwischen Tradition and Innovation*（Wiesbaden: Harrassowitz Verlag, 2004），尤见第 211—225 页这一章节：Roelof van Gelder, "Nec semper feriet quodcumque minabitur arcus—Engelbert Kaempfer as a scientist in the service of the Dutch East India Company".

［53］Robert Carruba, "The first report of the harvesting of asafetida in Iran," *Agricultural History* 53 no.2（1979）：456.

［54］刚伯法的简介也见于 Robert Carrubba, "The first report of the harvesting of asafetida in Iran," 451－456.刚伯法对阿魏的描述可见于他书中的"第 5 个观察（observation 5）"，参见其著作 *Amoemitatum exoticarum*（Limgovine: Tyous & Impensis Henrici Wilhelmi Meyeri Aulae Lippiacae Typographi, 1712），535－552.

［55］Robert Carrubba, "The first report," 451－461.

［56］John Forbes Royle, *A Manual of Materia Medica and Therapeutics*（London: John Churchill, 1876），462－466.

［57］这些博物学家的记录见于 Balfour, *Description of Asafoetida Plants*, 361－363.

［58］Balfour, *Description of Asafoetida Plants*, 366－368.

［59］Otsuki Bansui and Otsuki Banri, *Ran'en tekihō*（Edo: Suharaya Mohe-e, 1815）.

［60］［英］来拉、海得兰同撰，［英］傅兰雅口译，赵元益笔述：《西药大成》，江南制造局翻译馆，光绪十三年（1887）刊印，第三卷。

［61］［明］陈诚：《西域番国志》，北京：中华书局，2000 年，第 69 页。参见 Morris Rossabi, "A Translation of Ch'en Ch'eng's *Hsi-Yü Fan-Kuo Chih*," *Ming Studies*, 17, no.1（1983）：49－59.撒马儿罕在今乌兹别克斯坦南部。

［62］Garcia da Orta, *Colloquies*, 45－46, 48. Carrubba, "First report," 455.

［63］Royle, *A Manual*, 467.

［64］Leclerc, *Traité des simples*, 144.

［65］［宋］寇宗奭：《序例》，《本草衍义》，北京：中国医药科学出版社，2012 年。

［66］关于这一显著变化的讨论见 Ulrike Unschuld, "Traditional Chinese pharmacology: an analysis of its development in the 13th century," *ISIS* 242, no.68（1977）：224－248.

［67］［宋］赵佶撰，［宋］吴禔注：《圣济经》第 10 卷，第 180 页，注 47.此书由同时代的吴禔作注。14 世纪有关阿魏臭味价值的说法参见［明］李时珍：《本草纲目》，第 34 卷，第 35 页。

［68］例如陈嘉谟(1486—1570)的《本草蒙筌》(1565)，明万历元年孟秋月，周氏仁寿堂刊，北京大学图书馆藏版，第 1 卷，第 6 页。关于中华帝国晚期御用药方书中涉及药物性质讨

论的演变过程,参见 Bian He, "Assembling the Cure: *Materia Medica* and the Culture of Healing in Late Imperial China" (PhD diss., Harvard University, 2014), 94.

[69] 明朝医师缪希雍所著《神农本草经疏》中对阿魏的这种性质进行了一些详细介绍。
[明] 缪希雍:《神农本草经疏》,钦定《四库全书》本,卷九,第二十三页。

[70] [宋] 唐慎微:《重修政和经史证类备用本草》,《四部丛刊初编》,上海涵芬楼藏金刊本,卷六,第十九页。另参见佚名:《补遗雷公炮制便览》,上海:辞书出版社,2005 年(据 1591 年御制版),第 4 卷,第 632 页。

[71] 迪奥斯克里德斯的观点见 W. Dymock, C. J. H. Warden, and D. Hooper, 141;阿维森纳的观点见 Balfour, 367;Royle, 461.

[72] [南朝宋] 求那跋陀罗(Gunabhadra)译:《央掘魔罗经》,第 2 卷(CBETA, T02, no.120, p.530, a16 - 19).

[73] 早期本草学著作中配有"广州阿魏"插图的作品包括 1061 年和 1159 年出版的苏颂著《本草图经》,以及 1505 年版刘文泰著《本草品汇精要》。李时珍对阿魏的记录里则表示,中国有不同地区都自称阿魏的原产地。参见[明] 李时珍:《本草纲目》,第 34 卷,第 35 页。

[74] 佚名:《补遗雷公炮制便览》,第 4 卷,630—632 页。

[75] [宋] 赵汝适:《诸蕃志校注》,北京:中华书局,1996 年,第 198 页;[明] 李时珍:《本草纲目》,第 34 卷,第 35 页。

[76] W. Dymock, C. J. H. Warden, and D. Hooper, 151.

[77] [明] 陈嘉谟:《本草蒙筌》,第 4 卷,第 36 页;[明] 缪希雍:《先醒斋医学广笔记》,北京:中国医药科技出版社,2019 年,第 767 页;[清] 陈士铎:《本草秘录》,太原:山西科学技术出版社,2006 年,第 187 页。

[78] 例如 17 世纪初著名的随笔札记《五杂俎》。在第 10 卷,作者谢肇淛(生于 1567 年)错将"黄芩"写成"黄金",这导致 17 世纪之后说"真黄金"的比说"真黄芩"的多。

[79] 汤开建、田渝:《万历四十五年田生金〈报逞罗国进贡疏〉研究——明代中暹关系史上的一份重要的中文文献》,《暨南学报》2007 年第 4 期,第 131 页。

[80] Garcia da Orta, *Colloquies*, 46 - 47.

[81] Otsuki Bansui and Otsuki Banri, *Ran'en tekihō*, chapter 1, 29a - b.

[82] Peter Osbeck, *A Voyage to China and the East Indies*, trans. J. Forster, Vol. 1 (London: Benjamin White, 1771): 257.

[83] W. Dymock, C. J. H. Warden, and D. Hooper, 147, 151; Watt, George, *Dictionary of the Economic Products of India*, Vol. 3 (Delhi: Periodical Expert, 1972 reprint of edition Calcutta, 1889 - 1896), 330.

[84] 据 W. Dymock, C. J. H. Warden, and D. Hooper, 147, 149, 151,兴渠一般含有阿魏植物根部无效的部分,并且被掺入阿拉伯树胶或土豆片。一般的"hingra"会包含一部分阿魏植物的根,而最昂贵的坎达哈里兴渠则被掺入红土。掺入小麦粉、小石子

以及其他廉价的油性树脂的行为至今仍然存在，参见 Shah and Zare，"Asafoetida（heeng），"33.

［85］据W. Dymock, C. J. H. Warden 和 D. Hooper 对坎达哈里兴渠的描述："高价的阿魏是通过缠绕阿魏植物嫩叶获得的，阿魏植物本身会析出普通的阿魏；我们的阿魏一般都是混合无数的嫩叶而得到的……它的价格也比其他种类的阿魏要高很多。"W. Dymock, C. J. H. Warden, and D. Hooper, 151.

［86］W. Dymock, C. J. H. Warden, and D. Hooper, 147；Watt, George, 333. 80 卢比约相当于 1 760 欧元（INR 或 EUR），货币转换工具 http：//www. likeforex. com/currency-converter/indian-rupee-inr_eur-euro.htm/1890（Accessed 12/4/2014）.

［87］Watt, George, 333.

［88］［清］陆以湉：《冷庐医话》，太原：山西科学技术出版社，1993 年，第 138 页。

［89］Watt, 333.印度贸易数据显示孟买是"供给欧洲和中国"的港口。

［90］例如"andjodan"（或者"anjuden""anjoodan"等）据说是指代阿魏的树、果实或树叶；"altiht"（或者"haltit"）可以指它的树、种子或树脂。博物学家们对此未有定论。

［91］John Fryer, *A new Account of East India and Persia: Being Nine Years' Travels*, *1672 - 1681*, vol.2（London：Hakluyt Society, 1912）, 195 - 196.

［92］最后这个观点是由 H. Yule 等人在 1903 年的术语表中提出的，用于指代阿魏的"hing"这一词条下这样写道："这个产品提供了一个奇特的例子，说明药物的原产地有时会充满不确定性，而原产地正是进行更大宗贸易的目标。"Henry Yule, et al., *Hobson-Jobson: A Glossary of Colloquial Anglo-Indian Words and Phrases*, *and of Kindred Terms*, *Etymological*, *Historical*, *Geographical and Discursive*（London：J. Murray）, 418.

［93］Balfour, *Description of Asafoetida Plants*, 361.

［94］参见 Kapil Raj, *Relocating Modern Science*, 38 - 59.同样的过程也发生在中国广州，在那里"种植者/采集者和贸易商/博物学家收集有关新植物、新奇物种及其他科学数据，并将这些资料传回英国"，见 Fan Fa-ti, *British Naturalists in Qing China*（Cambridge, MA：Harvard University Press, 2004）, 26.

［95］Nicolas J-B Guibourt, *Histoire naturelle des drogues simples. Tome 3e.*（Paris：Chez J.-B. Baillière, 1850）, 223.

［96］W. Dymock, C. J. H. Warden, and D. Hooper, 143 - 148；Watt, 329 - 330.

［97］Watt, 330.

［98］有关医药作为特定的全球流通物品的讨论，参见 Whyte, Geest, and Hardon eds., *Social Lives of Medicines*（Cambridge：Cambridge University Press, 2002）, esp.5 - 8.

"中国根"的知识考古

——16世纪欧洲医生视阈下的异域新药

高晞

引言：查理五世相信"中国根"

1545年冬天，西班牙国王、神圣罗马帝国皇帝查理五世（Charles V，1500—1558）正遭受人生第11次痛风的侵袭。[1] 2月9日，英国驻荷兰大使沃顿（Nicholas Wotton，1497—1567）觐见查理五世，发现这位叱咤风云的欧洲政治强人状态非常糟糕：

> 他坐在一张椅子上，双脚放在另一张低矮的椅子上，用毛巾包着一只胳膊，脸色苍白，身体虚弱。[2]

2月10日，查理五世决定服用一种名为"中国根"的新药。服药不到两个月，他便恢复健康。原本颓丧地躲在比利时宫廷不愿见人的君主站立起来，重现优雅的姿态。他的服药决定是影响近代早期东西方医学史上的一个重要事件。

让查理五世重振威风的药物是一种来自中国菝葜类植物的根块，它的英文名是 China Root，拉丁文为 Radix China。该药最早由葡萄牙商人带入欧洲，常用的葡萄牙名是 Raiz dos Chinas。当时欧洲的"中国根"主要由印度进口，因而欧洲人又称之为"Wood of Inde（印度木)"。[3]受惠于"中国根"的神圣罗马帝国皇帝,亲自颁发药物许可证,使之进入正规流通渠道。[4]当时被誉为"神木"的"中国根"一度风靡欧洲,由此引发了巨大商机。在16—17世纪来往于中国、日本和菲律宾的货船上,"中国根"是必备的商品。[5]

　　近二十年来,随着"全球史""海洋史"研究的兴起,海内外学者都注意到了中外物质文化交流中这项引人注目的案例——"中国根"在欧洲大陆长达四个世纪的流传和广泛使用,纷纷展开研究。[6]2022年最新出版的《文艺复兴时期的医学,16世纪欧洲医学简史》便将"中国根"列为16世纪进入欧洲的两大新药之一,[7]"中国根"第一次出现在欧洲医学史书写的显要位置上。只是,部分研究者的视野多聚焦在"经济全球化"的世界贸易范围。作为大航海时代欧亚贸易的产物,学者们分别从贸易、文化交流与医药传播的角度展开探讨,采信的史料多依据16世纪以来的商人、旅行者以及外派东方的欧洲医生撰写的游记、考察东方香药的医学报道,以及荷兰和英国东印度公司的贸易档案。这样的研究关切有利有弊,好处在于将一个医药交流事件放置在长时段跨区域的世界历史范畴内考察,可以突破医药史或是技术史的狭窄框架,通过贸易数字的统计与分析,考察"中国根"在欧洲所呈现的物质文化形态,并论证"中国根"在欧洲盛行的史实,勾勒出药物全球跨文化交流的历史现象。然而,仅凭货物数字就想阐释欧洲科学家、政治权贵和民间社会对"中国根"的不同认知,难免显得单薄而无说服力。比如,所有的研究者都从既往的史料中发现,"中国根"并不是历史传说中治疗梅毒的良药,17世纪之后的欧洲医生就弃之不用,来自美洲的愈创木才是对付梅毒的"神木"(Holy Wood)。[8]那么,为什么"中国根"的社会影响会经久不衰呢?

　　若要分析"中国根"的神药形象是如何构建的,需要将眼光回到欧洲本土,从同时代欧洲医生的文献中寻找"中国根"使用的痕迹,考察医生认识、处理"中国根"的方法和态度,考察这款异域新药是否对欧洲医学知识的科学化转型产生过影响,以此发掘"中国根"的盛行与欧洲知识革命和科学方法论创建的相关度。本文将欧洲第一部以"中国根"命名的科学著作《中国根书简》(*Radicis Chynæ*,1546)和葡萄牙名医的《医药百章》(*Curationum Medicinalium Centuriæ Septem*,1551)为研究对象,并参照同期阿拉伯医师的处方和中国医家的医方、医案和本草著作,尝试从科学思想史的角度探讨两个问题:一、从知识考古角度,探究16世纪欧洲医学界对"中国根"的认识和使用方法;二、从《中国根书简》作者的写作动机分析,他为何选择"中国根"阐述他划时代的颠覆性科学思想,由此分析16世纪以来中医西传对文艺复兴的科学思维转变的影响,尝试从知识与权力、知识与权威的角度,探讨在欧洲医学从古典向近代过渡、科学初兴时期,医学观念和方法论的变革如何受到隐藏着的政治力量,如帝王意志、学术权威的影响,并通过学术语言完成方法论的建构,同时考察在此关键时刻进入欧洲的"中国根",在欧洲科学思想和方法论转型过程中所担当的角色与产生的影响。

"中国根"的知识考古

一、资料阐述

本文所采用的主要史料是四份16世纪欧洲和阿拉伯的名医的医学文献。

1.《中国根书简》,查理五世的宫廷医生维萨里(Andreas Vesalius Bruxellensis,1514—1564)著,1546年8月在瑞士巴塞尔出版,拉丁文,全书名称为:

布鲁塞尔的爱德鲁·维萨里,御医
书简
　　天下无敌神圣的查理五世服用的"中国根"煎剂及使用说明。

此外,总结了给雅各布斯·西尔维乌斯(Jacobus Sylvius)的一封书信的内容及其他诸事。这对研究真理,尤其是研究人体结构的学生会有很大的帮助,因为它表明,迄今为止,在这个问题上,我们过分地轻信了盖仑。[9]

　　这是第一部由欧洲职业医生撰写,也是迄今为止唯一一部以"中国根"命名的西文科学论著。该书信由"中国根"介绍和人体解剖学两部分组成,最后附有一份意大利文的"中国根"处方和煎制方法。本文仅讨论该信的第一部分:"中国根"煎剂及使用说明。维萨里的《中国根书简》原版为拉丁文,之后译成多种文字,本文采纳的英文译本为:1)1935年本杰明·费瑞顿(Benjamin Farrington)发表在英国《南非皇家学会杂志》(*Transactions of the Royal Society of South Africa*)上的英文译稿;[10] 2)2015年剑桥大学版英文译本——《中国根书简》(*Vesalius: The China Root Epistle A New Translation and Critical Edition*),[11]并参考1546年版的拉丁文原版。

　　2. 卢西塔诺(Amato Lusitano,1511—1568)是16世纪欧洲名医,[12]葡萄牙籍,在西班牙大学获得医学学位,因宗教原因无法回到葡萄牙,在荷兰和法国行医,1546年,即《中国根书简》出版的这年,定居意大利费拉拉(Ferrara),在费拉拉大学教授解剖学和药物学。卢西塔诺一生留下诸多医学文献,其中1551年出版的七卷本《医药百章》(*CENTÚRIAS*)是他重要的代表作,收录了他一生积累的医案、解剖学和药物学的研究成果以及医学思想。书中部分章节涉及他使用"中国根"治疗病人的案例,这是继维萨里之后,欧洲医生论及"中国根"疗效的第二部著作。16世纪的欧洲医生详细记录他们所看到的医案,彼此通过信件互相传阅,并将收集到的全部记录汇集出版,通常以100篇为限,取名为《百章》。[13]本文使用的《医药百章》为1980年新里斯本大学菲尔米诺·克雷斯波(Firmino Crespo)的葡萄文翻译本,简称里斯本版。[14]

　　这两部在欧洲出版、记录名医使用经验的医学专著,在出版时间上均早于以往学者使用的驻扎在印度的葡萄牙和西班牙医生撰写的印度香药和商旅书籍,为笔者研究"中国根"在欧洲盛行的历史和对"中国根"的知识考古提供了最直接的素材。值得一提的是,维萨里和卢西塔诺都还有另一个重要身份,他们两人都是那个时代著名的解剖学家,维萨里出版了划时代的科学巨作《人体之构造》,卢西塔诺解剖发现了静脉瓣,被认为是最早发现"血液循环"的医生。[15]而人体解剖学的出现为文艺复兴人文主义思想的确立提供了科学的保障。

　　3. 考察16世纪的欧洲医学知识体系,无法忽视同时期阿拉伯波斯医学对欧洲医生的影响,他们是欧洲人文主义博物学家和医生的知识和思想的源泉,因而本文还使用了16世纪中叶波斯萨菲王朝(*Dudmān e Safavi*,1501—1736)名医伊迈德·艾丁·穆罕默德·伊本·马苏理·设拉子(Hakim Imad-aI-Din Mahmud ibn Mas'ud Shirazi,1515—1592)撰写的一份"中国根"处方手稿,以此作补充和比较之研究。该手稿完成于1569年,是波斯医学现存最早的关于"梅毒"与"中国根"的记录文献。伊迈德名字中的设拉子(Shirazi)是萨菲王朝的首都,伊迈德与其父亲和叔父在此地学医、行医。1546年,他离开设拉子去了印度东北部的呼罗珊(Khorasan)、巴格达、君士坦丁堡和埃及行医。10年后他回到萨菲王朝所属的斯希尔万(Shirvan)省,任省长阿卜杜勒-乌拉-汗-伊斯塔吉鲁(Abd Ullah Khan Istajlu)的医生,之后转去呼罗珊省府墨舍(Meshed),担任省长阿里-伊本-穆萨-乌尔-雷扎(Ali Ibn Musa ul-Reza)王子的私人医生,在此期间,伊迈德写下这部手稿。此手稿现存加尔各答的孟加拉亚洲协会图书馆(Library of the Bengal Asiatic Society in Calcutta),编号1557,由伊朗医学博士埃乐古德(C. Elgood)在1930年代发现并译成英文。[16]

　　4. 本文还参考了意大利文艺复兴时期百科全书式的学者、著名数学家和医生卡当(Girolamo Cardano, 1501—1576)撰写的两篇"中国根"短文: *De radice Cina*, *Responsvm petitionis M. Antonij Majoragij*; *De Cyna radice sev de Decoctis*。这两份手稿记录了他用"中国根"治疗病人的经过、处方和使用禁忌,分别出版于 1545 年和 1559 年,[17]最后一并收录进 1663 年的《卡当医学全集》。[18] 1525 年,卡当在意大利帕多瓦获得医学学位,之后在米兰、苏格兰行医,晚年在意大利博洛尼亚大学教授医学。卡当在数学界知名度更高,他曾基于数学原理发明了"卡当环(Cardan's Rings)",即中国人的"九连环",西方人称之为"Chinese Ring"。

二、"中国根"进入欧洲的时间与区域

1535 年"中国根"进入欧洲,曾是史学界普遍认同的时间节点。史料来源于 1563 年出版的《天竺药谭》(*Colóquios dos simples e drogas he cousas medicinais da Índia*),作者是葡萄牙驻印度果阿的医生奥尔塔(Garcia da Orta, 1501—1568)。他在书中记载,1535 年他抵达果阿不久,就见识到了"中国根"及其疗效,并表示这种药材来自中国。[19]他的说法被同时代欧洲医生和旅行家广泛引用,逐渐演化成 1535 年是"中国根"进入欧洲的时间。[20]中国学者最新的观点认为:这则记录只能说明欧洲人最早接触到"中国根"的时间,而不是"中国根"进入欧洲的时间。[21]

事实上,早在 1967 年,德国学者鲁道夫(Rudolf)就已从卢西塔诺的医学文献中追溯到,"中国根"是在 1525 年由葡萄牙航海探险家和商人维森特(Vicente Gil de Tristão)带回欧洲的。[22] 2015 年《中国根书简》的英文译者加里森引用了鲁道夫之说。[23] 2022 年,英国学者诺顿在《文艺复兴时期的医学,16 世纪欧洲医学简史》中综合前人的研究结论,将两个时间段合为一体,他认为:"中国根最早于 1525 年由东印度传入欧洲,1535 年之后在欧洲广泛使用。"[24]然而,鲁道夫的论文并没

有标注他引用卢西塔诺医学文献的原始出处。[25]卢西塔诺的葡萄牙文《医药百章》一书现在可以在谷歌图书馆查到,里斯本版中的原始记录是:

> 首次将"中国根"引入葡萄牙的是维森特(1540)。由于对它的需求很大,西方和东方的商人随后将其运往整个欧洲。[26]

1540 年前后,卢西塔诺还在葡萄牙行医,《医药百章》中记录了多起他使用"中国根"治疗患者的案例,因而,他书中所记载的时间和人物信息是确切可信的,即"中国根"进入葡萄牙应该是 1540 年,而不是1525 年。2003 年,葡萄牙学者关于卢西塔诺《医药百章》的专题研究亦认为维森特将"中国根"带入葡萄牙的时间是在 1540 年。[27]

无独有偶,新加坡学者博斯波格(P. Borschberg)也认为 1525 年是"中国根"进入欧洲的年代。他在 1601 年出版的《东印度的香药、树木和花草等药物》(*Discursos de las cosas aromáticas, árboles y frutales, y de otras muchas medicinas simples que se traen de la India Oriental, y siruen al uso de medicina*, Mardrid)一书中发现了一段史料:

> 1525 年"中国根"在卡斯蒂利亚王国(Castilla,现位于西班牙伊比利亚半岛)已为人所知并使用,不过当地人认为是从印度过去的。[28]

然而,博斯波格的文章也没有提供原文的出处。[29]《东印度的香药、树木和花草等药物》的作者是西班牙解剖学家胡安(Juan Fragosus, 1530—1597),该书初版于 1572 年,在西班牙马德里发行,在该版中,胡安记录的是"1535 年葡萄牙人"接触到中国根。[30]西方学者研究显示,胡安是将奥尔塔的《天竺药谭》全部内容纳入《东印度的香药、树木和花草等药物》之中,仅在形式和修辞上作了修改,[31]因而,胡安所谓的 1535 年之说源自奥尔塔。博斯波格研究所引用的 1601 年第二版是在法国斯特拉斯堡(Strasbourg)面市,笔者未找到这个版本,但是发现了 1601 年胡安著作的拉丁文译版,其中提到的时间还是 1535 年。[32]

只是,还有比卢西塔诺、奥尔塔和胡安更早、更确切和真实的史料,维萨里对其第一次遇见"中国根"有着清晰的记忆:

> 当时我还是一名学生,在威尼斯名医手下接受临床医学指导,之后又在那里进行实习。中国根被带到这里,人们对此充满期待,它也获得了极高的赞誉。……我见到的第一位服用中国根的病人来自安特卫普。[33]

根据维萨里的学习轨迹,他在威尼斯共和国帕多瓦大学追随名医蒙特努斯(J.B. Montanus,1489—1551)当实习医生的时间是 1537 年,[34]这一年维萨里在威尼斯至少接触到两例使用中国根的病人。[35]但是,《中国根书简》中有一段重要史料被以往研究者所忽略:

> 一年前(1535—1536 年间),世界上最有名的人物加斯塔尔多(Jean-Baptiste Gastaldo)[36]因腰部以下神经性疼痛,面临瘫痪和胃部的虚弱,冬季大部分时间卧床不起,开春前,他似乎恢复了健康。当他刚起床后,经朋友的劝说,他开始服用中国根煎剂,取得了良好的效果。[37]

按维萨里在威尼斯学习的时间推演,那意味着在 1535 年至 1536 年间,威尼斯人已开始使用"中国根"。维萨里肯定不是第一位在欧洲接触并使用"中国根"的医生,但他是西方世界第一位书写"中国根"的作者。据他的记载,1536 年前后在威尼斯共和国和比利时安特卫普地区,"中国根"已有相当的知名度。那么,诺顿对 1535 年"中国根"在欧洲已盛行的判断是合理的。而 1525 年的时间节点需要更直接的史料去证实。[38]

从区域上考察,"中国根"最初在安特卫普进入欧洲并受到当地医生喜爱,安特卫普成为销售"中国根"的重镇。[39] 16 世纪 30 年代,"中国根"进入意大利罗马、威尼斯和葡萄牙。1537 年前后,维萨里在帕多瓦当实习医生时就切身感受到"中国根"的社会口碑和实际疗效间的差距:"这种药根在当地获得极高的赞誉并深受期待。在一例又一例的病案中使用,却收效甚微。"[40]同年,维萨里在法国勃艮第的同学已开始用"中国根"混合葡萄酒治病。西班牙贵族从比利时梅赫伦(Mechelen)购得"中国根"带到布鲁塞尔,并宣称该药疗效优于其他药物。1545 年向查理五世推荐服用"中国根"的,就是西班牙贵族。卢西塔诺在《医药百章》中记录意大利西西里岛有两位统治者服用过"中国根"汤剂。[41] 在获取查理五世颁发的"特许证"后,"中国根"随之在神圣罗马帝国境内流传,包括德国、瑞士、比利时等国。此外,卢西塔诺的病人中还有"希腊人"。[42] 1545 年,"中国根"为查理五世治痛风的信息通过外交书信传入英国。[43] 1552 年,卡当至苏格兰行医期间到达爱丁堡,他可能在当地用"中国根"治疗病人。印度是"中国根"的主要输出区域,从古文献记载中发现使用或知晓"中国根"的地方还有犹太商人常驻的东方港口和商业中心科东格阿尔卢尔(Kodungallur,葡萄牙文为 Cranganore)、印度次大陆的马拉巴尔(Malabar)、克里米亚的塔诺尔(Tanor),以及交趾支那(Cochinchina)。[44]

波斯医生伊迈德的手稿写于 1550 年左右,手稿中有其祖父用"中国根"治疗梅毒的记录,即在 1540 年代前,波斯首都设拉子已有"中国根"。鉴于设拉子位于伊朗北方,伊迈德写作的地点墨舍处于现在的阿塞拜疆,"中国根"应该是走内陆线路进入波斯的,而不是通过海上贸易。维萨里在书信中也提到"中国根"进入欧洲还有一条路径,即通过君士坦丁堡的犹太人将"中国根"带入安特卫普在药店销售,维萨里曾委托朋友去土耳其公使馆询问相关信息。[45]显然,历史上有多条路径将"中国根"运入欧洲,而不只有海上一条道,这是另一个值得探讨的问题,不在本文范围内。

三、"中国根"是何物?

目前在笔者所见的 16 世纪西文文献中,第一次提及此药材名称的是两个英文名称。1544 年至 1545 年间英国外交官沃顿从查理五世身边的医生中获悉,皇帝将要服用一种新药,名为"印度木(wood of India)",在报告中他写作"wood of Ynde(印度木)"。[46]当时,建议查理五世服药的是西班牙贵族,不是宫廷医生,依据维萨里的记载,1537 年前后在意大利使用该药的多是江湖医生。[47]这说明至少在 1540 年代,这款新药还没有正式进入医学界,其医学名称尚未确定。

中世纪医学文献主要以拉丁文书写,"中国根"之名最早见于 1545 年卡当的记录 De Radice Cina。卡当提到该药材由印度输入,来自一个遥远的地区"Ciniana"。[48]"中国根"正式的拉丁文名出自维萨里的《中国根书简》:"radicis Chynæ"。鉴于该药材已在市场上流通了 10 多年,此学名是不是维萨里发明的,他并没有做出说明。维萨里表示当时社会上还流行着多种"中国根"的名称,《中国根书简》中收集了欧洲各国存在的名称,有"Chyna""Chynna""Cyna""Echina"和"Achyna"。[49]其中"Cyna"是指阿拉伯的一种树,"Achyna"在拉丁文中与"achynop"意思相同,意为"车前草"。现代学者均将这些术语理解为"中国"或"中国根"。然而,中世纪拉丁文"中国"的译文是"Sinæ",并不是"Chynæ",而且上述这些名称均不见于拉丁文字典。那么,这些以"C"为首字母的名称是不是指"中国"?维萨里认为"Chynæ"是一个地名,指印度或新世界即美洲的某一个地方,据葡萄牙商人说,这款药用植物是从海边收集的,就像是生长在海里的菌类。[50]

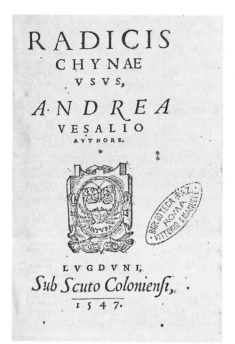

图 1　维萨里《中国根书简》,里昂,
　　　1547 年

　　值得注意的是,除了标题,维萨里在讨论"中国根"时一直以
"Chynæ"称之,并没有加上"radices(根)",比如,他以"Chynæ decoɛtum"
称"中国根煎剂"。英译本作者也译作"The China"或是"The China
decoction",而不是"The decoction of China-root"。由此看来,《中国根
书简》中的"Chynæ"是指药用植物的名称,而不是"中国"的国家名称。
以"The China"称呼"中国根"在 16—17 世纪的医学和药物书中并不鲜
见,波义耳在《关于实验自然哲学的有用性的几点思考》中即以"the
China"指称"中国根"。[51]《中国根书简》的文本显示维萨里从未将
"Chynæ"与中国联系起来,或许他根本就不知道有"中国"这个国家。
但是,1548 年出版的德文编译本《中国根书简》,其名称为"*der Wurtzel
China*",该译本加入了诸多德文译者的内容,看来德国译者清楚这是来
自中国的药物。德文还有"Bocken-Wurtz""pockenwurtzel""Chinanollen"
"Schina""Aschina"等称呼。[52]

"中国根"在卢西塔诺《医药百章》中的名称更为混乱。查其 1556 年、1567 年和 1628 年各个版本,有"Radicis cyna""Cyna Radix""Radix cynarum""Radix chinarum""Radix Sinarum""Radicis Sinarum""Radicis Chinarum"和"Radicis Cynatum"等诸种记载。[53]这些被今人认为是"中国"的部分术语,同样不存在于拉丁文字典。与维萨里不同的是,卢西塔诺明确地将"中国根"与"中国"联系起来,他说:"我们葡萄牙人去中国做生意时发现了这个根,把它带到欧洲,因此称它为 Raiz dos Chinas(Radix sinarum)。"[54]伊迈德手稿以波斯文撰写,"中国根"的波斯文为"Bikh-e Chini""Choob-e-Chini"[55] 或"chub-i-chini"[56]。卡当的两份处方中"中国根"名称亦不同,1545 年为"De Radice Cina",1559 年的"中国根煎剂"名为"De Cyna Radice"。[57]

1572 年出版的胡安专著是以西班牙文写作的,"中国根"的西班牙文为"Dela Chyna"。1578 年,驻果阿的葡萄牙医生阿科斯塔(Cristóvão da Costa,1525—1594)在其《东方印度的医药之旅》(*Tractado de las drogas y medicinas de la Indias Orientales*)一书中罗列出欧洲各国和阿拉伯、印度地区使用"中国根"的术语为 palo de la China,在西班牙所属加那利群岛(Canarin)又被称为"Bonti",葡萄牙语是"Pao da China",拉丁文为"Radix Cine",中文是"冷饭头(lampatan)",在印度南半岛德干 Decanin(Deccan)的名称为"Lampaos",在阿拉伯地区的名称为"Parfio",土耳其语为"Chopchina"。阿科斯塔特别强调,"中国根盛产于中国"[58]。当时另一位西班牙医生将"中国根"书写为"De la China"。[59]此外,同时代的法语名称是 De la racine de Chine,[60]荷兰语是"Wortel China/de wortel Sina",[61]在"中国根"大宗出口地区印度的药书中被称为"Devpantara vaca"。17 世纪后,"中国根"的常用拉丁文名为"radix China"或"radice China",维萨里和卢西塔诺使用并收集的各种名称多被弃之不用。18 世纪林奈植物志术语确立后,"Radix China"遂被"Smilax China"所替代。上述各种语言的名称被保留在 18

世纪出版的德文百科全书《关于一切科学与技艺的大万有全书》中的
"中国根"(China Wurzel)条目下。[62]

　　"中国根"之名出自西文,原始时期的名称多样化且具多变特征,
即便是同种语言,还存在着不同的写法,如波斯文和西班牙文,这为研
究者判断"中国根"是对应于何种中药材制造了相当大的麻烦。17世
纪来华传教士的记录中将其称为"土茯苓"。[63]李约瑟的《中国科学技
术史·植物志》中曾讨论过维萨里的《中国根书简》,以及在欧洲市场
上流行的"中国根",中国译者将之译为"菝葜"。[64]而当代海内外学者
又依据"Smilax China"现代植物学属性,定义"中国根"是中医常用的
菝葜属类植物"土茯苓"。[65]问题是,我们若按17世纪之后产生的术语
和植物学分类法去推理17世纪前欧洲医生对"中国根"的见解和认
知,分析维萨里研究"中国根"的方法和路径,恐怕无法达到名副其实
的研究标准。同样地,是否可以直接以"土茯苓"指称维萨里书信中的
"中国根",也需要回到同时代中国本草学和民间医家使用药材的语境
中去考察。那么,初入欧洲的"中国根"究竟是什么?

　　美国学者柯浩德指出,文艺复兴时开始主导自然哲学研究的方法
是"对知识的高度重视来自对事物的了解",即对自然事物进行调查而
获取信息。16世纪的药剂师、内科医生和解剖学家都投入到探索与发
现的行列中,希望能够在"现实中重新找到古人使用的具有极强疗效
的药物"。他们通过研究收集、调查该物种的产地、形态、颜色、味道,
判断新物种的特性,获取"知识与信息"。[66]对"中国根"的探究,就是
他们获取异域知识的一个尝试。最迟在16世纪30年代,欧洲药房已
有"中国根"出售。维萨里是在安特卫普的药房里接触到"中国根"实
物,他描绘的"中国根"的形态是:根块状的物质,呈暗红色,巨大、粗
糙、参差不齐的碎片,质地更像木质。为了让朋友能想象出"中国根"
究竟为何物,维萨里采取了类比的方式,说这款药材与欧洲医生已经认
识的、同样来自亚洲的另两种药用植物石菖蒲或高良姜相像,但又有所

不同,然后在辩证判断的基础上进行适当推演,说"中国根"长得很像真菌,无味。与维萨里类比式的介绍不同,卢西塔诺对"中国根"描述非常简单:"它是采摘自生于海边附近的茎,似乎是一种根,非常类似于我们这边的茎根(cana)。它像一种菌,有很多结,里面是白红色的,外面是红色的。"[67]简而言之,维萨里和卢西塔诺对"中国根"的特性有着相同的认知:采自海边的、一种类似菌的根茎。维萨里判断"中国根"的属性与美洲菝葜相近。[68]问题是"中国根"是不是中国的"菝葜"?

东方的药材从上古时期就通过陆路进入欧洲。15世纪通往美洲和印度的海路被打通后,美洲和东方的植物和药材大规模输入欧洲,引起欧洲人文主义学者的研究兴趣,甚至赢得意大利美第奇家族的关注,吸引其在家里药园内种植东方植物和药材。[69]16世纪起,药用植物学包括东方药材的研究在欧洲备受瞩目。1517年,第一个欧洲官方使团抵达广州,其中有两位药剂师,他们是葡萄牙船长费尔南·佩雷兹·德·安德拉德(Fernão Pires de Andrade,?—1552)和团长托梅·皮雷斯(Tomé Pires,1465?—1524或1540)。葡萄牙国王之所以选择费尔南的船队作为其代表前往东方,是希望借助费尔南药剂师的优势,调查"东亚使用的药物类型",以造福于葡萄牙人和欧洲人。[70]而皮雷斯在之前就专门讨论过东方植物。[71]1563年,身处果阿的奥尔塔将欧洲人所说的"中国根(Raiz de China)"与中国人的"冷饭头或冷饭团(Lampatā)"对应起来。[72]1567年,他所著的《天竺药谭》在安特卫普发行,越来越多的欧洲医生开始知晓"中国根"在中国被称为"冷饭头"或"冷饭团"。[73]1572年,在马德里发行的胡安专书中就有了"Lampata(冷饭头或冷饭团)"的称呼。[74]

"冷饭团"在中国本草典籍中始终没有正式的位置。16世纪之后,"冷饭团"以"萆薢""土萆薢""草禹余粮""山牛"和"土茯苓"的俗称出现在史籍中,但没有与"菝葜"相关的记录。"萆薢"最早见于《神农本草经》,在汉晋时期的医籍和本草书中均可以看到,《黄帝内经》、张仲景《伤寒论》、王叔和《脉经》、陶弘景《本草经集注》等书均有提及。"草禹余粮"出自陈藏器的《本草拾遗》。[75]但明之前的本草著作均未提及"冷饭团"的别称。明弘治十八年（1505），朝廷组织编纂《本草品汇精要》，嘉靖年间又重刻《重修政和经史证类备用本草》，在这两部官方编辑的大型本草专著中，关于"萆薢"和"草禹余粮"的释解中还是没有"冷饭团"。首先提到"冷饭团"这个别称的是明中期的一部医学史著作——俞弁的《续医说》（1522），其释解"萆薢"："生真定山谷，今荆蜀有之，凡有二种，无刺虚软为胜，有刺白实次之，一名仙遗粮，一名土茯苓，俗谓之冷饭团是也。"[76]1545年《药性要略大全》中记载："山牛，一俗名冷饭团，即土萆薢。"[77]1550年的《摄生众妙方》之"加味遗粮汤"说明仙遗粮俗名冷饭团，本草名萆薢。[78]1565年陈嘉谟在《本草蒙筌》之"萆薢"写下按语："近道所产，呼为冷饭团，即萆薢也。"[79]他特别指出"萆薢"与"菝葜"有小异："《博物志》亦曰：'菝葜'与'萆薢'相乱，时人每呼白菝葜者，即萆薢也。"[80]及至16世纪末期，"土茯苓"才被李时珍收录进《本草纲目》，他将"土茯苓"放在"草部蔓草类"，释解其有土萆薢、刺猪苓、山猪粪、草禹余粮、仙遗粮、冷饭团、硬饭、山地栗等多种别称。[81]

"冷饭团"所呈现的同名异物或同物异名的杂乱无序现象，充分说明了明之前中国药材的边界是模糊不清的。李时珍在分类编辑药材时，专门就中国药材存在的异名同物现象作了说明，在"药名同异"中，他认为"土茯苓"存在多款二物同名的情况：1.土萆薢：土茯苓；2.猪茯苓：土茯苓；3.山地栗：土茯苓。[82]不过，李时珍依然未将"冷饭团"作为正式药材收录进《本草纲目》中。至清代，《植物名实图考》卷22"萆薢"释文还将它与"冷饭团"相联："萆薢……宋《图经》列数种。李时珍云'叶大如碗。今人皆以土茯苓为萆薢，误矣'。其实今人乃以萆薢为土茯苓耳。南安谓之硬饭团，屑粉食之。兹从李说而别存原图。"[83]清《本经逢原》中提到："土茯苓俗名冷饭团。……土茯苓古名山牛,入胃与肝肾。清湿热,利关节,止拘挛,除骨痛,主杨梅疮,解汞粉毒。"[84]

　　"土茯苓"能进入本草学的家族谱系,与其能有效地治疗杨梅疮有关。《本草纲目》之"百病主治药"篇对付"杨梅疮"的主药就是"土茯苓"。[85] 16 世纪梅毒的输入,使得"杨梅疮""土茯苓"和"冷饭团"的名称大量出现在明代的医方中。1528 年薛己在《口齿类要》中用"萆薢散"治疗杨梅疮:"取萆薢(一名土茯苓,又名冷饭团)五钱。"[86] 1530年《扶寿精方》中有一味"加味仙遗粮散",专治杨梅风,漏,筋骨疼痛,直接采用"冷饭团二斤"。[87] 值得注意的是,在明代医家方书中"冷饭团""土茯苓"与"萆薢"往往混为一谈。王肯堂《证治准绳》中的"萆薢汤":川萆薢(一名土茯苓,俗呼冷饭团),每服二两。[88] "冷饭团"与"土茯苓"在医方中还有同时并存的现象,比如《疮疡经验全书》(1569)中医治杨梅疮,用"冷饭团四两"煎服或涂抹身体,以"土茯苓五斤"与酒二十斤熬三支香,埋土三日再服。[89]《寿世保元》(1615)中有两款治疗杨梅疮的处方:"黄左川传"用"冷饭团一斤","黄仰溪传"则取"土茯苓四两"。[90] 此类记录不免使人产生疑惑:难道在明代医家眼里"土茯苓"与"冷饭团"是两种药材?不仅如此,临症中"冷饭团"的使用频率超过了"土茯苓",如《丹溪心法附余》(1536)中治杨梅疮的医方均使用冷饭团(一名土茯苓),《疮疡经验全书》中亦是以"冷饭团"为主的方子:"冷饭团四两,水六碗煎至四碗,滤去渣,每药一剂,用汁二碗,煎至八分。疮在上,食远;疮在下,食前;疮在遍身,不拘时服。忌茄子、糟物及牛肉、茶叶。此药服四十剂,方无后患。"[91] 据《本草蒙筌》的记载,冷饭团可有效地对付梅毒,而轻粉效果不佳。[92] 1610 年,李中立的《本草原始》还将"土茯苓"与草禹余粮和冷饭团相提并论。那么,中国医生能辨别出"土茯苓"或"冷饭团"与"菝葜"的不同吗?自"土茯苓"被中国医家用以治疗梅毒后,民间医家有时会将其与"萆薢"和"菝葜"相混,因而,李中立特别指出两者"根苗迥然不同":

近时弘治、正德间,因杨梅疮盛行,率用轻粉药取效,毒留筋骨,溃烂终身。至人用此,遂为要药,诸医无从考正,往往指为草薢及菝葜,然其根苗迥然不同,宜参考之,但其功用亦颇相近,盖亦草薢、菝葜之类也。[93]

对 16 世纪的欧洲人而言,他们不一定了解"冷饭团"在中国药材市场混乱而复杂的状况。当时欧洲人对"中国根"的认知,可以王夫之所言"知实而不知名,知名而不知实,皆不知也"来评估。维萨里自己也承认对此药材完全"无知"。[94]维萨里发现经长途跋涉进入欧洲的"中国根"的质量并不稳定,形态也有差异,他建议选购"光滑"和"薄"的药品,而不要选择"木质""粗糙"和"中间有裂痕"的。[95]这至少说明进入欧洲药房中的"中国根"并非同一种产品。在维萨里和卢西塔诺的描绘中,"中国根"是"从一种生于海边附近的茎采摘的"。[96]通常,人们将此理解为该药材是由海上贸易带回欧洲的。对照历代本草书关于草禹余粮"多生海畔山谷"的描述,[97]就可明白两位 16 世纪的名医所指的可能就是海边生长的"草禹余粮",而不是指该药是漂洋过海而来的。因此,当时欧洲药房中的"冷饭团"可能是"土茯苓",也可能是"草禹余粮"或"土草薢",但肯定不会是"菝葜",因为在明代医籍、医方和本草中从未有将"菝葜"与"冷饭团"联系起来的记录。

1656 年,来华波兰耶稣会士卜弥格(Michael Boym, 1612—1659)的《中国植物志》(*Flora Sinensis*)在欧洲出版。他采取以文配图的方式,将"中国根"的拉丁文(Radix Sinica fru China)和葡萄牙文(Pao de Cina)与汉字"茯苓(Fo Lim)"对接了起来。[98]

1682 年德国医生卡莱耶(Andreas Cleyer, 1634—1697)的《中医指南》(*Specimen medicinae sinicae*)中将"中国根(Pao de China)"对应成"土茯苓(Tu fo lim)"。不久,西方学者就发现《中医指南》中这部分内

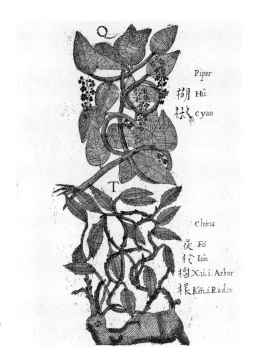

图2　卜弥格《中国植物志》中的
　　　"茯苓"

容是剽窃了卜弥格所著的《单味药》。[99] 这说明,卜弥格在《中国植物
志》出版不久便弄清楚了"中国根"真正对应的中国药材。[100] 与此同
时,意大利传教士卫匡国(Martino Martini, 1614—1661)的《中国新地
图集》(*Novus Atlas Sinensis*)于欧洲出版,其中将"Radix Sina"译成"茯
苓(*Folin*)"。[101] 1665 年荷兰商人还是称之为"茯苓"。[102] 18 世纪欧
洲出版的《中国通典》已辨清"中国根(racine de squine ou China)"是
"土茯苓"。[103] 即便如此,在跨海的生意场上,药材商们还是更乐意以
"冷饭团""硬饭团"或"冷饭块"称之。康熙年间欧洲来华商人和传教
士手持的语言手册《拜客问答》问来华商人买什么货物,答曰:"买茯
苓、冷饭块、大黄……"《拜客问答》为意大利传教士利玛窦所编,[104] 他
来华之后曾调查过"中国根",并称之为"神木"。[105] 1824 年东印度公
司大班德庇时(John Francis Davis, 1795—1890)为在广东和澳门经商
的洋人学习汉语而编写了一部《词汇表》,其中将"China Root"译作

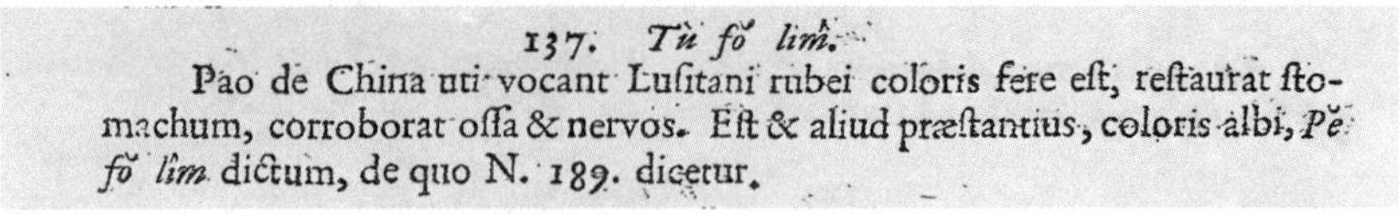

137. *Tŭ fŏ lim.*
Pao de China uti vocant Luſitani rubei coloris fere eſt, reſtaurat ſto-
machum, corroborat oſſa & nervos. Eſt & aliud præſtantius, coloris albi, *Pĕ*
fŏ lim dictum, de quo N. 189. dicetur.

图 3　卡莱耶《中医指南》中的"土茯苓"

"土茯苓"。[106] 1828 年,马礼逊的《广东省土话字汇》中的"China Root"则直译成"冷饭头"。[107] 1844 年广州出版的《中国商业指南》中,"China Root"译作"冷饭团"和"土茯苓"。[108]

从 16 世纪至 19 世纪初,在西文世界,拉丁文"Radix China"和英文"China Root"主要对应的中文是"冷饭团""茯苓""白茯苓"和"土茯苓"。

"中国根"的病人与处方

1545 年冬天,查理五世服用"中国根"是为缓解痛风而致的手脚疼痛、麻痹,不能行动的症状。同年,在中国出版的《药性要略大全》中有两例俗名为"冷饭团"的药材:1)"萆薢:主腰背痛强,骨节风,除寒湿周痹,阴痿失溺,关节老血,老人五缓";2)"山牛(一名冷饭团,即土萆薢也),治风湿疮毒,及脚弱腰疼。极治杨梅等疮"。[109]这两款药材恰好可以治疗查理五世的顽疾,看来查理五世自我选择"冷饭团",算是对症下药了。那么,"中国根"还是学者们所公认的只是治疗梅毒的良药吗?欧洲医生对"冷饭团"的药性认知与中国医家相同吗?

维萨里的书信中记录了十多起他听到、见到和使用"中国根"治疗病人的病例。第一例:安特卫普病人,消瘦、梅毒不严重,内脏已出现严重问题,服用"中国根"之后,出汗,死亡。维萨里认为他的死亡与服用"中国根"无关,因其已病入膏肓。第二例:病人极度消瘦和憔悴,梅毒,皮肤没有出现损伤,左肾出现明显的结石,因肾脏极度疼痛而死亡。第三例:加斯塔尔多因腰部以下的神经性疼痛而瘫痪,加上胃部的虚弱,在冬季只能卧床不起。在使用"中国根"煎药后,取得了良好的效果。第四例:西西里岛的统治者桑切斯勋爵(Lord Ludwig Sanches),因寒冷和潮湿而胃部虚弱,肝脏静脉收缩,胆管阻塞,痰液从头部流出。桑切斯在了解了"中国根"的美誉度之后,经朋友鼓动,选择服用。第五例:西西里岛的统治者波素勋爵(Dominus de Bossu),以"中国根"治疗严重的痛风和神经衰弱症。此外,"中国根"还被送给威尼斯主教和其他服用此药并治愈的患者。[110]

在所有服用"中国根"的病人群体中,查理五世是一位特殊受益者,也是医学史上著名的痛风患者。青年时,他曾因神经疾病的发作而昏倒,1545 年"痛风的侵袭、哮喘的折磨、重复的出血,让他筋疲力尽,他的右手和小腿皮肤过敏,头发和胡须全部花白。他感觉到自己气力渐弱,对于实现自己的抱负已经是力不从心"[111]。当时,查理五世身边总有人不厌其烦地向他推荐这款新药,尤其是西班牙的贵族持续不断地向他灌输:

> 在对付所有疾病的药中,没有比"中国根"更有特效性,而且愈创木在西班牙和意大利各地已被完全放弃。他们出示朋友们的信件来支持这些说法。最后,皇帝终于萌生了服用"中国根"酒的想法。

维萨里在信中提醒他的朋友,久病成良医的查理五世特别重视自己的医疗方案。皇帝根本就不听御医的意见,他选择"中国根"完全出于自己的决定。[112]无独有偶,皇帝与御医在饮食管理上还发生过冲突,御医认为无节制的饮食使查理五世的身体和脏器内积累了大量难排出的液体,因而控制查理五世的饮食一直是御医的工作。而"中国根"之所以能吸引皇帝关注,在于"它服药时间短,而且对饮食的要求容忍度简易,如果我可以这样说的话,对比愈创木,中国根受规则的约束更少"[113]。

"中国根"煎剂有掺酒和纯饮两种服法。查理五世在午餐与晚餐时先服用加"中国根"稀释的酒,餐后再喝下"中国根"煎剂。将"中国根"溶入酒中给病人服用也是卢西塔诺常用的方法。的确,查理五世"在服用中国根之后,比平时起得早,有时在早餐前打猎,或骑马去附近赏心悦目的地方,在适当的时间用午餐"[114]。威尼斯(共和国)大使贝尔纳多·纳瓦格罗(Bernardo Navagero,1507—1565)记录了当时查理五世的疗法和饮食情况:

> 一周内,每天早上要喝两次由"中国根"制成的水煎剂,午餐是肉和酒,晚上再喝一次煎药,晚餐是杏仁、松子和肉酱。[115]

这进一步佐证了维萨里信中所言,在满足皇帝的饕餮之欲方面,这款新药"至少是一种好的调理方法"[116]。不仅如此,"中国根"还缓解了查理五世的手臂和腿部疼痛,维萨里表示必须承认:

> 在过去的一年里,(皇帝)的左肱骨与肩胛骨连接的关节在运动中有些障碍,现在感觉很自由,手臂能通过三角肌的力量抬起。当时左腿的踝骨和距骨与胫骨的连接处也出现障碍,导致行动受阻,破坏他的优雅姿态,同样的问题也得到了解决。[117]

"中国根"有效地缓解了查理五世的痛风苦恼,在医学上的解释是"它可以通过刺激发汗来排出疾病的毒液"[118]。"中国根"的功能是促进排汗和排尿,当时医生告诉查理五世"中国根"对呼吸困难和关节性疾病有永久的免疫力。[119]西西里岛的波素勋爵严格按查理五世的处方饮服"中国根"以治疗罹患数月的关节疼痛,以及痛风和神经系统的虚弱。[120]

就具体治疗情况而言,维萨里列举了"中国根"可应对的诸种疾患:多痰的胃病、肝脏和脾脏的疾病、结石、痛风、麻风病、象皮病、皮肤病、瘘管、恶性溃疡和难治溃疡。"中国根"还可治疗骨骼和关节的各种疾病和脓肿,放松抽搐和收缩的神经,使松弛无力的肌肉变得强壮;改变因身体腐烂而弥漫出的异味,让气味清新,消除口臭;帮助那些呼吸困难的人,消除慢性心绞痛。

卢西塔诺在记录中高度赞扬"中国根"的疗效:

> 威尼斯的贵族 JOÃO AB ANTIQUIS 50 岁的时候得到了疥疮,就是疥疮湿(sarna h úmida)和麻风病。他吃了各种各样的药,但都无效。在我的指导下,他喝了 Radix sinarum 的汤,很快就治愈了。[121]

此外,他在《医药百章》中保留了一个得病的孩子和一位贵族在连续 25 天服用"中国根"之后身体康复的信息。[122]

梅毒患者在维萨里和卢西塔诺的病案记录中占的比例并不高。维萨里见到使用"中国根"治疗梅毒的病例有五六例。卢西塔诺曾接待过一位拉皮条的希腊人,他患梅毒后腰一直很痛,曾采用了帕多瓦洗浴法(Banhos de Pádua)治疗,经久无效。之后他开始喝愈创木煎剂,"但愈喝愈难受。终于,在我的推荐下,服用了 25 天的'中国根 Raiz dos Chinas(Radix sinensis)'汤剂,过了段时间就痊愈了"[123]。

维萨里与卢西塔诺对"中国根"治疗梅毒的评价迥然不同。一般而言,欧洲医生喜好将来自东方的"中国根"与美洲的"愈创木"作比较。卢西塔诺认为"中国根"对付梅毒的疗效比愈创木和美洲菝葜好。维萨里也承认它"对梅毒有神奇的疗效,无论是新近感染的还是长期存在的,它能消除身体任何部位的疼痛,减少肿胀。即便是恶疮即将化脓,也可以用'中国根'煎剂清洁之,使之结痂,皮覆盖,恢复正常,温暖因梅毒而受寒和麻木的神经,使虚脱的人恢复健康,驱除梅毒引起的精神性疾病"。维萨里本人坚持认为"中国根"不如"愈创木"。不过在书信中,维萨里又忠实地记录社会舆论普遍喜欢"中国根"的理由,是"它有愈创木所有的优点——不,还有很多,甚至是相互排斥的优点"[124]。

从维萨里和卢西塔诺记录的病案考察,"中国根"在16世纪中叶欧洲医生的手中就像"神木"可对付多种疾患:诸如脾胃疾病、痛风、骨骼关节疼痛、麻风病、结石、各类皮肤性疾病(疥疮、恶疮)、神经类疾病等。梅毒只是其中一种疾病,而且其所占比例并不突出。当我们将视线转向东方,追溯"中国根"发源地中国的医生对"土茯苓"这款新药材的评估时,便会有出人意料的发现。生活在明朝的中医张时彻著有医书《摄生众妙方》(1550),其中收录一味治杨梅疮的"加味遗粮汤(冷饭团)",该药方同时还治疗"风毒,及误服轻粉瘫痪、筋骨疼痛、不能动履者,服此除根"[125]。按《本草纲目》中所论述的"土茯苓"的功能,除治疗杨梅疮,还能"健脾胃,去风湿。脾胃健则营卫从,风湿去则筋骨利,故诸证多愈,此亦得古人未言之妙也"[126]。《本草原始》中的"草薢"主治"食之当谷不饥,调中止泄,健行不睡。健脾胃,强筋骨,去风湿,利关节,止泄泻,治拘挛骨痛,恶疮痈肿,解汞粉、银朱毒"[127]。

显然,东西方医生同时发掘出"土茯苓"对付脾胃、骨骼关节疼痛等功效。卡当和伊迈德的著作都收录了"中国根"处方,卢西塔诺文集也记录了自己日常治疗所采取的方法,而维萨里手中则握有一份意大利文的泡制法和一份片段的西班牙文方子,"中国根"在欧洲运用的广泛性是显而易见的。令人不可思议的是,东西方在"中国根"的处方、煎制、服法和药物禁忌等诸方面存在着惊人的相似之处。《中国根书简》中的一项重要内容是关于如何泡制"中国根"的:

每天取 24 盎司的土茯苓,分为 24 份,做成新鲜的汤剂。药材要提前一天准备,切割成小块,切得越细小越好,然后注入少许水浸泡,第二天再煮。将土茯苓和浸泡的水放进新锅里,再倒三壶泉水进去,煮沸之,直到水蒸发掉三分之一。锅的开口要确保蒸煮的药汤不会溢出,还要盖上盖子以免汤汁溢出。一旦药汤煮好,便要从火上移开,然后用大毛巾盖住保温。药汤要每天泡制新鲜的,否则时间长了药剂就会变酸。如若病人服药后,未能产生作用,在每份水里加入二分之一盎司的芹菜根和中国根一起煮。[128]

　　如何饮服"中国根"?欧洲医生制定了严格的方案,医生会因人制宜地确定医嘱。该疗程分为前、中和后三个阶段执行:服药前先清肠,第一阶段 24 天,早晨空腹饮用后要卧床二小时,静待发汗,注意避风;第二阶段减量,再服 8 天左右,若效果不佳的话,则继续服 24 天;第三阶段清肠。患者因梅毒身体有溃疡,或因痛风产生疼痛,可用浸润药剂的毛巾敷贴,也可用药剂清洗痛处。服药期间,患者还要遵守各种规则,有诸多食品和生活方式的禁忌。比如,不能有性生活,不能吃鱼,减少外出,在室内做适当运动,出门一定要避风保暖,回屋后即敷上药浸毛巾等。维萨里会给病人服用两个疗程。卢西塔诺处方中还有用"中国根"煮肉,并混着葡萄酒服用的方法,服法与维萨里记录的相同,煎剂要保温,服药时间是 24—25 天。[129]

　　首先,必须待在房间里,不能去外面吹风,最好躺在床上。禁止性生活。若想服饮此煎剂,必须避免性事,还应该避免所有不悦之事,酸、咸的食物,以及盐和醋。吃的东西要清淡,比如白面包,面包里面还可以加一些茴香籽。如果想要吃肉,应该吃阉鸡、普通的鸡或野鸡。但是,我认为鹧鸪是最好的,因为它的性比较干燥。最好是烘烤,不要熬煮,但是如果里面要放中国根(*Raiz da China*)

就可以熬煮,煎成汤剂。中饭要比晚饭吃得多,吃饭后可以吃果酱或梨糖加香菜籽。吃饭以后要有一种吃不饱的感觉。可以随便吃葡萄干、坚果、蜂蜜或类似的食物。无论如何,食物不能让胃太满。还可以用芳香调理一下。[130]

波斯医生伊迈德的"中国根"煎制流程与欧洲处方相近。先将21盎司的土茯苓分成21份,磨得非常小,煮时"要盖好盖子,以免水汽泄漏。每种根茎在烹制时都要单独煮,直到它变干,里面没有湿气,这样它才不会变坏"。病人服药时,"用被子盖住头部,以便所有从锅里出来的水蒸气直接作用于他们的身体、他们的头和他们的脸,直到他们出汗",并要求服药40天。波斯医生亦要求病人禁性生活,"禁食奶菜、刺鼻的食物、水果、蔬菜、盐和水"[131]。

相比欧洲医家的记录,中国医籍中的处方略为简单。《景岳全书》中记载:

> 每日用土茯苓成块者一斤,洗净,用石敲碎,先入水二升,煮取汁四碗,收瓷器内,将前渣再入水四五碗,煮汁二碗,并入前汁内为一日之用。若病在上者,加木香二钱;病在下者,加牛膝一两,与土茯苓同煎。病者不得另饮茶汤,但将土茯苓汤时时饮之。若饮汤半钟,加五宝丹二厘,饮一钟,加四厘,体厚者,加六七厘,一日内服尽此汤为度。在上饱服,在下饥服。忌茶酒并一切发风动气之物。……大忌房事。轻者十服,重者二七服全愈。[132]

维萨里常用的方法是以饮服单煎的"中国根"为主,另配制相关的药物。在这点上,东西方医生的处理方法完全一致。以《景岳全书》之"土萆薢汤"为例:"若患久,或服攻击之剂,致伤脾胃气血等证,以此一味为主,外加对证之药,无不神效。"[133]钱峻《经验丹方汇编》杨梅疮毒篇:"每日用土茯苓一斤,水煎十二碗,清晨一碗入药一股,温服,其茯苓汤须一日服尽。不可别饮汤水并茶。重者再服一料,无不愈者。忌鸡、鹅、牛、羊、房事。此方古今第一。"[134]

从今天的角度看,维萨里和卢西塔诺以及伊迈德对土茯苓的处理和饮用与中国医学的治疗原则有着异曲同工之妙。首先,制作基本相同,均是将土茯苓切成小片,以水单煎,亦可与猪肉同煮;其次,服食方法相近,当天服用,要求热服,可与酒相混而饮;第三,忌房事;第四,忌生冷、荤腥之物。禁忌有所不同:一、欧洲与波斯医生明确要求病人服药时要出汗;二、服药前,要求病人先净化身体,排空体内东西,"应该用放血的方式进行净化";[135]三、中医忌茶、酒和醋;四、欧洲医生要求服用24—25天,中国医生要求服10剂,最多14剂,波斯医生要求服40天;五、欧洲医生处方可食坚果和蜂蜜,与波斯医生相同;六、波斯医生还有提取"中国根"蒸馏物的方法。[136]这些不同充分显示了东西医学在基本理论方面的差别,欧洲体液病理学的思想指导着医生关注服药前后的体液流动、排出与放空的状况,而中国医生则依据"气血"原则对症下药。

16世纪欧洲医学正处在通过波斯医学追索恢复欧洲古代医学知识的文艺复兴时期,欧洲医家与波斯医家间频繁交流知识与医疗方法,互通有无,维萨里、卢西塔诺与伊迈德的处方相近有其合理性。那么上述这些与中国医家制定"冷饭团"的处方与服用禁忌规则的相似之处,是否能说明当时的西医已受到了中医的影响? 这不是通过类比或推演可以得出定论的,需要史料证实。维萨里的记录中没有提到任何中国线索。但是卢西塔诺在《医药百章》中有一条重要的史实,他特别强调:

> 请勿修改这个煎剂的制作法,因为它是正宗的,是中国人亲自采用的。[137]

作为知识与权力隐喻的《中国根书简》

与卢西塔诺和伊迈德积极肯定"中国根"的姿态不同,维萨里书信中所表述的观点反复多变且矛盾迭出,令人难以把握他对待"中国根"的真实态度。比如,受意大利导师的影响,维萨里并不相信"中国根"的疗效,[138]行医期间他从不主动给病人推荐"中国根",时常是病人提出要求使用"中国根",他则从治疗角度提供配方的支持。[139]他表示非常肯定"中国根煎药疗效远比愈创木差"[140]。但他又会为"中国根"治疗失败寻找理由,说病人在服药前已病入膏肓,死亡与服药无关。[141]又譬如,他描述查理五世服用"中国根"之后恢复了帝王的优雅姿态,能骑马打猎,改善了饮食习惯,但又说其实皇帝服药前已经没有呼吸困难,也没有痛风的苦恼,似乎这一切改变与"中国根"无关,进一步又暗示皇帝多年颤抖的手在服煎药前后变化不大。[142]他一方面表示自己对"中国根"兴趣不大,另一方面又到处打听"中国根"在其他国家输入和使用的状况,并收集"中国根"的处方,展开研究。诸如此类的说辞和自相矛盾的行为贯穿在他的书信中。如何理解维萨里的思想波动和他对待"中国根"的态度?

维萨里写信的目的是向朋友阐释他在《人体之构造》中未尽之思想,"中国根"的内容只占其书信的五分之一篇幅,但最终书信出版时却定名为《中国根书简》(*Radicis Chynæ*)。"中国根"与人体解剖学两者间风马牛不相及,为何维萨里要将两部分内容合在一起,最后以《中国根书简》的书名流传下来?

在世界科学史的叙事中,维萨里是与哥白尼齐名的科学家。在担任查理五世的医生之前,他是意大利帕多瓦大学(Università degli Studi di Padova)的解剖学教师。1543 年,哥白尼发表了划时代作品《天体运行论》;同年,维萨里出版了《人体之构造》(*De Humani Corporis Fabrica*)。这是医学史上一部里程碑式的巨作,它将医学的知识根基——解剖学从盖仑的古典知识体系中引领出来。不仅如此,维萨里所开创的人体解剖学的实验方法奠定了西方医学科学的范式,他被誉为近代解剖学的创始人。按历史学家的评论,"解剖学从此变成了维萨里式的,而维萨里本人则成为了背景"[143]。作为文艺复兴时期欧洲医学界的新生代,维萨里在"中国根"问题上所表现出的不可理喻的思想反复和暧昧态度不仅与他的科学家形象相去甚远,亦为后人考察"中国根"的实际影响制造了障碍。究其根本原因,恐怕需要从维萨里的身世、学术经历和撰写《中国根》的动机,尤其是他与查理五世的关系去分析。

维萨里出生于比利时的一个医学世家。家族四代都是欧洲哈布斯堡家族(The House of Habsburg)的御医和药剂师。其曾曾祖父是位名医,一生荟集了大量的医籍与古方,著有《阿维森纳医典评注》(*Fen of Acicenna*)。[144]自曾祖父杨·范·维塞勒(Jan van Wesele)担任神圣罗马帝国皇帝腓特烈三世(Frederick III, 1415—1493)第一位医生起,该家族前后侍奉了哈布斯堡王朝的五位君主。祖父埃弗拉·德韦廷克(Everard Wytinck)出任勃艮第国女公爵玛丽(Marie de Bourgougne, 1457—1482)[145]以及她的丈夫、哈布斯堡奥地利公国大公、后来的神圣罗马帝国皇帝马克西米利安一世(Emperor Maximilian, 1459—1519),即查理五世祖父的御医。父亲安德里斯(Anders van Wesel)因是私生子,不能任御医,只能任马克西米利安之女奥地利玛格丽特(Archduchess Margaret of Austria, 1480—1530)的药剂师(apothecary),[146]之后成为她的侄子查理五世的医生和侍从,伴随查理五世在地中海各个国家和区域内征战。

维萨里出生后,父亲鼓励他延续家族的习医传统。在父亲的朋友、御医尼古拉斯·弗伦那斯(Nicoluis Florenas)的介绍下,1533年维萨里进入法国巴黎大学学医。当时的巴黎是复兴盖仑解剖学派的知识中心。[147]巴黎有两位导师对维萨里影响至深,分别是文艺复兴时期的人文主义者、德国籍医生安迪拿其（Johann Winter von Andernach，1505—1574）和法国著名的解剖学家西尔维乌斯（Jacobus Sylvious，1478—1555）。他们都是盖仑学术的追随者，前者因翻译了盖仑的《解剖学程序》（De Anatomicis Administrationibus）而确立自己的学术地位；[148]后者则是盖仑的崇拜者和学术阐释者，巴黎盖仑学派的代表人物。[149]在此氛围下求学的维萨里表现出对解剖学的浓厚兴趣，1537 年取得帕多瓦大学医学博士学位之后，受聘在帕多瓦大学教授外科和解剖学。

在学理上，维萨里接受的是盖仑解剖学的经典体系。[150]但在思想上，他又认为解剖学的古典研究遭受了"耻辱的、最具灾难性的重创"，因而他的学术理想是恢复古典医学的艺术光辉。[151]他著写《人体之构造》，以精致准确的人体图谱、绘画语汇和人体知识，纠正了盖仑解剖学的错误知识，重塑了原始的解剖学知识，确立规范的人体。他的想法和作品威胁到了欧洲各国医学院中被称为盖仑学派的解剖学家们的学术地位和知识权威，他们认为这个年轻人离经叛道的言辞是粗鲁的；他的作品受到同行和老师的责难，并"被无知的人污蔑"。[152]事实上，维萨里从未完全反对盖仑体系，而是在发现盖仑的解剖学描述与观察不一致时，试图对其进行调和或纠正。[153]年轻的维萨里沮丧地烧毁了自己的手稿和为研究所收集的素材，离开了大学，并发誓再也不做解剖学。[154]

维萨里的学术遭遇一直为科学史界和医学史界的学者津津乐道。在医学史解剖学教科书上，他是反对传统和权威而"被迫害"的科学家典范。

然而，西方维萨里的研究者认为，维萨里终止学术生涯是因为他更想当医生，以维系他的家族传统——担任哈布斯堡皇室的御医。早在1538 年，他的父亲就将维萨里编绘的《解剖六图》（The Tablulæ Sex）赠送给查理五世。《人体之构造》的题签是敬献给"天下无敌神圣的查理五世"。当代研究者指出:"虽然将书献给皇帝在一般情况下是很自然的事,但在现实中,这似乎是与维萨里寻求朝廷任命为御医的决定有关。"[155] 1543 年 8 月,维萨里就来到查理五世停留的德国斯佩尔(Speyer),[156] 作为查理五世的医生,参与了查理五世与弗朗索瓦一世的战争,维萨里本人认为战争可以提供更多磨炼外科技艺的机会。[157]另一方面,他需要充足的资金支撑解剖学探索,他离开学校后,结交了意大利新兴权贵美第奇家族,并获得资助。[158] 1544 年夏天,维萨里正式成为查理五世的御医,追随他四处征战。1545 年查理五世罹患痛风,服用"中国根"的这段时间,维萨里一直陪伴左右。欧洲诸国王室的御医和显贵的医疗顾问获知"中国根"得到神圣罗马帝国皇帝的青睐和许可后,一时趋之若鹜,纷纷致信维萨里咨询"中国根"的泡制方法和治疗方案。[159] 其中还有维萨里的好友、比利时梅赫伦市首席医生多米努斯(Jocahim Roelants,1496—1558),他曾任查理五世姑母、荷兰摄政王奥地利的玛格丽特(Netherlands regent Margaret of Austria,1480—1530)的御医。1546 年 1 月,维萨里遵查理五世的旨意留在荷兰尼姆韦根(Nymwegen),照顾重病的威尼斯大使拿伐捷罗(Bernardo Navagero,1507—1565)。

在维萨里逐渐接近他家族的终极目标——登上御医位置之际,欧洲解剖学界的教授们并没有放过已远离大学解剖教室的维萨里。他曾经的导师西尔维乌斯在巴黎的课堂批评维萨里的言辞是"无礼"而"浮夸"的,[160] 指责维萨里对盖仑学说提出疑义是"不忠"的行为。[161] 西方研究者认为西尔维乌斯的目的是想破坏维萨里在宫廷中的地位。[162] 1546 年 6 月 13 日,维萨里在精美的羊皮纸上给多米努斯写了一封长达 60 页的书信:首先,叙述了欧洲御医们共同关心的"中国根"与查理五世的故事;其次,以解答多米努斯儿子关于"如何传承保护古代医学"的问题为切入点,阐发他批评盖仑解剖学的理由,借助人体解剖的新发现,揭示以动物解剖为基础的盖仑解剖体系中所存在的盲区与错误,以此反驳西尔维乌斯关于盖仑不会有错的观点,进一步阐释他关于科学概念与方法的思考。[163]尼采认为权力与知识之间有着密切的关系,知识是权力意志的体现。当维萨里通过设计新方法创造出的新知识和新术语挑战到了他导师和解剖学权威时,他们就会利用自己掌握的学术话语权从道义上摧毁之,而维萨里则以其人之道予以反击。

如果说维萨里是查理五世服用"中国根"的叙事者,那么这种叙事本身就是权力的再现。维萨里清楚"随着中国根的名气越来越大,它现在开始有了新的动力,被赋予了新的力量"[164]。这股新力量就是查理五世。

皇帝的威望在短时间内赋予了这种药物如此大的名声和声誉。[165]

权力掌握着知识,知识亦可再现权力。在查理五世赋予"中国根"某种特权的同时,也为"中国根"知识的阐释者创造了建立学术权威的机会。维萨里充分利用了欧洲医生渴望了解"中国根"处方的不纯动机,"不在场的人都知道世界上最伟大的统治者使用了中国根,他们判断这一药方拥有了尊贵的光环;他们认为如果他们不学习这种煎药的系统,就会错过很多东西"[166],使自己成为"中国根"的专家的同时,又彰显了自己与欧洲最有权势人物的特殊关系。知识的叙述常常表现为话语权,在查理五世的庇荫下,维萨里在书信中继续对盖仑体系展开批评,表明他的科学态度,宣誓自己的学术地位,达到维护自己御医位置的目的。

该书收入一种新药,尤其是"中国根"药剂的泡制法,以及其他一些药物,同时附加了解释,这很容易让追求真理的信徒思考盖仑的学术。这位著名的解剖学家教授,他并没有解剖人,只是描述许多人与动物的不同处。[167]

维萨里的书信很快以抄本的形式在比利时医学生手中流传开来。1546 年查理五世的外交官的儿子斯盖普(Jacob Scepper)去意大利北部城市学医,同在该学院求学的维萨里弟弟弗朗西斯(Franciscus)问他:比利时的医生在忙什么? 最近有什么新的出版物有助我们医学生的? 斯盖普拿出一叠手抄的书信,说比利时的许多人手里都有一份这样的手抄信。弗朗西斯向斯盖普要了一份抄本,[168]交给瑞士出版商,出版商重新制作了印刷版。在图书出版前,维萨里又将一个修订版给出版商,"表示很高兴这部作品能很快以优雅的版式出版。我要求出版时使用最好的纸张,我愿意承担额外的费用"[169]。

1546 年 8 月,《中国根书简》拉丁文第一版在瑞士巴塞尔出版。同年,第二版在威尼斯发行。1547 年,第三版在里昂面世。该版的标题直接简化成维萨里著《中国根》,删去了致查理五世和批评西尔维乌斯的词语。这三个版本的拉丁文名称均为"*Rdicis Chynæ*"。从 1546 年到 2015 年,该著作共计出版有 13 个版本,语言涉及拉丁语、法文、荷兰语、德文、西班牙文、英文。详见下表:

时间	语 言 与 书 名	内　　容	地点
1548	德文 *Wurtzel China*	"中国根"部分,译者添加相关内容	威尔茨堡
1566	拉丁文 *Radice Chynæ*	Luisinus 编辑版,"中国根"内容	威尼斯
1599	拉丁文 *Radice Chynæ*	Luisinus 编辑版二版	威尼斯
1725	拉丁文,书名中没有"中国根"	《中国根书简》第二部分内容	莱顿

续　表

时间	语　言　与　书　名	内　　容	地　点
1728	拉丁文 *Radice Chynæ*	Luisinus 编辑版第三版	莱顿
1821	西班牙 *de la raiz de China*	"中国根"内容,碎片	马德里
1915	荷兰文 *Radicis Chynæ*	全文	阿姆斯特丹
1935	英文 *Extracts from the Letter of Andreas Vesalius to Dominus Joachim Roelants，written at Ratisbon，13ᵗʰ June 1546*	选取"中国根"的前十页内容翻译	美国
2002	西班牙	部分"中国根"内容	马德里
2015	英文 *Vesalius: The China Root Epistle, A New Translation and Critical Edition*	全部	纽约

　　上述版本有完整的译文,也有碎片,或者只译了第一部分。有意思的是,大部分再版或译文只有"中国根"部分,而没有解剖学的内容。尤其是在 17—18 世纪,《中国根书简》的译本主要是用以指导治疗梅毒。[170]

　　虽然维萨里的小论文比卡当的文章出版略晚,但是《中国根书简》的书写范式和提倡的科学研究对欧洲医学界和知识界的影响巨大。与维萨里弟弟同在费拉拉医学院的卢西塔诺在《医药百章》中就详细复述了维萨里记录的查理五世与"中国根"的故事。[171]之后,欧洲医学和本草著作中涉及"中国根"的论述都无一例外地提及维萨里的研究。1563 年,"中国根"处方和疗法被欧洲医生收进治疗梅毒的专著中。意大利解剖学家尼古拉·曼萨(Niccolò Massa,1485—1569)也是文艺复兴时期的名医,他在第三次修订梅毒专著《高卢疮》(*De Morbo Gallico Liber*)时,添加了"中国根"的章节。他对"中国根"的认知明显受到

《中国根书简》的影响,不仅采用了维萨里的"Radice Chynæ"书写符号,还提到了维萨里和查理五世。不过,他已能辨别出印度与中国的不同:"该药虽然来自印度,但生活在中国的人都知道此药。"[172] 1565年,文艺复兴时期最著名的意大利医生、帕多瓦大学解剖学教授、帕多瓦植物园监管人、药物学家法罗皮奥(Gabriele Falloppio,1523—1562)是维萨里的学生,他在另一本名称亦为《高卢病》(*De Morbo Gallico Liber Absolutissimus*)的梅毒专著中使用"De Radice China"和"Radix Cina"两种维萨里使用的书写符号。与维萨里不同的是,他已经知道该植物来自一个叫中国(Chinam,Cinam,Archinam,Sinarum,Sina)的地方,但他依然将"中国根"与印度联系在一起。[173]

结语:"中国根"是欧洲科学革命的引药

"中国根"在欧洲盛行,与两位历史人物有关:一位是查理五世,另一位是查理五世与弗朗索瓦一世交战时,守护在他身边的御医维萨里。晚年的查理五世依然受困于痛风和各种疾病,报告说这位在欧洲战场上叱咤风云多年的老人"整天脾气很坏,情绪恶劣,一只手已经瘫痪,一条腿弯缩在身体下面,他拒绝接见任何人,把时间消磨在拆卸和装配钟表上"[174],将不久于人世。1555年1月,查理五世退位去修道院,临别时,他给了维萨里一笔终身养老金,并允许他为新统治者服务。[175]"中国根"并没有帮助查理五世摆脱困境,在他去世前痛风再次强烈发作,[176]而维萨里则顺利地登上新皇帝菲利普二世御医的位置。

《中国根书简》则是维萨里御医道路上知识与权力的隐喻,成为他阐述自己学术方法和表达科学态度的工具。"追求真理"是《中国根书简》的核心价值所在,显然,维萨里想通过解读新药"中国根"的方法为自己反驳盖仑经典、创建自己的新观点作辩护。正如后来的研究者对《中国根书简》的评论:"在同一封信里他讨论中国根,同时又对盖仑进行了猛烈的攻击,对这两个问题的处理都是因为他受到不信任权威、相信科学解释的启发。"[177]

《中国根书简》与其说是一封私人书信,还不如说是一篇严谨的科学论文。它从科学角度对"中国根"的临床应用作了全面阐述,类似"中国根"的说明与临床使用指导。仅"中国根"部分的内容包括:学术名称的甄别、药物进入欧洲的来龙去脉、植物特征与特性、泡制方式、治疗方案以及与其他相关药物的比较研究。维萨里结合自己的实践经验和临床案例对"中国根"的疗效作了科学的分析,正确地示范了如何科学地观察研究"新事物",客观地评估"新药"的效果和价值,如何展开对旧理论的批评和接受新事物。首先,如何端正科学的态度与认知?面对世人对"中国根"的追捧,维萨里清楚这是因为"皇帝的威望在短时间内赋予了这种药物如此大的名声和声誉"。他的批评直指跟风的医生:"以专家身份跟随在王子们的后面,在公开的场合享受到人们的赞扬,而把自己的研究远远抛在脑后。"[178]维萨里既反感医生追随权贵的风气,又反对盲目相信学术权威。其次,以观察和实证的方法,重新检视古典学术的内容。在《人体之构造》中,维萨里认识到自己最初是"盲目相信"盖仑的结论,他后来对科学真理的认识与发现是通过观察、亲手解剖、准确绘制和阅读比较盖仑的著作逐步建立起来的。维萨里表示:"我们不会像病人那样不理智地赞叹这些外来的东西,并把它们用于治疗,不管它们是多么地与理性和我们的艺术方法相抵触。"[179]维萨里列举了欧洲医生常用的治疗痛风的苦草、对付梅毒的土大黄、美洲菝葜等药物,通过调查、分析和比较的实证方法阐释了新药"中国根"的效果。再次,如何对待新知识、方法和新药物?维萨里在信中说,自己是第一个通过调查真相而对盖仑学说提出挑战的青年人,相信同时代博学者们会为后生超越的努力而骄傲。

维萨里是西方医学由古典向近代转型的领路人。《中国根书简》记录了他与以西尔维乌斯为首的盖仑信徒间的学术争执。在这场"新科学医学"与"旧盖伦学派"的直接较量中,新药"中国根"起到了药引子的作用,催化了科学新思想的产生。维萨里在"中国根"的最后部分讨论了解剖学与药物学之间的关系:"那些认为手与医疗工作无关的人的判断是非常扭曲的……就好像一位被认为是真正的医生的人最终会成为一名医生;如果一个人在医学的某一领域有很深的造诣,他就会对其他的医学知识产生抵触情绪。"[180]

16 世纪的欧洲医生和东方医生在处理"中国根"药材时所表现出的相似性,是一种令人不可思议的历史现象,有利于思考东西方传统医学知识体系是否存在着内在逻辑一致的可能性,以及被历史学家所忽略的东西医学之间所存在着的交互、对话与影响。西方学者认为,16世纪进入欧洲的美洲和亚洲岛屿的新植物,推动了欧洲博物学家和药物学家对来自异域的植物与本草的研究。正是得益于这些交错的东西方传统,植物科学的创立成为 16 世纪最伟大的综合科学成就之一。[181]作为一种药材,"中国根"从中国流传到欧洲的名医维萨里等人之手,进而演化成为一项科学研究活动,"科学可以理解一种沟通方式",而知识的流动就构成了不同文化间互动的一部分。[182]

但是,为什么之前的研究会忽略这些问题?关键在于,我们只关心漂流在大西洋和印度之间的"中国根"的命运,却忘却了它抵达的彼岸,是一个正在经历着新旧知识更替和生活裂变的世界。正如诺顿(Nutton)所指出的,16 世纪的欧洲医学处于"新药与旧文献""新药与旧范式"并存的时代。[183]欧洲的人文主义博物学家和医生在追溯古典知识的基础上,通过解剖身体、收集与分类植物标本创建了一个由新概念、新方法和新技术构成的"知识仓库",从而重建他们对自然世界的认知,后来的历史学家将此称为欧洲的"文艺复兴"。此时闯入欧洲的"中国根",在博物学家和医生的视野中就是一种可以进入到他们"知识仓库"的特殊知识产品,而不仅仅是一个可以产生利润的商品。"由大航海发现引起的态度转变是一个里程碑,影响的不仅是地理学和地图说,还有'自然史'。这引发了所有科学学科(不仅是数理科学)的变革——因为它影响了所有科学学科的研究方法。"[184]异域而至的新药就是旧知识转变的驱动力。此外,查理五世个人体验的介入、查理五世与维萨里的特殊关系,致使在欧洲医药市场流通的"中国根"一直配带着"权力"符号和"权威"的光环,这点居然为所有研究者所忽略。如果说维萨里是以《人体之构造》向盖仑学派的古典医学发起挑战,那么《中国根书简》就是通过对"中国根"的分析与研究,深化对盖仑解剖学的批评,创建了医学科学研究的方法和路径,将西方医学从古典领进了文艺复兴的新时代。

注释

[1] J. B. Saunders and Charles O'Malley, *The Illustrations from the Works of Andreas Vesalius of Brussels* (Cleveland: The World Publishing Company, 1950), 32. Fish, "Vesalius in English State Papers," *Bulletin of the Medical Library Association* 33, no.2 (1945): 232.

[2] Fish, "Vesalius in English State Papers," 232.

[3] Fish, "Vesalius in English State Papers," 232.

[4] Daniel H. Garrison, ed., *Vesalius: The China Root Epistle*, *A New Translation and Critical Edition* (Cambridge: Cambridge University Press, 2015), 14.

[5] Peter Borscherg, "The Euro-Asian Trade and Medicinal Usage of Radix Chinae in the Early Modern Period (ca.1535 – 1800)," *Review of Culture* 20 (2006): 103 – 114.

[6] 相关论文有 Rudolf Schmitz and Freddy Tek Tiong Tan, "Die Radix Chinae in der" Epistola de radicis Chinae usu "des Andreas Vesalius (1546)," *Sudhoffs Archiv* 51, no.3 (1967): 217 – 228; Peter Borscherg, "The Euro-Asian Trade and Medicinal Usage of Radix Chinae in the Early Modern Period (ca.1535 – 1800)," *Review of Culture* 20 (2006): 103 – 114; Harold J. Cook, "Trading Medical Simples and Developing the New Science: de Orta and His Conyemporaries," in *Medicine, Trade and Empire Garcia de Orta's Colloquies on the Simples and Drugs of India (1563) in Context*, ed. Palmira Fontes de Costa (London: Routledge, 2014), 129 – 146; Anna E. Winterbottom, "Of the China Root: A Case Study of the Early Modern Circulation of *Materia Medica*," *Social History of Medicine* 28, no.1 (2014): 22 – 44; Weighing Cheng, "Putchock of India and Radix

China：Herbal Exchange around Maritime Asia via the VOC during the 17 and 18
Centuries"，*Journal of Social Sciences and Philosophy* 30，no.1（2018）：75－117；J. W.
Veluwenkamp，and W. Baltic Scheltjens，"Drugs Traffic，1650－1850：Sound Toll
Registers Online as a Source for the Import of Exotic Medicines in the Baltic Sea Area，"
Journal of Social Sciences and Philosophy 30，no.1（2018）：140－176；李庆：《16—17 世
纪梅毒良药土茯苓在海外的流播》，《世界历史》2019 年第 4 期。

［7］Vivian Nutton，*Renaissance Medicine，A Sort History of European Medicine in the
Sixteenth Century*（London：Routledge，2022），14.

［8］庞境怡：《疾病知识、治疗的演进：中国梅毒史（16—20 世纪）》，博士论文，复旦大学历
史学系专门史，2019 年。

［9］Andreas Vesalius，*Andreae Vesalii Brvxellensis，Medici Caesarei Epistola，Rationem
modumq propinandi radicis Chynæ decoeti，quo nuper inuietissimus Carolvs V. Imperator
ususest，pertractans：& præteralía，epiftolæ cuiusdam ad Iacobum Syluium Fententiam
recenfens，ueritatis ac potissimum humanæ fabric studiosis perutilem：quum quîhaetenus in
illanimium Galeno creditum fit，facile commonftret*，Basileæ，1546.

［10］Benjamin Farrington，"Extracts from the Letter of Andreas Vesalius to Dominus Joachim
Roelants，written at Ratisbon，13 June 1546，" *Transaction of the Royal Society of South
Africa* 23，no.1（1935）：97－106.

［11］Daniel H. Garrison，ed.，*Vesalius：The China Root Epistle，A New Translation and Critical
Edition*（Cambridge：Cambridge University Press，2015）.

［12］Amato Lusitano，https：∥en. wikipedia. org/wiki/Amatus _ Lusitanus，accessed July 22，
2022.

［13］［美］柯浩德：《交换之物——大航海时代的商业与科学革命》，徐晓东译，北京：中信
出版集团，2022 年，第 29 页。

［14］Amato Lusitano，*CENTÚRIAS*，traduzida por Firmino Crespo（Lisboa：Faculdade de
Ciências Médicas da Universidade Nova de Lisboa，1980）.本文引用的葡萄牙文译文由伦
敦大学亚非学院林友乐博士翻译。

［15］David Hashavit，"Amatus Lusitanus Discovered valves in vein and arteries"，*Society for
Crypto Judaic Studies*，2006，https：∥web. archive. org/web/20130403121512/http：∥
www.cryptojews.com/Amatus%20Lusitanus.htm，accessed Sept. 22, 2022.

［16］C. Elgood，"Translation of a Persian monograph on syphilis，" *Annals of Medical History*
57，no.3（1931）：465－486.感谢北京大学陈明教授提供伊迈德手稿的英文版和相关研
究论文。

［17］John Astrug，*A treatise of Venereal Disease in Nine Books*（London：W. Innys and J.
Richardson，C.Davis，J. Clarke，R. Manby，and H. S. Cox，1754），Book V，179.

［18］Hieronymi Cardani Mediolanensis，*Opera omnia：tam hactenus excusa；hîc tamen aucta &*

emendata；*quàm numquam aliàs visa*，*ac primùm ex auctoris ipsius autographis eruta: curâ Caroli Sponii*，*doctoris medici collegio medd.* Lugdunæorum aggregati. Tomus primus，1663，Tomi VII，265－269.

［19］Garcia da Orta，*Colóquios dos Simples*，*e Drogas e Cousas Medicinaes da India*（Goa：1563），177.

［20］Michał Piotr Boym，*Flora Sinensis*（Vienna：1656），12.

［21］李庆：《16—17 世纪梅毒良药土茯苓在海外的流播》，《世界历史》2019 年第 4 期。

［22］Schmitz and Tan，"Die Radix Chinae in der" Epistola de radicis Chinae usu "des Andreas Vesalius（1546），" 217－228.

［23］Garrison，*Vesalius: The China Root Epistle*，XX.拙文《〈中国根书简〉：欧洲名医与中国土茯苓》(《世界科学》2021 年第 2 期,第 54—56 页),便引用这一说法。

［24］Nutton，*Renaissance Medicine*，14.

［25］Schmitz and Tan，"Die Radix Chinae in der" Epistola de radicis Chinae usu "des Andreas Vesalius（1546），" 217－228.

［26］Amatus Lusitanus，I *Centuria*，Cura XC，Comentários，vol.I，220.转引自 Maria de Lurdes Cardoso，"Raiz da China-Uma planta com sentidos…，" *Cadernos de Cultura* 10（2006）：55－61.

［27］Maria de Lurdes Cardoso，"Raiz da China-Uma planta com sentidos…，" 55－61.

［28］Borscherg，"The Euro-Asian Trade and Medicinal Usage of Radix Chinae in the Early Modern Period（ca.1535－1800），" 105.

［29］笔者没有找到 1601 年版《东印度的香药、树木和花草等药物》一书,无法核查。

［30］Juan Fragoso，*Discursos de las cosas aromáticas*，*árboles y frutales*，*y de otras muchas medicinas simples que se traen de la India Oriental*，*y siruen al uso de medicina*（Madrid：Impresso en casa de Francisco Sanchez，vendense en casa de Sebastian Yuañez，1572），99.

［31］*Medicine*，*Trade and Empire Garcia de Orta's Colloquies on the Simples and Drugs of India*（*1563*）*in Contex*，202.

［32］Ioanne Fragoso，*Aromatum*，*fructuum*，*et simplicium aliquot medicamentorum ex India utraque*，*et Orientali et Occidentali*，*in Europam delatorum*，*quorum jam est usus plurimus*，*historia brevis*（Argentina：1601），70.

［33］Farrington，"Extracts from the Letter of Andreas Vesalius to Dominus Joachim Roelants，written at Ratisbon，13th June 1546，" 99.

［34］蒙特努斯是帕多瓦大学医学教授。维萨里的书信中提到威尼斯,并不是指现在的威尼斯市,而是威尼斯共和国,当时维萨里在帕多瓦大学学医。J. B. Saunders and Charles O'Malley，*The Illustrations from the Works of Andreas Vesalius of Brussels*，16.

［35］Farrington，"Extracts from the Letter of Andreas Vesalius to Dominus Joachim Roelants， written at Ratisbon, 13th June 1546, " 96 - 100.

[36] 加斯塔尔多是神圣罗马帝国查理五世军队的军需长官,1540 年参加查理五世与路德宗的诸侯所组成的军事防御联盟——施马尔卡尔登联盟(The Schmalkaldic League)间发生的施马尔卡尔登战争(The Schmalkaldic War); Garrison, *Vesalius: The China Root Epistle*, 17.

[37] Farrington, "Extracts from the Letter of Andreas Vesalius to Dominus Joachim Roelants, written at Ratisbon, 13th June 1546, " 100.

[38] Fish, "Vesalius in English State Papers, " 231.

[39] Garrison, *Vesalius: The China Root Epistle*, 44.

[40] Garrison, *Vesalius: The China Root Epistle*, 13.

[41] Lusitanus, I *Centuria*, Cura LXV, vol.II, 275.

[42] Lusitanus, I *Centuria*, Cura XC, vol.I, 219.

[43] Fish, "Vesalius in English State Papers, " 232.

[44] Cristóvão da Costa, *Tractado de las drogas y medicinas de la Indias Oriental*, 1578, 80.

[45] Garrison, *Vesalius: The China Root Epistle*, 23.

[46] Fish, "Vesalius in English State Papers, " 232.

[47] Farrington, "Extracts from the Letter of Andreas Vesalius to Dominus Joachim Roelants, written at Ratisbon, 13th June 1546, " 101.

[48] Mediolanensis, Tomi VII, 265.

[49] Garrison, *Vesalius: The China Root Epistle*, 22.

[50] Garrison, *Vesalius: The China Root Epistle*, 23.

[51] Robert Boyle, "Some Considerations Touching the Usefulness of Experimental Natural Philosophy", in *Robert Boyle*, *The Works* ed. Thomas Birch(London: 1772), Vol. VI, 104.

[52] 转引 Peter Borschberg, "The Euro-Asia Trade and Medicinal Usage of Radix Chinae in the Early Modern Period(ca.1535 - 1800)," 103.

[53] Amati Lvsitani, *Curationum Medicinalium Centutiæ*(Lvgdvni: 1556), 176; Amati Lvsitani, *CENTVRIÆ*, II. Proires(Lvgdvni: 1567), 363 - 368, 512; Amati Lvsitani, *Svmmi Doctoris Medici Cvrationvm Medici Centvriæ Septem*(Barcinonæ: 1628), 221 - 222.

[54] Lusitanus, I *Centuria*, Cura XXXI, vol.II, 63.转引自 Maria de Lurdes Cardoso, "Raiz da China-Uma planta com sentidos...," 55 - 61.

[55] Seyyed Alireza Golshani et al., "Hakim Imad al-Din Mahmud ibn-Mas'ud Shirazi(1515 - 1592), a Physician and Social Pathologist of Safavid Era," *Historical Review* 4, no. 2 (2013): 169 - 173.

[56] 波斯文以英译音,发现会有不同的写法。美国国家医学图书馆网站上伊斯兰医学手稿

（Islamic Medical Manuscripts）介绍一部 1793 年出版的《药物学字典》（*Pharmacological Dictionary*, 1793），其中将 China Root 改写为"Chub-i-chini"。

［57］Mediolanensis, Tomi VII, 266‒269.

［58］Cristóvão da Costa, *Tractado de las drogas y medicinas de la Indias Orientales*, 1578, 80.

［59］Nicolás Bautista Monardes, *Primera y segunda y terceras partes de la historia medicinal de las cosas que se traen de nuestras indias occidentales que siruen en Medicina*（Antwerp：Plantin 1574），16.

［60］Anthoine Coline, *Traicte de Christophle de la Coste Medecin et Chirvrgien*, *Des drogues & Medicamens qui Naiffent aux Inders*（Lyon：1602），413.

［61］Johan Nieuhof, *Gezantschap der Neerlandtsche Oost-Indische Compagnie*（Amsterdam：1665），119.

［62］Johann Heinrich Zedler, *Grosses vollständiges Universal-Lexicon Aller Wissenschafften und Künste*（Leipzig：1731），vol.V, 2137‒2138.感谢蒋澈博士提供此信息。

［63］Andreas Cleyer, *Specimen Medicinae Sinicae*（Francfort sur le Main：Zubrodt, 1682），146.

［64］［英］李约瑟：《中国科学技术史·第六卷　生物学及相关技术》，袁以苇等译，北京：科学出版社，2006 年，第一分册植物学，第 138—140 页。

［65］Borschberg, "The Euro-Asia Trade and Medicinal Usage of Radix Chinae in the Early Modern Period（ca.1535‒1800），" 103.

［66］［美］柯浩德：《交换之物——大航海时代的商业与科学革命》，第 25—39 页。

［67］II *CENTÚRIAS*, Cura XXXI, vol.II, 63, 68.

［68］Garrison, *Vesalius: The China Root Epistle*, 39.

［69］维萨里提到在其他国家的植物园里种植有大黄，Garrison, *Vesalius: The China Root Epistle*, 43；［美］柯浩德：《交换之物——大航海时代的商业与科学革命》，第 25—43 页。

［70］John E. Wills, Jr., "Relations with Maritime Europe, 1514‒1662," in *The Cambridge History of China*, eds. Vol. 8 Denis Twitchett and Frederick W. Mote（New York：Cambridge University Press），336.

［71］https：//en.wikipedia.org/wiki/Tomé_Pires/20220930.

［72］Garcia, *Colóquios dos Simples*, 183.

［73］M. Lemos, *História da medicina em Portugal*（Lisbon：1899），II, 217‒274.

［74］*Discursos de las cosas aromáticas, árboles y frutales, y de otras muchas medicinas simples que se traen de la India Oriental, y siruen al uso de medicina*,（Madrid：1572），99.

［75］"草薢"出自《神农本草经》中品，陈藏器在《本草拾遗》对"草禹余粮"有专门解释；《本草品汇精要》卷十五，草部下品之下，"11 种陈藏器余"，弘治十八年版，第 62 页。

［76］目前数据库可见"冷饭团"一词最早出现在元代《仁斋直指附遗方论》，实为嘉靖年间新刊版；《新刊仁斋直指附遗方论》"附杨梅疮方"中，明嘉靖二十九年新安黄镀刻本，卷二

十四,第 10 页。

［77］［明］郑宁撰,卜雅莉校注:《新刊药性要略大全》卷四,北京:中国中医药出版社,2015
年,第 255 页。

［78］［明］张时彻:《摄生众妙方》卷八《诸疮门治痛疮杨梅疮方》,隆庆三年衡王府增补刻
本,第 18 页。

［79］［明］陈嘉谟撰,王淑民等点校:《本草蒙筌》,北京:人民卫生出版社,卷三,1988 年,第
168—169 页。

［80］［明］陈嘉谟撰,王淑民等点校:《本草蒙筌》,第 168—169 页。

［81］［明］李时珍:《本草纲目》第 18 卷《草之七　蔓草类》,明万历年刊版,日本国立国会图
书馆藏本,第 40 页。

［82］［明］李时珍:《本草纲目》第 2 卷《序例》,第 5 页。

［83］郑金生、张志斌编著:《本草纲目药物古今图鉴》卷二《草部下》,北京:科学出版社,
2020 年,第 2216 页。

［84］《本经逢原》卷二,光绪三十四年渭南严氏刻医学初阶本,第 120 页。

［85］［明］李时珍:《本草纲目》第 4 卷《百病主治药下》,第 47 页。

［86］［明］薛己:《口齿类要》,明刻薛氏医案二十四种本,第 39 页。

［87］［明］吴旻:《新刊续补扶寿精方》卷下《疮疡门》,明万历刻本,第 26 页。

［88］［明］王肯堂辑:《证治准绳》,上海:上海科学技术出版社,卷五,1984 年,第 352 页。

［89］［宋］窦默撰,［明］窦梦麟续增:《重校宋窦太师疮疡经验全书》卷六,明隆庆三年三衢
大西堂刻本,第 22 页。

［90］［明］《新刊医林状元寿世保元》壬集卷之九,日本正保二年冈月宗知刻本,第 23 页。

［91］［宋］窦默撰,［明］窦梦麟续增:《重校宋窦太师疮疡经验全书》卷六,第 21 页。

［92］［明］陈嘉谟撰,王淑民等点校:《本草蒙筌》,第 229—230 页。

［93］［明］李中立:《本草原始》卷三,明万历四十年刻本,第 19 页。

［94］Garrison, *Vesalius: The China Root Epistle*, 22.

［95］Farrington, "Extracts from the Letter of Andreas Vesalius to Dominus Joachim Roelants,
written at Ratisbon, 13th June 1546," 102.

［96］II *CENTÚRIAS*, Cura XXXI, vol.II, 63.

［97］《本草品汇精要》卷十五,草部下品之下,第 62 页。

［98］在图谱上,卜弥格的汉字是"茯苓",但在拉丁文正文中写的"Pe-fo-lim",即"白茯苓";
R. P. Michael Boym, *Flora Sinensis* (Vienne Austrie：M.DC.LVI) , P.H, I2.

［99］E.Bretschneider, *Botanicon Sinicum* (London：Trubner & Co. 1882) , 122.

［100］Cleyer, *Specimen medicinae sinicae*, 146.

［101］Martino Martinio, *Novus Atlas Sinensis* (Amsterdam：Joannes and Willem Blaeu, 1655) , 65.

［102］Johan Nieuhof, *Gezantschap der Neerlandtsche Oost-Indische Compagnie* (Amsterdam：
1665) , 118.

[103] J.B.G.A.Grosier, *Description Générale De La Chine, Ou Tableau De L'État Actuel De Cet Empire* (*Chez Moutard, Imprimeur-Libraire de la Reine, de Madame,& de Madame Comtesse d'Artois, rue des Mathurins, Hôtel de Cluni*, 1785).[法]格鲁贤编著:《中国通典》,张放、张丹彤译,郑州：大象出版社,2019 年,上部,第 254—255 页。

[104]《拜客问答》,无作者和出版时间,收藏在法国国家图书馆,编号 Chinois 7024;[日]内田庆市:"有关《拜客问答》的若干问题及其他,"*Journal of East Asian Cultural Interaction Studies* 10,(2017)：87‐100.

[105][意]利玛窦、[比]金尼阁:《利玛窦中国札记》,何高济、王遵仲、李申译,北京：中华书局,1983 年,第 16 页。

[106] P.P. Thoms, *A Commercial Vocabulary containing Chinese Words and Phrases, Peculiar to Canton and Macao, and to the Trade of those Places*；*Together with the Titles and Address of All the Officers of Government, Hong Merchants* (Macao：Printed at the Honorable Company's Press, 1824), 15.该字典实际作者为德庇时,英国汉学家,先后任职东印度公司广州大班,英国驻华商务总监,香港总督。

[107] R. Morrison, *Vocabulary of the Canton Dialect* (Macao：East India Company's Press, 1828), "China Root".

[108] John Robert Morrison, *A Chinese Commercial Guide, Consisting of a Collection of Details Respecting Foreign Trade in China* (Canton：Albion Press, 1834), 150.据程美宝先生介绍,在其小时候生活的广东地区,"土茯苓"可在菜场购得,依然有"冷饭头"之俗称。

[109][明]郑宁撰,卞雅莉校注:《新刊药性要略大全》卷四,第 255 页。

[110] Garrison, *Vesalius: The China Root Epistle*, 15, 17, 21‐22.

[111][法]米涅:《退而不休的皇帝——查理五世最后的岁月》,尚慧译,上海：上海社会科学院出版社,2020 年,第 10 页。

[112] Garrison, *Vesalius: The China Root Epistle*, 15.

[113] Farrington, "Extracts from the Letter of Andreas Vesalius to Dominus Joachim Roelants, written at Ratisbon, 13th June 1546," 101.

[114] Garrison, *Vesalius: The China Root Epistle*, 19.

[115] Charles D. O'Malley, "Some Episodes in the Medical History of Emperor Charles V：An Imperial Problem and the Problem of an Emperor," *Journal of the History of Medicine and Allied Sciences* 13, no. 4 (1958)：475‐476.

[116] Farrington, "Extracts from the Letter of Andreas Vesalius to Dominus Joachim Roelants, written at Ratisbon, 13th June 1546," 101.

[117] Farrington, "Extracts from the Letter of Andreas Vesalius to Dominus Joachim Roelants, written at Ratisbon, 13th June 1546," 101.

[118] Nutton, *Renaissance Medicine*, 14.

[119] Garrison, *Vesalius: The China Root Epistle*, 20.

［120］Garrison, *Vesalius: The China Root Epistle*, 20.

［121］II *CENTÚRIAS*, Cura XXXV, vol.II, 79.

［122］III *CENTÚRIAS*, Cura LXV, vol.II, 275.

［123］*CENTÚRIAS*, Cura XC, vol.I, 219.

［124］Farrington, "Extracts from the Letter of Andreas Vesalius to Dominus Joachim Roelants, written at Ratisbon, 13th June 1546," 104.

［125］［明］张时彻:《摄生众妙方》卷八,第 18 页。

［126］张志斌、郑金生主编:《本草纲目研究集成》,北京:科学出版社,2019 年,第 1521 页。

［127］［明］李中立:《本草原始》卷三,朱大年等选编:《历代本草精华丛书》(二),上海:上海中医药大学出版社,1992 年。

［128］Garrison, *Vesalius: The China Root Epistle*, 27－39.

［129］I *CENTÚRIAS*, Cura XC, Comentários, vol.I, 221.

［130］I *CENTÚRIAS* Cura XC, Comentários, vol.I, 220－221.

［131］Elgood, "Translation of a Persian Monograph on Syphilis," 479－480.

［132］［明］张介宾:《景岳全书》卷六十四,钦定《四库全书》本,第 84 页。

［133］［明］张介宾:《景岳全书》卷六十四,第 81 页。

［134］［明］钱峻辑,赵宝明点校:《经验丹方汇编》,北京:中医古籍出版社,1988 年,第 110 页。

［135］Garrison, *Vesalius: The China Root Epistle*, 37－38.

［136］Elgood, "Translation of a Persian Monograph on Syphilis," 480.

［137］II *CENTÚRIAS*, Cura XXXI, vol.II, 66.

［138］Garrison, *Vesalius: The China Root Epistle*, 14.

［139］Garrison, *Vesalius: The China Root Epistle*, 31.

［140］Garrison, *Vesalius: The China Root Epistle*, 25.

［141］Garrison, *Vesalius: The China Root Epistle*, 25.

［142］Garrison, *Vesalius: The China Root Epistle*, 15－16.

［143］J. B. Saunders and Charles O'Malley, *The Illustrations from the Works of Andreas Vesalius of Brussels*, 30.

［144］J. B. Saunders and Charles O'Malley, *The Illustrations from the Works of Andreas Vesalius of Brussels*, 11.

［145］勃艮第公国(Duché de Bourgogne)是一个曾存在于 918—1482 年的欧洲国家,领土曾囊括今法国东部勃艮第、弗朗什-孔泰大区以及荷兰、比利时、卢森堡的低地区域。勃艮第公国不承认女性的继承权,当时勃艮第公爵大胆的查理(Charles le Téméraire,1433—1477)死后仅留下一个女儿——勃艮第的玛丽,这使得勃艮第公国出现了继承危机,勃艮第瓦卢瓦王朝就此断绝。勃艮第的玛丽选择嫁给后来成为神圣罗马帝国皇帝的马克西米利安,使哈布斯堡王朝获得勃艮第公国的继承权。

[146] 在英文中采用的是 apothecary,而不是 physician。Apothecary 现译为药剂师,它现在是一个古老的术语,指的是为医生、外科医生和病人配制和分发药材的医学专家。在当代英语世界,现代的化学家或药剂师已经取代了这个角色。在一些语言和地区,如德国,apothecary 一词仍被用来指代零售药店或拥有零售药店的药剂师。药剂师对草药和化学成分的研究是现代化学和药理学科学的先驱。除了配发草药和药品,药剂师还提供一般的医疗建议和一系列服务,这些服务现在由其他专科医生,如外科医生和产科医生提供。在 17 世纪的英国,他们还控制着作为药品进口的烟草贸易。https://en.wikipedia.org/wiki/Apothecary/20220709.维萨里的父亲是私生子,所以他不能继承遗产担任御医(physician),而只能担当 apothecary。

[147] [日]楠川幸子:《为自然书籍制图:16 世纪人体解剖和医用植物书籍中的图像、文本和论证》,王彦之译,杭州:浙江大学出版社,2021 年,第 229 页。

[148] *De Anatomicis Administrationibus* 的英译本于 1956 年出版,Charles Singer, *Galen on Anatomical Procedures* (*De Anatomicis Administrationibus*) (Oxford University Press, 1956).

[149] B.W. Bakkum, "A historical lesson from Franciscus Sylvius and Jacobus Sylvius," *J Chiropr Humanit* 18, no.1 (2011): 94 – 98; J. B. Saunders and Charles O'Malley, *The Illustrations from the Works of Andreas Vesalius of Brussels*, 13.

[150] [日]楠川幸子:《为自然书籍制图:16 世纪人体解剖和医用植物书籍中的图像、文本和论证》,第 229 页。

[151] Roy Porter, *The Greatest Benefit to Mankind: A Medical History of Humanity from Antiquity to the Present* (Harper Collins, 1978). 171.

[152] Charles D. O'Malley, *Andreas Vesalius of Brussels 1514 – 1564* (Berkeley and Los Angeles: University of California Press, 1964), 190 – 191.

[153] J. B. Saunders and Charles O'Malley, *The Illustrations from the Works of Andreas Vesalius of Brussels*, 13.

[154] J. B. Saunders and Charles O'Malley, *The Illustrations from the Works of Andreas Vesalius of Brussels*, 190.几年后,维萨里对他鲁莽和不明智的行为表示后悔。

[155] J. B. Saunders and Charles O'Malley, *The Illustrations from the Works of Andreas Vesalius of Brussels*, 30.

[156] J. B. Saunders and Charles O'Malley, *The Illustrations from the Works of Andreas Vesalius of Brussels*, 30.

[157] J. B. Saunders and Charles O'Malley, *The Illustrations from the Works of Andreas Vesalius of Brussels*, 30.

[158] J. B. Saunders and Charles O'Malley, *The Illustrations from the Works of Andreas Vesalius of Brussels*, 30.

[159] Garrison, *Vesalius: The China Root Epistle*, 14.

［160］ Garrison, "Translator's Introduction," Garrison, *Vesalius: The China Root Epistle*, xviii.

［161］ J. B. Saunders and Charles O'Malley, *The Illustrations from the Works of Andreas Vesalius of Brussels*, 31.

［162］ J. B. Saunders and Charles O'Malley, *The Illustrations from the Works of Andreas Vesalius of Brussels*, 31.

［163］ Garrison, *Vesalius: The China Root Epistle*, 14.

［164］ Garrison, *Vesalius: The China Root Epistle*, 25.

［165］ Garrison, *Vesalius: The China Root Epistle*, 15.

［166］ Farrington, "Extracts from the Letter of Andreas Vesalius to Dominus Joachim Roelants, written at Ratisbon, 13th June 1546,"101.

［167］ Garrison, *Vesalius: The China Root Epistle*, 9.

［168］ Garrison, *Vesalius: The China Root Epistle*, 6－7.

［169］ Garrison, "Translator's Introduction," Garrison, *Vesalius: The China Root Epistle*, xxiv－xxv.

［170］《中国根书简》出版及版本信息根据 Dr. Maurits Biesbrouck, A*ndreas Vealii Opera Description of the Editions of Andreas Vealius's Works*（Roeselare：2016），128－133.

［171］ Amati Lvsitani, *Centvri II, Priore*s（Lvgdvni：1580），364－365.

［172］ Niccolò Massa, *DE MORBO GALLICO LIBER*（Venetiis：1563），46－48.

［173］ Gabriele Falloppio, *De morbo gallico liber absolutissimus*（Padua：Lucas Bertellus, 1565），57v－58.

［174］［法］费尔南·布罗代尔:《地中海与菲利普二世时代的地中海世界》,吴模信译,第二卷,北京:商务印书馆,2017 年,第 434 页。

［175］ J. B. Saunders, and Charles O'Malley, *The Illustrations from the Works of Andreas Vesalius of Brussels*, 35.

［176］［法］米涅:《退而不休的皇帝——查理五世最后的岁月》,第 141—147 页。

［177］ Farrington, "Extracts from the Letter of Andreas Vesalius to Dominus Joachim Roelants, written at Ratisbon, 13th June 1546," 97.

［178］ Farrington, "Extracts from the Letter of Andreas Vesalius to Dominus Joachim Roelants, written at Ratisbon, 13th June 1546," 101.

［179］ Garrison, *Vesalius: The China Root Epistle*, 24.

［180］ Garrison, *Vesalius: The China Root Epistle*, 46.

［181］［美］唐纳德·F.拉赫:《欧洲形成中的亚洲》,周宁总校译,何方昱译,北京:人民出版社,2013 年,第二卷《奇迹的世纪》第三册《学术研究》,第 35 页。

［182］［德］薛凤、［美］柯安哲编:《科学史新论——范式更新与视角转换》,吴秀杰译,杭州:浙江大学出版社,2019 年,第 348—349 页。

［183］ Nutton, *Renaissance Medicine*, 13－19.

［184］［美］柯浩德:《交换之物——大航海时代的商业与科学革命》,第 6 页。

从泻药到水果派

——大黄的漫漫全球路

何安娜

引　言

1739 年 9 月 2 日,英国植物学爱好者彼得·柯林森给美国植物学家约翰·巴特兰写了一封信:

> 我今天收到了一封彼得斯堡的来信,那里的植物学教授阿曼恩博士(Dr. Ammann)向我保证:西伯利亚大黄是真品(the true sort)。我希望与您一起生产出一定数量的产品,以便尝试进行实验。在大多数其他水果还没成熟的时候,就能用它和本都大黄(the Rhapontic)的茎做出美味的果馅饼。您要做的就是从根部取下茎,去掉叶子;剥去外皮,切成两三块,放到馅饼坯里,加入糖和少许肉桂;然后烤熟鲜果派或果馅饼:等它冷凉了吃最好。这种吃法在这里很受人们推崇,而且不会产生大黄根那样的作用。它吃起来最像是醋栗派。[1]

彼得·柯林森(Peter Collinson, 1694—1768)是 18 世纪的伦敦布商,热爱植物和园艺,与卡尔·林奈(Carl Linnaeus, 1707—1778)、汉斯·斯隆(Hans Sloane, 1660—1753)等著名的植物学家通信。[2]这封信的收件人是来自宾夕法尼亚州的美国植物学家约翰·巴特兰(John Bartram,

1699—1777),许多新大陆的植物都是由他引入欧洲的。[3]从信中来看,柯林森似乎并不认为巴特兰会知道这种吃大黄茎的方法,但他也没有说这是他自己的伟大发现,不然他无疑会和读者分享他是如何发现这些茎可以做出如此美味的果馅饼的。对于那些熟悉现代鲜果派制作方法的人来说,这个18世纪的食谱听起来平平无奇。将水果和糖、肉桂一起放入馅饼坯中,正是今天大黄派的基本做法;对于那些熟悉现代水果种植的人来说,大黄的茎早熟于树莓和草莓等浆果,可以早早进行采摘,这也不足为奇。

然而,这封信中还有一些地方需要进一步关注。为什么两位著名的植物学家要交换有关馅饼食谱的信息?这里的"真品"(the true sort)是指什么?"本都大黄"(the Rhapontic)又指什么?当柯林森说"不会产生大黄根那样的作用"(none of the effects that the roots have)时,他是什么意思?为了弄清楚这一点,我们需要从更为宽广的视角去看待大黄的历史,这一视角将把我们带离大黄馅饼以及那封伦敦人与宾夕法尼亚植物学家之间的书信。它会带我们回到过去,回到中国和古希腊最早的医学知识,回到亚洲与欧洲之间的交流,而不是欧洲和美洲之间的交流。一旦放眼于更久远的时间、更广阔的地域来看待大黄,我们就会发现,在1739年之前,吃大黄茎是非同寻常的。那时人们需要的只是大黄根,注重的是其药用价值。

中国和希腊早期文献中的大黄

在我们能够见到的文献中,最早提到大黄根药用价值的,可能是中国的医学典籍。中国有关大黄的医学文本可追溯到成书于汉代的《神农本草经》,据称其内容源于一部已失传的本草学著作,作者"神农"也就是传说中的炎帝。文中对大黄的药性描述如下:

味苦,寒。主下瘀血,血闭,寒热;破症瘕积聚,留饮宿食,荡涤肠胃,推陈致新,通利水谷,调中化食,安和五脏。生山谷。[4]

大黄根的药性可以主要归为:它是一种味苦的药物,具有清凉功效。也就是说,大黄会被用于"受冷引起的紊乱"(cold damage disorders)一类的疾病。此外,中医认为,大黄具有通便的作用,因而与之相关的动词有破症瘕积聚(breaking up conglomerations)、荡涤肠胃(flushing the stomach)和下瘀血(freeing the flow)等。在此后的几个世纪里,所有的中国本草学著作中关于大黄的部分都以不同的方式借鉴了《神农本草经》中首先提出的这一说法。

不过,不只是中国人看重大黄根的药用特性。公元 1 世纪的古罗马时期希腊医生迪奥斯克里德斯(Dioscorides)在其 5 卷本的《植物志》(*De Materia Medica*)中记录了一种被他称为"Rha"或"Rheum"的物质。由于这种植物的药性来自它的根部,迪奥斯克里德斯将它放在专门介绍根部的第 3 卷。[5]他在推荐这种沿拉哈河(Rha,伏尔加河的旧名)两岸繁茂生长的植物时,有许多的顾虑。在他的描述中,这种植物的根是黑色、无味、海绵状的,相当轻盈,最好在不被"虫蛀"的情况下使用它。

有益于改善胃部胀气、乏力、各种疼痛、痉挛和疝气,适用于患有脾、肝、肾病的患者,治疗肠胃绞痛、膀胱和胸部相关疾病,适用于胃部痉挛、子宫功能失调、髋部病恙、吐血、气喘、打嗝、痢疾、肠道问题、间歇性发热和野生动物咬伤。[6]

与在中国的情况一样,后来的欧洲古代医学典籍几乎全都引用了迪奥斯克里德斯的文本,即便它们不断地更新和扩展着对大黄的认识。

欧洲人在哪里寻觅大黄?

对于欧洲古典文献的作者来说,找到大黄根的原产地是关键,但那是一个遥远而未知的地方,很难在地图上确定其位置。迪奥斯克里德斯本人并不清楚大黄根起源于哪里,只知道它来自东方的某个地方。他区分出两个大黄品种:"Rha Ponticum"和"Rha Barbarum","Rha"一词指的是伏尔加河,[7]"Ponticum"品种的大黄被认为生长在黑海南部区域的本都(Pontus)王国,而"Barbarum"则被用来指代本都以外更不为人所知的地方,故称其为"化外之地"(barbarum)。

到了1253年,大黄的原产地开始变得稍微具体些了。方济各会的修士鲁不鲁乞(William of Rubruck,1215—1270)写下了欧洲最早的关于大黄在亚洲入药的描述之一。鲁不鲁乞在喀喇昆仑(Karakorum)探访蒙哥汗的斡耳朵时,遇到了一位景教(Nestorian)僧侣,他曾应邀为一位"健康状况不佳"的"忽都台夫人"(Lady Cota)治疗。[8]一开始,这位景教徒试图通过"拜偶像"(practicing idolatry)的方法给她治病,即让她这个非基督徒跪在十字架前画十字。[9]几天后,他再次受邀去尝试给她治病,"拿出一种根,被认为是大黄(reubarbe),把它切成颗粒状,并与他的一个小十字架一起倒入水中"[10]。第二天,鲁不鲁乞和景教徒再次去拜访她,"我们进来后,她坐在床上,虔诚地把十字架摆在身旁的绸缎上,恭恭敬敬地祭拜。她喝了一些含有大黄的圣水,并用这水来洗她的乳房,与此同时景教徒让我为她诵读福音"[11]。此后不久,忽都台夫人就康复了。患者的康复以及鲁不鲁乞对这件事的记述,为欧洲人将大黄根的治疗功效与蒙古—亚洲世界联系在一起奠定了重要基础。

13世纪末,马可·波罗在地图上明确标出了大黄的原产地。他写道:"这里的山头上遍地都是大黄。商人在这购买大黄,然后将其运往世界各地。"[12]他所说的区域是肃州,这个曾属于西夏(Tangut)的主要行省,基督徒和皈依者作为大汗(the Great Khan)的臣民居住在此。肃州位于今天的甘肃省,而更为人所熟悉的则是位于江苏省的苏州,那座被马可·波罗描述为"以贸易和手工艺业为生的商人的聚集地。他们生产大量用于制衣的丝绸布料。那里有很多商人巨富……精通各类手工制造……其中有一些经学家,还有一些靠掌握自然奥秘来获利的博学之士"[13]的锦绣之城。在江苏的这个富裕城市中,马可·波罗还看到了大黄:"在这座城市周围的山脉中,生长着大量的大黄和生姜,用1个格罗索(Grosso,威尼斯当时通行的价值 12 便士的银币)可以买到60 磅的新鲜生姜,这极为划算。"[14]

实际上,在江苏苏州附近并没有这样的山脉,马可·波罗可能是把两种不同的大黄弄混了:一种是确实生长在甘肃的大黄植物的根,在中文里被称为"大黄";另一种"土大黄",实际是指本地大黄,它没有药性,生长在苏州所在的长江流域。自马可·波罗的记载开始,甘肃的肃州山区就成了人们所知的优质大黄的一个原产地,大黄与中国本草及其富饶植物之间的联系被牢固地确立起来。

1600 年之前的欧洲人如何定义大黄?

马可·波罗的话值得我们停下来做一番思考。他第一次提到大黄时只说"遍地都是大黄",却丝毫未解释"大黄"是什么,大概他认为读者是知道的。再次提到大黄时,他也没有给出定义,虽然从语境来看,大黄一词和生姜之间有一定的联系,这些亚洲商品的价值也与威尼斯经济中的货币关联了起来,但没有进一步说明大黄和生姜等商品是指什么。他会区分香料和药物吗?大黄根的药性对他来说重要吗?马可·波罗很可能对迪奥斯克里德斯写过的药物有一定的了解,尤其是那些通过远洋贸易能为商人带来利润的商品。不过我们不知道这些商品的消费者到底是如何理解这种物质的,也不知道他们需要大黄做什么用途,或是大黄的哪种特性最吸引消费者。

16 世纪早期,葡萄牙旅行家、葡属印度官员巴尔博萨(Duarte Barbosa, 1480—1521)曾居住在印度,他写于 1518 年左右的《杜阿尔特·巴尔博萨之书》(*Book of Duarte Barbosa*)中提到了"巴比伦大黄"
(rhubarb of Babilonia),并把它和丝绸、极品麝香等一起列入在霍尔木
兹(Hormuz)市场上发现的"从波斯(Xeque Ismael)的土地"运来的商
品。[15]据该书编辑曼塞尔·朗沃斯·达姆斯(Mansel Longworth
Dames,1850—1922)的说法,叫"巴比伦大黄"是因为它产自巴格达。
他进一步解释说,1550—1559 年,当威尼斯人乔瓦尼·巴蒂斯塔·拉
穆西奥(Giovanni Battista Ramusio,1485—1557)把巴尔博萨的文本纳
入其荟萃名人旅行家的《航海旅行记》(*Delle navigationi et viaggi*)时,
删掉了提及"波斯土地"的内容,并以中国取代之。[16]在 16 世纪中叶这
个时代,拉穆西奥显然认为巴尔博萨关于大黄产自波斯的说法不太可
信。巴尔博萨还观察到大黄在其他地方,如马拉巴尔、马六甲和中国的
市场上出售的情况。[17]或许更值得注意的是,巴尔博萨只是将大黄列
为易销品,并未进一步说明大黄是什么,或要拿来做什么。

另一位曾在印度居住的葡萄牙人加西亚·达·奥尔塔(Garcia de
Orta,1501—1568),在其出版于 1563 年的书中提供了一些他对大黄的
看法,这部《天竺药谭》(*Colóquios dos simples e drogas da India*)是最
早的有关印度药用和商业植物的著作。[18]作者在书中第 48 回写到了
大黄,不过他也承认自己对大黄"不甚了解"。[19]奥尔塔的对话者一开
始就询问:"产出大黄的树、叶子和果实是什么样的,还有我们看到的
这个大黄根是真的还是假的;当然我非常想见到真品。"[20]奥尔塔回答
说,他确信所有的大黄都来自中国,除了有一个品种与撒马儿罕
(Samarkand)有关,但这种大黄"品质很差,重量极轻",只适合拿来清
洁马匹。[21]

奥尔塔接着断定,在印度出售的大黄是从霍尔木兹运来的。那时
人们已经知道霍尔木兹是销售大黄的地方。因为 16 世纪中叶时,一位
住在霍尔木兹的弗兰芒(Flemish)耶稣会士加斯帕尔·巴尔泽斯
(Gaspar Barzeus,1515—1553)曾与圣依纳爵·罗耀拉(St. Ignatius of

Loyola，1491—1556）通信，后者就是在1541年发起创立耶稣会的西班牙教士。巴尔泽斯在1551年致信罗耀拉，说到他正在经由陆路从中国西北部向霍尔木兹运送大黄。[22] 奥尔塔继而推测，霍尔木兹所有的大黄都是经由"乌兹贝格"（Uzbeg）从中国陆运来的。据奥尔塔称，巴尔博萨先前描述的霍尔木兹大黄市场，也向威尼斯、葡萄牙、卡斯提尔（Castile）和塞维利亚（Seville）的消费者供货。[23] 奥尔塔进一步扩展开来，讲到如何防止大黄在所遇到的潮湿环境中腐烂，以及将新鲜大黄运送至印度的几个月期间的情况。他对大黄的兴趣在于其商业价值，他关注大黄的采购和保存方式，但似乎无意进行任何有关大黄用途的讨论。

然而，《航海旅行记》的威尼斯编辑拉穆西奥则对大黄非常感兴趣。当他将马可·波罗的游记纳入其旅行著作选集时，他为这部游记加上了题为"Espositione"（阐述）的说明性的前言，随后附上一篇配有插图的"Dichiaratione"（声明）专门来讨论大黄。[24] 拉穆西奥认为对大黄的阐释"非常必要"，人们"应得到正确的知识"，尤其是"看到在我们这个时代的病人们对这种物质的使用已变得多么普遍"，而他认为还没有"任何一本书中涉及这么多有关大黄的信息"。[25]

拉穆西奥这篇关于大黄的论述，依据的是"查吉·梅米特"（Chaggi Memet）给他的长篇行记。[26] 我们有幸看到，亨利·玉尔（Henry Yule）已将查吉·梅米特的文本全部翻译成英文，并将其命名为《伊斯兰教徒马荷姆德寄给乔瓦尼·巴蒂斯塔·拉穆西奥先生的中国行记》（*Hajji Mahomed's Account of Cathay*, *as delivered to Messer Giov. Battista Ramusio*，1550年左右）。[27] 这个被称为梅米特（Memet）或马荷姆德（Mahomed）的人是一个伊斯兰教徒——来自"里海沿岸的奇兰"的穆斯林波斯人，他完成了对麦加的朝圣，[28] 到威尼斯来出售自己从肃州（甘州）购置的大黄。拉穆西奥在位于威尼斯潟湖的穆拉诺岛（Murano）与他相见并共进晚餐，当梅米特向拉穆西奥和其他晚餐客人讲述自己的故事时，一位名叫米歇尔·曼布雷（Michele Mambre）的语言学家为其担任翻译。

拉穆西奥关于大黄的"声明",可能代表了 16 世纪中叶的欧洲人对大黄及其生长环境的最详细认识。他描述了最上等大黄的生长条件:在甘肃肃州(Succuir)近郊的"高耸多石的山脉",有参天大树和湿润红土的地方。梅米特也添加了对中国人使用大黄根的描述:将其捣烂后进行焚烧,作为寺庙里的香火,甚至用作燃料。拉穆西奥在接下来的段落中的补充,则成为众所周知的欧洲语言中对茶(叶)的首次描述,他最后得出结论说,茶叶在中国具有如此高的价值,以至于"人们乐意用一袋大黄换取一盎司的中国茶(Chiai Catai)"[29]。因此,对于不"知道"大黄的欧洲人来说,大黄"是"什么与发现它的地方紧密相关(它是来自某地的一种物质)。欧洲资料中最初鉴定出大黄发现地的是迪奥斯克里德斯,后来亲自观察到大黄的人,比如马可·波罗和查吉·梅米特也认定了其产地。在 16 世纪,人们对大黄的用途以及它是如何"生效"的兴趣,远不如对大黄是什么的兴趣浓厚。

几年后,当植物学家、医学家皮特罗·安德烈亚·马蒂奥利(Pietro Andrea Mattioli,1501—1577)出版新版的迪奥斯克里德斯《植物志》时,他还不太清楚大黄长什么样。1568 年,他为讲解大黄植物的文字增加了插图(见图 1)。[30]

不过这并非他自己作图,他依靠的视觉信息几乎完全出自拉穆西奥 1559 版的《航海旅行记》中有关大黄讨论的配图。[31]这两种描述都与马蒂奥利早期在曼图亚出版的迪奥斯克里德斯著作(1549 年)中对大黄的描写大相径庭。[32]这一早期的大黄图像,在这两个版本的描述中都被称为"Ⅱ Rhapontico",它有一个细长的、高大的中央茎,顶端附近有小花,狭长的叶子从中央茎上长出,松散的根部则向外蔓延。[33]然而在后来的版本(1568 年)中,他复制了拉穆西奥的图像,继而使其得到广泛流传。比如将近 100 年后,17 世纪波兰耶稣会士——1643 年到 1659 年间在中国传教的卜弥格就在其《中国植物志》(*Flora Sinensis*)

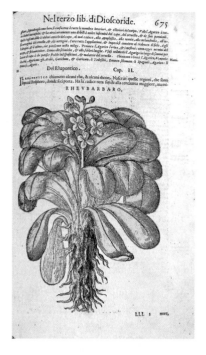

图 1 大黄（Rheubarbaro），出自文艺复兴时期由马蒂奥利译成意大利文的 1568 年版《植物志》

中加入了一幅大黄植物的插图，作为 17 幅植物插图之一。他的大黄看起来与拉穆西奥和马蒂奥利 1568 年版的大黄十分相似，中间都有一个粗大的茎，衍生出多重根，许多圆形叶子从这茎上生长出来。[34]

因此，尽管 16 世纪的欧洲人对大黄的视觉呈现尚不一致，但人们对这种陌生物质的渴求仍持续不减，就像人们依然在说来自中国的大黄是品质最好的一样。正如 16 世纪末、17 世纪初的英国草药学家约翰·杰勒德（John Gerard，1545—1612）所说："最好的大黄是从中国运来的新鲜、新生大黄……次之的来自巴巴里（Barbary）。最次的则产自博斯普鲁斯（Bosphorus）和本都王国。"[35] 几十年后，耶稣会士利玛窦（1552—1610）在他寄回国的信中提到大黄时，不仅注意到大黄在中国很普遍，而且还看到大黄在整个亚洲流通，并以高价出口到欧洲。利玛窦、庞迪我（1571—1618）以及后来的曾德昭（Alvarez Semedo，1585—1658）等驻扎在当时还是大明帝国的所有耶稣会士给了我们提醒：明代中国的汉人也依赖于远距离陆上贸易。据利玛窦所述,大黄"是撒拉逊人(Saracens)从西方带来(运往北京)的";[36]庞迪我认为,它是"由土耳其人和摩尔人(Turkeys and Moores)送到朝廷的";而在曾德昭看来,是代表摩尔国王的商人在从事大黄贸易。

1600 年以前大黄在欧洲的用途

通过前文所述,我们知道欧洲人确实需要大黄,但不清楚他们拿它到底做什么用途。15 世纪的荷兰中世纪手稿显示,大黄经常被用于治疗各种疾病,从黄疸、面部毁容到与子宫有关的"妇女问题"等。[37]在16 世纪的荷兰莱顿,大黄粉出现在治疗肝脏和脾脏病症的处方中。[38]在这些早期的荷兰文献中,大黄的价值似乎不在于某种单一的、特定的用途,而是因其广泛的用途和应用而受到重视。

更具体地使用大黄的方式可以在一份 16 世纪的德国"新闻纸"(broadside)中找到,这份文献目前收藏在大英博物馆。[39]这种新闻载体由一大张纸构成,纸面为 30×20 厘米,单面印刷,被用于向公众通报公告或做广告宣传。这张新闻纸题为《论高贵的大黄根的美德与力量》("Von der tugent und krafft der edlen wurtzel Rebarbara"),旨在宣传大黄根对健康的益处。它描述了大黄根的制备方法:切成小块,然后放进石壶里加葡萄酒浸泡,一般是一昆汀(quintin)[40]的大黄配一杯酒,泡制一天一夜后,每日服用两次。食服之后,患者的肺、肝和脾都将得到改善,并且还可以促进健康地排便。另一个好处是,无论男女老少都可以服用这种药,只不过建议儿童服用的量略少些。更具体地推荐使用大黄的情况中包括"瘟疫:服用三四昆汀的大黄根酒(也就是说浓度比平时服用的要高)",还补充说"即便只是闻一闻它,也有保健作用"。

另外一份 16 世纪早期的医学手册《对抗鼠疫》(*Für Pestilenz*)则描述了如何制作大黄粉和大黄药丸,作者是 16 世纪的瑞士医学家、植物学家和哲学家帕拉塞尔苏斯（Paracelsus，1493—1541）。[41]大黄粉和药丸要连续服用九天，同时进行密集的放血治疗（对于那些只能在较短的时间内服药的人，可以采用不同的组合和剂量），所有这些都是为了将毒素排出体外，使病人远离瘟疫的恐怖。帕拉塞尔苏斯的主要贡献是他在16世纪挑战了盖仑的"四体液说"，以及他对药理学——草药的治愈功能的重视。对他来说，大黄的特性使其成为持续对抗瘟疫时强大的盟友。

16世纪弗兰芒的一位医生伦伯特·多东斯（Rembert Dodoens，拉丁文名Dodonaeus，1517—1585）的著作，则更为概括地介绍了大黄在欧洲的应用情况。多东斯一生都在植物学领域编纂和出版资料，他最著名的作品是初版于1554年的《本草学》（Cruydeboeck）。普朗坦（Plantijn）对其进行了扩充，并最终于1563年在安特卫普出版了这一著作的六卷本。1583年，卡罗卢斯·克卢修斯（Charles de l'Ecluse，又名Carolus Clusius，1526—1609）将其翻译成拉丁文，这又为约翰·杰拉德（John Gerard）1597年《草药》一书的出版奠定了基础。[42]不过在1574年，多东斯首次在一拉丁文本《论净化》（Purgantium）中对大黄的主题进行了扩展。[43]其中关于大黄的讨论随后被翻译成荷兰语，并加入到1618年版多东斯的《本草学》中。[44]

尽管多东斯和克卢修斯都偏爱用他们的拉丁名字，但他们热衷于将植物学、草药和医学知识的经典著作——包括迪奥斯克里德斯和盖仑的著作——翻译成地方语言，并采用从一手观察中收集到的信息来更新这些经典之作。他们在作品中增加了绘制精细的插图，这使得他们的出版物成了安特卫普和阿姆斯特丹出版社热门的投资之选。多东斯对大黄的描述从迪奥斯克里德斯和普林尼（Pliny）开始，但随后便把重点放在了一种不同的根上：比迪奥斯克里德斯所描述的"大黄"（Rhaponticum）更大、更厚、更粗。将两者区分开来的是它们与中国之间的联系。多东斯写道，最好的大黄根是从中国运来的，位于比印度恒河更遥远的东方。[45]多东斯煞费苦心地指出,无论盖仑还是迪奥斯克里德斯,都没有完全理解大黄的"效力和应用"(cracht en werckinge)。没有说清楚大黄主要是靠"收缩"(samentrecking)和"开启力量"(openende kracht)的组合——通过打开消化系统,来净化胃和身体的。也就是我们现在所说的大黄根的收敛性以及润肠通便的作用。事实上,它的特殊之处就在于它能同时具备这两种功效。最后,多东斯称赞大黄的无害性:无论老少皆可服用,甚至孕妇也可以,因为这种温和的根不会给人体带来任何负面影响。

大黄的形象,1600—1700

大约在16、17世纪之交和17世纪初期,一系列重大的变化标志着大黄形象在全球范围内发生了转折。大体来看,这些变化可以概括为以下几点:首先,随着欧亚大陆民众抵抗力的增强,瘟疫不再是人们主要关切的问题,这就意味着大黄更普遍地被视为万用药,然后逐渐只被作为消化系统疾病的首选药物。其次,更多耶稣会士和其他的旅行者开始频繁出入中国,这意味着可以获得更多有关种植和储存大黄植物的知识。再次,荷兰人和英国人建立了贸易公司,能够更快速、更可靠、更便宜地从中国运来包括大黄在内的货物。最后,植物学知识的方言化,使得大黄形象的流通比此前要广泛得多。

例如,耶稣会士卜弥格在明朝政权的末期(1643年)来到中国旅行时,也将他的植物学和医学背景带到了亚洲。[46]卜弥格对大黄的观察,将为欧洲的大黄知识树立通行长达两个多世纪的标准。他的《中国植物志》于1656年在维也纳出版,在1696年出版的法文译本中,记述了他对中国特有的花卉、水果、香料、药用植物和动物进行的观察,共配有30幅精美的彩色插图。[47]引人注目的是卜弥格对大黄生长的土壤、叶子的大小、茎的高度和根部的颜色,以及采摘方法的描述:在冬季趁新

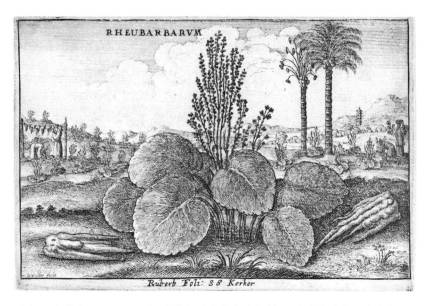

图 2　大黄(Rheubarbarum),出自纽霍夫书中的铜版画,该书由约翰·奥吉尔比(John Ogilby)翻译,并于 1669 年在伦敦出版

鲜切开,先在长桌上晾晒三四天,然后风干,但要避免阳光直射。卜弥格重视根部的药用功效:冬天的时候,"植物的所有功效都集中在根部"(toutes les vertus de la plante sont enfermees dans la racine),而在阳光下这种功效就会减弱。卜弥格强调根的药用功效在某种程度上必须被捕捉和保存。毫无疑问,这样的担心是由于大黄根在到达欧洲市场之前通常要经过长距离的运输,而且很可能处于干燥的状态。

荷兰的观察者们又为收获技术方面的知识增添了一个新的面向。约翰·纽霍夫(Johan Nieuhof)写道:"大黄并不像有些人说的那样是野生生长的,而是以精心勤奋的劳作来栽培和提高产量的。"[48]

对于欧洲的观察者们来说,大黄是一种被培育和可增产的作物,这样的知识是全新的。纽霍夫重申了卜弥格的观点,即大黄根会被"日晒榨取掉它们的功效",并详细介绍"中国人给根部打孔,把它们挂在阴凉处晾干"。[49]作为曾经的贸易观察者,纽霍夫解释说,从海上运到欧洲的大黄应该是来自中国陕西和肃州,要么就是从中国喀什、中国西藏、波斯和穆古尔(Mugur)等地经陆路运来的。正如其他人以前所声称的那样,纽霍夫确信经陆路到达欧洲的大黄并不是来自中国喀什或波斯等地,而是被贸易商带到那里的,而贸易商的大黄又是从中国人那里购买的。

基歇尔(Athanasius Kircher, 1602—1680)编撰的《中国图说》(*China Illustrata*)于 1667 年在阿姆斯特丹出版,这部作品将卜弥格的图文知识和纽霍夫有关栽培的最新细节融会到一起。[50]基歇尔从大黄的生长地开始描述,认为那是在"靠近中国长城"的省份。

> 马可·波罗称之为 Sociur(肃州)。当摩尔人的商队来到契丹(Cathay)、康巴勒(Cambale)或者北京(Pequin)的时候,他们就会买这个(指大黄)。(本会的葡萄牙成员鄂本笃·高斯[Benedict Goes]随他们一起去到那些地方,探访"契丹"与"中国"是否为同一个国家。)由于泉水和雨水的缘故,它生长的地方泥土呈红色并且泥泞不堪。这种植物的叶子大约有两掌长,茎干狭窄,但顶端较宽。长有这些叶子的枝条是毛茸茸的。成熟后,叶子会枯萎发黄,垂向地面。[51]

基歇尔将所有知识一起呈现出来:植物生长的具体地点、植物的生物学描述,还有它与本国消费者之间的具体关系。中国的植物产地与欧洲的用户/消费者之间相隔多少距离,迪奥斯克里德斯无从知晓,鲁不鲁乞和马可·波罗也难以获知。然而这个距离已经变得可知了,实际比人们想象中的近。

用途的转变,1700—1800 年

那么在 18 世纪,大黄的交易发生了什么变化? 如果我们看一下欧

洲和亚洲之间其他商品的交换,比如说瓷器,18世纪是一个转折点。瓷器在16世纪的欧洲初来乍到,引起人们极大的赞叹和惊奇。17世纪,当贸易公司开始定期从中国进口瓷器时,欧洲人的消费欲望也随之大增。到了18世纪,德国人、法国人、英国人先后得以在梅森(Meissen)、塞夫勒(Sevres)、斯塔福德郡(Staffordshire)等地制造自己的瓷器。不过中国的瓷器仍在继续生产和进口,以满足欧洲市场中不同的需求,供需关系逐渐发生了变化。欧洲人希望控制市场,使贸易规范化,勉力接受中国人的权威和力量对这些交往的影响。[52]

就大黄而言,情况也类似:随着商品的知名度越来越高,欧洲人越来越不愿意接受中国对大黄的控制。林奈分类系统建立并得到认同后,至少对于18世纪的人们来说,总算得到了有关"什么是大黄"的答案。根据林奈及其后继者们的定义,大黄是蓼科(Polygonaceae)开花植物,大黄属(Rheum L.),又分为许多不同的物种,包括波叶大黄(Rheum rhabarbarum)。然而与瓷器不同,"最好的大黄"并非产自中华帝国的中心地带,而是在它的周边和中亚地区。

图3来自18世纪初的德国本草学著作,它的"Rhabarbarum"条目以古老的说法开篇,即大黄的名称取自伏尔加河(Rha)和住在河边的蛮族鞑靼人(Barbarian Tartars)两者的结合,但又补充了其他说法:"这种根来自中国,在那里'Rha'一词就是根的意思,又由于蛮族人(Barbarian)对这种根的高度重视,于是就形成了Rababarbari的名称。"[53]到18世纪早期,人们所理解的关于大黄的知识,实际上是由人们的设想——对大黄和对中国与中亚人之间关系的设想——所组成的一种相当奇怪的混合体。

正如我们已经看到的,贸易商们在甘肃和更远的西部购买大黄,然后从那里通过俄罗斯、土耳其和印度等地将大黄交易到欧洲。大黄在18世纪的名称指向了它们的贸易路线:西伯利亚大黄(Siberian rhubarb)、土耳其大黄(Turkish rhubarb)、中国大黄(Chinese rhubarb)、

Das VI. Capitel.
Von dem Rhabarbar = Kraut.

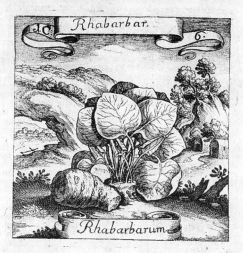

§. I.

Schon das Rhabarbar=Kraut / wie die vorhergehende / mit Glockenblümlein versehen ist / so ist es doch von denenselben darinn unterschieden daß der inwendige Stempel nicht in verschiedene / sondern nur einen einzigen Saamen verwandelt wird / welcher an denen Schöttlein sehr fest anhängt. Es gibt davon nur eine Sort / welche auch in allen Sprachen Rhabarbar / oder

RHABARBARUM

genennet wird : welchen Nahmen die meiste Scribenten von dem grossen Fluß RHA, so durch die gantze Moscau fliesset und heutiges Tags WOLGA genennet wird / und denen Barbarischen Tartarn / so darneben wohnen / herleiten : Andere aber behaupten wollen / daß das Wort RHA in Tschina, woher die beste Wurtzel komme / eine Wurtzel bedeute / und weilen die Barbarische Völcker solche so hoch schätzen / der Nahme Rhabarbari davon entsprossen sey. Die Wurtzel daran ist sehr dick / außwendig dunckelroth oder rothbraun / eines angenehmen Geruchs und

bitterichten Geschmacks : auß welcher sehr grosse / breite und dicke Blätter / so dunckelgrün und etwas säurlicht sind / hervor sprossen / welche auff schwartzlichten langen und daumensdicken Stielen sitzen. Auß der Mitte dieser Blättern bringt ein dicker und starcker Stengel hervor / so viel kürtzer als an dem Münchrhabarbar ist / welcher eben so Blätter hat / aber viel kleiner / oben an der Spitz mit weißen Glockenblümmelein gezieret / welche in sechs Spitzen gekerbet sind. Nach abgefallener Blüth kombt ein grosser Saame / so dreyeckicht und braun / wie ein Castanienist / hervor / welcher an seiner auch dreyeckichter Hülse also fest hanget / daß man ihn davon nicht ohne grosse Müh absondern kan. Mehrere und weitläufftigere Nachricht hiervon kan man in des *Friderici Hoffmanni* Anmerckungen über des Schröders Apothecker = Kunst *pag. 625.* lesen und finden.

In der Artzney=Kunst wird die Wurtzel allein zum Gebrauch gezogen / welche also in Indien zubereitet wird : Sobald sie außgegraben worden / wird die äusserliche
E Rinde/

本都大黄(the Rhapontic)……这些也是在指代不同的大黄品种,但更重要的是,它们因到达欧洲市场的贸易路线而得名。实际上,在 18 世纪的某个时期,英国人认为俄罗斯大黄是最好的。来自广州的船只运来的货物数量更多,但是经伊尔库茨克(Irkutsk)、鄂木斯克(Omsk)和圣彼得堡等地的陆路从俄罗斯运来的大黄,被认为品质更好。事实上,这更多地与俄国人对从中国进口的大黄实行严格的质量控制措施有关。他们实施分级制度,以便对不同品质的大黄进行鉴定,并相应地要求更高的价格。这最终导致俄国从 1732 年至 1781 年设立了大黄办事处,对大黄贸易实行垄断。正如马特·罗曼尼洛(Matt Romaniello)在其近期研究中指出的,中俄之间的大黄贸易一直处于激烈的竞争之中,双方都试图利用他们以为的对方对大黄的依赖性来进行收费、禁运和征税。[54]张哲嘉的一项重要研究表明,在 18 世纪末 19 世纪初,中国人听信了一种说法,即如果不让英国人获得大黄,他们就会死掉,于是试图利用这种依赖性在茶叶的准入谈判中加码。可惜林则徐和其他朝廷官员开始意识到,与英国人对茶叶的需求量相比,大黄的市场规模太小,无法达成这一目的。[55]

服用泻药以清除体内的堆积物和堵塞物,对于包括儿童在内的大多数人来说都是家常便饭。纵观近代早期的整个欧洲,人们常常服用药物以促进肠胃蠕动,但不只限于食用由多种成分制成的药丸。大黄也可以当茶喝,18 世纪中叶荷兰的一本家庭手册中就有这样的解释:取大黄,切成小块,像泡茶一样煮它,早上空腹喝,就像喝茶一样,直到它开始起效。这样泡着喝也是一种促进排泄的健康方式。[56]

早在荷兰家庭手册中出现这种大黄作为泻药的描述之前,1742 年首次出版的一本英文食谱书中,就记录了一种用大黄做馅饼的配方:

> 取种在花园里的英国大黄茎,去皮切成醋栗大小;用糖腌制,并像制作醋栗果馅饼一样处理它们:至于如何制作馅饼坯,你尽

可以发挥自己的烹饪技艺。

　　大家可能会觉得这些果馅饼很奇特,但这些果馅饼都是很精致的,而且很美味;大黄的叶子吃了可以缓解胃痛,根部可以用作酊剂,茎秆可以做馅饼。[57]

正如这本专门用于制作果酱和果馅饼的食谱书所显示的,一个重大的转变发生了:大黄的茎与糖混合在一起被放入馅饼中,而根部被用来"作酊剂"(for tincture)——一个可以解释为染色的术语,但在18世纪的药膳食谱中通常指药用成分的提取物。[58]就在柯林森和巴特兰两位植物学家交换了关于在馅饼中使用大黄的做法之后不久,汉娜·格拉斯(Hannah Glasse)的这本烹饪书中就纳入了大黄馅饼。格拉斯的食谱书在整个18世纪里曾多次重印,由此我们得知这个配方在当时广为流传。到了18世纪末,在烹饪中使用大黄已经变成常见做法了。大黄馅饼的食谱被收录进1791年版理查德·布里格斯(Richard Briggs)的《英国烹饪艺术》(*The English Art of Cookery*)中,这个版本差不多遵循了格拉斯的配方,附加的注释是,应当将大黄茎的皮去掉,然后再把切成小块的大黄放到馅饼模子(patty-pan)上,而后覆之以糖和油酥(做成"酥皮馅饼或果馅饼")。[59]

在19世纪初期,大黄馅饼的食谱或多或少已经标准化了。看来正如柯林森向巴特兰保证的那样,他们在这些食谱中使用的英国种植的大黄似乎"不会产生大黄根那样的作用"。换句话说,尽管在18世纪英国种植的大黄仍然与泻药有关联,但它的水果馅饼用途开始变得越发具有吸引力。

总结性思考:从药材变为食材

在即将结尾时,请允许我们回到本文开头提到的1739年彼得·柯林森和约翰·巴特兰的往来信件，其中的许多内容现在都说得通了。我们能够理解这种对西伯利亚大黄的兴趣，以及那位阿曼恩博士为什么要保证它是"真品"。两位植物学家都认为，在18世纪英国流通的所有大黄干、幼苗或种子中，这个品种最有可能是"真正的大黄"。柯林森希望他的笔友能"尝试一下这个实验"：他们的共同目标是能够种植出与进口品种具有相同药用特性的大黄。

　　遗憾的是，在英国盛行的大黄品种，包括柯林森在此提及的本都大黄，都不具有与进口品种相同强度药效的根。更有意思的是，他决定吃这种植物，不是为了它的药用功效（正如他所说，食用大黄茎不会像大黄根那样起到通便作用），并且推荐与糖和肉桂同食。消费者需要一些时间才能接受这种吃法。要克服对大黄根药味的联想，添加糖就可以解决这个问题。糖改变了整个欧洲的饮食习惯，从中世纪时崇尚在所有菜肴中加入香料，到加糖的甜味菜肴与加盐和胡椒的咸味菜肴之间产生泾渭分明的界限。可食用的大黄的流行，有赖于廉价糖的到来，这种糖是经由种植园里奴隶劳工的栽种和加工而成的。只有当糖的获取既充足又便宜时，为了大黄的茎而非大黄的根去种植大黄才有意义。而只有我们把大黄的故事放在全球视野中，把这种植物视为一种具有全球轨迹、全球生命的药材和食材来看待的时候，我们才能真正理解这其中的联系。

（朱霓虹　译，严　娜　校）

注释

[1] Peter Collinson to John Bartram, 1739, September 2, *Memorials of John Bartram and Humphry Marshall, with Notices of Their Botanical Contemporaries*, ed. William Darlington (Philadelphia: Lindsay & Blakiston, 1849), 134.

[2] Andrea Wulf, *The Brother Gardeners: Botany, Empire, and the Birth of an Obsession* (New York: Alfred A. Knopf, 2009).

［3］ Nancy Everill Hoffmann, ed., *America's Curious Botanist: A Tercentennial Reappraisal of John Bartram 1699 – 1777* (Philadelphia：American Philosophical Society, 2004).

［4］［清］孙星衍、孙冯翼辑：《神农本草经》,太原：山西科学技术出版社,2018 年,第 248 页。

［5］ John M Riddle, *Dioscorides on Pharmacy and Medicine* (Austin：University of Texas Press, 1985), 37.

［6］ Dioscorides, *De materia medica*, trans. Lili Beck (Hildesheim：Olms-Weidmann, 2017), 175.

［7］ 托勒密的《地理学》中已经出现了"Rha"的名称,用来指代汇入里海的这条河。参见 Ptolemy, *Geography*, 5.9 and 6.14.

［8］ "Lady Cota"指的是蒙哥汗的第二任妻子忽都台。Peter Jackson and David Morgan, eds., *The Mission of Friar William of Rubruck: His Journey to the Court of the Great Khan Mongke, 1253 – 1255* (London：Hakluyt Society, 1990), 197.

［9］ Jackson and Morgan, 195.

［10］ Jackson and Morgan, 197.

［11］ Jackson and Morgan, 198.

［12］ L. F. Benedetto, ed., *The Travels of Marco Polo*, trans. Aldo Ricci (London：Routledge & Kegan Paul, 1931), 75.

［13］ Benedetto, 232 – 33.

［14］ Benedetto, 233.

［15］ Duarte Barbosa, *The Book of Duarte Barbosa: An Account of the Countries Bordering on the Indian Ocean and Their Inhabitants*, ed. Mansel Longworth Dames, vol.1 (London：Hakluyt Society, 1918), 93.

［16］ Duarte Barbosa, 1：93 – 94, footnote 3.

［17］ Duarte Barbosa, 77 (Malabar), 173 (Malaca) and 214 (China).

［18］ 这部作品已被翻译成英文,参见 Garcia de Orta, *Colloquies on the Simples and Drugs of India*, trans. Clements Markham (London：H. Sotheran, 1913).

［19］ Orta, 392.

［20］ Orta, 390.

［21］ Orta, 390.

［22］ António da Silva Rêgo, *Documentação para a história das missões do padroado português do Oriente*, vol.7 (Lisboa：Agência geral do ultramar, Divisão de publicacões e biblioteca, 1947), 83.这封写于 1551 年 12 月 16 日的信,最初被收入约瑟夫·维基(Jesef Wicki)编辑的《印度文献》中,参见 Documenta India II, 245 – 267.

［23］ Orta, *Colloquies*, 291.

［24］ Giovanni Battista Ramusio, *Delle Navigationi et Viaggi*, vol.2 (Venetia：Giunti, 1559),

9v – 13v.

［25］Henry Yule, *Cathay and the Way Thither: Being a Collection of Medieval Notices of China: Translated and Ed. with a Preliminary Essay on the Intercourse between China and the Western Nations Previous to the Discovery of the Cape Route*, vol.1（London：Hakluyt Society, 1866）, ccxiv.

［26］Ramusio, *Delle Navigationi et Viaggi*, 2：folii 13v – 17v. 有关大黄的部分题为 "Dichiaratione d'alcuni luoghi ne libri di M. Marco Polo con l'Historia del Rheubarbaro"。从 14 到 16 页是查吉·梅米特提供给拉穆西奥的行记。

［27］Henry Yule, *Cathay and the Way Thither*, 1：ccxiv – ccxx.

［28］Henry Yule, 1：ccxiv.

［29］Henry Yule, 1：ccxvi.

［30］Pietro Andrea Mattioli, *I Discorsi Di M. P. A. Matthioli Sanese Nelli Sei Libri Di Pedacio Dioscoride Anazarbeo Della Materia Medicinale*（Venetia：Vinc. Valgrisi, 1568）.

［31］这幅插图名为 "Ⅱ Rheubarbaro Ramusio", *Delle Navigationi et Viaggi*, 2：folio 15r.该版本现藏于海德堡图书馆,全书已电子化。

［32］约翰·杰拉德认为马蒂奥利描述的大黄是"假货"。John Gerard, *The Herball, or, Generall Historie of Plantes*（London：Adam Islip, Joice Norton and Richard Whitakers, 1636）, 392.

［33］Dioscorides Pedanius of Anazarbos, *Il Dioscoride dell'eccellente dottor medico M.P. Andrea Matthioli da Siena*, ed. Pietro Andrea Mattioli（Mantua, Italy：Iacomo Roffinello, 1549）, 199.此卷藏于佛罗伦萨的图书馆。

［34］Michel Boym, *Flora Sinensis, Fructus Floresque Humillime Porrigens*（Vienna：Matthaeus Rictius, 1656）.

［35］Gerard, *The Herball*, Book 2, Chapter 83, 394.有关大黄的部分在 392—396 页。

［36］Matteo Ricci, *China in the Sixteenth Century: The Journals of Matthew Ricci, 1583 – 1610*, trans. Louis Gallagher（1615；repr., New York：Random House, 1942）, 16.

［37］Willy Louis Breakman, *Middelnederlandse geneeskundige recepten*（Ghent：Vlaamse Academie, 1970）.

［38］Rudolph Ladan, *Gezondheidszorg in Leiden in de late middeleeuwen*, Middeleeuwse studies en bronnen 141（Hilversum：Uitgeverij Verloren, 2012）, 206；Ladan refers to Wilhelmus Franciscus Daems, *Boec van medicinen in Dietsche: een Middelnederlandse compilatie van medisch-farmaceutische literatuur*（Leiden：Brill, 1967）, 148.

［39］介绍大黄特性的新闻纸,出版于 1520—1600. British Museum, inv. no.1895, 0122. 94.

［40］"quintin"这一计量单位今已弃用,它是指总容量的五分之一。

［41］Paracelsus, *Für Pestilenz: Ain Tractat.*（Salzburg, 1554）.

［42］Rembert Dodoens, *Cruydeboeck, in den welcken die gheheele historie... van dencruyden...*

begrepen ende verclaert es（Antwerpen：Van der Loe，1554）；Rembert Dodoens and Charles de l'Ecluse，*Cruydt-boeck van Rembertus Dodonaeus: volgens sijne laetste verbeteringe: met biivoegsels achter elck capittel, uut verscheyden cruydtbeschrijvers: item in 't laetste een beschrijvinge van de Indiaensche gewassen, meest getrocken uut de schriften van Carolus Clusius.*（Leyden：François van Ravelingen，1618）；John Gerard，*The Herball or Generall Historie of Plantes*（London：Edm. Bollifant for Bonham Norton and Iohn Norton.，1597）；Florike Egmond，*The World of Carolus Clusius: Natural History in the Making, 1550－1610*（London：Pickering & Chatto，2010）.

［43］Rembert Dodoens，*Purgantium Aliarumque Eo Facientium, Tum et Radicum... Ac Deletariarum Herbarum Historiæ*，4 vols（Antverpiæ，1574）；可参见 Guy Gilias，Cornelis van Tilburg，and Vincent Van Roy，eds.，*Rembert Dodoens een zestiende-eeuwse kruidenwetenschapper, zijn tijd- en vakgenoten en zijn betekenis*（Antwerpen：Garant，2016），38－41.

［44］Dodoens and Ecluse，*Cruydt-boeck van Rembertus Dodonaeus*，636－639.

［45］Dodoens and Ecluse，637.

［46］Erhard Rosner，"Michael Boym and the Introduction of Chinese Medical Knowledge to the West：A Reappraisal," *Monumenta Serica* 59，no.1（2011）：401－416.

［47］Boym，*Flora Sinensis*.

［48］Johannes Nieuhof，*An Embassy from the East-India Company of the United Provinces, to the Grand Tartar Cham, Emperor of China Deliver'd by Their Excellencies, Peter de Goyer and Jacob de Keyzer, at His Imperial City of Peking: Wherein the Cities, Towns, Villages, Ports, Rivers, & c. in Their Passages from Canton to Peking Are Ingeniously Describ'd*（London：John Ogilby Esq.，1673），212.

［49］Johannes Nieuhof，212.

［50］在拉丁语版本中，关于大黄的讨论在 183—185 页。Athanasius Kircher，*China Illustrata*（*China Monumentis qua Sacris qua Profanis*）（Amsterdam：Joannem Janssonium à Waesberge & Elizeum Weyerstraet，1667）.

［51］Athanasius Kircher，*China Illustrata: With Sacred and Secular Monuments, Various Spectacles of Nature and Art and Other Memorabilia*，trans. Charles D. Van Tuyl（Bloomington，Ind.：Indiana University Research Institute for Inner Asian Studies，1987），178.

［52］Anne Gerritsen and Stephen McDowall，"Material Culture and the Other：European Encounters with Chinese Porcelain, ca. 1650－1800," *Journal of World History* 23，no.1（2012）：87－113.

［53］Michael Bernhard Valentini，*Viridarium reformatorum, seu regnum vegetabile, Das ist: Neu-eingerichtetes und Vollständiges Kräuter-Buch: aus denen berühmtesten Botanischen-*

und Medicinischen Schrifften Alter und Neuer Zeiten (Franckfurth am Mayn: Heinscheidt, 1719), 17.

[54] Matthew P. Romaniello, "True Rhubarb? Trading Eurasian Botanical and Medical Knowledge in the Eighteenth Century," *Journal of Global History* 11, no.1 (2016): 3–23.

[55] 张哲嘉:《"大黄迷思"——清代制裁西洋禁运大黄的策略思维与文化意涵》,《"中研院"近代史研究所集刊》2005 年第 47 期,第 43—100 页。

[56] 荷兰语原文如下: "Als mede neemt Rhabarber, en snyd die fyn, en kookt die als Thee-boey, en drinkt die's morgens in 't nuchteren als Thee, tot dat het begint te werken, is ook een gezonde purgatie." Anon., *De volmaakte Hollandsche keukenmeid: Onderwyzende hoe men allerhande spysen, confituren en nagerechten... gezond en smakelyk kan toebereiden ... Als mede eenige huismiddelen voor de verkoudheid; om allerhande koortzen onfeilbaar te geneezen...*, Tweede druk. Verbeeterd en van zeer veele drukfeilen gezuiverd (Amsterdam: Steeve van Esveldt, 1746), 74.

[57] Hannah Glasse, *The Compleat Confectioner* (Dublin: John Exshaw, 1742), 131.

[58] For the precise recipe of 'tincture of rhubarb', 如可参见 Royal College of Physicians of Edinburgh, *Pharmacopœia Edinburgensis: Or, The Dispensatory of the Royal College of Physicians in Edinburgh*, trans. Peter Shaw, 3rd ed. (London: W. Innys & R. Manby, 1737), 90.

[59] Richard Briggs, *The English Art of Cookery: According to the Present Practice; Being a Complete Guide to All Housekeepers* (London: Printed for G. G. J. and J. Robinson, 1791), 436.

何为大黄？

——基于边疆民族史与全球史的考察

林日杖

探讨近现代以来世界贸易与医药，需要对近现代这一概念作基本界定。就中国学者对世界近代史的通常理解而言，近现代以来的历史即是自约 1500 年以来的世界历史。这段历史的开启是与世界地理大发现密切相关的；自此，世界开始由分散走向整体。

商品的流动，推动了全球化的展开与深化。大黄是世界全球化前率先全球化的重要商品，是主产于中国西部藏区等地的重要药材。由此，边疆民族史与全球史交融，融入不同医学体系的大黄在边疆民族史与全球史互动的整体背景下，对不同医疗体系有着重要影响。"大黄"的形象、理解随之日益多元化。何为大黄？显然并非那么不言自明。对"大黄"的阐释，可以从特定层面推动对药物的全球流动与全球影响的正确估价，更好地理解贸易与药物、医疗的可能关系。

大黄是药材吗？

一、大黄是中药吗？

据考古发现，中华先民很早就使用大黄。成书于汉代的《神农本草经》则有对大黄的明确记载："大黄，味苦，寒。主下瘀血、血闭、寒

101

热;破症瘕积聚,留饮宿食,荡涤肠胃,推陈致新,通利水谷,调中化食,安和五藏。"[1]唐代医圣孙思邈的《千金方》、明代李时珍的《本草纲目》,都对大黄药用价值做了详细记载。乾隆七年(1742)敕修《医宗金鉴》出版,其中含有大量有关大黄的药方。在漫长的历史中,中医形成了不同的医派,各医派对大黄的理解并不完全相同。医籍里的"大黄"渐成系统。主要有三类:一是大黄各种异名的产生和流传;二是正品、伪品大黄的区分;三是由于中药炮制方法而造成药性各异的各种大黄。中医对大黄的理解,奠定了大黄在世界的基本认识。尽管大黄属植物有约60种,但中西方广泛认同的大黄,其实主要是中医正品大黄,仅3种;而大黄正品与否,重要的是是否具有中医强调的泻下功能。中医对大黄的认识,在一定程度上影响了来华西人的大黄观念,并通过他们对西方社会进一步产生影响。

可见,大黄是中药不仅仅是常识,而且是历史久远的常识。然而,作为药材,大黄就只是中药吗? 大黄可以不是中药吗?

二、大黄是藏药吗?

藏医药对大黄的独特分类及认识,可以从1840年出版的藏医学名著《晶珠本草》中体现出来。《晶珠本草》第二编"诸药性能各论"对各种藏药进行了介绍。其中第40种为大黄,第41种为亚大黄,第42种为曲玛孜。藏药中,"大黄"品名有:君扎、斑玛扎仁、西卜相、冬木纳合卡曲、赛尔保奥丹、札卜相、萨奥加保赛尔多合等。"茎粗长,有节者,为大黄,也称黑大黄;无茎,叶柄小者,为小大黄,称为白大黄,又叫山大黄;生长在山沟,茎多,状如蓼茎,叶象囊吾叶,无叶柄,种子同前而粘衣者,为中大黄,称为曲笨巴、曲居木、肖邦巴、肖赤那保、若交尔等。"亚大黄品名有曲扎、曲穷巴、拉曲、赛尔东、巴青巴、拉高、曲巴、夏拉合建、加保贝尔赛尔建。其根名曲扎,茎名曲,叶名曲洛,干名曲冈。亚大黄根像大黄根而有皱纹。"本品也作为中大黄或称为红大黄。"曲玛孜又名札卜琼、孜达合毛、居普、卡卓拉普、居如木如等。在"大黄""亚大黄"与"曲玛孜"三种藏药中,"大黄""亚大黄"可以纳入现代植物学蓼科"大黄属"的范围("亚大黄"就包括了藏北大黄、穗花大黄、歧穗大黄);而"曲玛孜"则包括了小大黄及西伯利亚蓼等,即既包括大黄属内的小大黄,也包括大黄属之外的西伯利亚蓼。[2]可以说,藏医学对大黄的理解,既不同于现代植物学,也不同于中医。

可见,大黄确实是重要的藏药。藏医药是在广泛吸收、融合了中医药学、印度医药学和大食医药学等理论的基础上,通过长期实践所形成的独特的医药体系,迄今已有上千年的历史,是中国较为完整、较有影响的民族医药之一。那么,大黄首先是中药,还是藏药?大黄进入藏药体系,是受中药影响吗?还是相反(考虑到大黄主产于青藏高原)?

三、大黄是阿拉伯药材吗?

大黄是阿拉伯药材吗?[3]看看阿维森纳(Avicnna 或 Ibn Sīnā,980—1037,北宋太平兴国五年至北宋景祐四年)等阿拉伯医家对大黄的认识。阿维森纳"不仅是持续发展了十一个多世纪的希腊医学的巅峰,也是将希腊的医学实践发展了至少两个世纪之久的阿拉伯医学的巅峰"。他所著的医学百科全书《医典》,"取代了最早的医学全书并且在至少六个世纪里一直是医学上的'圣经'。它不仅在中世纪,而且在文艺复兴时期,都是医学的'圣经',并且它还使文艺复兴时期的医学存活了至少一个半世纪之久"。在文艺复兴时期,阿维森纳的著作出现了许多文种的版本,充分体现了对欧洲医学的重大影响。[4]据研究,"《医典》的历史影响是巨大的,在问世约一个世纪后,便由意大利的翻译家杰拉勒德译成拉丁文,在西方深受欢迎。15 世纪的最后 30 年内发行了 16 次,到 16 世纪又发行了 20 多次,甚至 17 世纪后半叶仍有人刊印和阅读"[5]。阿维森纳强调:"用大黄之油汁涂搽,治疗筋腱断裂、神经疼痛和抽筋。"[6]阿维森纳出生地布哈拉,自唐朝以来就是丝绸之路的重要商业城镇。那时布哈拉相邻于中国,有利于阿维森纳获取中国有关大黄的认识及促进阿拉伯文明与中华文明的交融。阿拉伯人对中国大黄非常推崇:"强肝健胃以及促进其他内脏功能最有力的大黄,治疗急性腹泻、痢疾和慢性发烧最有效的大黄乃中国大黄。而事实上,最有镇静作用、渗透性最强的也是中国大黄。"[7]法国汉学家费瑯于1913—1914年出版的《阿拉伯波斯突厥东方文献辑注》一书还有更多的相关记载。

进入了阿拉伯医学《医典》及其他医籍数百年的大黄,还必须且只能视作中国药材,只能视作中药吗? 从西方传入中国的药材,数百年后还得被看作西药吗? 恐怕未必。

四、大黄是西药吗?

明清时期,古罗马时期希腊医生迪奥斯克里德斯的著作在西方社会流传甚广。[8]迪奥斯克里德斯认为:"大黄产于博斯普鲁斯海峡西岸地区,并从这里运往他地。这是一种根茎,黑色,与大矢车菊根相似,只是大黄较小,里边呈血红色。大黄无味,质软且轻。最优质的大黄不会生虫,稍带黏性,略有收敛性,放入口中咀嚼,即成黄色和藏红花色。内服,可治疗胃肠道胀气、胃弱、一切疼痛、腱衰、脾肝肾病、腹痛、膀胱和胸部疼痛、神经抽痛、子宫疾病、坐骨神经痛、咳血、哮喘、打嗝、肠溃疡、腹泻、周期性发烧、蛇咬伤等。用伞菌同样的剂量和赋形剂同时下药。此药和醋一起涂擦在瘀斑和脓疮外,瘀斑和脓疮便会消失。把大黄和水一起制成糊剂敷在慢性炎症处,炎症就会治愈。大黄有收敛性,而且略有热性。"[9]

迪奥斯克里德斯的影响及其著作的流传情况,在一定程度上体现了其有关大黄的记述对西医的影响。其作品很快被译为阿拉伯文,并出现了东方和西方两种阿拉伯文版本系统。拉丁文著作也有两个版本系统,其一可以追溯到6世纪早期。正因为不同语言的诸多版本的问世,任何能够阅读希腊文、阿拉伯文或拉丁文的医生都可以使用迪奥斯克里德斯的著作。而且,其著作普及到了学术圈之外,并在16世纪的西欧产生了不少于四种的方言版本,包括意大利文(1542—1547,明嘉靖二十一年至明嘉靖二十六年)、德文(1546,明嘉靖二十五年)、西班牙文(1555,明嘉靖三十四年)、法文(1559—1579,明嘉靖三十八年至明万历七年)。此外,16世纪以来还出现了越来越多的评论著作。[10]凡此种种,体现了迪奥斯克里德斯对阿拉伯医学及西方医学的影响。其著作中有关大黄的陈述,亦由此在阿拉伯世界及欧洲得到广泛传播,促进了西人对大黄的进一步认识。

传统西医还深受阿拉伯医学的影响。体液疗法对泄下作用的强调,强化了大黄在传统西医中的重要地位。

明清以来,传统西医逐渐向近代西医转化。晚清时期,大黄在西医中仍有重要作用。这可以从晚清来华西人著述收录的有关药方中反映出来。英国伦敦会传教医师合信(Benjamin Hobson,1816—1873,清嘉庆二十一年至清同治十二年)所著1858年(清咸丰八年)出版的《医学英华字释》《西医论略》[11]等书即收有不少有关大黄的药方。《医学英华字释》"药品名目"(Names of Medicine)就收有"大黄膏""大黄冲水""哑罗大黄丸""黄连大黄丸""大黄丸""大黄干姜丸""大黄青矾丸""大黄姜末散""大黄""大黄酒"等药。[12]

美国公理会传教士卢公明(Justus Doolittle,1824—1880,清道光四年至清光绪六年)在《英华萃林韵府》介绍有:Rhubarb,大黄 ta'huang;Rhubarb *mixture*,大黄水 ta'huang shui;*White* rhubarb,牛皮消 niu' pi Hsiao。值得注意的是,"牛皮消"译成英文则为"白大黄"。[13]

高似兰(P. B. Cousland,1860—1930)编撰有《高氏医学辞汇》(*Cousland's English-Chinese Medical Lexicon*)。该书是中国近代最重要的医学工具书,是20世纪50年代以前的标准中英医学辞典。从1908年(清光绪三十四年)到1949年,共出版10版。[14]在笔者查看的

1949年第10版,有关大黄的药方有：水制大黄酊、复方大黄酊、酒制大黄酊(大黄酒)、大黄浸膏、复方大黄浸膏。与合信的著作相比,种类有所增加,译名有所变化。

正是由于大黄进入了传统西医的范围,在传统西医走向近代西医的过程中,大黄仍是西医重视的药材。由此,大黄在中西医学中均有位置。因此,尽管民国时期官修《中华药典》所收中药甚少,但大黄位列其中。[15]

传统西医转换到近代西医,那么传统西医的药材还是西药吗？如果不那么武断地看,考虑历史的连续性,那么大黄看作西药,似乎便不是什么问题了。

综合论之,大黄到底是什么？大黄从产地及当地的医疗体系来看,首先应是藏药;在中医体系中有着重要地位,所以又是中药;在阿拉伯医学体系中,又是很重要的药材;融入传统西医,成为传统西医的重要药材。阿魏是中药吗？肯定是中药,尽管其具有外来药材的背景。可以说,大黄既是中药,也是藏药,同时还是阿拉伯医药、西药。医学背后涉及的是哲学体系与逻辑思维,体现各自文明的特色;相对而言,药材是比较容易跨越不同文明的。不需要改变既有的文明体系及逻辑思维方式,也可以纳入不同医学体系的药材。不纳入美洲医学体系本身,不妨碍清康熙帝采用来自美洲的金鸡纳。当然,一个医疗体系下的药材,融入另一个医疗体系,而失去外来者的身份,则是需要时间积累的。

大黄是什么样的药材？

西方社会产生了大黄的更多认知需要,对大黄的认识史便由此展开。哪种大黄是"真大黄"、好大黄？原植物的形态是怎样的？相关问题,一直到近代中国才认识得比较清楚。

无论是中西方,对大黄药效都有个认识过程,甚至有所反复。中国方面主要对何处所产大黄最佳意见不一,但最终达成基本共识,形成中医正品大黄(3 种)。[16]西方对哪"一种"为真大黄,亦有过探索。清代前期掌控东西方大黄贸易的俄罗斯奠定了西方人对好大黄的基本认识:一是俄罗斯出口到欧洲的大黄是好大黄;二是俄罗斯出口到欧洲的马蹄形大黄是好大黄。大黄特别是药效好的大黄主要产于中国,明清时期西人长期无法在中国进行深入考察,因此西方社会要更准确认识大黄、认识好大黄,则要到晚清时期。由此,中西方有关大黄的认识实现了一定程度的汇通。

明清时期,中西方都出现了从医学角度关注大黄原植物的现象。

《本草纲目》"大黄"条对大黄的植物形态作了介绍。来华西人对该书的介绍,以及该书不同版本的西传,扩大了大黄在西方社会的影响,从而使得《本草纲目》有关大黄及其形态的记载,从中国史意义走向世界史意义,成为中外关系史的重要内容。

有资料显示,明末来华传教士卫匡国能够辨别大黄的形态。"卫匡国,准确的观察者和《中国新地图集》的作者,将另一批货物鉴定为真正的大黄。这位神父于 1654 年(引者按:明永历八年/清顺治十一年)6 月从阿姆斯特丹到安特卫普。路过巴伐利亚的隆德(Lund),他在那里参观了杰出的植物园,拜访了贵族朱斯特·诺贝莱尔(Juste Nobelair)镇长,一个很有教养的人。他看见了 Hippolapathum 的古老品种,满树圆圆的叶子,树长得很高很美丽,是真正的大黄。未经主人讲,卫匡国就报出了树名。基歇尔神父也认同这种说法。因而我们把这一植物的图画收入本书,这是不久前才绘制的。"[17]其实,从基歇尔《中国图说》附图来看,卫匡国确能鉴别出真正的大黄。[18]

差不多与卫匡国同时,南明来华传教士卜弥格据中医文献将大黄的植物形态介绍到西方。他在 1652 年(明永历六年/清顺治九年)前所著《中国事物概述》一书即有关于大黄形态的介绍:"大黄这种植物的叶子很大,有两只手那么长,它的底部有皱纹,面上光滑,叶子的两边有绒毛。它的茎秆从地表上伸出,有一只手那么长,呈绿色,贴近它的叶子也呈绿色。当它有绿色的叶子的时候,它就是绿的。大黄成熟后,当它的叶子还是绿色的时候,就可以把它连根一起挖出来。一般认为,如果它的液汁呈黄色,叶子呈血红色,那就成熟了。如果它很细嫩,那就是最好的大黄。"[19]卜弥格稍后完成(约完成于1653年/明永历七年/清顺治十年至1655年/明永历九年/清顺治十二年)《中国植物志》一书,是西方研究中国动植物的第一部科学著作,曾于1656年(明永历十年/清顺治十三年)在维也纳出版。[20]其中有对大黄的植物形态方面的记载:"大黄虽然生长在整个中国,但最常见于四川、陕西省和靠近长城的肃州。""这种植物的叶子很大,比两个手掌还长。它的背面发皱,表面光滑,边上有一层绒毛。它成熟后,就会萎谢,变得枯黄,最后便掉在地上。大黄的茎秆长到一个手掌那么高后,它的中部便长出一根柔嫩的枝桠,枝桠上开满了花(像大的紫罗兰花),从这种花中能够挤出一种像蓝色的牛奶样的液汁。大黄有一种刺鼻的气味,不好闻,它的根部或尾部都埋在地里,有一两个,有时候有三个手掌那么长,呈灰色,不太好看。它所有的根丝都很细,向四面伸展。如果把这种根切成一块块的,里面就露出了黄色的瓤,瓤中带有红色的纹路,还会流出一种黄色的,或者略带红色富于黏性的液汁。如果将这些块状瓤加以干燥处理,经验告诉我们,其中的液汁马上就会挥发掉。"[21]

雍正年间,法国来华耶稣会士巴多明(Dominique Parrenin,1663—1741,明永历十七年/清康熙二年至清乾隆六年)根据从产地采购大黄回来的中国药商的叙述,获得了大黄植物形态方面的知识:"大黄生长于中国许多地方,其中最好的出自四川,产于陕西、西藏的远在其下。其他地方也有,但均不被看好,大家也不用它。大黄茎干颇似小竹子,中空、易断,高3—4法尺,深紫色。3月时分,茎干上会长出长而厚的叶子,它们四四相对地长在同一个叶柄上,形成一个花萼。花为白色,有时也有紫色的。到了5月,大黄会结一颗颗黍粒般大小的种子——

人们于8月间采摘。大黄的根部又粗又长,分量最重、内部大理石花纹最多的根乃为上品,最受人器重。"这里反映的应是中国正品大黄特别是四川绵纹大黄的植物形态。[22]

需要指出的是,在卫匡国、卜弥格、巴多明对大黄进行鉴定的时代,近代植物学尚未发展起来,还未形成有现代植物学规范的判断方法。而到晚清时期,有了很大的变化。西方人得以深入大黄产区考察,逐步获得了有关大黄原植物的更多信息,对于大黄的好坏,也有了更深入的认识,对植物形态与药效的认识走向综合。

晚清来华循道会传教士师惟善(Frederick Porter Smith,1833—1888,清道光十三年至清光绪十四年),既是医师又是植物学者。他对大黄的植物形态作了相当谨慎的描述,没有清前期传教士那种以少量文字概括大黄植物形态的企图了。因为他知道:"湖北荆州(King-chaufu)、陕西北部的绥德州、甘肃的陇西(Lung-si)县、四川的茂州(Mauchau)及成都(Chingtu)府,都出产大黄,品种不一,有的品种与喜马拉雅大黄品种相同。"由于不同的大黄植物学性状并不相同,其在介绍这些大黄后,仅谈及"大黄在三四月开花,在五月结籽"。而后,从近代植物学角度区分了《本草纲目》所提及的另一种大黄的种属关系及其形态。"在《本草》中还提到一种被称作大黄的植物,这种大黄生长在江南,这种大黄开花时间早得多,所产大黄根质量也较差,这种大黄即土大黄。土大黄与山大黄,实际上是酸模的根茎。"关于大黄的质量,他谈道:"唐古特或吐蕃(Turfan)和西藏所产大黄质量较好。川大黄总体来说是最好的大黄,尽管极好的大黄来自陕西。食用大黄(*Rheum rhaponticum*)有时运到汉口。"[23]有关看法其实融入了中国对大黄品质的认识。

大黄还是药材吗?

大黄并非不言自明的药材,其在不同医学体系中有差异(在同一医学体系中不同大黄的地位也有差异),在不同时期有差异。明清时期中药基本药材内涵发生着变化,大黄也不例外。不仅如此,各种大黄并非都是药材;大黄原本并非只充作药材。

一、作为食物的大黄

大黄用作食物,在中国有着非常悠久的历史,至少起于唐朝。中国第一部官修本草《新修本草》(《唐本草》)认为,大黄"醒酒,堪生啖,亦以解热";但"多食不利人"。[24]食用大黄的习俗,虽然没有在中原地区流传下来,但显然在边疆民族地区保存下来了。

约于1247年(南宋淳祐七年)成书、南宋进士叶隆礼奉敕修撰的《契丹国志》记载了契丹在端午节食用大黄汤的情况。该书为宋人所作,可见宋人清楚契丹食用大黄汤的习俗,尽管契丹人所建立政权辽早在1125年(北宋宣和七年/辽保大五年/金天会三年)即已灭亡。

明清时期食用大黄的习惯传到了欧洲。西方世界对大黄进行了改造,培育出诸多适合食用的品种,促进了食用大黄习俗在欧美的普及。而从全球的角度看,大黄作为食物广泛使用的时间才约两百年。[25]用作食物的大黄,主要是指大黄的地上部分,即大黄叶(特别是大黄柄),但不限于此。据晚清来华西人的认识:"中国人与欧洲不同,并不食用大黄柄。"[26]在当代有关著作及网页信息上,亦可以发现内蒙古、宁夏一带还保留着食用大黄柄的习惯。[27]

二、作为染料的大黄

1850年代前,世界有机染料尚未投入生产。植物染料是世界上最广泛使用的染料。在大黄制夷盛行之时,大黄不仅仅是重要的药材,也是重要的染料。

清初俄国人将大黄看作织物的染料,稍后才重点关注药用的大黄。"起初,大黄的买卖是自由的。当时,大黄主要用于出口国外……但不是用来做药材。因此,阿列克谢·米哈伊洛维奇时期的克雷扎尼奇将其列入《颜料植物》之列,而不是《药用植物》。17 世纪左右,大黄根的疗效应该是被人获悉,出口量大增。"[28] 可见,俄国人开始是从染料的角度关注大黄,而后才关注药用的大黄。中亚一带,蒙古人所用大黄染料功能较好,但不是中医正品大黄,即供药用的大黄。晚清时期俄国探险家波塔宁(G. N. Potanin)曾来华考察,他早在来华前就关注过大黄。1868 年(同治七年),波塔宁《论 18 世纪准噶尔与布哈拉的商队贸易》一文发表。文中谈道:1653 年(清顺治十年),仅一个中亚商人销往俄国的大黄就达 671 公斤。"中亚商人不仅经营本地产品,还利用地处东西商道的有利条件,经营着与中国、印度、波斯的过境贸易。中国的大黄被认为是万能商品,作为染料也很有价值,在俄国深受欢迎。从 17 世纪上半叶起,布哈拉商人垄断波斯和俄国的大黄贸易。"[29]

随着俄法等国纺织业的发展,用作染料的大黄的需求量也在增加。1714 年(清康熙五十三年)6 月在福建的利国安神父[30]致法国德泽亚男爵的信中提到:"还有一些药用草本植物和根菜,若不是我们与中国人的贸易使它们被了解,它们在欧洲就可能不为人知。其中最主要和最驰名的是大黄。它在这里的售价很低,而且中国人好像只把它用作黄色染料。他们向我们出售大黄前几乎已从中提取了全部染料成分,对此我无法原谅。确实,如果我们得到上好的大黄,它可以派许多用场。"[31]由此可见,大黄在清代前期是欧洲人眼中的重要染料。

俄国人将大黄视作染料,这可能与蒙古僧俗常用大黄染色有关。俄国原本只是蒙古金帐汗国统治下的一个封建小邦。清初彼得一世时期发展为俄罗斯帝国。在东进过程中,有不少蒙古部落居住地区纳入了俄国的版图,而且俄国与境外的蒙古地区保持着密切的联系。

中国人有关记载亦提到大黄用于染色的情况,但年代较迟。乾隆五十三年松筠专办恰克图事,他提出以查禁大黄的方式对付俄国,认为"彼国不可一日无大黄"。"盖俄罗斯新都在彼得罗堡,滨海多鱼。旧都在莫斯科洼,五谷较少,惟鱼是食,须大黄以解鱼毒。其东,偏锡仁利诸部,本靺鞨旧壤,风俗多同蒙古,不食五谷,惟嗜牛羊酥乳,脏腑火盛,亦必须大黄以荡涤之。至俄罗斯南境,毗连安集延、回疆等处,食大黄者虽少,而多用以染色。故俄罗斯特派头人专司收买大黄,散给属下,官卖济众。"[32]这里在强调大黄药用的同时,亦提及其染色功能:大黄具有染色功能及这种功能在大黄诸种角色中的地位,亦体现出来了。松筠有关记述,实体现在其《绥服纪略》一书。《朔方备乘》所据应即是书。[33]因此,清代前期的大黄制夷,虽然是基于大黄药用的考虑,但也兼及了大黄在西方用作染料的功能。

三、作为烟草的大黄

早在乾隆末年,随军进藏的江南人士周蔼联就注意到藏人吸食大黄叶的现象:"番人以大黄叶晒干代烟吸之,以代大黄,亦所食皆牛羊乳酪,吸此可除食火耳。"[34]

清末以来一直在藏地活动的英国人贝尔对藏地吸食大黄烟的习俗进行了详细介绍:"烟草大半由印度输入,少数的由中国本部输入。由尼泊尔西克姆及布坦(不丹)输入者,为数最少。有些人,特别是在环绕拉沙(拉萨)各区者,不吸烟,但吸大黄以代之。他们想吸烟有罪,大黄则否,以期安慰他们自己的良心,但是大部分人以烟合大黄吸。""上等阶级不常由店中购买混合的烟,因其中含有泥土。他们所买的一种大黄,名为 Cho-lo。他们先把大黄洗净,再加入大麦啤酒,即可以吸。这种 Cho-lo,由拉沙南部输入,遍布西藏之大半。妇人们不吸烟。"[35]"他们常以吸鼻烟的方式吸烟。"[36]

1924 年,英国驻打箭炉领事孔贝也记载了藏地吸食大黄的情况:"烟草(tama)通常的用途是吸烟或做灯花,是从中国内地、尼泊尔、不丹和锡金进口来的。大黄的叶子就是拉萨很有名的'却罗'(cho-lo,汉语:酸姜),通常也拿来吸烟。西藏女人不吸烟,如果她吸了,就会被人讥笑,被人称做汉人;但西藏女人吸大黄。约有百分之七十的男人和女人吸食大黄;不过,这个数字不包括牧民和喇嘛,他们从来不吸。"[37]孔贝有关大黄的知识来自藏人智慧保罗,即著名藏学家谢国安。[38]

有关材料表明,吸食大黄烟的习俗至少从乾隆末期就已产生,并一直延续到民国时期,并随时代发展有所变化。除了传统的以大黄代烟外,大部分人以烟合大黄吸,而且上等阶级还加入大麦啤酒。而到民国时期,则有妇女吸食大黄烟的记载。大黄叶具有辛辣味,确与烟叶类似。1870年代,西方社会出现了用大黄叶制假烟的现象。[39]此种现象的出现,是否受藏人吸食大黄烟习俗的启发,尚不得而知。[40]

四、作为植物的大黄

明清时期,东西方社会从植物学视角进一步关注大黄。将关注重心从研究植物的效用转到植物本身,是植物学从医学独立出来的重要标志。明清时期是传统植物学向近代植物学的过渡时期,医学与植物学之间已出现了分离的趋向,但两者界限还较为模糊。无论传统植物学还是近代植物学,对大黄的关注都侧重于植物形态学方面。传统植物学通过对植物形态的描述,对植物进行了一定的区分,但还缺乏科学的分类;近代植物学则建立了比较科学的分析鉴定植物种属的体系,但明清时期尚在发展之中。

随着植物学的发展,由"大黄"出发,产生了大黄属这一较为庞大的大黄家族。

大黄属,全世界大约有60种。根据《中国植物志》[41]等文献资料、结合明清时期中外关系史的变迁,可以以1842年、1870年为重要界标,将清代西方世界发现大黄的进程划分为三个时期。

1842年前,是大黄对中外关系影响最大的时期。此时,西方对大黄了解并不多。这一时期辨认出来的大黄有:掌叶大黄(*Rheum palmatum*)、波叶大黄(*Rheum undulatum*)、密序大黄(*Rheum compactum*)、圆叶大黄(*Rheum tataricum*),分别由瑞典著名植物学家林奈[42]于 1759、1762、1762、1781 年定名。矮大黄(*Rheum nanum* Siev. ex Pall.)则在 1796 年定名。藏边大黄(*Rheum australe*),由大卫·唐(David Don)于 1825 年确定学名。[43]喜马拉雅大黄(*Rheum webbianum*)、穗序大黄(*Rheum spiciforme*)、卵果大黄(*Rheum moorcroftianum*),均由英国植物学家来拉(John Forbes Royle)[44]于 1839 年命名。枝穗大黄(*Rheum rhizostachyum*),由俄国科学家什连克(Schrenk)于 1842 年定名。

综上,1842 年及此前,西方社会对产于当今中国境内的大黄,只鉴定出 10 种。1759—1781 年,瑞典植物学家、近代植物学奠基人林奈鉴别出 4 种大黄。此后 15 年,德籍俄国科学院院士帕拉斯于 1796 年鉴定出矮大黄;再后,直到 1825 年才鉴定出一种新的大黄来;又过了 14 年,才于 1839 年同时鉴定出 3 种大黄来。输往西方被视为"真大黄"的中医正品大黄,此时仅有掌叶大黄一种鉴定出来;在鉴定出来的大黄中,还常有异名,反映了西方在鉴定大黄过程中不时出现反复、混乱。1825—1839 年鉴定出来的 4 种大黄,均与英国人对喜马拉雅一带的中国西南边疆的侵略扩张有关;1842 年鉴定出来的枝穗大黄则与俄国人在中国西北边疆的扩张有关。这一时期西方社会对大黄认识不清,了解甚少;然而,这正是大黄制夷观念发展强化及盛行之时,正是大黄在明清中外关系史上发挥最大影响的时期。

从 1842 年以后到 1870 年,仅有两种大黄新种鉴定出来,而且依然是在喜马拉雅山区发现的。塔黄,又名高山大黄,学名 *Rheum nobile*,1855 年由胡克及托马斯(Hook. f. et Thoms.)两人定名,产自西藏喜马拉雅山麓及云南西北部,生长于海拔 4 000—4 800 米高山石滩及湿草地,喜马拉雅山南麓各国也有分布。同样,胡克及托马斯两人亦鉴定出了心叶大黄(*Rheum acuminatum*)。这一时期西方发现的新种少,与西方人无法顺利深入到大黄主产区有关。

1870 年后,情况发生巨大变化。从 1871 年起,西方社会进入发现大黄新种的高峰期。这与西方国家在华扩张的深入有关。俄国人在大黄新种的发现与鉴定方面发挥着特别重要的作用;其他国家如法国等,亦有所贡献。到1870年代中期,俄国探险家普尔热瓦尔斯基到中国西部探险,中医正品大黄所对应的原植物完整鉴定出来了。

随着"大黄"向"大黄属"的演化,大黄属下诸多大黄的药物意义一时并不凸显。名称同为"大黄",也为此后医学界对各种大黄进行深入的研究提供了条件。

植物学二名法采用拉丁文(大黄属对应的拉丁文 Rheum),原本国际通用。近年来,由于民族主义情绪在全球范围内兴起,二名法受到了挑战。

五、作为农产品的大黄

1870年代以来,来华西人注意到了商品经济对野生大黄采集的影响。如俄国探险家普尔热瓦尔斯基就注意到天堂寺附近原本可以采集到大黄的地方难以采到了,只能去更远的地方采集。至于兽用的大黄,已发现中国人在种植了。而有关方志则显示,在江南一带,专门种植有大黄,有西北客商前往收购。至于西方,大黄经过园艺创新,则成为了蔬菜与水果。大黄不仅仅是药材,而且是农产品。大黄由野生到种植,其药效会受到怎样的影响?[45]

如何看待贸易与医疗的关系?

贸易推动着人们对商品的认知。清代来华传教士利国安对此有所认识。1714年(清康熙五十三年)6月在福建的利国安神父致法国德泽亚男爵(de Zea)信中提到:"还有一些药用草本植物和根菜,若不是我们与中国人的贸易使它们被了解,它们在欧洲就可能不为人知。其中最主要和最驰名的是大黄。"[46]

在使用过程中,西人对大黄知识产生了更多的需求。产自中国的大黄可以充作染料与药材(欧洲获自美洲的胭脂红亦有染料及药材两重功能)。贸易使得人们产生了进一步的认知需求,从而推动对有关药材及原植物的进一步关注。由此,贸易与其他因素共同作用,推动对大黄等药材的考察走向深入。"大黄热"在西方的几度兴起,便是如此。

　　贸易毕竟不是医疗。贸易根据自身的规则创制出大黄的各种商品名。

　　阿拉伯学者伊本·贾米(Ibn Djami)《大黄考》称:"今天,我们把大黄分为四种,其中的三种则是根据其外部特征之相似,根据其特点和作用之类同而为名副其实的大黄,但第四种,除其名字与前三种相同以外,无论其特征,还是其性质均没有一点共同之处。"他强调:"真正的大黄"有三种:"其中两种以陈大黄闻名,第三种以鲜大黄闻名。""陈大黄中,一种叫中国大黄,另一种叫僧祇大黄。鲜大黄则是人们所知道的突厥大黄和波斯大黄。至于第四种,是指叙利亚大黄。"[47]他认为,"叙利亚大黄"有"大黄"之名而无"大黄"之实。"至于叙利亚大黄,来自叙利亚的阿曼地区。叙利亚大黄为根状木质,长而且圆,粗细如手指,稍硬,表面带铅棕色,裂口外光滑,呈黄蓝混杂色。某些人认为,这是黑阿魏(marhūth)的根茎。通常也被称其为动物大黄,因为兽医将这种大黄放入治疗肝炎的药水之中。"[48]这里有关大黄的称谓,其实很大程度上是受大黄贸易线路影响的,并且贸易线路影响商品名称对大黄、麝香等诸多商品都是成立的。"而一般说的突厥大黄或波斯大黄,是来自突厥和波斯的一种。""大黄从海上运到向我们出口的国家,即波斯;因为同样的理由,又称其为突厥大黄,其原因是来自突厥地区和中国。""这和所称作的伊拉克麝香的道理是一样的,因为麝香是印度经由伊拉克运到我们这里来的。"[49]

　　不仅如此,欧洲还从俄国和东印度地区得到大黄的供应,这种情况也影响了对大黄的命名。清代前期,各种来源的大黄开始出现统合。大黄依据其来源,大致分为两大类。从中国北方经陆路运往西方的大黄,统称为土耳其大黄;而海路从广州等地运销西方的大黄,则被称为印度大黄。

欧洲从俄国获得的大黄,通常称为"土耳其大黄","因为这种大黄是西方人在同土耳其人做生意时经常从地中海东部地区进口的,而土耳其人又是通过波斯人从布哈拉人那里得到的。现在,虽然这种大黄不像过去那样运到君士坦丁堡,而是由布哈拉商人运到恰克图卖给俄国人,但它仍然保留着原来的名称。这个名称确实是最通用的;但是,有几位作者偶尔也把它叫做俄国大黄、鞑靼大黄、布哈拉大黄、西藏大黄等等。俄国出口的这种大黄略有些圆的大片,皮去掉了,中间穿上一个洞;表面是黄色的,切开时则露出夹杂着鲜红条纹的颜色"[50]。可见,在新航路开辟前,土耳其人垄断了东西方贸易,大黄贸易也掌握在土耳其人手中,因为从中国经陆路运往西方的大黄,就被称为"土耳其大黄"。后来俄国兴起,经陆路销往西方的大黄,主要掌握在俄国人手上,但"土耳其大黄"的称呼却延续下来。当然,俄国、鞑靼、布哈拉、中国西藏,因参与到大黄贸易进程中来,均得以在大黄的命名体系中占有一席之地,产生了冠地名于前的大黄名,如俄国大黄、鞑靼大黄、布哈拉大黄、西藏大黄等。

欧洲从东印度地区获得的大黄,被药剂师称为"印度大黄"。"它来自广州,比前一种大黄更长、更硬、更重而且质地更加紧密;它的收敛作用较强,香味较小;但是,由于它的价格便宜,使用范围比鞑靼大黄或土耳其大黄要普遍得多。"[51]明中叶,欧人东来,首先在东印度地区关注到大黄。如,葡王药剂师皮莱资在来华前,先在东南亚一带活动,便关注到中国商人将大黄运到马六甲。"印度大黄"名称的形成,药剂师的作用是不容忽视的。

西方将经不同商路从中国输出的大黄称为俄罗斯大黄、印度大黄、土耳其大黄。而明清来华传教士已开始意识到无论从陆路还是从海路输出的大黄,很可能都是同一地方输出的;而且可能产自中国西部。[52]

晚清时期,大黄产地、贸易路线等进一步明确。但传统总会留下痕迹。晚清来华传教士苏慧廉(William Edward Soothill, 1861—1935)民国时期出版的著作在翻译鸦片战争时期的"茶黄制夷论"时,仍将大黄译为"Turkey rhubarb"(土耳其大黄)。[53]

晚清海关资料中,大黄产生了另外一批商品名。1909 年度重庆海关报告谈到重庆出口的种种大黄:灌县的灌黄(又叫凉黄);中坝的洋片子、剥皮中吉或吉子;雅州的野黄(又叫雅黄)以及蛋吉等。[54]而在民国时期,药材收购中,则有朱砂岔、荞面盆、牛屎黄等质量等级不同的大黄。[55]

现代中药根据原植物、产地、加工方法的不同,对大黄商品名有不同的规定:"大黄按传统规格,原定为西大黄、雅黄、南大黄三类。前一类的原植物为掌叶大黄及唐古特大黄。后两类的原植物均为药用大黄。西大黄多已变为家种,各地大黄品种优良者均应参照所订规格加工。分为蛋片吉、苏吉、水根三个规格。不善于加工者,可按原大黄标准,统货购销。雅黄系指甘孜、阿坝、凉山州、青海(德格)及云南等地的产品。南大黄系指川东与湖北、贵州及陕西毗邻地区的栽培品。"[56]

一般而言,贸易对于医疗知识的初识、推广是有作用的。贸易本身并不必然保证起到持续、稳定的作用。贸易作为一种沟通方式,沟通效果还与具体情境有关,例如,药材的自然生产力、初始生产者、各环节的贸易商、政治关系变动。就大黄作为药物在西方的影响而言,中西大黄贸易的一度掌握者俄国,起着十分重要的作用,促成欧洲对优质大黄的基本认识。而俄国大黄贸易地位的取代者英国,则为西方社会提供了大量的大黄,从而使大黄在欧洲得到广泛的使用,尽管质量上不及原本由俄国人提供的大黄。俄、英两国从不同层面推动了大黄在欧洲的影响。而在质量上一旦失控、混乱,贸易中大黄的价格就会有较大的差异,质劣的甚至不适宜药用的大黄就会进入市场。晚清时期津海关大黄贸易规模一度相当庞大,但天津所在的华北地区所产大黄质量较劣(华北大黄到清代以来就是非正品大黄;华北产大黄,但并非正品大黄主产区。津海关的大黄中,来自西宁等处的,质量自然较佳),甚至大黄属约 60 种大黄之外的酸模,也被采集来当作大黄进入市场。

药材本身的特点也对贸易产生了影响。大黄难以移植,容易变异,地道大黄还是要从中国进口;即使到了当下,甘肃礼县的栽培大黄大量出口西方,成为中国主要的大黄产地。麝香容易作假,价高,而且来源还不稳定,不具有可持续性,麝香贸易对西方的可能影响就小些。

在考虑贸易的可能影响时,特别是明清时期,要考虑到东西方物产的差异。正如伏尔泰所言,东方物产远较西方丰富。当时总体上形成了西方需要东方物产而东方却不需要西方物产的格局。东亚、东南亚物产丰富,生产率高,而且还有诸多特有种(如第四纪冰期孑遗植物)。因此,贸易在推动医疗方面,至少在农业时代,对西方的影响大于东方。

总体而言,贸易对医疗是有影响的。但在不同时代,对不同地区的影响是不同的。贸易对医疗的影响,可以较为直接地,也可以辗转地对医疗产生影响。讨论贸易对医疗的影响,需要更具体深入的研究,在此基础上提出可能的动力机制与影响模式。

注释

[1] [清] 黄奭辑:《神农本草经》,北京:中医古籍出版社,1982 年,第 267 页。
[2] 帝玛尔·丹增彭措:《晶珠本草》,毛继祖等译注,上海:上海科学技术出版社,1986 年,第 93—97 页。又及,近年出版的藏医药名著《医学四续》一书所附"动植物汉文、拉丁文学名对照",亚大黄仅对应一种现代植物,即穗序大黄(Rheum spiciforme Royle),恐不确。参看宇妥·元丹衮波:《医学四续》,毛继祖、马世林、罗尚达、毛韶玲译注,上海:上海科学技术出版社,2012 年,第 335、340 页。
[3] 讨论阿拉伯医学,是基于地跨欧亚非三洲的阿拉伯帝国(632—1258,唐贞观六年至南宋宝祐六年/蒙古宪宗八年)的历史影响而展开的。阿拉伯帝国疆域包括了当今的伊朗。

本文讨论阿拉伯医学,地域上包括伊朗,这与当下对阿拉伯地区的理解有所不同。

[４] ［美］乔治·萨顿:《文艺复兴时期的科学观》,郑诚、郑方磊、袁媛译,上海:上海交通大学出版社,2007 年,第 91—104 页。

[５] 江晓原主编:《科学史十五讲》,北京:北京大学出版社,2006 年,第 122 页。

[６] ［法］费瑯辑注:《阿拉伯波斯突厥人东方文献辑注》,耿昇、穆根来译,北京:中华书局,1989 年,第 289 页。该书将阿维森纳译作"阿维凯奈"。

[７] ［法］费瑯辑注:《阿拉伯波斯突厥人东方文献辑注》,第 296 页。

[８] 迪奥斯克里德斯为生活于 1 世纪后半叶的古罗马时期希腊医生,有"迪奥斯科里德斯""迪奥斯哥里德"等相近译法。

[９] ［法］费瑯辑注:《阿拉伯波斯突厥人东方文献辑注》,第 288 页。

[１０] ［美］乔治·萨顿:《文艺复兴时期的科学观》,第 156—161 页。

[１１] ［英］合信、［清］管茂材:《西医略论》,咸丰七年上海仁济医馆刊本。

[１２] Benjamin Hobson, *A Medical Vocabulary in English and Chinese*（Shanghai：Shanghai Mission Press, 1858）, 62－66.此书在《近代来华外国人名辞典》"合信"条意译为"《英汉医学词汇》(*A Medical Vocabulary in English and Chinese*)(1858)",而此书原有中文书名为《医学英华字释》。

[１３] Justus Doolittle, *A Vocabulary and Handbook of the Chinese Language*, vol 1, 1872, p.411.据笔者了解,中医并没有"白大黄"之说。据研究"牛皮消"为萝藦科植物,明代朱橚《救荒本草》卷一有介绍。大黄则一般指蓼科大黄属植物。西方世界中如何产生"White rhubarb"(白大黄)的称谓,应进一步查考。参看《李约瑟中国科学技术史》第六卷第一分册,北京:科学出版社,上海:上海古籍出版社,2006 年,第 288 页。

[１４] 张大庆:《高似兰——医学名词翻译标准化的推动者》,《中国科技史料》2001 年第 4 期。

[１５] 芦笛:《国民政府的药物标准统一工作——以药典的筹备、编纂和推行为中心》,《福建师范大学学报(哲学社会科学版)》2017 年第 1 期。

[１６] 值得关注的是,明清之际中医对最基本的中药材内涵的认定均发生变化。江南产的大黄不被医家认可了。其他诸如附子、人参、地黄正宗产地也发生了调整。相关分析,此处暂不展开。

[１７] ［德］阿塔纳修斯·基歇尔:《中国图说》,张西平、杨慧玲、孟宪谟译,郑州:大象出版社,2010 年,第 333 页。卫匡国(M. Martini, 1614—1661,明万历四十二年至清顺治十八年/明永历十五年):意大利传教士,1643 年(明崇祯十六年/清崇德八年)来华,大部分时间在中国杭州传教。

[１８]《中国图说》附有两幅图。其中第 331 页有"Matthiolus 的大黄"图,第 332 页有"真正的大黄"图。查照一下,"真正的大黄"图,描述出了大型圆锥花序,而叶子为圆形或近圆形,则似似波叶大黄。无论是波叶大黄,还是正品大黄(药用大黄、掌叶大黄、唐古特大黄),均为大型圆锥花序;而药用大黄、唐古特大黄叶子是近圆形或宽卵形,而掌叶大黄叶子显与此不同。值得指出的是,两图中,前图对花序描述不确,而且叶子有较明显、夸

120

张的皱波状,因此,头一图作者所要描述的实际是波叶大黄,然不大确切,所描绘的其至很可能是蓼科酸模的羊蹄(羊蹄有土大黄、羊蹄大黄、癣大黄等称谓,然而并非蓼科大黄属植物,而是蓼科酸模属植物)。而后一图,据卫匡国的认识所绘之图,可以判断为真正的大黄。材料中提及唐古特大黄,将其视为唐古特大黄的图像,有关文字说明与图是合适的。因此,此图可以视为"真正的大黄"的图像。

[19] [波兰]卜弥格:《卜弥格文集:中西文化交流与中医西传》,[波兰]爱德华·卡伊丹斯基波兰文翻译,张振辉、张西平译,上海:华东师范大学出版社,2013 年,第 190 页。

[20] [波兰]卜弥格:《卜弥格文集:中西文化交流与中医西传》,第 299 页。

[21] [波兰]卜弥格:《卜弥格文集:中西文化交流与中医西传》,第 337 页。因为卜弥格在图示中将"大黄"拼成"太黄",译者将本注中"大黄"均译为"太黄"。为阅读方便,本处引用均将"太黄"改为"大黄"。

[22] [法]杜赫德编:《耶稣会士中国书简集:中国回忆录》Ⅱ,郑德弟译,郑州:大象出版社,2001 年,第 307—309 页。而杜赫德的书又对瑞典来华随船牧师奥斯贝克等人产生了影响。《耶稣会士中国书简集》,只是《耶稣会士通信集》的节选。除《通信集》外,杜赫德还编有《中华帝国全志》,其中第 3 卷记述了医药、博物等方面的内容。此两部著作与《北京耶稣会的中国纪要》合称欧洲 18 世纪关于中国的三大名著。陈君静:《大洋彼岸的回声:美国中国史研究历史考察》,北京:中国社会科学出版社,2003 年,第 7—8 页。

[23] Frederick Porter Smith, *Contributions towards the Materia Medica & Natural History of China* (Shanghai: American Presbyterian Mission Press, 1871), 185.

[24] [唐]苏敬等撰:《新修本草》,北京:中医古籍出版社,1985 年。《唐本草》是唐代政府于公元 659 年(唐高宗显庆四年)制定的本草,有中国最早的药典之称,也是世界上最早的国家药典。这部在唐初制定的药典,最初由长孙无忌(先世鲜卑贵族、北魏皇族支系)领衔。唐代胡化比较明显,大黄用作食物可能与少数民族背景有关,即鲜卑背景有关。唐以后,食用大黄习俗在中原基本不传,但大黄汤在契丹宫廷中得到流传。大黄食用是否本源于边疆少数民族? 唐都长安在陕西,而陕西一带出产大黄,是否与大黄食用习俗的形成有关? 待考。

[25] 郑俊华、果德安主编:《大黄的现代研究》,北京:北京大学医学出版社,2007 年,第819 页。

[26] Frederick Porter Smith, 185.

[27] 1830 年代到阿富汗游历的英国人,亦注重到阿富汗当地产大黄及食用大黄情况。另外,1840 年前后,来华英人整理出来的西人有关大黄的记述及食用大黄的情况,参看[德] G. F.米勒、彼得·西蒙·帕拉斯:《西伯利亚的征服和早期俄中交往、战争和商业史》,李雨时译,北京:商务印书馆,1979 年,第 40 页。

[28] [俄]特鲁谢维奇:《十九世纪前的俄中外交及贸易关系》,徐东辉、谭萍译,长沙:岳麓书社,2010 年,第 98 页。"药用大黄"(drugs rhubarb)之外,中西方还有"染色大黄"(dyeing rhubarb)之名目。

［29］［俄］波塔宁：《论 18 世纪准噶尔与布哈拉的商队贸易》（G. N. Potanin, "O karavannoy torgovle s Dzhungarskoy Bukhariyey v XVIII stoletii"），《莫斯科大学皇家中世纪史学会报告》第 2 卷,莫斯科 1868 年版,第 53 页。转引自蓝琪：《论 16 至 17 世纪中亚国家与俄国关系的实质》,《世界历史》2008 年第 1 期,第 73 页。

［30］利国安（Giovanni Laureati, 1666—1727,明永历二十年/清康熙五年至清雍正三年）,意大利人,耶稣会士。约 1704 年（清康熙四十三年）到厦门,1718 年（清康熙五十七年）在北京,1718 年—1721 年（清康熙六十年）任耶稣会中国和日本的巡按使,1725 年（清雍正三年）被放逐到广州。

［31］［法］杜赫德编：《耶稣会士中国书简集：中国回忆录》Ⅰ,第 115 页。中国出口到欧洲的大黄,实为大黄根,因此,此处反映的是大黄根用于染色的情况。其实,据网络资料,大黄用于染色,多用大黄叶；大黄因为有某种酸性物质,着色后不易褪色,也运用于艺术绘画。参看 http：//www. howtopedia. org/en/How_to_Dye_/_Textile_with_Natural_Colors%3F；另据有关资料,有些大黄更适于做染料,有些更适于做药材；有药用大黄（drugs rhubarb）与染色大黄（dyeing rhubarb）之分。

［32］［清］何秋涛：《朔方备乘》卷 37,台北：文海出版社,1966 年,第 767 页。

［33］胡秋原：《近代中国对西方及列强认识资料汇编》,第一辑第一分册,台北："中研院"近代史研究所,1972 年,第 72 页。

［34］周蔼联：《竺国纪游》,"序",近代中国史料丛刊续辑第 458 号,台北：文海出版社,1974 年。

［35］［英］查理士比耳：《西藏人民的生活》,刘光炎译,上海：民智书局,1929 年,第 257—258 页。这里查理士比耳即英国人贝尔（Sir Charles Bell, 1870—1945）。贝尔在《西藏的人民》（The People of Tibet）（1928）一书介绍了藏人吸食大黄烟的习俗。该书有多种中译本。此处所引刘光炎译本将此书译为《西藏人民的生活》。贝尔曾于 1904—1905、1906、1908—1918、1920—1921 年在中国西南以及不丹和锡金（古称哲孟雄）充当英国政府代理人,有关于西藏的著述多种,是著名的西藏通与藏学家。

［36］清乾隆四十三年序刊本《西域闻见录》载温都斯坦回民钟爱大黄,囊系胸前,舌舐而鼻嗅之。由于温都斯坦毗连藏地,笔者以为有可能是海兰达尔对吸食大黄烟习俗的误读,而《西域闻见录》作者椿园莫辨真假。温都斯坦一带若以藏地居民吸食大黄烟,而吸烟的方式又是鼻烟,那不解内情的海兰达尔（游方僧人）便可能误读。此处材料进一步侧证笔者的判断。笔者此前相关考证,参见《论清代大黄制夷观念的发展演变》（下）,《明清海防研究论丛》第三辑,广州：广东人民出版社,2009 年,第 231—232 页。

［37］［英］孔贝：《藏人言藏：孔贝康藏闻见录》,邓小咏译,北京：中国社会科学出版社、成都：四川民族出版社,2002 年,第 113 页。

［38］史幼波：《大香格里拉洋人秘史》,重庆：重庆出版社,2007 年,第 108 页。

［39］Clifford M. Foust, *Rhubarb: The Wondrous Drug*（Princeton：Princeton University Press,1992）, 195 - 196.

[40] 明代蒙古部落亦采大黄叶。据瞿九思《万历武功录》载："会满五大部夷银定、倘不浪、道逢满秃害采大黄叶。满秃害，故青把都都夷也。"明万历时，关外的蒙古部落分为吉囊部、老把都部及俺答部等三大部落。《万历武功录》首刻于明万历四十年(1612)，因此至少此时明王朝已知大黄叶在蒙古诸部落中亦有用途。参看[明]瞿九思：《万历武功录》卷9《中三边》。蒙藏关系密切，是否蒙地如藏地一样使用大黄叶？从现在内蒙古仍有食用大黄柄的习俗，推断他们也可能采食大黄叶。当然，亦可以既食大黄柄，又吸食大黄叶，具体不得而知。

[41] 中国科学院中国植物志编辑委员会：《中国植物志》，第二十五卷，第一分册，北京：科学出版社，1998年，第166—209页。

[42] 瑞典植物学家，著名分类学家。大黄属植物即由其命名(Rheum L.)。属模式种：*Rheum rhaponticum* L.(此为栽培种大黄)，以及波叶大黄(*Rheum undulatum* L.)(1762)、密序大黄(*Rheum compactum* L.)(1762)、掌叶组模式标本掌叶大黄(*Rheum palmatum* L.)(1759)、圆叶组大黄模式标本圆叶大黄(*Rheum tataricum* L.)(1781)均由林奈命名。此外，波叶大黄的异名 *Rheum rhabarbarum* L.(1753)亦是林奈命名的。林奈从未到过中国、印度等远东地区。他的学生奥斯贝克曾到中国为其收集植物及其标本；奥斯贝克留下了有关大黄的记述。主要参考中国科学院中国植物志编辑委员会：《中国植物志》，第166—209页。

[43] 大卫·唐(David Don，或作 D. Don，1799—1841)：苏格兰植物学家。1822—1841年任伦敦林奈学会(The Linnean Society of London)图书馆管理员；1836—1841年任英国伦敦国王学院教授。在植物学研究上富有成就。在担任图书馆工作期间，据加尔各答植物物园两位植物学家汉密尔顿(Francis Hamilton)及华莱士(Nathaniel Wallich)收集的植物，编成 *Prodromus florae nepalensis*. London, J. Gale, 1825 一书，发表了"藏边大黄"的学名 *Rheum australe*。而 Wall.发表的 *Rheum emodi* 为藏边大黄的异名。参看中国科学院中国植物志编辑委员会：《中国植物志》，第二十五卷，第一分册，"大黄属"，第172页。

[44] 来拉(John Forbes Royle，1799—1858)：英国植物学家，药用植物学教授，1799年生于印度开普尔(即后来的坎普尔)，入东印度公司充当助理医师；此后，他致力于研究生物学和地质学，在喜马拉雅山区大力从事采集活动。他对印度植物的药用特性及土著使用历史进行调查研究，1837年发表了调研论文《关于印度药物遗迹考》。曾任东印度公司植物园主近十年(该园设在喜马拉雅 Saharanpur 地方)。1837年他被任命为伦敦大学药用植物学教授，直至1856年。他的学术声望主要系于1839年首版的两卷本著作，即《喜马拉雅山植物图说及其他自然史》及《克什米尔植物志》。作为一名植物学家，他名字的简称 Royle 体现于植物学名的引证之中。据《中国植物志》，大黄属植物中有3种大黄是他命名的：波叶组的喜马拉雅大黄(*R. Webbianum* Royle)(1839)，穗序组的穗序大黄(*R. spiciforme* Royle)、卵果大黄(*R. moocroftianum*)。歧穗大黄(*Rheum przewalskyi*)、菱叶大黄(*Rheum rhomboideum*)的异名均为 *Rheum spiciforme* auct. non.

123

Royle。歧穗大黄学名即以俄国探险家普尔热瓦尔斯的名字命名,即 *Rheum przewalskyi*,由 A. Los.于 1936 年有关发表确定学名。而菱叶大黄学名为 *Rheum rhomboideum*,由苏联学者 A. Los.发表。另及,晚清时期西人傅兰雅口译、国人赵元益笔述《西药大成》,即译自来拉的著作《药物学和治疗学》。中译本据海得兰(F. W. Headland)修订的第五版译出,共 10 卷 16 册。前三卷出版到 1879 年;卷四至卷十是该书的主体部分,出版于 1884 年,其中卷四至卷七"草木药品"是全书中所占篇幅最大的一部分。参看 http://en.wikipedia.org/wiki/John_Forbes_Royle,2011 - 5 - 20 取见;Clifford M. Foust,165;《中国植物志》第二十五卷,第一分册,第 203 页;王扬宗:《傅兰雅与近代中国的科学启蒙》,北京:科学出版社,2000 年,第 62—63、129 页。

[45] 关于大黄等基本中药从野生到种植的过程,笔者将另文研究。

[46][法]杜赫德编:《耶稣会士中国书简集:中国回忆录》I,第 115 页。

[47][法]费琅辑注:《阿拉伯波斯突厥人东方文献辑注》,第 290 页。

[48][法]费琅辑注:《阿拉伯波斯突厥人东方文献辑注》,第 293 页。

[49][法]费琅辑注:《阿拉伯波斯突厥人东方文献辑注》,第 292 页。

[50][德] G. F.米勒、彼得·西蒙·帕拉斯:《西伯利亚的征服和早期俄中交往、战争和商业史》,第 38 页。

[51][德] G. F.米勒、彼得·西蒙·帕拉斯:《西伯利亚的征服和早期俄中交往、战争和商业史》,第 38 页。

[52] 据研究,利玛窦与庞迪我是自马可·波罗以来首次敏锐猜测到即使在中国,大黄也不是广泛种植的,其产地主要局限在西部或西北地区,中国沿海地区的大黄以及经中亚及中东由陆路运到西方的大黄都是那里出产的。Diego de Pantoia, "A Letter of Father Diego de Pantoia, one of the Company of Jesus De Guzman, to Father Luys De Guzman, Provinciall in the Province of Toledo; written in Paquin, which is the Court of the King of China, the ninth of March, the year 1602," *Purchas His Pilgrimes* 12: 362;转见于 Clifford M. Foust,23。几经反复后,伴随着鸦片战争后国门的开放,西人得以深入大黄产地,了解各方面有关大黄的信息,明确中国北方陆路及南方海道输出的大黄主要都来自西部地区。

[53] William Edward Soothill, *China and the West: a sketch of their intercourse* (Curzon Press, 1925), 108 - 109, 126.苏慧廉(William Edward Soothill),偕我公会传教士,1882 年(清光绪八年)来华。其著作多有涉及大黄者。

[54] 周勇、刘景修译编:《近代重庆经济与社会发展,1876—1949》,成都:四川大学出版社,1987 年,第 315 页。

[55]《羌寨怒火》编写组整理:《羌寨怒火》,成都:四川民族出版社,1978 年,第 20—21 页。

[56] 杨汝峰主编:《中药鉴定学》,北京:中国医药科技出版社,1999 年,第 40 页。

丁香之结

——从香药文化到香料战争

徐冠勉

> 丁香：东洋仅产于美洛居，夷人用以辟邪，曰多置此，则国有
> 王气。故二夷之所必争。
>
> ——《东西洋考》

介绍：丁香之惑

在近代早期，印尼东部的马鲁古群岛（即香料群岛）是全世界的焦点。作为当时世界唯一出产丁香（cloves）、肉豆蔻（nutmegs）和肉豆蔻衣（mace）这三种精细香料的区域，它吸引了全球关注，也引发了全球竞争。为了控制香料贸易，葡萄牙人、西班牙人、英国人和荷兰人各自派遣船队从不同路线跨越大半个地球驶抵香料群岛，并展开了一场近乎世界大战的"香料战争"。最终，成立于 1602 年的荷兰东印度公司（VOC）通过武力驱逐了欧洲和亚洲竞争对手，镇压了当地人的反抗，并于 1660 年代成为了香料群岛的霸主。[1]

关于这场香料战争，现有研究已长篇累牍，但是始终难以摆脱一项"原罪"，即欧洲中心史观。层出不穷的畅销书与纪录片一再强调葡、西两国如何为了香料群岛瓜分世界，荷、英两国如何为了香料群岛而交换纽约，却对欧洲之外的香料史往往一笔带过，甚或只字不提。[2] 然

而,从已有研究来看,可以肯定,亚洲内部的香料贸易早在欧洲列强到来之前就已经存在,并在殖民时期持续发展。[3]本文亦不是第一篇对欧洲中心香料史观进行批判的文章,从20世纪上半叶荷兰殖民史学者J. C. van Leur开始,已经有一代又一代东西学人致力于亚洲内部香料贸易的研究。[4]通过分析欧洲殖民档案中大量关于"走私"的记载,研究者们发现,葡萄牙、西班牙、荷兰等殖民帝国贸易管制政策漏洞百出,亚洲商人们有很多规避殖民控制的方法。[5]拙文《奇怪的垄断:华商如何在香料群岛成为荷兰东印度公司最早的合作伙伴(1560—1620年代)》,亦初步探讨了华商在其中所扮演的角色。[6]此后,在师友们帮助下,笔者进一步挖掘了荷兰文与西班牙文档案,在《航程:帝国与全球互动》(*Itinerario: Journal of Imperial and Global Interactions*)期刊发表了"Junks to Mare Clausum:China-Maluku Connections in the Spice Wars,1607‑1622"(《驶向封闭的海的中国帆船:香料战争中的中国—马鲁古联系,1607—1622》)一文,进一步深究了中国在香料战争中不可或缺的角色。[7]

基于这些研究,本文想进一步从丁香的角度来思考这一问题,试图通过丁香来联结两个少有交流的研究主题,即东亚史研究中的"香药文化"与世界史研究中的"香料战争"。文章主体分三部分:第一部分"丁香之香"是关于丁香在中国香药文化中的地位,旨在承接中日史学界对宋代香药史的研究传统,并就丁香这一议题提出一些新想法;第二部分"丁香之路"讨论丁香沿东西洋航路往中国流通的具体路线;第三部分"丁香之劫"具体分析一份新近在荷兰东印度公司档案中发现的中国帆船参与香料战争的证据。这份材料的重要性不容忽视,因为它一方面见证了华人如何参与香料战争,另一方面牵涉到了闽南海商集团对香料战争的认知,并很可能构成了开头所引《东西洋考》香料战争叙事的知识来源。

丁 香 之 香

香料史的一个有趣之处在于每种文化都有着对香料的不同理解与定义。就中国而言,我们很难在中文史料中找到一个恰当的术语来翻译"spices"一词。François Sabban 认为在食物领域"spices"一词可译为"料物",即包括葱、姜、醋、胡椒、香菜、橘红等在内的调味品。[8]然而该解释仍不尽善尽美,因为包括丁香和肉豆蔻在内的大量辛香料并不属于"料物"这一范畴,而属于"香药"。[9]笔者认为问题的根源在于,在中国物质文化中,嗅觉而非味觉长期占据着对 spices 的核心认识。因此,要讨论中国的 spices 历史,首先需要从香药而非香料出发。[10]

宋朝(960—1279)可以说是这种香药文化的黄金时期。各种来自南海与西域贸易的"香",构成了宋代文人生活不可或缺的"物"。从留存下来的几部宋代香谱来看,文人的书房与卧室中充斥着各种异域奇香。[11]与此同时,以局方为代表的宋代医药也多辛燥香药。正如范家伟指出的,北宋政权以济世尚医为名,行垄断卖香之实,通过官修医书、官营药局来推销由市舶司榷买、博买、抽税而来的香药。[12]

在当时,丁香与檀香、乳香、龙脑一样,是仅次于沉香的外来流行香药。[13]而且,丁香还尤其以香体与香口而著名。正如著名典故"尚书郎含鸡舌香,伏其下奏事"所言,早在东汉时丁香(鸡舌香)已有此功用。[14]到了宋代,丁香更为人所熟知。《政类本草》已对丁香有详尽描述,其最基本的药性被概括为"丁香味辛温,无毒,主温脾胃,止霍乱壅胀,风毒诸肿,齿疳䘌,能发诸香"[15]。丁香还出现在北宋仁宗朝修编的《本草图经》。[16]从《政类本草》摘录的内容来看,当时的广州市舶司官员为北宋校正医书局绘制了一株丁香图,即所谓的广州丁香。[17]但是广州本不产丁香,这张图应是市舶司根据海商的描述所构思。[18]校正医书局采纳该图,并将其付梓。从此,这张图(见图1)成为了近世中国视觉文化中丁香树形象的底图,并在之后各个版本的图绘本草中被不断临摹。

　　蒙元帝国传承了宋朝的医学政策,在地方继续广建药局。不过,与此同时,多辛香燥热药材的局方却已引起金元医者的批判。[20]朱震亨(1281—1358)在评判局方诸汤时感叹道:"今观诸汤,非豆蔻、缩砂、干姜、良姜之辛宜于口,非丁香、沉、檀、苏、桂之香宜于鼻,和以酸咸甘淡,其将何以悦人?奉养之家,闲佚之际,主者以此为礼,宾朋以此取快,不思香辛升气,渐至于散;积温成热,渐至郁火;甘味恋膈,渐成中满。脾主中州,本经自病,传化失职,清浊不分,阳亢于上,阴微于下,谓之阴平可乎,谓之阳秘可乎?将求无病,适足生病;将求取乐,反成受苦。《经》曰:久而增气,物化之常;气增而久,夭之由也。其病可胜言哉。"[21]可见,在朱震亨看来,丁香连同其他名贵香药无非是以辛辣悦口、以香气

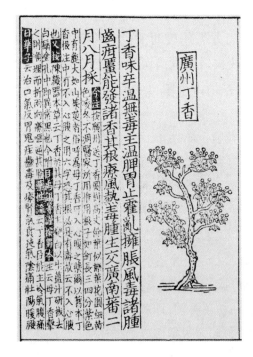

图1　《重修政和经史证类备用本草》中的"广州丁香"(1249年)[19]

128

悦鼻,取悦富贵人家,而实际上反因过于香辛而使身体受害。

　　这段批评并非空穴来风,南宋出版的《宝庆本草折衷》(1248)就已反思当时丁香用药之流行:"今治呕逆多用。惟胃脘寒积凝滞,食入即呕,服之无不中的。倘或热呕,此性既热,必致膈截上焦,反为僭燥,必须审寒热之宜。更有丁香枝杖,气势虽弱,亦可下气,故《局方》用之,以合豆蔻汤也。"[22]查《太平惠民和剂局方》,所谓豆蔻汤的配方为:"丁香枝杖七斤;甘草,炒,十一斤;白面,炒,六斤;肉豆蔻仁,面裹,煨,八斤。上炒盐十三斤同为末。"服用方法为:"每服一钱,沸汤点服,食前。"功效为:"治一切冷气,心腹胀满,胸膈痞滞,哕逆呕吐,泄泻虚滑,水谷不消,困倦少力,不思饮食。"[23]可见,这是一款甜(甘草)咸(盐)适口的开胃健食香料汤。其名为豆蔻汤,用的却不是原产华南的草豆蔻,而是仅产于马鲁古南部同属于香料群岛的班达群岛(Banda Islands)的肉豆蔻。再加上丁香枝杖,可见该汤刻意用外来香料悦人口鼻,昭显身份。郑金生在研究这种好"香药与熟水"的用药风潮时,便指出这是当时流行的"保健药物饮料",并引发了某种"富贵病"。[24]

　　也正是此时,中国和马鲁古的交流达到了一个高峰。与朱震亨同时代的海商汪大渊在其《岛夷志略》中记载文古老(马鲁古):"地产丁香,其树满山,然多不常生,三年中间或二年熟。有酋长。地每岁望唐舶贩其地,往往以五枚鸡雏出,必唐船一只来;二鸡雏出,必有二只,以此占之,如响斯应。贸易之货,用银、铁、水绫、丝布、巫崙八节那涧布、土印布、象齿、烧珠、青瓷器、埕器之属。"[25]可见当时,华商每年均派船去马鲁古,而唯一目的便是收购丁香。值得一提的是,这些丁香并非仅供中国消费,还被转运到中国海与印度洋的各个地方。近年来引起学界重视的新安沉船出水丁香罐,[26]应该就是当时中国海商为长途转运丁香而专门设计的容器。根据元至顺年间出版的《事林广记》,当时通行的丁香保存方法为:"贮以新罐,系油单纸。封口,则不燥;频焙,则不蛀。"[27]这种密封方法很好地解决了丁香因长途运输而丧失香味的问题。而这批散装的丁香罐出现在从中国宁波往日本博多的船上,也反映了那些由马鲁古集中收购的丁香,在中国东南沿海被散装再出口。汪大渊还提到,华商将丁香出口到位于印度洋的朋加剌(孟加拉)[28]、乌爹(勃固 Pegu)[29]、曼陀郎(印度古吉拉特 Mundra)[30]和甘埋里(忽鲁谟斯)[31]。其中甘埋里一条还提到了该地与佛朗国(欧洲)的转运贸易,部分解释了中世纪欧洲丁香的来源。[32]

但是,正如普塔克(Roderich Ptak)指出的,蒙元时期兴盛的丁香贸易似乎在明前中期一度中断。[33]其原因尚待深究。大体来看,以郑和为代表的明代早期官方远洋活动是以印度洋为中心,也就是所谓的西洋航线。在东洋航线上,只有苏禄和文莱在永乐朝和明代有密切联系。[34]这两个政权似乎有意切断了中国通往马鲁古的航线。这使得在明前期几部海外地理志书中都找不到马鲁古的身影,甚至连丁香这种商品也难得一见。与此同时,我们也应该看到明代医疗系统的变化,宋元以来的官营药局快速衰弱,局方也因此日益衰微。[35]而以朱震亨为代表的反辛燥局方的传统却在宫廷与文人间盛行。[36]这无疑也间接影响了丁香的医药消费。葡萄牙人在 1540 年代的报告中亦提到,据马鲁古当地人称,作为"最早到岛上批发丁香的人",中国人很早便停止了丁香贸易。[37]

不过,文人焚香佩香的传统并未消失。自宋以来,丁香在中国文人香道中不可或缺。各种香谱中大量记载了丁香。元明以来兴盛的日用类书中亦摘录了大量香方。这些日用类书在文人间广为流传,成为居家必备实用指南,而香(包括丁香)亦是文人日用之物。[38]自 16 世纪起,这些日用类书开始被大规模商业出版,从而不仅面向文人,亦意图吸引商人甚至普通百姓。[39]《长物志》便反映了当时文人对这种文人文化世俗化的焦虑。该书由文震亨于 1621 年编纂并出版,旨在区分文人与世俗商人的品位。[40]其中"香茗"一卷提到:"黄、黑香饼,恭顺侯家所造,大如钱者,妙甚;香肆所制小者,及印各色花巧者,皆可用,然非幽斋所宜,宜以置闺阁。"[41]这段记载不仅反映了文人对世俗香文化的焦虑,而且透露了明代宫廷贵胄与香药市场的复杂关系。[42]

所谓的恭顺侯香饼便是重要线索。恭顺侯《明史》有传,其先是蒙古人,永乐年间降明。第一代恭顺侯原名把都帖木儿(Batu Temür),降明后,明成祖赐名吴允诚。土木堡之变中第二代恭顺侯阵亡,继任的第三代恭顺侯虑及家族蒙古背景,恐遭构隙,便不再出任边将,从此该家族便成卫京师。第四代恭顺侯一度守备南京。其后历代恭顺侯一直在北京任职。[43]该家族香饼在京师久负盛名,据清初孙承泽回忆明末恭顺侯道:"又家传制香秘方,每饼以微火蒸之,斋中可香月余,侯亦自珍惜。贵家得之,每以金丝笼罩为闺阁妆饰。当神庙盛时,京师三绝,谓吴恭顺家香、魏戚畹家酒、李戚畹家园也。"[44]可见,这些原来王公贵胄的私家特藏到了万历年间都俨然成了京城"特产"。[45]值得注意的是,当《长物志》刻意贬低"闺阁之香",抬高"幽斋之香"时,却忘了恭顺侯香饼原本也是"为闺阁妆饰"。到了晚明,香文化早已不再是男性士大夫与贵族的禁脔,而为女性、商人等群体所共享。[46]

那么,所谓的恭顺侯香饼里又有哪些原料?与文震亨同时代的周嘉胄(1582—1659 或更晚)[47]在其 1643 年出版的《香乘》中记载道:"恭顺寿香饼:檀香四两、沉香二两、速香四两、黄脂一两、郎苔一两、零陵二两、丁香五钱、乳香五钱、藿香三钱、黑香五钱、肉桂五钱、木香五钱、甲香一两、苏合一两五钱、大黄二钱、三奈一钱、官桂一钱、片脑一钱、麝香一钱五分、龙涎一钱五分、撒馪兰五钱,以白芨随用为末印饼。"[48]这种香的最主要成分是沉檀速香。丁香是其中的重要辅助香料,但并非尤其名贵。《香乘》也给出了被《长物志》贬低的市场常见黄香饼的配方,中间也含有丁香。真正使得恭顺侯家香饼特殊的恐怕是龙涎、撒馪兰这两种名贵稀见的香药。这两种成分在普通的黄香饼与黑香饼配方中都没有。[49]据周嘉胄记载:"撒馪兰出夷方,如广东兰子,香味清淑,和香最胜。吴恭顺寿字香饼,惟增此品,遂为诸香之冠。"[50]

《香乘》中充斥着此类含丁香的配方。总计丁香、丁香枝与丁香皮在全书28卷中出现多达295次，并尤其集中在第18、19卷。卷18标题为"凝合花香"，意为将诸香调和，以便散发出特定花香（主要为梅花、兰花、桂花［木犀］、杏花）。该卷70方中有44方用到丁香（含丁香枝与丁香皮）。卷19由两部分组成，第一部分标题为"熏佩之香"，意为用香来熏蒸衣物、枕头等随身物品，或者直接佩戴其中。丁香与丁香皮在其44方中出现27次。第二部分标题为"涂傅之香"，意为将混合香料直接涂抹于身体各个部位，如头发、嘴、脸、手，或以粉末、香膏、颗粒等形式放入水中，用于沐浴。其16方中有9方用到丁香与丁香皮。可见丁香以及被认为是丁香树枝与树皮的其他香料因其特殊沁鼻香味在模拟花香以及产生体香这两个领域有重要功效。

丁　香　之　路

面对这些充斥着异域香药的香方，我们不禁要问：作为原材料的丁香从何而来？就明末而言，这些香药的最主要入口是闽南。1560年代，在历经数十年倭乱后，明廷最终部分承认了私人海外贸易的合法化，在厦门湾新设一县——海澄，并将其县治月港作为中国海商与东南亚贸易的首要港口。[51]

丁香和丁香枝都出现在月港税则中。据1589年规定，丁香税率为每100斤0.18两白银，丁香枝为每100斤0.02两白银。[52]这个税率与其他重要商品相比，相对较轻。如胡椒为每100斤0.25两白银；[53]檀香木成器者为每100斤0.5两白银，不成器者每100斤0.24两白银；[54]沉香每100斤1.6两白银。[55]大体来讲，该税则是依"货物高下，时价不等"制订。[56]另外，该抽税制度参照的是"赣州税桥事例"，沿用的大致是明代内陆贸易按比例抽份的惯例。[57]以此类推，在众多进口的东南亚香药中，丁香的价格相对低廉。

据张燮《东西洋考》，当时丁香在东南亚多地都有售卖。就沿南中国海西岸展开的西洋航线而言，占城（Champa）、下港（即万丹 Banten）及哑齐（即亚齐 Aceh）均有丁香出口。[58]不过这些港口都不真正出产丁香，而是亚洲香料贸易中的中转港。正如普塔克指出的，从 14 世纪末到 16 世纪中叶，当直航马鲁古的东洋航线衰落时，西洋航线的这种转口贸易便成为丁香进入中国的主要途径。[59]值得注意的是，张燮在描绘这三个地方的丁香贸易时采用了不同知识来源。

在"占城"条下，张燮记载道："丁香，宋时充贡。《本草》注曰：树高丈余，凌冬不凋，叶似栎而花圆细，色黄，子如丁，长四五分，紫色，中有粗大长寸许者，呼母丁香，击之则顺理而拆。"[60]这段记载的出处是北宋年间编写的《本草图经》"广州丁香"条。但《本草图经》早已失传，且中间文字多有变动，张燮所参考的应是某一种摘录《本草图经》的在明代重刊的《政类本草》。[61]占城之所以会有丁香，应该是通过文莱—苏禄这条航线。最晚从宋代开始，通过这条跨越南海南岸的航线，菲律宾南部与越南南部及柬埔寨有着密切交流。[62]但从张燮的描述来看，当时占城贸易情形堪忧，"国人狠而狡，贸易往往不平，故往贩者少"。这种情况很可能与当时占城受到越南阮朝的倾轧有关。[63]

在"下港"（万丹）条下，张燮描述："丁香：生深山中，树极辛烈，不可近，熟则自堕。雨后洪潦漂山，丁香乃涌涧溪而出，捞拾数日不尽。宋时充贡。"[64]这段记载不曾见诸史料，应是张燮由当时从事万丹贸易的中国海商处听闻。这段材料的有趣之处在于它展示了一个香料贸易中常用的"传奇故事"。万丹位于爪哇岛西部，该地不产丁香，其丁香是贸易商由马鲁古转运而来。对于在万丹向华人出售丁香的贸易商而言，重要的是如何推销其丁香的浓郁辛香味，因此就有可能编出这样一种神秘化丁香的论述，来强调其特殊辛香味的来源。这种情况在中世纪香料贸易中非常普遍，贸易商常常将原来简单易得的香料描述成或因辛烈之气而难采集、或为毒蛇猛兽所踞而难靠近，从而有意无意地神化香料功效、抬高香料价格。[65]

在"哑齐"（亚齐）条下，张燮仅作简要描述："丁香：本朝充贡。"[66]
这条材料应是基于当时流传的明代档案资料。黄省曾的《西洋朝贡典
录》记载苏门答剌（Samudera Pasai）[67]在明初进贡过丁香。[68]虽然 16
世纪初取代苏门答剌的亚齐苏丹国并未有向明朝进贡的记录，[69]但由
于张燮将苏门答剌作为亚齐的前身，因此就将明初苏门答剌进贡丁香
一事附会到亚齐。此外，据《西洋朝贡典录》，除苏门答剌外，明初马六
甲、淳泥（Borneo，即文莱）、暹罗均向明朝进贡过丁香。[70]那么，为何张
燮唯独强调亚齐在"本朝"进贡丁香？笔者认为，这背后一方面是亚齐
此时已成为马六甲海峡区域穆斯林香料贸易中心；[71]另外一方面华人
也前往亚齐收购丁香、胡椒等东南亚香药，以及宝石、乳香、苏合油等由
印度洋舶来的商品。该港口实际成为了连接中国海与印度洋的贸易枢

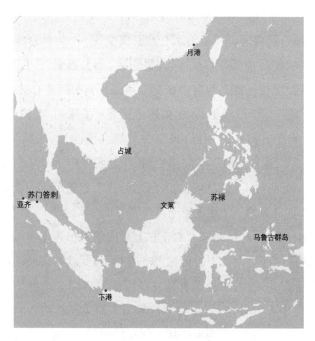

图 2　丁香之路相关地名

纽,对闽南华商极具吸引力,故而引起张燮的重视。正如张燮记载,该国"贸易输税,号称公平。此国辽远,至者得利倍于他国"[72]。

尽管存在西洋航路上这些转运港,16世纪下半叶最重要的发展却还是直航马鲁古的东洋航线在消失将近两个世纪后被再度建立。最早的线索来自一份英国人的航行报告。1579年11月3日至9日,英国航海家德雷克(Drake)在其环球航行中曾短暂拜访马鲁古群岛。当其船舶停在马鲁古重要的丁香产地特尔纳特(Ternate)岛的锚地时,来了一位很懂礼节的中国人,并带着翻译。这位华人穿着"类似英国人的服饰","非常得体(neat)"且"有宫廷气息(courtlike)"。他给 Drake 讲述了这样一个故事:

> 他告诉我们他在这个地方是外来人。他原来是中国 Paghia 省的人。他的名字叫 Pausaos,来自 Hombu 的家族。这个家族在这两百年间已经有十一代统治者,而 Bonog 国王是第十二代。该国王从坠马而死的兄长那里继承了统治全中国的权力。他自己今年二十二岁,他妈妈还健在。他有一个妻子,并与她生有一个儿子。他很被宠爱,并从他的子民那里收到很多尊敬,也生活安定,免于外族入侵。但是他没有命运享受从他的国王和国家那里得到的快乐,尽管他非常希望如此。因为被指控一项死刑罪名,而他也无法自证无辜。他自知中国的严厉司法是不容撤回的,如果预计的判决是由法官做出的话。因此他提前向国王诉求,他更愿意将他的审判诉诸神的启示与判决。他请求国王让他远游,如果他不能带回国足够有价值的情报——像是他的君主从来没有听过的,并且非常想知道的、对中国来说非常重要的——他将永远生活在流放中。他相信上天会证明他是无辜的。国王同意了他的诉求。现在他已经在海外三年。这次他从蒂多尔(Tidore)[73](已经在那里两个月)来见英国的长官。对此他已经听到很多奇特的事情,

135

并且(如果上天允许的话)他想要得到一些足够让他回国的情报。因此,他急切地想从长官这里知道关于从英国到这里的情形、道路、方法,以及路上发生的诸多事情。[74]

之后双方相谈甚欢,各自介绍了自己的国家。这位华人提到Suntien(顺天)又称Quinzai(行在),是中国最大的城市。那里从2000多年前就有了黄铜火器(比起英国人的更加容易转向,并且制作如此完美,以至于可以击中一个先令)。这让英国人震惊不已。最后,这位华人还劝说英国人和他一起去中国,这样子可以增加国王的尊严,并可帮他本人在中国重获好感。但是英国人表示另有任务在身,难以立刻成行。[75]

这段古怪的中英第一次"外交"居然发生在香料群岛。目前很难考证这位华人是谁,他所讲的明朝皇室故事充满纰漏。Hombu应该就是指洪武。统治二百年时间也大体正确,但后面讲的第十二代皇帝Bonog从他坠马而死的兄长那里接任皇位一事,可能是附会了嘉靖继任正德(堂兄弟)这段历史,而非指当时正在位的万历继任隆庆(父子)一事。这位华人编造这样一个故事的动机可能是为了吸引英国船队到中国朝贡,从而让自己从中受益。他似乎在将明朝的朝贡制度改编为一套可以让欧洲人理解的说辞,从而方便他建立贸易网络。

无论真相如何,一位如此"居心叵测"的华人出现在马鲁古这一现象足以证明华人已重返马鲁古群岛。不久之后,1584年的一份西班牙人报告就提到:"Ternate只有两千名士兵,但有一千名爪哇、中国和亚齐商人。"[76] 1589年,福建巡抚提出将每年东西洋贸易船只限定在88只,颁布88张船引来规定每条船的航线,其中东洋航路上就有米六合(马鲁古)一引。[77]

牛津大学Bodleian图书馆馆藏Selden地图为这条航路的兴起提供了有力证明。[78]该图匿名且未注明日期,唯一可以确定的是,英国法学家John Selden(1584—1654)从一位英国指挥官那里得到这张地图。[79]自

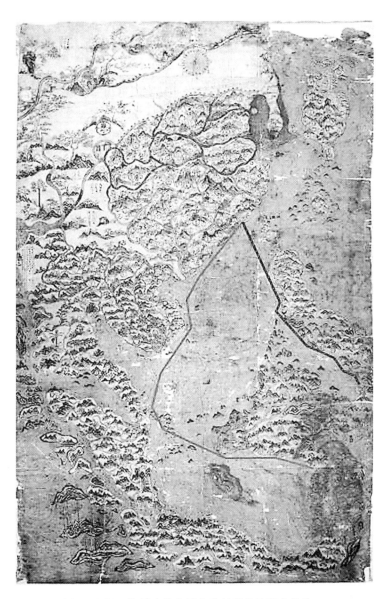

图 3 Selden 地图连接中国和香料群岛的两条航线

2008年重新被发现以来,该图已引发一系列争论。[80]目前学界大致认为,其成图年代晚于1607年,因图中反映了该年荷兰人和西班牙人分割马鲁古群岛中的特尔纳特(Ternate)岛这一事实;但大略早于1624年,因图上未反映该年荷兰人占领中国台湾西南部。

Selden地图上显示了两条从闽南通往香料群岛的航线。一条是沿着南中国海西岸航行直到马来半岛东岸,然后在寥内群岛下方海域取东南向,到婆罗洲(加里曼丹岛)南部,之后沿爪哇海北岸经过马辰(Banjarmasin)、望加锡(傍伽虱,Makassar),抵达香料群岛的安汶(唵汶,Ambon),并可再往东抵达盛产肉豆蔻的班达(援丹,Banda)。另一条是沿着南中国海东岸航线航行到马尼拉附近,向南穿过民都洛(Mindoro)与巴拉望(Palawan)之间的甲万门(民都洛海峡,Mindoro Strait),然后沿苏禄海(Sulu Sea)东部行驶,再穿过苏禄群岛,驶向马鲁古群岛北部的万老高。

万老高的具体位置通常被认为是马鲁古群岛北部特尔纳特岛的主峰Gamalama,进而代指整个特尔纳特岛(该岛是一典型火山岛,故主峰非常凸显)。[81]该岛是当时马鲁古地区最强势的特尔纳特苏丹国的主岛,是一个面积很小但盛产丁香的火山岛。在具体讨论特尔纳特之前,我们首先需要考据这条东洋航路是如何具体展开的。大致来看,从闽南到马尼拉的航路已为学界所熟知,但却很少有研究继续讨论东洋航路如何进一步向南延伸到特尔纳特。Selden地图在马尼拉到特尔纳特的航路周边标识了如下地名:甲万门(Mindoro Strait)、福堂(Oton)、束务(宿务 Cebu)、马军礁老(马京达瑙 Maguindanao)和苏禄(Sulu)。这其中苏禄的方位被明显标错,福堂和束务的位置大致正确,但却未提供航道。主航道是径直驶往特尔纳特(万老高),中间只出现一个分叉前往马军礁老(马京达瑙)。马京达瑙是17世纪初期兴起的贸易政权,其通过各种手段吸引华人到当地贸易、定居。当地主要出产热带山林产品,尤其是蜂蜡,但并无丁香。[82]

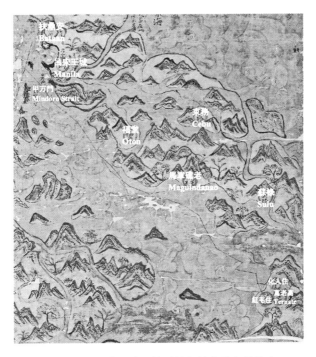

图 4　Selden 地图马尼拉到特尔纳特段相关地名

　　有学者指出,这段航路最重要的目的地就是出产丁香的特尔纳特。但是 Selden 地图在此仅勾勒了航线,并未标明航行的针路。所幸的是,Bodleian 图书馆还保留着两份明末清初的海道针经。其中一份《指南正法》给出了一条从吕宋经马京达瑙(网巾礁荖)到特尔纳特(万荖膏,即万老高)的完整针路。其全文摘录如下:

往网巾礁荖 万荖膏
红面大山(沿山使一更取以能外文武大楼大山门中过)
能久大山
以能屿(外过放洋仔,乾巽八更开屿收)
高乐山

139

汉降岐山（壬丙九更，单巳六更取系罗裙山）

系罗裙山（沿山使，尽山尾是交逸泉，番仔甚多可防）

交逸山（沿山使去，有港便是三宝颜）

三宝颜（对开南面大山是独奇马山）

独奇马山（有三州相连二边可行船，落去是山尾）

三宝颜山尾（有屿断腰内深可行船，单卯五更取里高耀）

网巾礁荖（里高耀沿山使尽四更，大湾即网巾礁荖）

小相逸（巽巳十三更取沿山，名曰髻仔山）

髻仔山（其山甚大，五个山头，东高西低，有一烈屿仔七八个）

龟鱼山

大相逸（此山即脚桶屿千仔致大山）

绍舞（到万荖膏）[83]

除此之外，《东西洋考》也抄有一份简略的马尼拉（吕宋）至马京达瑙（魍根礁老）与特尔纳特（美洛居）的针路。全文如下：

又从吕宋（过文武楼，沿山至龙隐大山，为以宁港）

以宁港（山尾十更，西边取里摆翰至高药港）

又从以宁港（用丙巳针，取汉泽山，即屋党港口）

汉泽山（用单巽针，取海山）

海山（用单巳针，五更，取呐哔嗶，其内为沙瑶）

又从汉泽山（用丙午针，二十更，取交溢，一名班溢）

交溢（稍下为逐奇马山，用乙辰，七更，取魍根礁老港）

魍根礁老港（用乙辰针，七更，见绍山）

绍山（又用乙辰针，十更，入千子智港，是米洛居地，今佛郎机驻此）

千子智港（对面是直罗里，稍上是邵武淡水港，红毛夷驻处）

140

邵武淡水港(此处大山凡四,进入即美洛居,舶人称米六合)[84]

　　结合这两种针经,并参考陈佳荣等人编撰的《古代南海地名汇释》[85],
我们看出这条航路其实是由两段组成。第一段为从马尼拉到马京达瑙;
第二段为从马京达瑙到特尔纳特。先从第一段谈起(见图5):首先,
一条在马尼拉湾附近的船可以往西南驶向 Mindoro 岛西北端的文武大
楼(Mamburao)。之后一直沿着 Mindoro 西海岸航行并抵达以能屿
(Ilin Island)。此时,该船取罗盘的乾巽针向(135°)放洋,过高乐山
(Cuyo Island),直到 Panay 岛南端的汉降岐山。之后这条船先取壬丙
针向(165°)航行 9 更(约 21.6 小时),再取单巳针向(150°)航行 6 更
(14.4 小时),便看到 Mindanao 岛西北部的系罗裙山。然后顺着山势

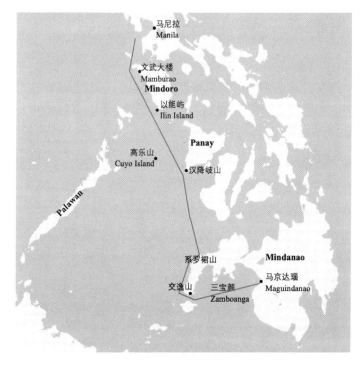

图 5　马尼拉—马京达瑙针路

沿岸航行到交逸山，此处多有海盗。顺着交逸山转入一个海峡便看到三宝颜港（Zamboanga）。从三宝颜港便可放洋穿过 Moro 湾，驶抵马京达瑙。

第二段从马京达瑙到特尔纳特的针路（见图 6）始于马京达瑙外的 Moro 湾。从该湾附近一个称为小相逸[86]的地方出发，该船可以沿着 Mindanao 岛西南海岸线，取巽巳针向（142.5°）航线 13 更（31.2 小时）直到看到髻仔山。《指南正法》描述："其山甚大，五个山头，东高西低，有一烈屿仔七八个。"[87] 该山应该就是 Mindanao 岛南端的 Kioto 山，该山最高峰为 1 800 多米，并有多个山头，山前页正好有一列岛屿（Sarangani 列岛）。在此转向南方就可以驶抵 Sangir（或 Sangihe）群岛。此时马鲁古群岛已近在眼前。

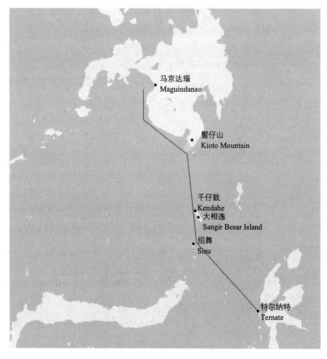

图 6　马京达瑙—特尔纳特针路

丁 香 之 劫

在 17 世纪初,进入马鲁古群岛等于闯入了香料战争的核心战场。问题在于:华人如何在此情形下展开贸易? 张燮的《东西洋考》对此多有着墨。前引《东西洋考》摘录的针经已提醒华人如何应对该地紧张的局势。首先,该针经提醒当船舶进入大相逸岛(Sangir Besar Island)上的千子智港(千仔致 Kendahe)时,就要注意该地刚刚易手:"是米洛居地,今佛郎机驻此。"然后,又提醒千子智港(千仔致)对岸的邵武(绍舞 Siau)岛上有一个可加淡水的港口,但是此时却是"红毛夷驻处"。

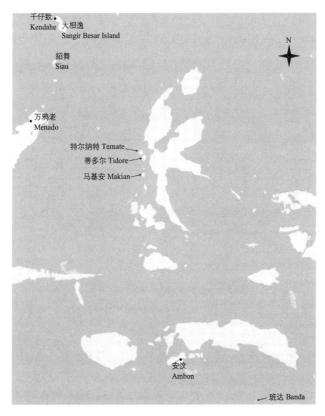

图 7 文中涉及的马鲁古群岛的相关地名

143

据荷兰文献,邵武(绍舞)是于 1614 年在荷兰人的一次远征中落入其
手的。[88]可见《东西洋考》(1618 年出版)抄录的这段针经是基于一艘
刚从马鲁古贸易回来的闽南商船所提供的信息。

　　西班牙(佛郎机)与荷兰(红毛夷)在 Sangir(或 Sangihe)群岛如此
寸岛必争,最终的目的是夺取马鲁古香料群岛的控制权。[89]这场争夺
在 17 世纪前二十年达到了前所未有的高峰。

　　荷兰海牙国家档案馆保存着一份华商参与香料战争的重要证据:
一份在马鲁古捕获华人商船的报告(见图 8)。[90]该报告的起草人为
Jacques L'Hermite。L'Hermite 是 Cornelis Matelief 远征船队的秘书。
该船队由荷兰东印度公司组建,目的是摧毁伊比利亚人在亚洲的势力。
1605—1608 年,在 Matelief 的带领下,该船队攻击了葡萄牙与西班牙人
在东南亚的多个据点。1607 年 5 月,船队在马鲁古群岛与西班牙军队

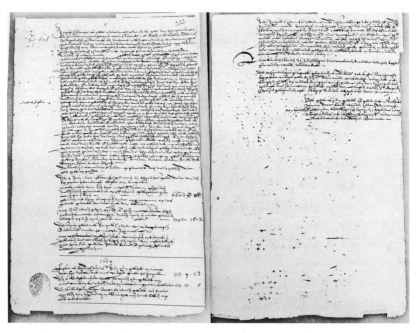

图 8　荷兰海牙国家档案馆所藏马鲁古捕获中国商船处理报告[91]

展开对峙。两军在特尔纳特交战时,一些人从西班牙阵营叛逃,并告知 Matelief 有一艘为西班牙人服务的中国帆船即将驶离西班牙人据点。为了切断敌人的补给,Matelief 立即派船前去拦截。[92]

1607 年 6 月 4 日,该船被截获并带到了荷兰据点,共有 25 名华人船员被抓捕。[93]荷兰人审讯后发现这是一艘来自漳州(Cincheo)的 pelo[94] 船,华人船长名为 Lipku。[95]“它从马尼拉为西班牙人带来了补给与布匹,而且与马尼拉的西班牙总督签署了一份合同,规定该船要运载 75 名各种技能的华人工匠到特尔纳特。为此该船获得[96]达克特(ducaten)。如果不能带这些人过来,将会被罚款 ;如果还是能够带 人过来,那么罚款额就会在特尔纳特由当地政府扣减。”[97]

华商帆船执行的这个任务是西班牙帝国香料战争战略的重要一环。马鲁古最早是在 16 世纪初被葡萄牙人控制,但是 1575 年葡萄牙人被特尔纳特苏丹 Babullah(1570—1583)驱除,并失去马鲁古大部分领地。[98]1580 年葡萄牙被西班牙帝国合并。这之后,以马尼拉为总部的西班牙军队一直计划夺回原来葡萄牙人在马鲁古的据点。但是,西班牙人在 1580 和 1590 年代的一系列军事行动均以失败告终。[99]1593 年,西班牙驻菲律宾总督甚至还在远征马鲁古途中被哗变的中国水手杀害。[100]最终于 1606 年,西班牙人在马尼拉花巨资组建了一支前所未有的庞大舰队,并征服了整个马鲁古地区。[101]具有讽刺意味的是,这场看似彻底的胜利却给西班牙帝国带来了财政灾难。根据 1607 年的一项皇家法令(cedula real),西班牙军队负责占领马鲁古,但丁香贸易则交由葡萄牙人进行。这是因为西班牙—葡萄牙联合帝国统治者认为,如果葡萄牙人失去马鲁古的丁香贸易,那么原属于葡萄牙人的东南亚、印度洋贸易网络就会崩溃。[102]这个决议造成一个巨大财务漏洞,每年约有 23 万比索(即西班牙银元)被专用于马鲁古驻军的开支,但几乎没有丁香被运回马尼拉。[103]

这场极度消耗西班牙帝国财力的战争却为华人提供了有利可图的

市场。早在 16 世纪晚期，已经有上万名来自闽南的商人、工匠和劳工生活在马尼拉的涧内（Parian），为西班牙殖民者提供各种服务，并赚取大量银元。[104] 当以马尼拉为基地的西班牙人进军马鲁古时，这种共生关系也就被带到了马鲁古。因此，马尼拉的西班牙殖民政府雇佣这艘华人船舶来运送补给、布匹以及 75 名工匠到特尔纳特，也就不足为奇了。[105]

　　Ryan Crewe[106] 在查询塞维利亚的西班牙档案后，发现当时西班牙在马鲁古的驻军非常依赖华人。1607 年西班牙驻马鲁古长官的一封信提到，特尔纳特岛总部 Rosario 城的西班牙军队的军饷都是由漳州布（ropa de chincheo）支付。该城的建设和运作都依靠华人。当时城里已经有 88 个生理人（Sangley，即闽南华人），但是仍然远远不够需求。该信还提到，为了建成 Rosario 城，还亟需大批华人泥水匠。刚刚来了一条生理人的船，但是只带了预定的 74 位建筑工匠的 5 位。[107] 尽管西、荷双方记载有些许数字之差，但考虑到这两条记载的同时同地性，这艘"生理人的船"应该就是那条被 Matelief 截获的漳州商船。

　　与西班牙驻军的紧密关系也确保了华商在西属马鲁古地区的贸易。在被扣华商帆船上，荷兰人发现了约 500 公担（quintal）[108] 丁香、376.875 西班牙银元以及 500 件皮甲（wambuis）。[109] 这批丁香的收购价为 6 银元每公担（约 100 斤），另支付了三分之一出口税。该帆船原计划先驶往马尼拉，然后回漳州。[110] 可以想象，通过这种互生关系，华人实际成为了西班牙帝国靡费无数的香料战争的受益者——不仅获取丁香，而且还在当地赚取白银。

　　更加有趣的发展是，在扣留该船后，荷兰东印度公司却陷入两难。虽然该中国商船服务于西班牙，但中国本身并未与荷兰开战。而且 Matelief 舰队下一站就要去中国，试图与明朝协定通商条款，进而打开中国市场。为了不破坏与中国的关系，Matelief 决定没收船货，但是把所有被俘中国船员礼送回国。等舰队驶抵珠江口，Matelief 还托付给商船船长 Lipku 一笔钱,让他去疏通广州的明朝官员,并承诺只要中国当局同意与荷兰进行贸易,荷兰东印度公司就会全额赔偿这条商船在马鲁古的所有损失。但是这位中国船长再也没有回来,而明朝政府在葡萄牙人怂恿下也继续对荷兰东印度公司紧闭大门。[111]

该事故警醒了闽南的商人群体,并影响到《东西洋考》对香料战争的论述。张燮试图以一位中国文人的方式来理解为何西、荷两国会不远万里来到马鲁古为丁香大打出手。他记载道:"丁香:东洋仅产于美洛居,夷人用以辟邪,曰多置此则国有王气。故二夷之所必争。"[112]然后,他又从闽南海商的角度来阐述华人如何参与这场战争:"向时舟所携货,有为红毛夷所特需者。倘遇佛郎机,必怒谓:此舟非关我辈来,直是和兰接济! 将货掠去,且横杀人,故必缄固甚密,不令得见。若红毛人见有佛郎机所需货,怒亦如之。解纷之后,稍息睚眦,然一渊二蛟,商彼者亦难矣。"[113]张燮解释了香料战争的双方是如何解纷的。"华人某者,流寓彼中,慧而黠,有口辩,游说两国间,分万老高山,山半为界,山北属和兰,而山南属佛郎机,各罢兵,并雄兹土。"[114]

该说法是否符合史实尚待商榷,不过,重点在于它显示华商不仅在马鲁古做生意,而且在那里生活,并在交战双方之间游走。1619 年一份在马六甲起草的葡萄牙报告中提到,有大约 200 名生理人在特尔纳特服务荷兰军队。[115] Ryan Crewe 梳理西班牙史料也指出,在特尔纳特的华人经常在两个阵营间游走,并充当间谍。[116]

余论:丁香之结

中国、丁香、香料战争这三者之间的复杂关系无法在此文完全展开。笔者另外两篇小文已进一步讨论了 1607 年到 1622 年间的发展,指出华人不仅和西班牙人贸易,而且把同样的共生关系带到了荷属特尔纳特。[117]这种发展深刻影响了东南亚历史,华人因此成为荷兰帝国的"共同殖民者",并在印尼群岛的各个商业领域渐占上风。1622年之后的发展尚待新作,但是大体可以看出,这背后牵涉到中国台湾的局势。西班牙人要到1660年代才完全放弃马鲁古群岛,恰恰是因为郑成功是年占领台湾后威胁要进攻马尼拉,所以西班牙帝国不得不彻底退出香料战争来增强马尼拉防线。而郑家也差不多在此时派船到马鲁古,造成当地荷兰政府极度紧张。与此同时,丁香在中国物质文化中又发生了微妙的转变。荷兰东印度公司在和清政府的交往中,一直将提炼的丁香油作为贡品。这些依照西洋香水技术生产的丁香油在清宫及清代上层社会香文化中发挥了新的作用。

本文仅仅是以丁香为线,或者更确切地说是以丁香为结,把宋元以来的香药文化变迁与晚明改变世界格局的香料战争联结在一起,来尝试讨论一段互相纠结的全球史,并指出这两者间有着千丝万缕的联系。这些在以往学术史中常被忽略的联系可以帮助我们反思这两个领域各自存在的问题。一方面,就中国香药史而言,我们应如何把金元以来关于局方辛燥的医学史讨论放在全球史的框架来处理?应如何参与同时期东南亚与印度洋史中关于"贸易时代"(ages of commerce)[118]等学科范式的讨论?以及如何对接16世纪以来欧洲的殖民史?另一方面,就全球香料史而言,我们又应如何面对欧洲中心史观这一原罪?如何去殖民化(decolonise)这段以欧洲为中心的所谓全球史?如何提出一种新的范式来将中国、亚洲以及其他被忽略的地区、人群与性别纳入其中?

最后,取李商隐《代赠》诗句"芭蕉不展丁香结,同向春风各自愁"来结束此文。彼丁香非此丁香,[119]但笔者就大胆"指鹿为马",以此来类比中国香药史与全球香料史间熟悉又陌生的关系吧。

注释

[1] Leonard Andaya, *The World of Maluku: Eastern Indonesia in the Early Modern Period*

（Honolulu：University of Hawaii Press，1993）；John Villiers "Manila and Maluku：Trade and Warfare in the Eastern Archipelago, 1580 – 1640," *Philippine Studies* 34, No. 2 （1986）：146 – 161；Gerrit Knaap, *Kruidnagelen en christenen: De Verenigde Oostindische Compagnie en de bevolking van Ambon, 1656 – 1696* （Leiden：Brill, 2004）；Timothy Brook, *Mr. Selden's Map of China: Decoding the Secrets of a Vanished Cartographer* （New York：Bloomsbury Press, 2013）；Muridan Widjojo, *The Revolt of Prince Nuku: Cross-Cultural Alliance-Making in Maluku, c. 1780 – 1810* （Leiden：Brill, 2009）；Dorit Brixius, "A Pepper Acquiring Nutmeg: Pierre Poivre, The French Spice Quest and the Role of Mediators in Southeast Asia, 1740s to 1770s," *Journal of the Western Society for French History* 43 （2015）：68 – 77；Madeleine Ly-Tio-Fane, *Mauritius and the Spice Trade: The Odyssey of Pierre Poivre* （Mauritius：Esclapon, 1958）；Jennifer L. Gaynor, *Intertidal History in Island Southeast Asia: Submerged Genealogy and the Legacy of Coastal Capture* （Ithaca：Cornell University Press, 2016）, 65 – 106.

［2］近些年非常畅销的一本书为 Giles Milton, *Nathaniel's Nutmeg: How One Man's Resolve Changed the World* （London：Hodder & Stoughton, 1999）.这本强调欧洲香料贸易探险者如何以一己之力改变了世界格局的书,也许可以被认为是欧洲中心香料史观的集大成者。

［3］Leonard Andaya, "Local Trade Networks in Maluku in the 16th, 17th, and 18th centuries," *Cakalele* 2 （1991）：71 – 96；Roderich Ptak, "The Northern Trade Route to the Spice Islands：South China Sea-Sulu Zone—North Moluccas （14th to Early 16th Century）," *Archipel* 43 （1992）：27 – 56；M. N. Pearson, ed., *Spices in the Indian Ocean World* （Aldershot：Variorum, 1996）；Sebastian R. Prange, "'Measuring by the Bushel'：Reweighing the Indian Ocean Pepper Trade," *Historical Research* 84, no. 224 （2011）：212 – 235；David Bulbeck et al., *Southeast Asian Exports since the 14th Century: Cloves, Pepper, Coffee, and Sugar* （Leiden：KITLV Press, 1998）, 17 – 59.

［4］J. C. van. Van Leur, *Indonesian Trade and Society: Essays in Asian Social and Economic History* （The Hague：W. van Hoeve, 1955）；B. Schrieke, *Indonesian Sociological Studies* 1 （The Hague：W. van Hoeve, 1955）；岡本良知：《中世モルッカ諸島の香料》,東京：東洋堂,1944 年(感谢京都大学博士候选人于梦醒扫描此书);山田憲太郎:《東亞香料史研究》,東京：中央公論美術出版,1976 年,第 318—335 页；Roderich Ptak, "The Northern Trade Route to the Spice Islands"；Roderich Ptak, "China and the Trade in Cloves, Circa 960 – 1435," *Journal of the American Oriental Society* 113, no.1 （1993）：1 – 13.

［5］Andaya, "Local Trade Networks in Maluku"；C. R. de Silva, "The Portuguese and the Trade in Cloves in Asia during the Sixteenth Century," in *The Eighth Conference: International Association of Historians of Asia*；*Selected Papers*, ed. Mohd Amin Hassan and Nik Hassan （Selangor：Universiti Kebangsaan Malaysia, 1988）, 251 – 260；M. A. P.

Meilink-Roelofsz, *Asian Trade and European Influence in the Indonesian Archipelago between 1500 and about 1630* (The Hague：Martinus Nijhoff, 1962)；Prange, "Measuring by the Bushel".

［6］徐冠勉：《奇怪的垄断：华商如何在香料群岛成为荷兰东印度公司最早的合作伙伴（1560—1620 年代）》，《全球史评论》第十二辑，北京：中国社会科学出版社，2017 年，第 45—85 页。

［7］Guanmian Xu, "Junks to Mare Clausum：China-Maluku Connections in the Spice Wars, 1607–1622," *Itinerario: Journal of Imperial and Global Interactions* 44, no.1（2020）：196–225.本文部分内容已在该英文文章中出现，但因大量细节均有改动，且主要观点已不尽相同，故不再一一引文。

［8］Françoise Sabban, "Court Cuisine in Fourteenth-Century Imperial China：Some Culinary Aspectsof Hu Sihui's Yinshan Zhengyao," *Food and Foodways* 1（1986）：177–181.

［9］Sabban, "Court Cuisine in Fourteenth-Century Imperical China", 177–181.

［10］研究印度香料史的学者也曾提出过类似的观点，可见 Thomas J. Zumbroich, "From Mouth Fresheners to Erotic Perfumes：The Evolving Soci-Cultural Significance of Nutmeg, Mace and Cloves in South Asia," *Journal of Indian Medicine* 5（2012）：37–97.

［11］山田宪太郎：《東亚香料史研究》；刘静敏：《宋代〈香谱〉之研究》，台北：文史哲出版社，2007 年；Yang Zhishui（扬之水）, "L'encens sous les Song（960–1279）et les Yuan（1279–1368）," in *Parfums de Chine: la culture de l'encens au temps des empereurs*, ed. Éric Lefebvre（Paris：Musée Cernuschi, 2018）；扬之水：《香识》，桂林：广西师大学出版社，2011 年。

［12］范家伟：《北宋校正医书局新探——以国家与医学为中心》，香港：中华书局，2014 年，第 239—258 页；林天蔚：《宋代香药贸易史》，台北：中国文化大学出版社，1986 年；T. J. Hinrichs, "The Medical Transforming of Governance and Southern Customs in Song Dynasty China"（PhD diss., Harvard University, 2003）；Asaf Goldschmidt, *The Evolution of Chinese Medicine: Song Dynasty, 960–1200*（London：Routledge, 2009）；Asaf Goldschmidt, "Commercializing Medicine or Benefiting the People—The First Public Pharmacy in China," *Science in Context* 21, no.3（2008）：311–350；夏时华：《宋代香药业经济研究》，博士论文，陕西师范大学历史学系，2012 年；范行准：《中国医学史略》，北京：中医古籍出版社，1986 年，第 167—169 页。

［13］Hartwell 对这些香药出现的频率做过一个初步统计，可见 Robert M. Hartwell, "Foreign Trade, Monetary Policy and Chinese 'Mercantilism'," in *Collected Studies on Sung History Dedicated to James T. C. Liu in Celebration of His Seventieth Birthday*, ed. Kinugawa Tsuyoshi（Kyoto：Dohōsha, 1989）, pp.475—480. 此外近年来也有一些对具体香药的个案研究，例如 Dinah Jung, "The Cultural Biography of Agarwood：Perfumery in Eastern Asia and the Asian Neighbourhood," *Journal of the Royal Asiatic Society* 23, no. 1

（2013）：103 – 125；Jenny F. So，"Scented Trails：Amber as Aromatic in Medieval China," *Journal of the Royal Asiatic Society* 23，no. 1（2013）：85 – 101；Cheng Weichung，"Putchock of India and Radix China：Herbal Exchange around Maritime Asia via the VOC during the 17th and 18th Centuries," *Journal of Social Sciences and Philosophy* 30，no.1（2018）：75 – 117；Angela Ki Che Leung and Ming Chen，"The Itinerary of Hing/Awei/Asafetida across Eurasia，400 – 1800," in *Entangled Itineraries：Materials，Practices，and Knowledges across Eurasia*，ed. Pamela H. Smith（Pittsburgh：The University of Pittsburgh Press，2019）.

［14］［唐］徐坚：《初学记》卷十一，北京：中华书局，1962 年，第 270 页；Edward H. Schafer，*The Golden Peaches of Samarkand: A Study of T'ang Exotics*（Berkeley：University of California Press，1963），171 – 172.

［15］［宋］唐慎微：《重修政和经史证类备用本草》，影印［元］张存惠定宗四年(1249)刻本，北京：人民卫生出版社，1957 年，第 307 页。

［16］关于这次官修《本草图经》的历史背景可见 Asaf Goldschmidt，*The Evolution of Chinese Medicine: Song Dynasty，960 – 1200*（London：Routledge，2009），pp.112 – 115；范家伟：《北宋校正医书局新探——以国家与医学为中心》，第 120—143 页。

［17］［宋］唐慎微：《重修政和经史证类备用本草》，卷十二，第 307 页。

［18］这一现象普遍出现在所谓的广州香药中，笔者将另撰文。

［19］［宋］唐慎微：《重修政和经史证类备用本草》，卷十二，第 307 页。

［20］梁其姿：《宋元明的地方医疗资源初探》，《中国社会历史评论》第 3 卷，北京：商务印书馆，2001 年，第 219—237 页；丁光迪：《金元医学评析》，北京：人民卫生出版社，1999 年。

［21］［元］朱震亨：《局方发挥》，《历代中医珍本集成》，上海：三联书店，1990 年，第 21—22 页。

［22］陈衍编定，郑金生、张同君辑校：《宝庆本草折衷》，内部交流，北京，1991 年，第 78 页。

［23］［宋］太平惠民和刻局编，刘景源点校：《太平惠民和剂局方》，北京：人民卫生出版社，1985 年，第 393 页。

［24］郑金生：《药林外史》，桂林：广西师范大学出版社，2007 年，第 136—138 页。

［25］［元］汪大渊著，苏继顾校释：《岛夷志略校释》，北京：中华书局，1981 年，第 204—205 页。

［26］关于丁香罐的具体分析，可见郭学雷：《从新安沉船出水瓷器看元朝及日本镰仓时代茶文化的变迁——以新安沉船发现黑釉瓷及相关遗物为中心》，《华夏考古》2020 年第 6 期，第 104—105 页。

［27］《新编纂图增类群书类要事林广记》(元至顺西园精舍刊本)，续集，卷之十，第 8 页。

［28］［元］汪大渊著，苏继顾校释：《岛夷志略校释》，第 330 页。

［29］［元］汪大渊著，苏继顾校释：《岛夷志略校释》，第 376—377 页。

[30] ［元］汪大渊著,苏继庼校释:《岛夷志略校释》,第 257—258 页。

[31] ［元］汪大渊著,苏继庼校释:《岛夷志略校释》,第 364—365 页。

[32] 这背后涉及南印度重要的"马船贸易"转口贸易,可见高荣盛:《古里佛/故临——宋元时期国际集散/中转交通中心的形成与运作》,《元史论丛》第十一辑,天津:天津古籍出版社,2009 年,第 54—66 页。

[33] Roderich Ptak, "China and the Trade in Cloves Circa 960 – 1435," 9 – 12; Roderich Ptak, "The Northern Trade Route to the Spice Islands," 33 – 47.

[34] Roderich Ptak, "From Quanzhou to the Sulu Zone and beyond: Questions Related to the Early Forteenth Century," *Journal of Southeast Asian Studies* Vol.29 No.2（1998）: 277.

[35] 梁其姿:《宋元明的地方医疗资源初探》,第 223—224、227 页。

[36] 关于这一学派的发展,可见张学谦:《从朱震亨到丹溪学派:元明儒医和医学学派的社会史考察》,《"中研院"历史语言研究所集刊》2015 年,第八十六本,第四分,第 777—808 页;刘小朦:《医与文、仕与隐:明初吴中医者之形象与社会网络》,《新史学》（台北）第 26 卷第 1 期,2015 年,第 1—57 页;Charlotte Furth, "The Physician as Philosopher of the Way: Zhu Zhenheng（1282 – 1358）," *Harvard Journal of Asiatic Studies* 66, no.2（2006）: 423 – 459.

[37] Antonio Galvao, *A Treatise on the Moluccas*. Trans. Hubert Th. Th. M. Jacobs（Rome: Jesuit Historical Institute, 1971）, 81.

[38] 关于明代日用类书的历史,可见 Benjamin Elman, "Collecting and Classifying: Ming Dynasty Compendia and Encylopedias（*Leishu*）," *Extrême-Orient*, *Extrême-Occident*, hors série（2007）, 131—157。关于明代香料文化的历史,可见涂丹:《香药贸易与明清中国社会》,北京:人民出版社,2016 年;Céderic Laurent, "Le parfum dans les maisons élégantes sous la dynastie Ming（1368 – 1644）," in *Parfums de Chine: La culture de l'encens au temps des empereurs*, ed. Éric Lefebvre（Paris: Musée Cernuschi, 2018）, 102 – 177.

[39] Elman, "Ming Dynasty Compendia and Encyclopedias（*Leishu*）"; Lucille Chia, "Of Three Mountain Street: The Commercial Publisher of Ming Nanjing," in *Printing and Book Culture in Late Imperial China*, ed. Cynthia J. Brokaw and Kai-wing Chow（Berkeley: University of California Press, 2005）, 107 – 151; Lucille Chia, *Printing for Profit: The Commercial Publishers of Jianyang, Fujian（11th – 17th Centuries）*（Cambridge, Mass.: Harvard University Press, 2002）; Joseph P. McDermott, *A Social History of the Chinese Book: Books and Literati Culture in Late Imperial China*（Hong Kong: Hong Kong University Press, 2006）.

[40] Craig Clunas, *Superfluous Things: Material Culture and Social Status in Early Modern China*（Honolulu: University of Hawai'i Press, 1991）.

［41］［明］文震亨：《长物志》，北京：商务印书馆，1983 年，第 4 页。

［42］严小青、惠富平：《宋明以来宫廷与民间制香业的兴衰》，《中国农史》2008 年第 4 期，第 100—109 页。

［43］［清］张廷玉：《明史》卷 156，北京：中华书局，1974 年，第 4269—4271 页。

［44］［清］孙承泽：《庚子销夏记》卷 5，美国加利福尼亚大学伯克利分校藏清乾隆二十五年至二十六年(1760—1761)鲍廷博、郑竺刊本，第 3—4 页。

［45］边和讨论过明代官绅阶层私人药室向商品化药铺转型的历史过程。边和：《谁主药室：中国古代医药分业历程的再探讨》，余新忠主编：《新史学》第九卷，北京：中华书局，2017 年，第 38—70 页。

［46］关于香、女性与闺房的文学意象，可细读李小荣的新作：Xiaorong Li, *The Poetics and Politics of Sensuality in China: The "Fragrant and Bedazzling" Movement* (1600‑1930) (Amherst, NY：Cambria, 2019).

［47］秦蓁：《周江左事辑》，《史林》2012 年第 5 期，第 65—74 页。

［48］［明］周嘉胄：《香乘》，哈佛大学馆藏，崇祯十六年自刻本(网上多误传为十四年刻本)，卷二十五，页五一六。注：四库本删去了撒馣兰。《四库全书》，上海：上海古籍出版社，1987 年，844 卷，第 551 页。可能四库所据的是清代某版本。笔者猜想，历明清易代，恭顺侯势力已尽，撒馣兰恐已失传，故被后续版本删略。

［49］［明］周嘉胄：《香乘》，卷二十五，页七一八。

［50］［明］周嘉胄：《香乘》，卷五，页十五。

［51］关于"月港开禁"的研究，可参考陈宗仁：《晚明"月港开禁"的叙事与实际：兼论通商舶、征商税与福建军情之转变》，汤熙勇主编：《中国海洋发展史论文集》第十辑，台北："中研院"人文社会科学研究中心，2008 年，第 101—142 页。关于当时闽南区域海洋贸易史，可见陈博翼：《限隔山海：16—17 世纪南海东北隅海陆秩序》，南昌：江西高校出版社，2019 年。

［52］［明］张燮：《东西洋考》卷七，北京：中华书局，1981 年，第 142—143 页。

［53］［明］张燮：《东西洋考》卷七，第 141 页。

［54］［明］张燮：《东西洋考》卷七，第 141 页。

［55］［明］张燮：《东西洋考》卷七，第 141 页。

［56］［明］张燮：《东西洋考》卷七，第 141 页。

［57］陈宗仁：《晚明"月港开禁"的叙事与实际》，第 127—132 页。

［58］［明］张燮：《东西洋考》卷二，第 28 页；卷 3，第 45 页；卷 4，第 75 页。

［59］Roderich Ptak, "The Northern Trade Route to the Spice Islands".

［60］［明］张燮：《东西洋考》卷二，第 28 页。

［61］《政类本草》在明代中后期被多次重刊，广为流行。可见 He Bian, *Know Your Remedies: Pharmacy and Culture in Early Modern China* (Princeton：Princeton University Press, 2020), 32‑36.

［62］ Geoff Wade, "On the Possible Cham Origin of the Philippine Scripts," *Journal of Southeast Asian Studies* 24, no.1 (1993): 44-87.

［63］ 16 世纪末、17 世纪初占城及其周边情形,可见 Fabio Yu-Chung Lee, "Fetching Human Gall as an Offering for the King: Customs of Champa in Late 16th Century as Depicted in Spanish Documents," *Temas Americanistas*, 32 (2014): 279-302; Tana Li, *Nguyễn Cochinchina: Southern Vietnam in the Seventeenth and Eighteenth Centuries* (Ithaca: Cornell University, 1998); C. R. Boxer, "A Spanish Description of the Chams in 1595," in *Readings on Asian Topics: Papers Read at the Inauguration of the Scandinavian Institute of Asian Studies, 16-18, September 1968* (Lund: Studentlitteratur, 1970), 35-44.

［64］［明］张燮:《东西洋考》卷三,第 45 页。

［65］ Stefan Halikowski Smith, "The Mystification of Spices in the Western Tradition," *European Review of History* 8 no.2 (2001): 119-136; Paul Freedman, *Out of the East: Spices and the Medieval Imagination* (New Haven: Yale University Press, 2008).

［66］［明］张燮:《东西洋考》卷四,第 75 页。

［67］ 苏门答剌是苏门答腊岛西北部的一个苏丹国,被普遍认为是东南亚最早的穆斯林政权。这个词后来被用于指称整个苏门答腊岛。

［68］［明］黄省曾著,谢方校注:《西洋朝贡典录校注》卷上,北京:中华书局,2000 年,第 69 页。

［69］ 亚齐苏丹国成立于 15 世纪末,并兴盛于 16、17 世纪。16 世纪初,当葡萄牙人占领了马六甲并试图控制苏门答剌时,亚齐开始成为穆斯林反抗势力的基地。1523 年,亚齐从葡萄牙人手中夺取了苏门答剌,从此成为这个区域的穆斯林强权,并成为穆斯林商人香料贸易的中心。相关研究可见 Jorge Manuel dos Santos Alves, *O domínio do norte de Samatra: A história dos sultanatos de Samudera-Pacém e de Achém, e das suas relações com os Portugueses (1500-1580)* (Lisboa: Sociedade Histórica da Independência de Portugal, 1999).

［70］［明］黄省曾著,谢方校注:《西洋朝贡典录校注》卷上,第 41、45 页;卷中,第 60—61 页。

［71］ Anthoy Reid, *Southeast Asia in the Age of Commerce, 1450-1680, Volume Two: Expansion and Crisis* (New Haven: Yale University Press, 1993), 28-29.

［72］［明］张燮:《东西洋考》卷四,第 77 页。

［73］ Tidore 是邻近 Ternate 的一个岛屿,亦出产丁香。

［74］ Francis Fletcher, *The World Encompassed by Sir Francis Drake, Being His Next Voyage to That to Nombre de Dios* (London: Hakluyt Society, 1856), 145-148.非常感谢莱顿大学博士候选人 Tristan Mostert 提供这条线索。

［75］ Fletcher, The World Encompassed by Sir Francis Drake, 145-148.

［76］ Andaya, *The World of Maluku*, 136.

［77］［明］许孚远:《敬和堂集》第七册《海禁条约行分守漳南道》,现藏日本内阁文库,卷八,第 10 页。

［78］ The Bodleian Library, University of Oxford, MS Selden Supra 105.

［79］ Nie Hongping Annie, *The Selden Map of China: A New Understanding of the Ming Dynasty* (Bodleian Libraries, University of Oxford, 2014), 19－20.

［80］ 仅列如下 Robert K. Batchelor, *London: The Selden Map and the Making of a Global City, 1549－1689* (Chicago: University of Chicago Press, 2014); Brook, *Mr. Selden's Map of China*; Sotiria Kogou, et al., "The Origins of the Selden Map of China: Scientific Analysis of the Painting Materials and Techniques using a Holistic Approach," *Heritage Science* 4 (2016): 1－24;陈宗仁:《Mr. Selden's Map 有关日本的描绘及其知识渊源》,刘序枫主编:《亚洲海域间的信息传递与相互认识》,台北:"中研院"人文社会科学研究中心,2018 年,第 341—384 页。非常感谢陈宗仁教授对这段学术史的指点。

［81］ 陈国栋老师曾提醒笔者,万老高也可能指 Ternate 对岸苏拉威西岛上的 Menado(万鸦老)。但是笔者认为,从 Selden 地图上标注荷兰、西班牙在万老高对峙这一事实来看,它更可能是指特尔纳特。

［82］ 关于 17 世纪华人在马京达瑙的活动,可见 Ruurdje Laarhoven, "We Are Many Nations: The Emergence of a Multi-Ethnic Maguindanao Sultanate," *Philippine Quaterly of Culture and Society* 14, no.1 (1986): 32－53; Ruurdje Laarhoven, "The Chinese at Maguindanao in the Seventeenth Century," *Philippine Studies* 35 (1987): 31－50.

［83］ 向达校注:《两种海道针经》,北京:中华书局,1961 年,第 162—164 页。

［84］［明］张燮:《东西洋考》卷九,第 183—184 页。

［85］ 陈佳荣、谢方、陆峻岭:《古代南海地名汇释》,北京:中华书局,1986 年。

［86］ 该地名目前不可考,可能是和大相逸(Sangir Besar)对应的一座被称为 Sangir Kecil 的火山或火山岛。Besar 在马来文意为"大",kecil 意为"小"。也可能该岛后来在某次火山爆发中沉入水下,故现在难觅踪迹。该地区火山活动剧烈,大相逸在近代早期就因为数次火山爆发而地貌巨变。此处非常感谢莱顿大学历史系 Alicia Schrikker 老师的指导。

［87］ 向达校注:《两种海道针经》,第 163 页。

［88］ 1614年荷兰东印度公司驻马鲁古总督 Laurens Reael 带领一支船队北上进攻马尼拉,沿路占领了绍舞(Siau)与福堂(Oton),可见: H. T. Colenbrander, ed., *Jan Pietersz. Coen, Bescheiden omtrent zijn bedrijf in Indië*, Vol.1 (Gravenhage: Martinus Nijhoff, 1919), 126.

［89］ 该群岛因扼守前往马尼拉的航道,对香料战争的走向意义重大,可见 Ariel C. Lopez, "Conversion and Colonialism: Islam and Christianity in North Sulawesi, c. 1700－1900" (PhD diss., Leiden University, 2018), 136－138.

［90］ NA, VOC 468, 5 Aug. 1608, fol. 1－2.这份文件已出版,可见: Leo Akveld, ed., *Machtsstrijd om Malakka: De reis van VOC-admiraal Cornelis Cornelisz. Matelief naar*

Oost-Azië, 1605–1608（Zutphen：Walburg Pers, 2013），377—379。非常感谢 Menno Leenstra 为笔者指出这条线索。

［91］NA, VOC 468, 5 Aug.1608, fol.1–2.

［92］Akveld, ed., Machtsstrijd om Malakka, 199.

［93］Akveld, ed., Machtsstrijd om Malakka, 200.

［94］Akveld, 200. 该船型在档案中被称为 pelo，目前尚无法考证其词源。可能是特尔纳特当地方言，因为 1610 年代的特尔纳特档案中把从闽南过来的华人商船都称为 pelo。

［95］Akveld, ed., Machtsstrijd om Malakka, 378.

［96］原文未填。后文有相似情形。

［97］Akveld, ed., Machtsstrijd om Malakka, 377.

［98］Andaya, *The World of Maluku*, 133；Ryan Crewe, "Transpacific Mestizo：Religion and Caste in the Worlds of a Moluccan Prisoner of the Mexican Inquisition," *Itinerario: Journal of Imperial and Global Interactions* 39, no.3（2015）：469–470.

［99］Andaya, The World of Maluku, 137；Brook, Mr. Selden's Map of China, 124–125.

［100］［明］张燮：《东西洋考》卷五，第 89—90 页；Brook, 124–125.

［101］Andaya, The World of Maluku, 140.

［102］Villiers, "Manila and Maluku," 151.

［103］Villiers, "Manila and Maluku," 151.西班牙控制区域的大部分丁香被葡萄牙及其他商人运到了望加锡，部分也被转运到葡萄牙人控制的马六甲。

［104］Birgit Tremml-Werner, Spain, China, and Japan in Manila, 1571–1644（Amsterdam：Amsterdam University Press, 2015），278–282, 284–290.

［105］Akveld, ed., Machtsstrijd om Malakka, 377.

［106］科罗拉多大学的 Ryan Crewe 教授非常慷慨地为笔者提供并翻译了这些珍稀的西班牙史料。在此深表谢意，并期待他关于华人在西属特尔纳特的研究。

［107］"Letter of Juan de Esquivel, maestre de campo［general］of the Moluccas, to the Audiencia of Manila. 1607." AGI Filipinas, 20, R.1, N.2：f.7r；f.8r–v；f.9r。非常感谢不列颠哥伦比亚大学的博士候选人严旎萍为笔者纠正引文错误，并提供该档案的在线链接：http：//pares.mcu.es/ParesBusquedas20/catalogo/description/421335？nm。

［108］在丁香贸易中，1 公担(quintal)约为 100 磅，即约 100 斤。

［109］Akveld, ed., Machtsstrijd om Malakka, 200, 378.

［110］Akveld, ed., Machtsstrijd om Malakka, 200.

［111］Akveld, ed., Machtsstrijd om Malakka, 377–379.

［112］［明］张燮：《东西洋考》卷五，第 102 页。

［113］［明］张燮：《东西洋考》卷五，第 102 页。

［114］［明］张燮：《东西洋考》卷五，第 101 页。

［115］"Relação breve da ilha de Ternate, Tydore, e mais ilhas Malucas, aonde temos fortalezas, e presidios, e das forças, naos, e fortalezas, que o enemigo olandes tem por aquelas partes," Malacca, 28 November 1619, in *Documentação Ultramarina Portuguesa*, Vol. 2 (Lisbon: Centro de Estudos Historicós Ultramarinos, 1962), 51; Lobato, Manuel, "Os chineses nas Ilhas Molucas: da prioridade no comércio de longa distância à fixação de uma comunidade residente," in *Portugal e a China-Conferências nos Encontros de História Luso-Chinesa*, ed. Jorge dos Santos Alves (Lisboa: Fundação Oriente, 2001), 163 – 164.

［116］Miguel Salva, ed., *Colección de documentos inéditos para la historia de España* 52 (Madrid: Viuda de Calero, 1868), 145, 154, 359, 360.

［117］Xu, "Junks to Mare Clausum";徐冠勉:《奇怪的垄断:华商如何在香料群岛成为荷兰东印度公司最早的合作伙伴(1560—1620 年代)》。

［118］Anthony Reid 所提出的"贸易时代"的一个核心论点是:中国——而非欧洲——对东南亚与印度洋香料的需求,触发了东南亚历史上的贸易时代。但是,对于这个概念的时限、地域以及具体和中国的联系,尚存在诸多争议。可见 Reid, *Southeast Asia in the Age of Commerce*, *1450 – 1680*, Vol. 2, 10 – 16; Roderich Ptak, "China and the Trade in Cloves, Circa 960 – 1435"; Victor Lieberman, "An Age of Commerce in Southeast Asia? Problems of Regional Coherence—A Review Article," *Journal of Asian Studies* 54, No. 3 (1995): 796 – 807; John N. Miksic, "Archaeology, Ceramics, and Coins: A Review of A. Reid, Southeast Asia in the Age of Commerce. Volume Two, Expansion and Crisis," *Journal of the Economic and Social History of the Orient* 39, no.3 (1996): 287 – 297; Jan Wisseman Christie, "Javanese Markets and the Asian Sea Trade Boom of the Tenth to Thirteenth Centuries A.D.," *Journal of the Economic and Social History of the Orient* 41, no.3 (1998): 344 – 381; Geoff Wade, "An Early Age of Commerce in Southeast Asia, 900 – 1300 CE," *Journal of Southeast Asian Studies* 40, no.2 (2009): 221 – 265; Victor Lieberman, "Maritime influences in Southeast Asia, c. 900 – 1300: Some further thoughts," *Journal of Southeast Asian Studies* 41, no. 3 (2010): 529 – 539; David Henley, "Ages of Commerce in Southeast Asian History," in *Environment*, *Trade and Society in Southeast Asia: A Longue Durée Perspective*, ed. David Henley and Henk Schulte Nordholt (Leiden: Brill, 2015), 120 – 132.

［119］李商隐所说的丁香是中国本土的丁香花(丁香属,Syringa),而非马鲁古的丁香(蒲桃属,Syzygium),是两种完全不同的植物。马鲁古的丁香是当地丁香树结的花蕾,在其结果前摘下晒干而成。如果结果成熟,丁香花蕾就会发育成丁香果,变得更大,但是香味会变弱。这种粗大的丁香果在晒干后也有出售,在中国本草文献中称为母丁香。

摩鹿加群岛上的市集

——郎弗安斯《安汶本草》中的医药商品

埃丝特·海伦娜·阿伦斯

引　言

在法连丹(François Valentijn)宏大的著作《新旧东印度志》(*Old and New East Indies*)[1]中有一幅插图,描绘的是安汶城(Kota Ambon)的"Passar",即市集。该图展示了一个巨大的木结构建筑,它建于海陆交汇处,由许多柱子和瓦片屋顶组成。形形色色的人在忙着搬运货物或商谈交易,画面前景中的船只凸显了当地最重要的交通工具。[2]在这个四海贸易路线交汇之处,荷兰东印度公司(Vereenigde Oost-Indische Compagnie,简称VOC)建立了庞大的商业帝国,其业务范围从地方延伸到全球。[3]此处是商人兼博物学家郎弗安斯(G. E. Rumphius)为他所谓的"我们的水上印度"(our Water-Indies)做植物学研究收集材料和信息的地点之一。[4]

在《安汶本草》(*Amboinsche Kruid boek*,17世纪晚期在安汶成书,1741—1755年在阿姆斯特丹出版)的手稿中,郎弗安斯在每一个条目的开头都对植物进行了详细的分类,最后还有其各种用途的信息。在整本书中,有许多地方都系统性地提到了植物作为食品和药品的价值,及其衍生产品的具体交易规范。此外,书中还提到了基于荷兰东印度公司殖民统治权力下的交易方式,以及由于军事或文化原因一些商品

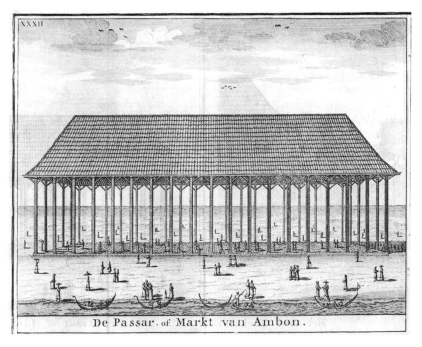

图 1 《新旧东印度志》中的插图《安汶市集》

很难达成交易。[5]郎弗安斯打算将这本书编成一部指南,以供那些以商人、士兵和水手的身份在东南亚工作的荷兰和欧洲人使用:"出于几个原因,我把这本书从拉丁文翻译成荷兰语。其中最重要的原因是,普通人,特别是那些生活在印度群岛的人,可以从中获得一些医疗方面的用处。"[6]这样一来,对于在此扮演新角色的欧洲人来说,摩鹿加群岛也成了交换和传播医药商品相关知识的市场——也许可以作为何安娜(Anne Gerritsen)和乔治·列洛(Giorgio Riello)"全球史的物质景观"理念的一个案例。[7]

在《安汶本草》中看到的医学交流及其影响,是卡皮尔·拉吉(Kapil Raj)科学分析过程中的一部分:"在一个已经全球化的时代,地方意义与跨区域的知识互通,无论长距离或是相邻的区域,都会有专业和社群的区别,因而所谓地方的特殊性,其结果是知识形态或实践的重新配置。"[8]以下引述就提到了这类关系紧密但截然不同的社群以及他们之间的互动：

> 1685 年,有一个叫 Suyku 的中国人,给我看了(人参)叶子的形状。他说自己是神医,他看到它生长在某位大人的领地里。这位大人曾命人从遥远的地方把它取来。Suyku 穷其所记,为我按照植物的形状剪了纸样。我们用这个纸样做了一个插图。[9]

在郎弗安斯的有生之年,上述安汶地区(包括塞兰岛[Seram]、布鲁岛[Buru]和一些更小的岛屿)与香料贸易密不可分,特别是肉豆蔻和丁香贸易。丁香垄断,从限制丁香树的种植地到香料的独家贸易,导致了军事冲突。虽然历史研究长期以来都集中在 17 和 18 世纪作为一个荷兰机构的荷兰东印度公司的制度上,[10]但有关植物的讨论主要集中在销往欧洲市场的奢侈品上,特别是来自安汶的丁香和来自班达(Banda)的肉豆蔻,并涉及摩鹿加群岛的社会史。[11]随着科学史的物质研究转向,流通和转化问题已经引领人们对自然史的近代早期资料进行重新解读。从全球史的视野来看,我们有强烈的动力去重新审视诸如印度洋—太平洋这样的地区,[12]以及它与现在——例如今天的印度尼西亚东部——之间各种交织的联系。正如普拉蒂克·查克拉巴蒂(Pratik Chakrabarti)所指出的那样,"资源掠夺、殖民地经济、殖民地军事设施与紧急医疗措施之间的关系"值得进一步研究。[13]

在这一理论和方法背景下,本文介绍了郎弗安斯《安汶本草》中记载的被作为医药商品使用的三种亚洲植物,这些植物在何安娜的定义下是"被人视为对改善健康有价值的商品"。具有医疗作用的草本植物和香料是如何商品化的? 我们从郎弗安斯对材料的描述开始,例如它们的形状、质地和味道。他的描述超出了视觉范围,专注于植物与社会之间的相互作用,也许在 1670 年他失明后更是如此。荷兰植物学家约翰内斯·伯曼(Johannes Burman)编辑并出版了郎弗安斯的《安汶本草》,他说:"这位伟人精于此业,即使在他失明后,那些其他人都不认识的植物还是从印度最偏远的地方被送到他那儿。"[14]这里特别有趣的是关于人参的描述。本文随后循着郎弗安斯有关植物在当地的使用情况及其具体医疗实践的记录(以檀香和芝麻为例)而展开。在最后一个绿豆的例子中,文章探讨了食物、疾病和初具雏形的规章之间的关系。这些规章有关生活在荷兰东印度公司统治下的群体健康状况,它们是19世纪后期帝国公共卫生规章的前身。

关于资料来源的一个说明:自17世纪90年代起,《安汶本草》的残存手稿保存在莱顿大学图书馆的特藏部。由于有彩色插图,这些手稿格外吸引人。该书18世纪40和50年代的不同印刷版本已被数字化,可通过生物多样性遗产图书馆(Biodiversity Heritage Library)和下萨克森州立暨哥廷根大学图书馆的数字化中心(Göttinger Digitalisierungszentrum at the Niedersächsische Staats-und Universitätsbibliothek Göttingen)的网站查看。该书在21世纪被埃里克·M.比克曼(Eric M. Beekman)译成英文,定名为《安汶本草》(*Ambonese Herbal*),于2011年由耶鲁大学出版社出版。[15]

这里出现了一个关键的历史人物——德国人乔治·埃伯哈德·朗夫(Georg Eberhard Rumpf)。他在17世纪50年代成为荷兰东印度公司的士兵,后来在摩鹿加群岛混到了商人身份。除了前面提到的牧师法连丹,朗夫也长期住在安汶,与当地的一个亚欧混血女人结了婚。[16]作为自然历史学家,他在与欧洲学界其他人的交流中,将自己的名字拉丁语化为"郎弗安斯(Rumphius)"。1681年,他被增选为名为"自然探索者学院"(Academy Naturae Curiosorum)的研究机构(位于德国施魏因福特[Schweinfurt]市)的成员,并被赐名为"印度普林尼"(Plinius Indicus)。[17]同时,作为一名公司高层,他得以与安汶所有不同社区的成员之间保持着密切联系,利用这一职位来收集和获取信息。除此之外,他使用了诸如"我们民族"和"马来民族"(荷兰语原文：maleytsche natien)之类的政治分类描述、诸如"基督徒"和"异教徒"之类的宗教分类描述,以及诸如"望加锡人"(Macassaren)或"帝汶岛人"(Timorezen)之类的地理描述词。《安汶本草》的副标题涉及荷兰东印度公司的一个政治经济实体,即安汶地区("地区"的荷兰语原文：gewest)："基于其形状、各种名称、种植方法和用途,对安汶岛及其周边岛屿上最值得注意的树木、灌木、草本植物、陆地和水生植物而作的描述。"[18]

《安汶本草》中的许多条目涉及药用植物学中植物各部分的用途,其第八卷更是根据植物使用情况而构架的："那些收割来的草药只要可以作为食物、药物或用来消遣,就会被收入。"[19] 1757 年建成的一个存在时间不长的医用园圃(拉丁语：hortus medicus)帮助了荷兰东印度公司在巴达维亚(Batavia)的药剂师的工作,[20]然而在这大约一个世纪之前,郎弗安斯已经修建了自己的园圃,里面的产物不仅供给厨房用,还用来做实验。在植物学、药剂学和医学的交汇处,郎弗安斯在他所写的全部十二卷本中都提到了"药草"(《安汶本草》第 7 卷,第 2 章,第 177 页的"medicinale kruyden")或"药用香料"(第 7 卷,第 13 章,第 154 页的"medicinale specereyen"),更直白地说是"药物"(medicaments,第 13 卷,第 15 章,第 162 页),也提到了"药用功效"(medicinale kragten,第 8 卷,第 39 章,第 223 页)和"医疗用途"(medicinale gebruyk,第 8 卷,第 41 章,第 230 页)的内容。通常,这些药用功效和医疗用途首先是根据体液病理学的理论来说明的;其次,要么根据热带气候中的冷热属性,要么根据欧洲人和当地亚洲人不同的体质来确定;第三种方式是根据特定的安汶种族群体的医疗实践。因此,郎弗安斯与欧洲药剂师和外科医生以及他有时称之为"中国大师"的知识渊博的人士进行了信息交流,有时是以信件或者书摘的形式,有时是当面交流。信件或者书摘里可能会附有种子、根状茎或树皮碎片;当面交流时,他们就会交换参考标本库：这表明 17 世纪下半叶植物标本处于持续的调用和流通状态。[21]

有一幅名为"巴达维亚市集"（Oost indoche Marktstalletje）的画[22]，是 17 世纪中叶艾伯特·埃克霍特（Albert Eckhout）创作的。画面富有多层含义，可以看作是东方学专家描绘东南亚妇女和中国男人的作品。同时，它也是何安娜和乔治·列洛分析过的"想象空间"（imagined spaces）之一。[23]在这里，从自然史的物质文化角度来看，这幅画作为一个物件是很有趣的——右边角落里的水果名称列表显示了新鲜的农产品必须被记录在纸上才能运到荷兰，那时在温室里种植从东南亚过来的植物的可能性很小[24]——同时也展示了荷兰东印度公司在印度尼西亚群岛遇到的资深贸易商与顾客之间的讨价还价。同样的例子也适用于《安汶本草》一书里的人参和檀香木。郎弗安斯通常将研究和写作重点放在安汶岛及其周边岛屿以及爪哇岛的植物上，而上述却是例外。[25]他在书中确实提到了它们，因为这两种植物也与所谓的简单疗法（simplicia therapy）有关，是公司参考体系中的大宗商品或重价商品。

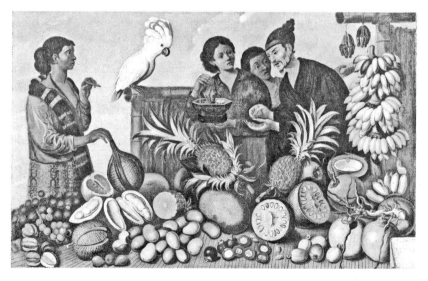

图 2　荷兰 17 世纪中叶油画《巴达维亚市集》

这里提到的《安汶本草》中的人参条目,是通过《增殖》(荷兰语:
Vermeerdering 或拉丁语:*Auctuarium*)一书被介绍到荷兰的,这是最后
一本有附加或者提供新材料的书。条目的标题是"中国根,被称为'人
衔'或'人参'"(The Chinese root, called Ninsi and Ginseng.出自:《增
殖》,《安汶本草》,第 56 章)。[26] 人参作为安汶地区商人交易的产品,
不是一个有争议的实体,特别是在巴达维亚有中国人的情况下。[27] 但
是出于植物学和医学的目的,郎弗安斯利用他那个时代不同出版物发
出的权威之声,将全球各地的种植者、经销商和消费者联系起来,对人
参根的全球化进行了个案研究。他引用了一种由别人为他翻译过来的
中国本草学著作(第 45f 页),即"神农"(Sin-hong)所著《神农本草》
(*Sinon Buntzo*),荷兰语将其理解为"Leere der Kruyden"(大意:植物
教学);还有耶稣会士卫匡国(Martino Martini)所著的《中国新地图集》
(*Sineese Atlas*)(第 46、48 页);以及法国人里德·德·乔蒙德(Ridder
de Chaumond)(第 49 页)在南非好望角的旅行记录中对一种被认为是
人参的根的观察(均在《增殖》第 56 章)。该文本兼顾学术和商业两方
面,对这一特定认知对象所存在的问题进行探讨,从而详细论述了植物
学和贸易中的识别和分类过程。在植物学领域,插图展示了呈现在纸
上的植物在阿姆斯特丹是如何转变的。手稿中的描绘与书籍出版中的
雕刻或蚀刻不同。在双语(拉丁语和荷兰语)印刷版的《安汶本草》中,
插图包括新鲜的根(versche wortel)和商店里能找到的干燥的根(De
drooge, en ingetrokken wortel, zoo als die doorgans in De Winkels
gevonden wert. 出自《增殖》第 56 章,第 50 页)。在荷兰植物学家兼编
辑约翰尼斯·伯曼(Johannes Burman)的补充评论中,他对北美的人参
品种进行了最后的分类(《增殖》第 56 章,第 50 页)。他(和我们)对文
本的解读和凯瑟琳·理查森(Catherine Richardson)的一起,可以被看
作是对文本中所载物质的一种理解。[28] 另一方面,黑白插图可以被视
为一种具有植物学领域特定审美的商品,是由亚洲和欧洲的不同参与

者共同制作的——这是学界图书馆的"定制过程"。[29]

距离在檀香木的案例中也起着重要的作用。郎弗安斯在收到不确定的檀香树样本后,根据白色、黄色或红色将其分为不同的种类。他详细说明了欧洲因气味而产生的奢侈品消费与东南亚以卫生和健康为目的而产生的消费之间的差异(《安汶本草》第2卷,第16、17章)。关于白色和黄色檀香木的章节中,郎弗安斯写道,只有少量的檀香木出口到欧洲,因为这种木材的清凉性能在"印度"(指印度尼西亚群岛以及南亚地区)得到更好的使用。接着,他描述了一种由磨碎的檀香木制成的药膏是如何在炎热的日子里被用来退烧的,这种药膏可以单独使用,也可以配合有清凉效果的花朵一起使用(第2卷,第16章,第45页)。虽然商人们对檀香木片的种类和价格都很清楚,但由于檀香木难以获取、包装和运输,它们作为商品易受损坏。[30]此外,帝汶岛(Timor)上的当地人在种植园中种植这种树木的数量不多,但在森林中却收获了个别树木(《安汶本草》第2卷,第16章,第43页)。这种园艺实践依赖于特定的地方性知识,郎弗安斯在自己的安汶花园中无法复制。他写道,与白檀木和黄檀木相反,紫檀木(red sandalwood)只被用作药物——还是因为它清凉和干燥的特性而被做成药膏;作为酊剂,特别被用来解毒。尽管郎弗安斯将马来人和特尔纳特人(Ternatan)生产的抗毒复合药物称为"秘密的艺术"(荷兰语:geheime konst),但他知道研磨后的檀香木和一种叫"Calbahaar"的珊瑚一起,最好再加上一种叫"Calappa Laut"的螃蟹,可以成为有效的结合。

在这一背景下,他记录了1677年发生在特尔纳特北摩鹿加岛的一个案例研究。当一个荷兰商人和他的妻子被他们的女仆用蜘蛛头下毒时,檀香木和"Calbahaar"的混合物救了他们一命(第2卷,第17章,第51页)。此外,郎弗安斯自己在1680年做过檀香实验:当他的眼睛肿胀发炎时,他涂了一层紫檀膏,把剩下的喝了,结果发现它并没有起到清凉效果,反而刺痛眼睛和喉咙。由于和他一起参加这个实验的一部分人有同样的经历，但是另一部分人证实了其具有清凉性能，所以他没有整个地否定紫檀的这一功效（第2卷，第17章，第52页）。在17世纪90年代早期手稿被送到荷兰之后，郎弗安斯在1697年收集了更多关于紫檀数量、品质和价格的信息，并提出了一个欧洲内部贸易的试验：应运送一块爪哇岛的木材到荷兰，以确定它是否和原产于加勒比海（荷兰语原文：West-Indiën）的产品一样。据说当时有一个贸易商在今天法国的斯特拉斯堡（Strasburg）研磨了大量木材，并把它作为紫檀木通过药剂师向市场推广，这可能动摇了荷兰东印度公司的经销商地位（第2卷，第17章，第53页）。

　　除了这些全世界都在觊觎的草药，郎弗安斯还记录了芝麻和绿豆等既可作为药物，又可作为食品的普通植物，它们有助于荷兰东印度公司统治下的群体和社区的健康。与其说这些是医疗商品，不如说是日常治疗和预防疾病的商品更准确。由于劳动在公司统治中的重要性——从船上的男水手到在摩鹿加的种植园里被奴役的妇女——与妇女健康有关的治疗学问题似乎与加勒比地区的统治权有着相似的重要性。至少《安汶本草》关于这个主题的许多细节都指向了这个问题，例如在第8卷中关于"印度苋菜"和"印度藏掖花"的条目中。在"印度芝麻"（第8卷，第33章）一章中，郎弗安斯不仅记录了在巴达维亚通过中国商人买卖芝麻油的许多细节，而且还记录了这种物质在中医药治疗中的作用。根据他的说法，这种厚厚的棕色芝麻油被称为"majuh"，主要是从中国进口的，但有时也在巴达维亚和巴淡岛（Batam）用爪哇岛收获的种子进行种植（第8卷，第33章，第205页）。由于芝麻的营养价值和止痛特性，产后妇女和疾病康复者都食用芝麻、糖和米粉做成的蛋糕（第8卷，第33章，第205页）。他还详细说明了生姜麻油鸡汤的两种配方，这种汤是给产后妇女在晚上取暖和放松用的，或者给康复期病人用以恢复体能（第8卷，第33章，第207页）。另一方面，根据郎弗安斯的说法，被称为"widjin"的轻质芝麻油具有清凉的特性，因此被用来给发烧的哺乳期母亲饮用（第 8 卷，第 33 章，第 207 页）。隆达·席宾格（Londa Schiebinger）认为："欧洲及其殖民地的性别政治为知识和无知提供了可识别的轮廓。"[31] 在郎弗安斯的案例中，他个人对具有普遍性和完整性的学术的关注，和许多荷兰商人与亚洲妇女合法结婚的社会生活，[32] 以及公司在健康、劳动和消费方面更抽象的经济利益联系在了一起。

由于怀孕和分娩问题与妇女及其家庭所处的（民族）社区密切相关，郎弗安斯记录了集体健康管理方面的举措，尤其是水手、士兵和被奴役的人的健康管理。[33] 对于该公司的外科医生和药剂师来说，收集那些被商品化后可用来治愈伤口、防止营养缺乏和治疗疾病的植物的信息，是他们使命的一部分。例如，在"罗望子"条目中，郎弗安斯描述了它在印度洋长途航行的船只上起到的防止坏血病的作用。[34] 此外，他还记录了他称之为"katjang kitsjil"的绿豆（《安汶本草》，第 9 卷，第 30 章，表 139；拉丁分类法：Vigna radiata）治疗脚气病的有效性，脚气病是硫胺素（维生素 B1）缺乏症状的集合名词。荷兰方面，医生雅各布·德·邦特（Jacob de Bondt）于 1630 年在爪哇岛首次描述了这种疾病，这与隆达·席宾格的发现一致，即"欧洲医生"致力于"降低贫困劳动人口和奴隶群体的发病率和死亡率"。[35] 在这里，郎弗安斯扮演着植物学家和商人的双重角色，他将植物及其在食用和药用贸易之间的潜在用途联系起来。例如，在海上旅行时，食物很少，绿豆的干种子便于储存，经过浇水后发芽，郎弗安斯推荐用它们做成沙拉，当点心吃（第 9 卷，第 30 章，第 387 页）。

安德里斯·比克曼（Andries Beeckman）在 1661 年左右绘制的"巴达维亚的城堡"（The Castle of Batavia）[36]，让人看到了 17 世纪巴达维亚不同社区的荷兰风景。比克曼还绘制了印度尼西亚人、日本人、自由的奴隶（荷兰语原文：mardijkers）和为一对荷兰—马来夫妇工作的奴隶。这里的一些社区有自己的医学传统，这些传统由不同的殖民法规管理和控制。在《安汶本草》一书中，郎弗安斯记录了他与摩鹿加战

167

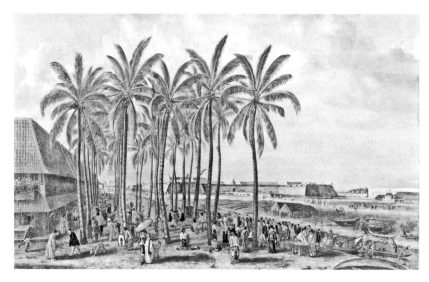

图 3 荷兰 17 世纪 60 年代油画《巴达维亚的城堡》

俘、中国医生的对话。在安汶任职期间,郎弗安斯是当时巴达维亚的荷中贸易代表,也是荷兰东印度公司派往北京皇宫的代表团成员。[37]在安汶城里,郎弗安斯处在一个四通八达的市场,这使得他可以接触到各种医疗商品以及口头或书面形式的关于这些商品的知识。反之亦然,与他自己的经验观察相结合或对比——如在植物衍生物的"使用和功效"段落中的小案例研究和实验——向欧洲受众和潜在消费者展示了药材的作用。虽然这里所讨论的四种植物的插图即使对植物学家来说也只能被理解为原始资料,但其各自条目中的全面描述和叙事,将植物转化为了可识别和可交易的商品。因此,该书的印刷出版促成了 18 世纪"近代早期的地理和想象空间的重构"[38]。

通过上述案例研究,得出以下关于使用这种特殊的植物源材料(botanical source material)并将其在全球医学史领域中的分析概念化的初步结论。首先,尽管郎弗安斯的《安汶本草》被归类为科学史领域的植物学著作,但它很值得作为荷兰东印度公司治下的社会和经济史的原始

资料被重新解读。其次,由于源材料将 17 世纪末安汶和巴达维亚之间
的本地市场与医疗商品(或用于治疗的商品)的全球化市场联系起来,进
一步的定性分析有助于详细绘制出贸易及相关参与者活动的地图。最后,
可以将《安汶本草》重新定位在印度—太平洋地区与中国之间的贸易和知
识流通的纵轴上,并将其与中国的书籍文化和科学史重新联系起来。

(严　娜　译,朱霓虹　校)

注释

[1] François Valentyn, *Oud en Nieuw Oost-Indiën* (Dordrecht, 1724 – 1726). For analysis of Valentyn's work cf. Siegfried Huigen, "Antiquarian Ambonese: François Valentyn's Comparative Ethnography (1724)," *The Dutch Trading Companies as Knowledge Networks*, ed. Siegfried Huigen, Jan de Jongh and Elmer Kolfin (Leiden: Brill, 2010), 171 – 200.

[2] Illustration from Beschryving van Amboina. François Valentyn, *Oud en Nieuw Oost-Indiën* vol.I, no.XXXII (Dordrecht, 1724 – 1726), 124 – 125.

[3] Cf. Jürgen Nagel, *Abenteuer Fernhande: Die Ostindienkompanien* (Darmstadt, 2011), 100 – 126.

[4] "Preface: To the Reader," in G. E. Rumphius, Georgius Everhardus Rumphius, *The Ambonese Herbal*, trans. E. M. Beekman, vol.1 (New Haven/London: Yale University Press & National Tropical Botanical Garden, 2011), 179.

[5] Cf. Esther Helena Arens and Charlotte Kießling, "Knowledge and Power: Rumphius' Ambones Herbal and Ambonese Curiosity Cabinet as Colonial Contact Zones," *European Review* 26 (2018): 461 – 470.

[6] "Preface: To the Reader," Georgius Everhardus Rumphius, *The Ambonese Herbal*, trans. E.M. Beekman, vol.1, 176.

[7] Anne Gerritsen and Giorgio Riello, "Spaces of Global Interactions: The Material Landscapes of Global History," in *Writing Material Culture History*, ed. Anne Gerritsen and Giorgio Riello (London, 2015), 111 – 134.

[8] Kapil Raj, "Introduction: Circulation and Locality in Early Modern Science," *The British Journal for the History of Science* 43 (2010): 513 – 517, cf. 515f.

[9] Georgius Everhardus Rumphius, *The Ambonese Herbal*, trans. E.M. Beekman, vol.5, 545.

[10] Cf. the book accompanying the 2017/18 exhibition "De wereld van de VOC" at the Dutch national archives in *The Hague*, ed. Guleij, Ron and Gerrit Knaap (Het Grote VOC Boek,

Zwolle, 2017).

[11] Cf. Gerrit Knaap, *Kruidnagelen en christenen. De VOC en de bevolking van Ambon 1656 – 1696* (Leiden, 2004) and Hans Straver, Chris van Fraassen and Jan van der Putten (eds.), *Ridjali. Historie van Hitu: Een Ambonese geschiedenis uit de zeventiende eeuw* (Utrecht, 2004).

[12] For example Sujit Sivasundaram, "Sciences and the Global. On Methods, Questions, and Theory," *Isis* 101 (2010): 146 – 158.

[13] Pratik Chakrabarti, *Materials and Medicine: Trade, Conquest and Therapeutics in the Eighteenth Century* (Manchester, 2010), 5.

[14] "To the Benevolent Reader and True Practitioners of Botany." Georgius Everhardus Rumphius, *The Ambonese Herbal*, trans. E.M. Beekman, vol.1, 183.

[15] Access to the catalogue of Leiden University Libraries via https://www. library. universiteitleiden.nl., to the Biodiversity Heritage Library via https://www.biodiversitylibrary. org, and to the Göttinger Digitalisierungszentrum via https://gdz.sub.uni-goettingen.de, all visited 17 February 2020. Information on the print version of the Ambonese Herbal via https://yalebooks. yale. edu/book/9780300153767/ambonese-herbal-volumes-1-6. Cf. on the transfer of botanical sources as herbaria and printed books through the institutions of botanical research in the Netherlands Jeroen Bos, *Toen en nu. Het beheer en behoud van een bijzondere botanische boekencollectie. Botanische Meesterwerken* ed. Eddy Weeda, Joop Schaminée and Nils van Rooijen (Zeist: 2016), 15 – 24.

[16] Cf. Eric M. Beekman, "Introduction," Georgius Everhardus Rumphius, *The Ambonese Herbal*, trans. E.M. Beekman, vol.1, 1 – 169, cf.63f.

[17] Cf. Beekman, "Introduction," 80f.

[18] Georgius Everhardus Rumphius, *The Ambonese Herbal*, trans. E.M. Beekman, vol.5, 545.

[19] Georgius Everhardus Rumphius, *The Ambonese Herbal*, trans. E.M. Beekman, vol.4.

[20] Cf. P.J. Florijn, "Geschiedenis van de eerste Hortus Medicus in Indië," *Tsch. Gesch. Gnk. Natuurw. Wiks. Techn* 8 (1985): 209 – 221, cf. 210.

[21] Cf. on the challenges of botanical long-distance communication Dániel Margóscy, "Refer to Folio and Number: Encyclopedias, the Exchange of Curiosities, and Practices of Identification before Linnaeus," *Journal of the History of Ideas* 71 (2010): 63 – 89, and on recently found remnants of Rumphius'herbarium Andel, Tinde R. van, Jaideep Mazumdar, Jan-Frits Veldkamp et al., "Rumphius Specimens Detected in Paul Hermann's Ceylon Herbarium (1672 – 1679) in Leiden, The Netherlands," *Blumea* 63 (2018): 11 – 19.

[22] Oost-Indische Markstalletje. Rijksmuseum Amsterdam, via Rijksstudio.

[23] Cf. Gerritsen/Riello, *Spaces of Global Interactions*, 117.

［24］ Cf. on the developing imperial technologies of glasshouses and trial gardens Louise Wickham, *Gardens in History. A Political Perspective* (Oxford: Oxford University Press, 2012), 192 - 197.

［25］ "Preface: To the Reader," in Georgius Everhardus Rumphius, *The Ambonese Herbal*, trans. E.M. Beekman, vol.1, 176.

［26］ "中国根(China Root)"一词在 16—17 世纪的欧洲所指的药材并不是很明确,通常是指 "土茯苓",但也曾指"人参",《安汶本草》中的"中国根"就是指"人参",该著作中没有 收入"土茯苓"。——编者注

［27］ Cf. Leonard Blussé, "Batavia, 1619 - 1740: The Rise and Fall of a Chinese Colonial Town," *Journal of Southeast Asian Studies* 12 (1981): 159 - 178.

［28］ Catherine Richardson, "Written Texts and the Performance of Materiality," in *Writing Material Culture History* ed. Anne Gerritsen and Giorgio Riello (London, 2015), 43 - 58, cf. 56.

［29］ Gerritsen/Riello, *Spaces of Global Interactions*, 117.

［30］ For the established Chinese trade in sandalwood cf. Roderich Ptak, "The Transportation of Sandalwood from Timor to Macau and China During the Ming dynasty," *Review of Culture* 1 (1987): 31 - 39, and on the entanglement of VOC trade and military politics with demand in China cf. Hans Hägerdal, *Lords of the Land, Lords of the Sea. Conflict and Adaptation in Early Colonial Timor, 1600 - 1800* (Leiden 2012), 44.

［31］ Londa Schiebinger, "Agnotology and Exotic Abortificants: The Cultural Production of Ignorance in the Eighteenth-Century Atlantic World," *Proc Am Soc* 149 (2005): 316 - 343, cf. 343.

［32］ Cf. Leonard Blussé, *Strange Company: Chinese Settlers, Mestizo Women and the Dutch in VOC Batavia* (Dordrecht, 1986) and Eric Alan Jones, *Wives, Slaves, and Concubines. A History of the Female Underclass in Dutch Asia* (Dekalb, 2010).

［33］ Cf. on enslaved workers in enterprises of the Dutch East India Company and in the households of company merchants Matthias van. Rossum, *Kleurrijke tragiek: De geschiedenis van slavernij in Azië onder de VOC* (Hilversum, 2015), 49 - 62.

［34］ Cf. Arens/Kießling, *Knowledge and Power*, 463.

［35］ Schiebinger, *Agnotology*, 342.

［36］ Het kasteel van Batavia, gezien van Kali Besar West, Rijksmuseum Amsterdam, via Rijksstudio.

［37］ Cf. on the Dutch image of China in the 17th century the exhibition catalogue Thijs Weststeijn, and Menno Jonker (eds.), *Barbaren & Wijsgeren. Het beeld van China in de Gouden Eeuw* (Nijmegen, 2017).

［38］ Gerritsen/Riello, *Spaces of Global Interactions*, 125.

耶稣会士的药方和收据

——耶稣会与欧洲异域本草的引入[1]

萨米尔·布迈丁

> 他们有教皇的敕令,允许他们实践这种技艺,并且在罗马、里昂或其他地方,他们拥有商店,他们在印度群岛(the Indies)的储备为这些商店提供支持,因而,这些商店拥有药物,他们以低廉的成本制作药物,并且以高价卖出,这产生了非常庞大的交通量。[2]

关于耶稣会士在近代药物贸易中所扮演角色的最好描述之一,可以在詹森派(Jansenist)逻辑学家安东尼·阿诺德(Antoine Arnauld)于1669年所撰写的文本中找到(他在该文本中使用的名字是塞巴斯蒂安-约瑟夫·杜·坎布特·德·蓬沙托[Sébastien-Joseph Du Cambout de Pontchâtea])。在这本被命名为《耶稣会士的道德实践》(*La morale pratique des jésuites*)的书中,阿诺德界定了三个因素来解释耶稣会士参与医药市场的原因:他们对教皇的影响;他们的"堕落",即他们对钱的嗜好;他们在印度群岛的存在。尽管该书进行了反耶稣会的宣传,并且这种宣传独立于任何关于耶稣会"堕落"的讨论,但本文将会表明,从某些方面来说,阿诺德是正确的。

近几年来,有关耶稣会士进行药物贸易的议题引起了很多学者的兴趣,虽然他们的研究取径不一定相同。有些学者是耶稣会研究专家,其他学者则来自科学史、医学史或商业史。即使有一些学者专门研究耶稣会士的药物学，[3] 他们的主题也不尽相同：学院中的智性生活，耶稣会士的传记，传教使团的物质文化，等等。[4] 尽管有这么多不同，这些研究都赞同以下三点：首先，耶稣会确实是一个全球性的组织；第二，在耶稣会士的世俗活动中，药物贸易是一个重要方面；第三，任何这些世俗活动，尤其是那些与知识打交道的人，至少从理论上来说，都从属于该会的传教目的。

在这个学术背景下，本文试图理解耶稣会在医疗市场中的参与，在"耶稣会士在场（Jesuit presence）"的所有历史进程中重新定位这些活动，例如在城市学院中和在最远之地传教中，抑或在该会成员的流动中。不过，本文并不是对耶稣会士制药活动的概述；事实上这个工作已经完成了，例如由萨宾·阿纳格诺斯托（Sabine Anagnostou）为美洲诸省所做的。[5] 本文也不是耶稣会士发展医学生意的研究，而是要分析耶稣会士是如何把物品转化为商品的，这本身是一个商品化（commodification）的过程。向市场引入一个新物品意味着什么？为什么耶稣会士会在这一过程中的医学方面发挥重要作用？

为了回答这个问题，本文将会关注从西属美洲（Spanish America）进口到欧洲的药方。向欧洲市场引入新的药物产品与引入其他海外产品并不完全相同，因为欧洲现代早期的药物学也经历着转变，例如，化学产品的到来参与到这种转变中。然而，由于这些海外药物拥有新颖性及遥远的起源，它们以特殊而强烈的方式引发了有关鉴定和供应的讨论，因而在欧洲引起了特定的兴趣。这些药物的例子使我们敢于下这样的推测：16 到 18 世纪中，耶稣会可能是唯一能够操控药物进口各个方面的组织，从海外的原料、知识提取到药方设计和欧洲的产品出售。在第一部分中，本文将会介绍记载着耶稣会士药物学活动的不同文本，以便将这些活动重新定位到耶稣会更广泛的活动中，即教育和传教中。第二部分会展示耶稣会士如何向欧洲介绍来自印度群岛的新药方，据此阐明这个商品化的过程如何与礼物赠予（gift giving）[6] 和药物流动网络联系起来,药物伴随着文本、图像、珍奇物品(curiosities)在这个网络中流动。最后一个部分将会说明他们介绍到欧洲医学界最重要的新奇事物:秘鲁的,或耶稣会的树皮。

耶稣会药典的文本遗产:速览

粗略地看,耶稣会士参与配药历史的过程可以从他们撰写或者出版的文本中窥见。但就算把重点放在美洲诸省,也不可能对他们所撰写的相关文本有一个彻底的认知。一方面,是因为耶稣会士断断续续的参与导致了文本的分散,18世纪对耶稣会团体的驱逐和解散使得这个情况更加明显。另一方面,耶稣会士对药方的研究常常以不同的形式出现——传教士报告、信件、博物学著作、药典论文或药方——拥有不同经历的人撰写了这些文本。本节并不旨在提供一个完整的概述,而是要考察这些文本在地理、主题和社会学意义上的复杂性,在展示它们是如何被表达之前,先将其区分为三种形式:城市学院中的博物学、传教中的博物学和耶稣会药物学中的药方。

一、城市学院中的博物学

耶稣会使命中极为重要的方面,同时也是依纳爵·罗耀拉(Ignatius of Loyola)强烈坚持的,是对天主教精英的教育。从1548年起,在欧洲及美洲的一些城市中心,耶稣会士建立的学院数量越来越多,他们努力招聘训练有素的教授。但是,修会章程(The Constitutions of the Order)明确将这些教授排除在医学教学之外,[7]因而在绝大多数情况下,这个领域的任务由之前学习过的或者自学过的耶稣会士担任。结果便是,耶稣会士研究药方的智力活动首先与博物学联系起来。

尽管博物学并不属于《教学大全》(Ratio studiorum)的一部分,该领域仍然吸引了绝大多数有学问的耶稣会成员。[8]这首先是因为希腊语和拉丁语的人文研究与古代文本的翻译有关,而普林尼(Pliny)在这些文本中有重要地位。另外,特别是在与非欧洲世界建立关联时,对自然的研究也是一种彰显上帝荣耀的方式。例如,在胡安·尤西比奥·尼伦贝格(Juan Eusebio Nieremberg)的作品中,这一特征特别明显。他曾是马德里帝国学院(Colegio Imperial in Madrid)的教授,部分教学活动是教授博物学,并出版了无数的相关著作。在这些著作中,耶稣会士的亚里士多德式的自然概念逐渐被新柏拉图主义的方法所取代。尼伦贝格相信掌握动物和植物的神秘知识是了解上帝的一种途径,因而他对美洲新大陆特别有兴趣。在参考了大量来自大西洋对岸的手稿材料的基础上,他撰写了《博物学,最遥远的异域》(*Historia Naturae, Maxima Peregrinea*,阿姆斯特丹,1635)。例如,他使用了弗朗西斯科·埃尔南德斯(Francisco Hernández)讨论墨西哥药用植物的作品,但他主要的意图并不是要探讨其药用价值,而是将其作为一种教化的工具。

耶稣会士对博物学的兴趣也植根于他们对珍奇事物的热情,这与他们同时代的人类似。从这个角度看,尼伦贝格可以与另外一位著名人物,被称为 17 世纪"巴洛克科学"("the baroque science")之主角的阿塔纳修斯·基歇尔(Athanasius Kircher)比较。基歇尔是罗马学院(Collegio Romano)的自然哲学教授,撰写过几本关于博物学的书,特别是《地下世界》(*Mundus Subterraneus*,1664)和《诺亚方舟》(*Arca Noë*,1675)。但是他的名声首先来自他的珍奇物品橱柜,他在这个橱柜中搜集了来自全世界的物品,特别是中国的。继保拉·芬德伦(Paula Findlen)的研究之后,一些学者已经展示了这种珍奇物品景观对耶稣会的重要性。[9]感谢像基歇尔这样的人与传教士的关系,后者给前者寄信并帮他们带回物品,耶稣会士才能够在欧洲贵族阶层和文学界(Republic of Letters)中鉴定有吸引力的异国物品。耶稣会士在欧洲城镇中展示的工艺品或者"奇妙"的药方还能够为耶稣会学院招揽有前途的学生,这些学生有时候也希望成为传教士,正如在 *Indepitae* 中可以看到的那样。对珍奇物品的热情,即使看上去离药物学的历史很远,但正如我们将会看到的那样,会被紧密地联系到耶稣会的药物贸易中。

二、传教中的博物学

(一)实用写作

相比于尼伦贝根或基歇尔的例子,耶稣会士对珍奇物品的态度要复杂得多。耶稣会的传教活动也使其成员面对自然和道德历史(natural and moral history)中更为实践的方面。在每一项传教任务伊始及接下来的发展中,对植物、动物、矿物的观察、搜集、描述和分类是非常重要的。这不仅是对耶稣会士而言,其他修会的使命也是这样,例如 16 世纪方济各会士(Franciscans)在新西班牙(New Spain)的情况。关于耶稣会士在这个领域最重要的作品,毫无疑问是何塞·德·阿科斯塔(José de Acosta)的《印度自然与道德的历史》(*Historia natural y moral de las Indias*, 1590)。该书主要描述西属美洲,但也描述其他地方,其中还表达了相当微弱的对珍奇物品的兴趣。该书内容主要基于阿科斯塔在秘鲁的经历,也基于他返回欧洲途中搜集的信息,尤其是他在墨西哥时查阅了有关土著人历史的编年史手稿,以及与菲律宾传教士阿隆索·桑切斯(Alonso Sánchez)及其他从澳门归来的传教士取得了联系。这本书第四册的几个章节与植物和药方有关,比如可可、古柯、枫香或牛黄,这可能是阿科斯塔将他自己的经历与别人的描述,例如塞维利亚的内科医师尼古拉斯·蒙纳德斯(Nicolás Monardes)结合的结果。

阿科斯塔的书影响了耶稣会内外的很多作品,并且促使一些传教士更加仔细地研究在实地观察到的医学传统。关于这种研究,最好的例子是卜弥格(Michal Piotr Boym)撰写的关于中国的《中国植物志》(*Flora Sinensis*, 1656)。其他相关著作则有更广阔的视野,例如阿隆索·德·奥瓦尔(Alonso de Ovalle)的《智利王国的历史关系》

（*Historica relación del Reino de Chile*,罗马,1648）包含关于当地药典的研究。还比如贝纳比·科博（Bernabé Cobo）在 1653 年左右写的《新世界史》（*Historia del Nuevo Mundo*）,最初的目标是写一部包括秘鲁和新西班牙的综合性新世界历史,不过这部作品的其他部分表达了科博对药用植物的兴趣。这位耶稣会士描述了不少于 350 种植物,并且是最早描述秘鲁树皮树（Peruvian bark tree）或圣佩罗仙人掌（San Pedro Cactus,原注：huachuma）的人之一。科博的许多描述会提到植物的特性,有时候还提供简洁的剂量指导。他的探究不仅需要详细的观察和分类,还需要掌握印第安人的知识。

（二）改变医学

像阿科斯塔和奥瓦尔,或者随后何塞·桑切斯·拉布拉多（José Sánchez Labrador）的《巴拉圭的自然》（*El Paraguay natural*,约 1771）一样,科博的历史著作主要基于他的传教士工作。在最遥远的地区,挪用当地药典的能力对传教士的生存来说是必要的,因为他们无法依赖任何稳定的药物供应。这也是为什么早在 16 世纪的最后几十年,传教士们,尤其是耶稣会士最先学习到了那些在欧洲仍然是未知的药用植物的性质。

例如,在巴西,神父何塞·德·安奇埃塔（José de Anchieta,1534—1597）是一位传教士,他最先记录了瓜拉尼语（Guaraní）的语法,并且学习了吐根的特性,这种植物根被用于治疗痢疾。何塞还在一封信件中把巴西的"自然事物"告知了耶稣会总会长。几年后,传教士佩德罗·卡迪姆（Pedro Cardim）在他的《条约》（*Tratados*）一书中也提到了这种植物。[10]

除了生存的需要,对当地植物的探寻也是耶稣会追求的另一个伟大的使徒目标——传播福音的一部分。对天主教和新教来说,宗教皈依本身被认为是一种治疗异教徒灵魂的药物,对灵魂的治疗往往与对肉体的治疗紧密相连。[11]

但是在传播福音的过程中,医学扮演的角色由于地方背景和传教士策略的不同而存在差异。比如,在现代早期的亚洲世界,传教士的医学活动主要是一种与宫廷精英阶层结盟的外交手段,这种情况与西属美洲非常不同。美洲的天主教传教士打算使所有人皈依,因而治疗所有人也是必须的。这种通过医学改变信仰的策略包含两个方面。

首先,正如18世纪在新西班牙传教的德国耶稣会士胡安·德·埃斯特尼弗(Juan de Esteyneffer)所言,治疗生病的人"打开了他们灵魂的大门",[12]这一信条直接源自耶稣的经验,意味着要阐释基督教的美德,便要改善印第安人的生活。例如,在新格拉纳达省(New Granada Province, 1622—1623)的卡塔·阿努阿(Carta Anua),[13]弗洛里安·德·阿耶贝(Florián de Ayerbe)坚持要求传教士给予医疗援助,以使"异教徒"免于各种疾病,尤其是水痘。[14]这使得该修会在当地引入欧洲药方,但是因为供应上的困难以及适应当地习惯的需要,传教士被迫使用当地的药方。例如,在卡塞雷斯(Cáceres)或圣杰罗尼莫·德尔蒙特(San Jerónimo del Monte),耶稣会士从当地人那里学习使用香脂(balsams)、洋苏木(campeche)、龙血(dragon blood)或柯巴脂(anime)。[15]

对"异教徒"进行医学援助的另一个目的是希望这有可能挑战土著"牧师"的权力。传教士知道这些人也是"治疗者":如果传教士想要代替他们成为灵魂世界的调解者,就必须代替他们作为治疗者的地位,并且需要知道如何使用当地植物。因此,健康是对抗"偶像崇拜"的一个重要领域。事实上,那些主导土著医学灭绝行动的传教士也会顺便学到有用的植物的性质。17世纪秘鲁一位女性治疗者的自白生动地描述了这个过程:

>　—她用什么草药治疗?
>　—她说古柯对水沟病(acequias)的效果很好(……)
>　—问她用什么药方治疗淋巴病(scrofula)、腹泻……[16]

正如安德烈·普里托(Andrés Prieto)所表明的那样,奥瓦尔著作中包含的许多医学信息可能源于这种忏悔仪式,同样的情况也可以在阿科斯塔或科博的作品中发现。[17]

这些在传教过程中搜集的信息会有不同的命运:有一些会出现在有关博物学的论文中,有些出现在有关"偶像崇拜"的论文中,有些则简单地被丢失了。处理土著知识的不同方式包含着一种尝试,不仅是为了检查药方的性质,还旨在鉴定那些记录在实用文本(例如药方、药方集或药典)中的药方剂量的有效性和安全性。

三、耶稣会的药方和药学

此类文本写作不仅仅局限在传教的语境下。在欧洲、美洲及其他大陆,许多耶稣会士也撰写实用药方。他们中的绝大多数是作为"药剂师"或"护士"在耶稣会药房中工作的修士。受到《修会章程》的鼓舞,在耶稣会士定居点帮助病人是日常生活的重要部分。博德赛尔·托雷斯(Baldassare Torres),一位前内科医生,于1550年代中期在罗马建立了第一个修会名下的药房。随后,无数的学院为自己配备了药店,这些药店最初的目标是照顾耶稣会士,在学院以外的地方传播药方,仅仅出于慈善捐赠的目的。然而,耶稣会士很快便开始参与医疗市场。如果学院建立在靠近传教士的地方,药房的主要作用仍然是为牧师们提供药品,而在别的地方,耶稣会药剂师们很快就进入到了欧洲及美洲许多城市的医疗市场中。

负责药房的耶稣会士必须掌握《盖仑药典》(*Galenic Pharmacopoeia*)的基础知识,并且知道如何使用诸如处方书或医学论文这样的文本。这些文本中所描述的药物可能在学院的花园里种植(如果有花园的话),或者由主管人(mayordomo)购买。根据相关图书馆目录和账本可以知道,耶稣会药剂师对新医学观点的态度十分开放,并且会使用欧洲最新的药典。[18]更广泛地说,在西属美洲,当西班牙国王授予非西班牙籍耶稣会士介入新大陆的权利时,耶稣会士的药物实践便发生了显著的变化。来自日耳曼地区和中欧的几位耶稣会修士和神父编纂了他们称之为"传教医学"(missionary medicine)的重要文献。1712 年,胡安·德·埃斯特尼弗(Juan de Estevneffer)在墨西哥出版了他的《传教本草》(*Materia medica misionera*),与此同时,巴勃罗·克莱因(Pablo Clain)在马尼拉出版了他的《各种疾病的简单治疗方法》(*Remedios fáciles para diferentes enfermedades*)。18 世纪末,西格蒙德·艾佩尔(Sigismund Aperge)神父也开始投身于类似的事业,尽管至今为止他的作品仍然只能通过间接方式知晓。

上述讨论需要进一步说明。首先,许多由耶稣会士撰写的实用药典文本从未被印刷出来,至少有两部 18 世纪初在巴拉圭写成的《传教医学》便是如此。其中一部是由佩德罗·蒙特内格罗(Pedro Montenegro)以西班牙文写的,另一部是由马科斯·维洛达斯(Marcos Villodas)以瓜拉尼文及西班牙文写成。此外还有无数在药房中使用的药方也没有被印刷。如果这些药方中有一部分能够被印刷出来,作为单页附加在耶稣会士出售的药物说明中,那么它们中的大多数也能以手稿的形式流传。例如,西班牙皇家历史学院(The Real Academia de la Historia)保存着数种由马德里帝国学院的耶稣会士撰写或接收到的药方:有关红树皮(Choch bark)的,有关圣依纳爵豆子(San Ingatius bean)的,有关来自新西班牙的一种抗毒剂(contrahierba)的,有关秘鲁香脂(Peruvian balsam)的,以及有关来自达泽尔(Darzel)的豆子的。[19]在葡萄牙语世界,耶稣会的药方被汇编在一本名为《我们的修会在葡萄牙、印度、澳门和巴西搜集的各种神秘的药方和植物的性质》(*Coleção de várias receitas e segredos particulares das principais boticas da nossa companhia de Portugal, da Índia, de Macau e do Brasil*)的书里,这本书至今未出版。[20]

这就接着引出了关于作品流传的讨论。直到 17 世纪末,对于想要出版的传教士来说,将他们的作品送回欧洲甚至是亲自带回欧洲,几乎是必须的。阿科斯塔在西班牙出版了自己的作品,奥瓦尔在罗马出版作品,依然留在秘鲁的科博却无法这样做。不久之后,埃斯特尼弗和克莱因设法出版了他们的作品,但首先分别是在墨西哥和马尼拉,而写于巴拉圭的药典则在19世纪之前都未能在任何一家印刷厂成功印刷出版。

药物学的例子能够很好地说明文本的传播、人的流动、物的流通三者之间复杂的相互作用。尼伦伯格和基歇尔的作品依赖于到达欧洲的文本、植物及其他实物,而他们的著作对说服年轻人成为传教士有很大的贡献。传播(circulation)既是耶稣会使徒计划的手段和目标,亦是耶稣会士个人实现抱负的手段和目标。阿科斯塔撰写的博物学著作提升了人们对美洲植物的兴趣,使得在新大陆发明的药方得以在欧洲传播,从而创造了新的供应链。这也阐释了在向欧洲大陆引进新药品时耶稣会士所起的作用。

全球扩散的耶稣会网络

与其他宗教修会相比,耶稣会士的力量不仅在于他们在传教过程中收集信息的能力;在前文提到的诸多文本背后,更存在着一种真正的流通的艺术。斯蒂文·哈里斯(Steven Harris)等学者向我们展示了耶稣会士的流动性是如何促进"科学"活动的发展的。[21]事实上,这种流动性也促使他们参与到商业活动中。为了创造出阿诺德所说的"非常庞大的交通量",耶稣会士会使用常规贸易路线,但他们也组织了另一种与其他宗教修会非常相似的交换系统,这个网络系统刚好对耶稣会内外的交流都十分有用。

一、交流的秩序

自从耶稣会(the Company of Jesus)正式建立后,耶稣会士发展出了一种交流网络,这个网络能够向该会不同层级的人通报基督教化(Christianisation)的进程,并且使不同机构间的协调更方便。其中,官方通信由传教团的监督(superiors)、学院的院长、各省监督(provincials)以及会长(the general)把持,包含以下文件:传教报告(原注:cartas annuas,《通信年刊》)、目录、账目或死亡名册。耶稣会士们也会交换许多非正式信件,如马德里皇家历史学院持有的拉斐尔·佩雷拉(Rafael Pereyra)的信件。这位塞维利亚神父与来自欧洲各地的耶稣会士保持联系,以使他自己能够了解到各地的外交和军事活动,同时他也向美洲地区发送信件,[22]并向他的通信者寄送来自印度群岛的新奇物品。[23]

在 1554 年 2 月 12 日写给加斯帕德·巴茨(Gaspard Barzée)的信件中,依纳爵·罗耀拉已经在强调这种交流的重要性:

> ……在这个城市[罗马],一些重要的人通过阅读来自印度群岛的信件获得极大的启迪。他们通常希望或者经常要求我们写一些世界志之类的东西,记录我们所去的国家的一些信息,例如日长在冬季与夏季是否有区别,影子是自右移动还是自左移动。如果有其他与众不同的地貌、动物或者未知且稀有的植物,则提供关于这些的信息。[24]

在西班牙的领土内,两位耶稣会士在这些信息传送中扮演了关键的角色:他们是印度群岛的代理人(procuradores or procurers)。[25]这两个人由耶稣会的博尔贾会长(Borja)在 1560 年代末及 1570 年代初任命,在正式机构接管印度群岛行政事务之前,他们一直代表着耶稣会负责管理。其中一名代理人在交易所(the Casa de la Contratación)成立以前一直在塞维利亚工作,他在那里组织接待传教士、进行登记及协助传教士启程,也为传教活动募集资金。另一名则在印度议会(Council of the Indies)成立之前,一直在马德里工作。他在那里协商设立新的传教机构,为传教士发放入境证明,以及帮助他们免除来自王室的财政负担。从理论上讲,来自印度群岛的一切事务都需要经过这两位代理人之手。

耶稣会士之间的物品流通还依赖于另一类代理人的旅途,即在耶稣会圣会(the General Congregations)期间来自其他地方的代理人。该会每六年在罗马举行一次,或者在耶稣会会长去世后,为了商讨继任事宜而召开,这些会议聚集了来自世界各地的耶稣会士。这些代理人利用开会之便,在欧洲招募新的传教士,也会将信件及物品带回欧洲。由于有了这样的交易路径,耶稣会士便可以掌握此类交易的每一阶段。他们可以降低商业交易的成本与风险:没人能够打开他们的信件;没人能偷走任何一部分货物。欧洲的耶稣会士,即便是最杰出的耶稣会士,也会称赞这种方式的安全性。例如,1636年维特勒斯基会长(the General Vitelleschi)向托莱多监督(the Provincial Toledo)建议,他可以通过一个代理人把尼伦伯格的作品寄给他:

> 我无法决定让谁把胡安·尤西比奥神父(Father Juan Eusebio)[尼伦伯格]的《历史》送到这里;如果耶稣会的其他人在这之前不能带来,那么把它交给代理人能够轻易地避免成本和不安全性所带来的不方便。[26]

在耶稣会之外,这种安全性也得到了印度宗教裁判所及印度议会(the Inquisition or the Council of the Indies)等机构的赞赏,[27]其他有权势的、想要移交信件和金钱的家族也会称赞这种安全性。[28]换句话说,这种交换制度使耶稣会士成为特别可靠的供应者。在某些情况下,他们是唯一能够提供某些资源的人,不管是自然的、人工的还是文本资源。这种情况给予欧洲耶稣会士一个从印度群岛获取物品的特权。但耶稣会的成员也知道如何赚取利润,并与非耶稣会士分享这一特权。

二、内部事务

耶稣会的网络处于西班牙君主制度和天主教教皇制度的核心,它能够挪用印度群岛的物品及知识,并将其传播到欧洲大陆,反之亦然。[29]代理人是这个系统的关键,因为他们直接创造了这两个世界之间的联系。他们的旅途使欧洲耶稣会士得以欣赏未面世的艺术品[30],能够查阅罕见的书籍和手稿(只要这些文本不被官方禁止,例如对美洲印第安人仪式的有关描述[31]),能够收到新的药物及新奇物品。例如,在 1578 年新西班牙省的第一届大会时,在会议侧厅,该省代理人检察官佩德罗·迪亚兹(Pedro Diaz)将"香脂、牛黄、奇异根(singular roots)和其他药材"[32]带给了欧洲的宗教伙伴。在接下来的几十年里,来自秘鲁的代理人不断地给他们带来牛黄。[33] 1636 年 1 月 29 日,时任罗马学院教授的胡安·德·卢戈(Juan de Lugo)写的一封信表明了这种赠送礼物的经济模式。卢戈收到一封来自西班牙的信,一位罗马学院的药剂师委托他寻找一种叫作塔柯胶(tacamahaca)的美洲树脂。为了完成任务,卢戈询问他的通讯员,代理人是否可以承担这项任务:

> 我在这所学院中认识一位俗人修士,他的药房是教皇所宣称的世界上最好的药房……他坚持询问我是否能够让人给他带一点塔柯胶。如果有一位代理人来参加集会,阁下能否帮我询问一下他是否能接受这项任务? 因为那位兄弟会支付他所有的费用,或者为他提供任何来自罗马的商品,那位兄弟比所有其他人都更知道如何在罗马寻找到它们。[34]

胡安·德·卢戈几次重复此要求,[35]这表明了罗马学院的药剂师十分想要这种树脂,后者也准备好了支付金钱或者其他的罗马商品。

简而言之,代理人是礼品交换经济(gift-exchange economy)的核心。例如,来自秘鲁的牛黄可以交换到来自欧洲的新闻。[36]即使没有回报,礼物馈赠也是美洲传教士所在意的重要问题,因为他们可以以此向欧洲重要的耶稣会士表达敬意,比如那些印度群岛的代理人或者后来成为红衣主教的胡安·德·卢戈。如果说美洲代理人跨大西洋的礼物馈赠通常与赞助有关,那么横向地看,在欧洲即使是友好的交换也进一步促进了耶稣会成员间的联系。例如,拉斐尔·佩雷拉就从塞维利亚给他的众多通信者送去了烟草和巧克力。[37]来自加迪斯(Cadiz)或格拉纳达(Granada)的其他耶稣会士为马德里和罗马的学院提供帮助,特别是迭戈·德·卡里翁(Diego de Carrión)、胡安·德尔·马尔莫尔(Juan del Marmol)、马丁·德·丰塞卡(Martín de Fonseca)和琼·德·皮纳(Joan de Pina)。[38]他们设计了一些可以将可可与胭脂树(achiote)、肉桂、辣椒、香草、琥珀或麝香混合的药方。[39]这样的药方传遍了整个欧洲。再例如,在1630年代初,神父贝尼托·德·索乔(Benito de Sojo)与"罗马学院的药剂师"及来自华沙或者维也纳的耶稣会士交换了珍奇物品和药方,索乔也想给后者送巧克力,但不知道如何准备,他请求印度群岛的代理人胡安·德·卡马乔(Juan de Camacho)为他提供具体的配方。[40]

三、礼品、商品和样品

在耶稣会网络之外,这种"交通"还对耶稣会的财富和政治命运起到了重要的作用。为了理解这一点,有必要探讨几句教规中有关"商业"的部分。狭义上说,商业就是以低价买入,高价卖出,而宗教人士并不应参与其中。然而,他们可以通过特殊豁免或者调整商业活动的方式绕开这一禁令:如以同样的价格转售之前买到的商品,或者出售不是买来的而是生产出来的商品,这些做法使得他们能够在一个更宽泛的而非狭隘的意义上从事商业活动。例如,1635年耶稣会士弗朗西斯科·维尔切斯(Francisco Vilches)收到了来自哈恩(Jaén)的胡安·维埃拉(Juan Viera)寄给他的一些巧克力,前者承诺会将其"兑换成钱",以支付合法的费用。[41]

然而,异域药品的价值并不仅仅体现在商业上。在塞维利亚,印度群岛代理人不断地接收成箱的珍奇物品、巧克力或药物,这些东西可以赠送给有影响力的人。[42]这种慷慨使耶稣会士获得了一位王子、一位主教、一位印度群岛议员和一位罗马教廷成员的友谊,当时机成熟的时候,这些人可以通过给予他们财政豁免或者传教士入境许可回报他们。[43]例如,在1602—1603年,巴拉圭传教团的创始人及该省监督迭戈·德·托雷斯·博洛(Diego de Torres Bollo)作为秘鲁代理人的助理前往欧洲参加圣会。他在马德里、米兰和罗马赠送了很多来自美洲的珍奇物品,并招募到40名传教士。在米兰(他在那招募了阿戈斯蒂诺·萨伦布里诺〔Agostino Salumbrino〕),[44]正如阿廖沙·玛尔达斯基(Aliocha Maldaysky)展示的那样,[45]托雷斯·博洛将他在美洲搜集到的一些最珍贵的物品赠送给了有权势的红衣主教卡洛·博尔罗米奥(Carlo Borromeo)。1646年,也是在米兰,作为智利代理人的阿隆索·德·奥瓦尔把珍贵的美洲物品献给了另一位重要的城市精英曼弗雷多·塞塔拉(Manfredo Settala),后者将这些物品收进了他著名的个人藏品中。[46]这些物品中有好几件被绘制在了一份带插图的目录中,[47]其中包括一件"印度群岛祭祀的斗篷"[48]、几块香脂(特别是一块来自托鲁〔Tolú〕的)[49]、牛黄[50]以及各种来自秘鲁、智利、巴拉圭或菲律宾的珍奇物品。

在这一体系中,耶稣会士在欧洲的影响力巩固了他们在欧洲以外的影响力,反之亦然,广义上的药物贸易发挥了重要的作用。然而,这并不意味着所有的宗教修会都是医疗市场中的重要角色,如果我们考虑到耶稣会士们的交易体量,甚至可以说他们的力量也是相当有限的。但我们不应该从定量的角度评判他们的行动,毕竟总体上说这首先是一个定性的问题。耶稣会士发展出的交换体系允许他们获得和传播的,不仅是手稿与书籍,更有诸如药物、珍奇物品、烟草和巧克力这样的物品。这类物品之间的界限并没有人们想象中的那么清楚。烟草、巧克力等重要的消费品以及市场上出售的许多药品最初都是作为珍奇物品来到欧洲的。

耶稣会士在印度群岛和欧洲之间建立的联系使得那些被高度认可的物品以及其他不知名的物品得以流通,后者的价值主要取决于它们的新奇性,而非取决于一个鉴定的程序。在这一阶段,物品是一种对象,作为奇观的物品可以被认证——或者否证——为一种药物、一种食品、一种珍品。一件物品以样品(sample)的形式出现,它同时又是礼品和实验的工具。对那些仍然无法供应的药物来说,样品具有展示或者测验其性质的作用。

在珍奇物品、药物、礼物和商品之间,样品乃是商品化过程中的核心因素,它阐明了耶稣会士是如何参与其中的。随着礼物和珍品的传播,药方设计和药物出售也随之而来。这种模式可以被耶稣会士引入的几种药物证明,尽管有一些差别:例如他们从菲律宾带来一种治疗发热、被称为圣依纳爵豆的豆子,[51] 从美洲他们带来其他退热药[52],特别是秘鲁香脂[53]和一种下文会详细探讨的药物:秘鲁树皮/耶稣会树皮。

耶稣会树皮在两个世界之间的漂流

秘鲁树皮是从一种原本生长在安第斯山脉的树中提取出的,现在这种树被称为金鸡纳树。它在 1640 年左右传到欧洲时,被用来治疗当时称之为"间歇热(intermittent fevers)"的疾病。几项研究已经致力于探讨这种略带红色并且苦涩的树皮的历史,这些研究强调了它在对抗疟疾中的重要性,以及它如何同时改变了医学思想、卫生管理或者西属美洲及后来的非洲、亚洲的殖民进程的。[54] 其早期历史的一个主要特点是,耶稣会士参与了将它引入欧洲的历程。尽管耶稣会士不是唯一将其带入欧洲的人,但他们的参与却重要到使这种药迅速被称为"耶稣会树皮"或"耶稣会药粉"。

一、一个神秘"发现"的两种描述

当1640年左右秘鲁树皮首次在欧洲使用后,两种有关该药被发现的说法流传开来。尽管这两种说法之间有分歧,但它们都给予了耶稣会士一个决定性的角色。第一种说法,也是到目前为止较有名的说法,出现在一篇题为《秘鲁树皮的重生》("Anastasis Corticis peruvianae")的论文中。它的作者,热那亚的医生塞巴斯蒂安·巴多(Sebastiano Bado)声称,在利马(Lima),秘鲁总督(the Viceroy of Peru)的妻子钦琼伯爵夫人(the Countess of Chinchón)染上了间歇热。"她生病的消息很快传遍了全城,[并]散布到洛加(Loja)地区。"洛加这个小镇位于安第斯山谷的中心地带,被群山环绕,且山中有很多秘鲁树皮树(the Peruvian bark tree)。据巴多的说法,几个世纪以来,这个地区的印第安人都使用这种树皮来治疗他们的发热,但他们对西班牙人隐瞒了树皮的功效。然而最终,后者学会了如何使用树皮。而当洛加的行政首长(corregidor)听说伯爵夫人的病时,他很快就向总督报告说他有一种"神秘药品"。他将树皮带到了宫廷并且进行了公开治疗,"震惊了所有人,她被治愈了,就像一个奇迹"。然后,据巴多的说法,耶稣会士将树皮从利马带到了欧洲,特别是罗马。他们对罗马公民卫生保健的贡献被记录在圣斯皮里托医院(Santo Spirito Hospital)墙上的一幅画中,该画像描绘了成为红衣主教的胡安·德·卢戈将树皮以粉末的形式分发给穷人的场景。

一些学者发表了坦率的怀疑,认为这种解释只是"神话"。在任何当时的资料来源中,确实没有证据能够证明伯爵夫人这种"奇迹般"恢复的真实性。另外,将树皮用于治疗疟疾也似乎暗示了洛加地区的印第安人对间歇热有着精确的认识,但间歇热可能是在西班牙征服美洲大陆后才出现在这片大陆上的。关于这些疑问,或许能在第二种有关树皮早期历史的陈述中找到答案。这是一封西班牙内科医生加斯帕·卡尔代拉·德·埃雷迪亚(Gaspar Caldera de Heredia)在1633年写的信,信中他回答了罗马内科医生吉罗拉莫·巴迪(Girolamo Bardi)询问的关于树皮的问题,提供了有关耶稣会士"发现"树皮功效的确切信息:

> 在这块大陆的尽头,在基多省(Quito),靠近亚马逊河,一些印第安人为了工资而来,他们被带到了一处金矿……在小路上,印第安人被迫穿过一条河……因此,他们中的大多数人到达对岸的时候冻得浑身发抖,可怜巴巴地抱怨。很快,为了减轻痛苦,他们取来了他们所熟悉的树皮,研磨成粉,溶解在热水里。这时候他们说,寒冷和颤抖平息下来了,他们可以继续上路了。看到这些,耶稣会的神父……问他们是从哪棵树上取下来的树皮。[55]

通过类似推理的方法,传教士把能遏制人发抖的树皮变成了一种退烧的药物。这种机缘巧合可以解释为什么间歇热才刚刚出现在这片大陆上,西班牙人就能发现治疗它的方法——事实上,金鸡纳树皮确实含有一种作用于肌肉的生物碱,它能镇静颤抖。[56]

这两种说法的区别是很明显的:第一种说法由一位意大利医生叙述,该说法中印第安人拒绝给西班牙人祖传的药方,直到伯爵夫人病倒;第二种说法来自一位西班牙医生写的信中,印第安人愉快地给出了药方。除了这个带有政治意味的分歧以外,这两种说法还给予耶稣会士不同的角色:在第一种说法中,他们在欧洲传播药方;在第二种说法中,他们在美洲学到了树皮的性质。而与第二种说法特别相关的是,这种"发现"与黄金的开采有关。

二、麦纳斯（Mainas）的苦涩金子

为了理解耶稣会士是如何使用树皮，以及为此建立国际贸易的原因，笔者将岔开一小段来叙述 1680—1690 年间在麦纳斯的耶稣会传教士们。在罗马、阿尔卡拉·德·埃纳雷斯（Alcalá de Henares）、塞维利亚、利马和智利的圣地亚哥等地藏有一系列精彩的文献，这些文献展示了一位当时的传教团领袖，那不勒斯的弗朗西斯科·维瓦（Francesco Viva，1656—1702）[57]所设计的一个为了实现对该地区精神及军事征服的方案。[58]在厄瓜多尔的这一地区，西班牙人在 16 世纪便发现了重要的黄金矿藏，但必须面对被他们称之为"吉瓦罗斯人"（Jívaros）的当地土著社群的抵抗。后者对洛格洛诺镇（Logroño）的血腥袭击在 1680年代仍然令人记忆犹新，并且据维瓦说，该省缺乏训练有素的传教士及士兵。[59]他的方案是到西班牙及意大利旅行 5—6 年，以便建立一支远征军和招募新的传教士。[60]维瓦不是克里奥尔人（Creole），他知道自己很难被选为代理人，所以他决定自己出资进行旅行。1685 年，他派遣 30 名印第安人播种了不少于 5 万株香草。[61]四年后，这些植物几乎可以收割了，但数量还是不够。尽管如此，维瓦还是在 1689 年促请他的上级允许他前往欧洲。的确，就在那一年，"多亏上帝的安排，一件商品最终落入了他的手中"[62]。这件商品就是树皮。

弗朗西斯科·维瓦非常了解这个药物。他已经把这个药寄给他在那不勒斯的兄弟多梅尼科（Domenico），后者也是一位耶稣会士。1689年，他雇佣了一位新的仆人，这位仆人在山里"收割着树皮长大"，并且知道哪里可以找到未经开采的树林。由于种种原因，树皮贸易在 1688年是如此火热，以至于没有一个商人拥有高质量的产品。而多亏发现了一片新的树林，维瓦在市场上独占份额，他能够挑选出 50 头骡子装载量的"西印度苦香树皮"（cascarilla）。他与来自巴拿马与那不勒斯的耶稣会士建立了联系，知道这种树皮在欧洲哪里出售会带来更多利

润。根据他的计算,50 头骡子所载的货物将价值 5 万帕(patacones)。与此相比,2 000 比索(pesos)的旅行费用简直不值一提。

换句话说,这些树皮足够支付整个欧洲之旅的费用,也足够维瓦购买赠送给议员及教宗成员的礼物。[63]

> 我派了几名印第安人到山里去搜集大约 50 骡子量(mulas)的树皮,这些树皮在意大利价值 2 万镑(libras),并且如果您允许的话,我会把它装在帕塔市(Paita)销售很好的皮袋(zurrones)里……我在那不勒斯的兄弟会把它转换成银子(plata)……经过这些处理后……我将能够招募 40 名传教士,并获得两条船和证明文件(cédulas),并且我会把树皮、可可、香草和其他物品一起提供给议员……至于在马德里与国王陛下及议会的谈判,我有另一种处理办法:您必须知道,我们的传教对象是吉瓦罗斯人,他们是在那些拥有众多黄金的山区中反抗了 90 多年的民族……[64]

最终,弗朗西斯科·维瓦还是未能到达欧洲:他的使命由另一位耶稣会士完成,后者作为基多省代理人前往罗马。尽管如此,维瓦还是继续贩卖树皮,并把钱投资在购买白银、火药和武器上。因此,对厄瓜多尔的耶稣会士来说,树皮贸易的政治功能是资助一场针对"吉瓦罗斯人"的战争,以此获得该地区的黄金。但在 1690 年之前,耶稣会士就将树皮作为礼物赠送给马德里或罗马的人,以此来获得后者对厄瓜多尔政治计划的支持。

三、从礼品到商品

第一批将产品带到欧洲的耶稣会士是参加罗马圣会的代理人们。钦琼总督(the Viceroy Chinchón)的内科医生胡安·德·维加(Juan de Vega)可能在 1642 年左右就把这种药物带到了塞维利亚。就在那一年,神父巴多罗梅·塔福尔(Bartolomé Tafur, 1589—1665)被选为秘鲁代理人。他参加了1645的圣会,后来的材料证明是他把树皮这种药品介绍到了罗马。[65]事实上,他似乎与红衣主教卢戈关系密切。[66]但无论如何,将该药带到塞维利亚的是佩德罗·萨利纳斯(Pedro Salinas),他陪同智利代理人阿隆索·德·奥瓦尔一起参加了1645年的圣会。[67]两年后,修士保罗·普契尼(Paolo Pucciarini),然后是罗马学院的药剂师开始使用这种药品,同时卢戈也在罗马分发这种药品。[68]

因此,是南美各省的代理人首先带来了树皮,不仅带给了塞维利亚的印度群岛代理人,还带给了罗马学院的成员。其他几个例子也可以证明这一点。1666年,神父菲利普·德·帕兹(Felipe de Paz)和修士阿隆索·戈麦斯(Alonso Gómez)带来了黄金、白银、衣物、书籍、香草、可可、巧克力、牛黄和"两盒半治疗三日疟(quartan fevers)的树皮"[69]。值得注意的是,第一盒本来是要出售的,而第二盒提供给了麦纳斯传教使团的前任监督加斯帕·德·库贾(Gaspar de Cugia)。[70] 17世纪末,这种体系仍然在运转,1699年代理人胡安·德·奥乔亚(Juan de Goyochoa)和尼古拉斯·米拉瓦尔(Nicolás Miraval)携带的大量物品的详细目录便非常明显:

> 至于牛黄、六皮袋(zurrones)、西印度苦香树皮或金鸡纳树皮(quinaquina),有大约900磅重,还有科帕卡巴纳(Copacabana)香炉(pebeteros)、羊驼毛,他说他把所有东西都给了罗马、马德里和这些地方的人,特别是给了我们中的一些人,因为这些东西在那里没什么特别的,而且这些东西也是注定用来赠送的。[71]

这个系统的目的是避免商业往来的费用和不安全性。事实上,有一个极少见的例子记录了当耶稣会士决定不通过代理人寄送树皮时,他们的货物被英国海盗掳走了的情况:

阁下您将会见到神父费尔南多·拉维纳(Harnando Lavayen)，也将知晓他不光彩的遭遇，一群英国人劫掠了他一箱超过 120 磅的洛加树皮，因为他的兄弟［弗朗西斯科 Francisco］奥迪亚戈(Odiago)告诉我，这是献给阁下最好的礼物，此物在当地极受青睐，因为它能治疗三日疟或间日疟(quartan and tercian fever[72])。[73]

无论是在耶稣会网络的内部还是外部，如果由代理人寄送的树皮主要是作为礼物赠送，那么它就会在耶稣会的药店里被商品化。我们不可能知道树皮是什么时候从洛加或麦纳斯运到利马的，也不可能去证实卡尔德拉·德·埃雷迪亚(Caldera de Heredia)的陈述。根据他的说法，药剂师加布里埃尔·德·埃斯帕纳(Gabriel de España)首先在利马的圣保罗学院(the Colegio San Pablo)介绍了这种药物。[74]然而可以肯定的是，1630 年至 1660 年间，这所学院的药剂师，米兰人阿戈斯蒂诺·萨伦布里诺[75]和他的继任者克劳德·奇科(Claude Chicaut)[76]将树皮分发到了美洲的其他地方。与此同时，这种树皮在欧洲已经被商品化。例如，在塞维利亚，根据辛科·拉加斯医院(Cinco Lagas Hospital)的说法，这种药物似乎早在 1643 年就已经被商品化，但耶稣会士是否参与其中还不能确定。有关耶稣会士在马德里将新产品商品化的方式，拉斐尔·佩雷拉的信件提供了一个令人惊奇的描述。1648年，马德里神父塞巴斯蒂安·冈萨雷斯(Sebastián González)发现了佩雷拉送给他的"治疗三日疟树皮"的功效。[77]几周后，他向佩雷拉索要更多的树皮：

我被索要更多的树皮，以治疗三日疟；上次你给我送来的药疗效非常好，那些吃了药的人都退烧了，但同时他们又带来了更多的患者，他们为了药简直要杀了我了。如果这不会烦扰到你的话，我请求你再给我送一些；因为那些求药者都是我十分感激的人。[78]

这段摘录完美地展示了需求是如何创造出一种商品的：对那些求药者，耶稣会士是有"亏欠"（in debt）的。换句话说，一条供应链正在形成。冈萨雷斯可能一开始把树皮当作样品赠出，但因为很多人都想要它，他不得不开始让他们付钱。在后来的信件中，他坚持要知道这些树皮是在哪家药店出售，以及出售时的名称与价格。[79]

耶稣会士的慈善：商品化与实验

商品化是一个在许多地方发生的定性过程。除了马德里，同样的过程也发生在其他城镇，例如利马或罗马。[80]因此，追溯这种树皮商品化的轨迹即便可能，也会十分困难，因为它并不一定遵循既定的路线，即从洛加到利马，从利马到巴拿马，从巴拿马到塞维利亚，从塞维利亚到马德里，从马德里到罗马。例如，根据马德里皇家历史学院的一份匿名文件，在罗马人知道这种树皮后，西班牙耶稣会士也知道了它，尤其是瓦拉多利德（Valladolid）的耶稣会士：

> 这种从罗马带来的印度群岛木头或树皮，马林（Marin）修士说，在它生长的印度群岛上，它帮所有土著居民抑制四日［热］，这种功效从那里传播到了其他的很多地方。它被我们当中的一些人带到罗马，使很多人都退烧了。他们也将它带到了西班牙，尤其是瓦拉多利德。[81]

商品化是一个零碎的、非线性的过程：在一个地方树皮的效果得到了认可，在另一个地方也必须得到认可。耶稣会内外所寄送的样品被认为是需要测试的。从 1647 年起，罗马学院的药剂师皮埃特罗·普契尼（Pietro Pucciarini）把树皮送到了罗马、热那亚、佛罗伦萨和托斯卡纳（Tuscan）地区的其他一些城市的许多医院中。根据他的说法，为了帮助测试,他还会寄送一份药方,以使这种药材在任何地方都能产生同样好的效果。[82]这个原始文本在后来的资料中被称为"罗马方案"(Schedula Romana),代尔夫特及哥本哈根出版的数本书中都转录了这个文本,而在法国国家图书馆可以找到用意大利语写成的印刷版本。[83]根据这份文件,两打兰剂量的树皮需要磨成粉末,然后溶解在烈酒中。病人需要灌肠,并在第一次发病前服用药物。事实上,在马德里的一份匿名文件中有这个药方的西班牙语版本,但对病人必须遵守的饮食做了些许修改:

> 最好让病人放血和灌肠,或者至少在发烧前三天用两盎司糖蜂蜜和大量茴香水来清洗他的胃……[84]

这些关于如何准备的评论针对的并非药品,而是需要用药的病人。而这个微小的附加信息表明,耶稣会士确实测试了他们收到的样品和药方,并找到了改进的方法。他们并非唯一这样做的人。作为对"罗马方案"的回应,在代尔夫特或哥本哈根印刷出版的书籍中也有类似的变化。

样品的用途不仅是为了证明产品的优点,而且是为了验证产品的优点,或者有可能的话,是为了增强这种优点。这也为卢戈在罗马慷慨地分发树皮提供了一个有趣的解释:这位红衣主教也在穷人身上试验这种药物。作为一所朝圣者的医院,圣斯皮里托医院是进行这类试验的完美场所。[85]但树皮并不是在医院进行试验的唯一新药物:16世纪的愈创木(guaiacum wood)和17世纪末的吐根木(ipecacuanha)都遵循了类似的模式。慈善机构,尤其是宗教医院参与这样的试验是一个古老的传统。耶稣会士的独特之处在于(尤其是当考虑到秘鲁树皮的例子时),他们几乎在这个传统的每一个阶段都进行了试验:在罗马的卢戈之前,洛加的耶稣会士通过类似推理知晓了秘鲁树皮具有治疗间歇热的功效,他们除了在印第安人身体上进行测试外没有做别的事情。如果说耶稣会士是搜集和传播物品的大师,那么他们在药学史上,或更广泛地说在科学和商业史上的角色也表明,他们也是试验大师。

(万　良　译,严　娜　校)

注释

[1] Samir Boumediene, "Jesuit Recipes, Jesuit Receipts: The Society of Jesus and the Introduction of Exotic Materia Medica into Europe," in *Cultural Worlds of the Jesuits in Colonial Latin America*, ed. Linda A. Newson (London: University of London Press, 2020), 229 – 254.

[2] A. Arnauld, *La Morale Pratique Des Jésuites Présentée En Plusieurs Histoires Arrivées Dans Toutes Les Parties Du Monde* (Cologne: Gervinus Quentel, 1669), 61.

[3] J.L. Valverde, *Presencia de La Compañía de Jesús En El Desarrollo de La Farmacia* (Granada: Universidad de Granada, 1978); M. E. del Río Huas and M. Revuelta González, "Enfermerías y Boticas En Las Casas de La Compañía En Madrid Siglos XVI – XIX," *AHSI LXIV* (1995): 46 – 48; S. Anagnostou, "Jesuit Missionaries in Spanish America and the Transfer of Medical-Pharmaceutical Knowledge," *Archives Internationales d'histoire Des Sciences* 52, no.148 (2002): 176 – 197; "Jesuits in Spanish America: Contributions to the Exploration of the American Materia Medica," *Pharmacy in History* 47, no.1 (2005): 3 – 17.

[4] L. Martín, *The Intellectual Conquest of Peru: The Jesuit College of San Pablo, 1568 – 1767* (New York: Fordham University Press, 1968); M. Feingold, ed., *Jesuit Science and the Republic of Letters* (Cambridge, MA: Harvard University Press, 2003); *The New Science and Jesuit Science: Seventeenth Century Perspectives* (Dordrecht: Kluwer Academic, 2003); J. O'Malley (S.J) et al., eds., *The Jesuits II. Cultures, Sciences and the Arts, 1540 – 1773* (Toronto: University of Toronto Press, 2006); A. Prieto, *Missionary Scientists: Jesuit Science in Spanish South America, 1570 – 1810* (Nashville: Vanderbilt University Press, 2011); F.C. Hsia, *Sojourners in a Strange Land: Jesuits and Their Scientific Missions in Late Imperial China* (Chicago: University of Chicago Press, 2011); M. de Asúa, *Science in the Vanished Arcadia: Knowledge of Nature in the Jesuit Missions of Paraguay and Río de La Plata* (Leiden: Brill, 2014).

[5] See note 2.

［6］ Z. Biedermann, A. Gerritsen, and G. Riello, eds., *Global Gifts: The Material Culture of Diplomacy in Early Modern Eurasia* (Cambridge: Cambridge University Press, 2018).

［7］ 这一禁令有时被忽视，例如在波哥大(Bogotá)。

［8］ L. Millones-Figueroa and D. Ledezma, eds., *El Saber de Los Jesuitas. Historias Naturales y El Nuevo Mundo* (Frankfurt-Madrid: Vervuert-Iberoamericana, 2005).

［9］ P. Findlen, *Possessing Nature: Museums, Collecting, and Scientific Culture in Early Modern Italy* (Berkeley: University of California Press, 1994); P. Findlen (ed.), *Athanasius Kircher: The Last Man Who Knew Everything* (New York: Routledge, 2004); M.J. Gorman, "From 'the Eyes of All' to useful Quarries in Philosophy and Good Literature: Consuming Jesuit Science, 1600 – 1665," in *The Jesuits II. Cultures, Sciences and the Arts, 1540 – 1773*, ed. J. O'Malley et al (Toronto: University of Toronto Press, 2006), 170 – 189; M. Waddell, *Jesuit Science and the End of Nature's Secrets* (Farnham: Routledge, 2016).

［10］ F. Cardim, *Tratados Da Terra e Gente Do Brasil* (Rio de Janeiro: J. Leite & Cia, 1925), 73 – 74.

［11］ I. Županov, "Conversion, Illness and Possession. Catholic Missionary Healing in Early Modern South Asia," in *Divins Remèdes. Médecine et Religion En Asie Du Sud*, ed. I. Županov (Paris: EHESS, 2008), 263 – 300.

［12］ "A los muy RR. PP. Missioneros…," *Juan de Esteyneffer, Florilegio Medicinal, de Todas Las Enfermedades* (Madrid: Alonso Balvas, 1729).

［13］ Real Academia de la Historia, Madrid (hereafter RAH), 9/3702, n°21.

［14］ RAH, 9/3702, fol. 258r.

［15］ RAH, 9/3702, fol. 271r – v.

［16］ Archivo Arzobispal de Lima, Idolatrías, V/8, fols 10v, 21r, 27v; reproduced in A. Sánchez, Amancebados, hechiceros y rebeldes: Chancay, siglo XVII (Cuzco: Centro de Estudios Regionales Andinos Bartolomé de Las Casas, 1991), esp. p.XXXV.

［17］ Prieto, *Missionary Scientists*, 58; S. Boumediene, *La colonisation du savoir: Une histoire des plantes médicinales du "Nouveau Monde" (1492 – 1750)* (Vaulx-en-velin: Les éditions des mondes à faire, 2016), 365 – 366.

［18］ L. Marín, "La biblioteca del Colegio de San Pablo (1568 – 1767), antecedente de la Biblioteca Nacional," *Fenix* 21 (1971): 29 – 30.

［19］ RAH, 9/3426, no.2; RAH, 9/3631; RAH, 9/3671, no.65; RAH, 9/3823.

［20］ Archivum Romanum Societatis Iesu, Rome, (hereafter ARSI), Opera Nostrorum 17.

［21］ S. Harris, "Long-Distance Corporations, Big Sciences, and the Geography of Knowledge," *Configurations* 6, no.2 (1998): 269 – 304; "Jesuit Scientific Activity in the Overseas

Missions, 1540 – 1773", *Isis* 96, no.1 (2005): 71 – 79; "Mapping Jesuit Science. The Role of Travel in the Geography of Knowledge," in *The Jesuits*, ed. J. O'Malley et al., 212 – 240.

[22] See for instance RAH, 9/3687, fol.158r – v; RAH, 9/3788, fol.381r.

[23] See for instance the letters written by Juan de Lugo to Rafael Pereyra on 13 January 1635, 19 February 1635 and 26 may 1636: RAH, 9/3686, fols 225r – v, 263r – v; RAH, 9/3684, 353r – v.

[24] Loyola, *Écrits* (Paris: Desclée de Brouwer, 1991), 873.

[25] F. Zubillaga, "El Procurador de Las Indias Occidentales", *Archivum Historicum Societatis Iesu*, no.22 (1953): 367 – 417; A. Galán García, *El "oficio de Indias" de Sevilla y la organización económica y misional de la compañia de Jesús: 1566 – 1767* (Sevilla: Fundación Fondo de cultura de Sevilla, 1995); J. Gabriel Martínez – Serna, "Procurators and the Making of Jesuits' Atlantic Network," in *Soundings in Atlantic History: Latent Structures and Intellectual Currents, 1500 – 1830*, ed. B. Baylin and P. Denault (Cambridge, MA: Harvard University Press, 2009), 181 – 209.

[26] RAH, 9/7259, sf.

[27] Archivo Histórico Nacional de España, Madrid (hereafter AHNE), Inquisición, leg.5345 exp.2, doc.1.

[28] Archivo General de la Nación de Perú, Lima (hereafter AGNP), Jesuitas, PR 1/14, doc. 710, fols 41r, 70r; Caja 16, 734,, fol. 6; Caja 8, 492, 502.

[29] On the distribution of European—often manufactured—items in America by the procuradores on their way back, see L. Elena Alcalá, "'De compras por Europa': procuradores jesuitas y cultura material en Nueva España", *Goya: Revista de arte*, no.318 (2007): 141 – 158.

[30] Boumediene, La Colonisation du savoir, 205.

[31] RAH, 9/3692, fol.670r.

[32] F.J. Alegre, Historia de la Compañia de Jesus en Nueva España (México: impr. de J. M. de Lara, 1841), 125.

[33] AGNP, Jesuitas, PR 1/14, doc.710, fol.70r; Caja 16, 734, fol.1v.

[34] RAH, 9/3686, fol.224r.

[35] RAH, 9/3684, fols 353r – v, 367r.

[36] AHNE, Jesuitas, leg.121, doc.16.

[37] See for instance RAH, 9/3672, fol.144; RAH, 9/3687, fols 53r, 56v, 76r – v, 725r – v; RAH, 9/3788, fol.460v9; RAH, 9/7274.

[38] RAH, 9/7333.

[39] Juan del Marmol to Martín de Fonseca, Seville, 18 February 1641: RAH, 9/7260.

[40] RAH, 9/3687, fol.38r⁻v.

[41] RAH, 9/3800, fols 110r, 306r, 307r⁻v.

[42] M. Norton, *Sacred Gifts, Profane Pleasures: A History of Tobacco and Chocolate in the Atlantic World* (Ithaca: Cornell University Press, 2008), 146.

[43] RAH, 9/3788, fol.160r.

[44] G. Piras, *Martin de Funes S.I.* (*1560 ⁻ 1611*) *e gli inizi delle riduzioni dei gesuiti nel Paraguay* (Roma: Edizioni di Storia e letteratura, 1998), 41⁻102.

[45] A. Maldavsky, "Société urbaine et désir de mission: les ressorts de la mobilité missionnaire jésuite à Milan au début du XVIIe siècle," *Revue d'histoire moderne et contemporaine* 56, no.3 (2009): 28.

[46] Biblioteca Estense di Modena (hereafter BEM), Ms. gamma.h.1.21=cam.0338, fol.73.

[47] BEM, Ms. gamma.h.1.21=cam.0338; BEM, Ms. gamma.h.1.22=cam.0339.

[48] BEM, Ms. gamma.h.1.21=cam.0338, fol.5.

[49] BEM, Ms. gamma.h.1.21=cam.0338, fol.47.

[50] BEM, Ms. gamma.h.1.21=cam.0338, fol.72.

[51] "Memoria ò Receta de la virtud y modo de applicarse que tiene la Pepita llamada Catbalogan ò de S. Ignacio" in RAH, 9/3631, n°45. See also "Virtudes medicinales de una frutilla, ô pepita, que se cría mui comun en las Islas Philipinas, que llaman los Naturales en su idioma Ygasul, y los Españoles les pepitas de Sn. Ignacio," in RAH, 9/3823, sf.

[52] "Methodo de usar los polvos de la corteza del Arbol llamado Choch" in RAH, 9/3426, n°2. See also RAH, 9/3671, n°65.

[53] RAH, 9/3693, fols 527r⁻528r.

[54] A. Steele, *Flores para el rey: La expedición de Ruiz y Pavón y la Flora del Perú, 1777⁻1788* (Barcelona: Ediciones del Serbal, 1982); A. Moya, *El Árbol de La Vida: Esplendor y Muerte En Los Andes Ecuatorianos, El Auge de La Cascarilla En El Siglo XVIII* (Quito: FLACSO, 1990); S. Jarcho, *Quinine's Predecessor: Francesco Torti and the Early History of Cinchona* (Baltimore: Johns Hopkins University Press, 1993); M. Crawford, *The Andean Wonder Drug: Cinchona Bark and Imperial Science in the Spanish Atlantic, 1630⁻1800* (Pittsburgh: University of Pittsburgh Press, 2016); Boumediene, *La colonisation du savoir.*

[55] J.M. López Piñero and F. Calero, *De pulvere febrifugo Occidentalis Indiae*, ed. 1663 de Gaspar Caldera de Heredia y la introduccíon de la quina en Europa (Valencia: CSIC, 1992), 34⁻35.

[56] F. Guerra, "El Descubrimiento de La Quina", *Medicina e Historia*, no.69 (1977): 7⁻25.

[57] Archivo General de Indias, Seville, Contratación 5549, n.1, R.3.

[58] This project was sent several times between 1686 and 1690. See ARSI, N.R.-Q. 15, doc. 26, fol. 134r; Archivo de la Provincia Jesuítica de Quito (hereafter APQ), VI/540a.

[59] APQ, VI/524; APQ, VI/526; APQ, VI/529; AHPTSJ, D 107.

[60] APQ, VI/520; APQ, VI/523; ARSI, N.R.-Q.15, doc.31.

[61] ARSI, N.R.-Q.15, doc.31, fol.230v.

[62] ARSI, N.R.-Q.15, doc.31, fol.231r.

[63] APQ, VI/526; ARSI, N.R.-Q.15, doc.31, fol.231v.

[64] ARSI, N.R.-Q.15, doc.31.

[65] See for instance C. M. de La Condamine, "Sur l'arbre Du Quinquina", *Histoire de l'Academie Royale Des Sciences Année* 1738 (1738): 234; Real Jardín Botánico de Madrid, Mutis IV, leg.11, 51, fol.2v.

[66] Tafur wrote the preface of Lugo's Privilegios. On Tafur, see also E. Torres Saldamando, *Los antiguos Jesuitas del Perú. Biografías y apuntes para su historia* (Lima: Impr. liberal, 1882), 294.

[67] Archivo Nacional de Chile, Santiago de Chile, Jesuitas 438, fol.244r.

[68] Bado, *Anastasis Corticis Peruuiae*, 240 – 241.

[69] AGNP, Jesuitas, PR 1/1, doc.69; AGNP, Jesuitas, PR 1/6, doc.440; AGNP, Jesuitas, PR 1/8, doc.508; ainsi que AGNP, Jesuitas, PR 1/6, doc.442, fol.2r pour la citation.

[70] AGNP, Jesuitas, PR 1/11, doc.586, fol.22v. See also AGNP, Jesuitas, PR 1/6, doc.442, fol.22v; ANC, Jesuitas 438, 324v – 325v.

[71] AGNP, Jesuitas, PR 1/3, doc.334, fol.5v. On these gifts, see also AGNP, Jesuitas, PR 1/10, 526, 528 – 530. These different objects were declared to the Roman customs in 1699: Universidad Montoya, Colección Vargas Ugarte 39, fols 30r – 30v.

[72] 原文为 tercian,现在一般为 tertian fever。——译者注

[73] Antonio Bastidas to Pedro Bermudo, Procurer of the Indies in Madrid, Popayán, 16th of November 1690, in RAH, 9/7263, sf.

[74] López Piñero and Calero, *De pulvere febrifugo Occidentalis Indiae*, 35. See also L. Newson, *Making Medicines in Early Colonial Lima*, *Peru* (Leiden: Brill, 2017), esp.168.

[75] Agostino Salumbrini had his name hispanized in Salumbrino. See Maldavsky, "Société urbaine et désir de mission", 28. During the 1630s, he was the apothecary of San Pablo: ARSI, Peru 4, fols 99v, 151v, 199r, 270r, 330v, 358v; ARSI, Peru 15, fols 188v – 189r, 196v – 198v; ARSI, Vitae 24, fol.267v. He spread his preparations to Lima and a lot of places in Peru: AGNP, Jesuitas, caja 119/2019, 24r, 55r, 136r – 138v; AGNP, Jesuitas, PR 1/16, doc.738.

[76] Martín, The Intellectual Conquest of Peru, p.104. On Claude Chicaut, see ARSI, Peru 4,

fols 332r, 360r, 453r; ARSI, Peru 5, fol.11r. In 1656, Chicaut exchanged with Bartolomé Barrera, a brother of Arequipa's college, several remedies, especially "dos costales de corteza". See ANC, Jesuitas 438, fol.228r‒v; AHNE, Jesuitas, leg.121, doc.21.

[77] RAH, 9/3702, fol.989r.

[78] RAH, 9/3702, fol.994r.

[79] RAH, 9/3702, fol.996r.

[80] ARSI, F.G. 1143, "Conti e Ricevute Della Spetieria, Casa Professa," 180v.

[81] RAH, 9/7263, sf.

[82] Sebastiano Bado, *Anastasis Corticis Peruuiae, Seu Chinae Chinae Defensio* (Genova: Pietro Giovanni Calenzani, 1663), 240‒241.

[83] Bibliothèque nationale de France, TE151 ‒ 1220, "Modo Di Adoprare La Corteccia Chiamata Della Febre". See also Bibliothèque d'étude et du patrimoine de Toulouse, Ms 763, "Recueil de recettes pharmaceutiques et culinaires," 71‒72.

[84] RAH, 9/7263, sf.

[85] P. De Angelis, *La spezieria dell'Arcispedale di Santo Spirito in Saxia e la lotta contro la malaria, nel III centenario della nascita di Giovanni Maria Lancisi, anno 1654 ‒ 1954* (Roma: Coluzza, 1954), 101‒103.

探寻异国情调

——近代早期俄罗斯的外来本草与世界观

克莱尔·格里芬

引　言

　　每每提及近代早期俄罗斯或者说是莫斯科公国时期的医疗药品时,一个主要的因素立即浮现出来:大量药品的原料来自国外,如南亚、东亚和东南亚。对于俄罗斯帝国来说,这是继欧亚土地贸易之后,又一重要的贸易。一些药物起源于非洲,长期交织在欧亚贸易当中;还有一些药物源自西欧,那里是俄罗斯官方药物的主要来源。只有一小部分来自美洲的新欧洲殖民地,但这一小部分非常重要。当俄罗斯人使用这些进口商品时,他们是否像西欧邻国经常做的那样,认为这些商品具有异国情调? 还是他们对外来药物采取截然不同的态度?

　　这一时期俄罗斯医疗记录的主要来源是莫斯科宫廷的官方医疗部门,该部门在 17 世纪被称为“药剂师办公室”(Apothecary Chancery, Aptekarskii prikaz)。这些记录向我们讲述了大量关于官方的实践,以及一些非官方的实践,因为在此期间,药剂师办公室主要通过非官方药品销售人员获取原料。令我们感到高兴的是,这意味着我们拥有帝国大部分本地销售记录。其中一份文件含 78 页的清单,列出了 1694 年药剂师从莫斯科各个市场运来的物品。[1]在此清单上,我们发现了下列药草:薰衣草和迷迭香,也许是从莫斯科附近的田野中采集的;从中国进口的肉桂;来自荷兰控制的香料群岛的肉豆蔻和肉豆蔻衣;来自英国人在北海捕杀的抹香鲸的鲸油;法国葡萄酒;以及通过大西洋各条海路运来的西班牙控制下的佛罗里达的黄樟根皮。在 1690 年代,莫斯科市场的顾客可以购买到近代早期来自全球的产品。

这些医疗商品并非仅是在世界各地流通。它们与地方、民族和思想密切相连,必须加以整理分析。厘清关于医疗药品的观点的形成,而不仅仅局限于药物本身,更有助于推动对地域、民族和其他事物的研究。而且,探讨外来物品、民族和地方将有助于我们进一步了解外来药物在 1690 年代是否被莫斯科人视为异国情调。

自我和他者

博格达诺夫(K. A. Bogdanov)的《俄罗斯鳄鱼论》(*On Crocodiles in Russia*)是理解莫斯科人对外国人看法的关键作品。[2] 博格达诺夫的

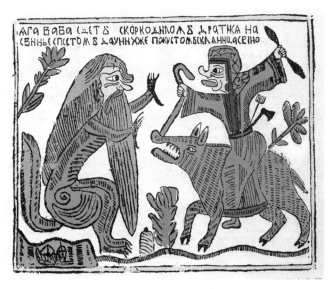

图 1　俄罗斯童话故事中女巫与鳄鱼对话场景

名字取自俄罗斯童话故事中女巫巴嘎·亚加与鳄鱼对话的著名木刻图像,在此图像中,鳄鱼看起来并不像我们想象的那样,这是一次在视觉上重现一种看不见的动物的有趣尝试。博格达诺夫对近代早期俄罗斯关于异国情调的观点的思考,包括鳄鱼和其他潜在的异国情调的东西,受当时的思潮和术语的影响。西欧人在这个时期书写异国情调时,他们使用的是"exotica"(指带有异国风情的新奇事物)[3]这个术语。正如博格达诺夫所阐释的那样,俄文中 ekzotichnii 这一术语,是从 19 世纪的法国借来的单词。但是,1690 年代的思考和书写关于外国人的文章的俄罗斯人,并没有把它们当作异国情调(ekzotichnii),因为那个词还不存在。博格达诺夫反复斟酌,考虑了我们可能想到的各种相似术语,例如 chuzhdyi,意为"另一个";inozemnyi,意为"来自另一个地方",以及它们与 ekzotichnii 的区别。[4]继博格达诺夫之后,我们需要考虑 17 世纪末期俄罗斯常见的"自我/他者"的复杂映射,并避免将外来或现代概念强加于莫斯科人的语境中。

博格达诺夫的作品是诸多研究外国人的作品之一。爱德华·赛义德(Edward Said)的《东方主义》(Orientalism)是各个时期、各个地区学者所引用的经典研究。[5]本杰明·施密特(Benjamin Schmidt)提出了近代早期荷兰人对近代早期世界存在一种"具有异国情调的凝视"。[6]俄罗斯语言民俗学者使用了 svoi/chuzhoi 的概念——可以翻译成"自我/他者(own/other)",甚至可以翻译成"自性/他者(self/other)"——由 Iurii Lotman 和 Boris Uspenskii 非正式领导的苏联符号学莫斯科—塔尔图学派(the Moscow-Tartu School of Soviet Semiotics),也广泛使用了这一概念和类似的二元模型。[7]

自我/他者问题对于理解药剂师办公室至关重要。从一开始,该部门就是由不同背景的不同类型的服务人员组成的。部门负责人一直是莫斯科宫廷的高级成员,与沙皇有着密切的家庭关系,并正式负责向沙皇及其顾问报告该部门的活动;这位俄罗斯精英领导人得到了众多俄罗斯秘书(Russian secretaries)的支持,他们的职责是保存记录,并与许多管理俄罗斯国家生活各方面的其他部门保持联系。药剂师不仅负责治疗皇室和朝臣,而且还为军队提供医疗服务,对可能爆发的鼠疫进行调查,协助巫术试验,并且负责 17 世纪末在克里姆林宫以外的医疗实践,这些秘书的工作至关重要。这些秘书和部门负责人都是俄罗斯人,以此区分"自我/他者"中的"自我"方。

另一方面,药剂师办公室中的工作人员与莫斯科人截然不同:该部门的医务人员几乎都是外国人,主要是从俄罗斯主要的贸易和外交伙伴——德国、荷兰和英国招募的。这些受过大学训练的内科医生、受过行会训练的药剂师和外科医生依赖西欧的思想和实践,彼此之间用德语或拉丁语进行交流,对俄语几乎一无所知。他们是近代早期世界的移民,受宠的外国人才没有动力,也没有兴趣成为俄罗斯社会的一部分。1685 年在莫斯科斯拉夫格勒科拉丁学院(the Slavo-Greko-Latin Academy in Moscow)受训后,翻译人员在"自我"的俄罗斯官僚和"他者"的西欧医学专家之间进行调解。[8] 药剂师办公室的工作人员不断地处理着俄罗斯人与非俄罗斯人之间的分歧。

药剂师办公室不仅依赖西欧的医生,还依赖于西欧医学文献。该部门设置了一个图书馆,藏有大量拉丁语和德语医学文献,涉及了一系列主题,其中包括一些药剂学文献,如 Johannes Daniel Hortius 在 1651 年发表的《药理学-盖诺化学》("Pharmacopoiea Galeno-Chemica")和欧勒·沃姆(Ole Worm)在 1655 年发表的《沃姆的博物馆》("Museum Wormianum")等自然史论著。[9] 该部门及其雇员还创作了许多俄语文本,以及相关医学问题的报告和医学书籍,这两者都大量借鉴了西欧的资料。这时的药剂师办公室是一个混合型机构,汇集了作为"他者"的西欧专家和专家著作,以及他们对异国事物的想法,在那里还有作为"自我"的莫斯科官僚,他们拥有不同的参考文献。[10] 分析这一时期俄罗斯人的异域思想,意味着还需要考虑西欧人的思想。

俄罗斯人和西欧人之间跨语言和跨文化互动的问题将我们带回到了博格达诺夫。博格达诺夫指出，俄罗斯和其他地方的文化和语言借用的悠久历史"首先是对借用价值的重新思考[pereosmyshleniia]的历史"[11]。也就是说，当单词和概念从西欧文本、上下文和语言中提取出来并引入俄语时，它们就在这种新情况下进行了改革。以 travnik 为例：在许多西欧语言中，有草药（herbals，医学植物学知识的书籍）、草药收藏家或植物学家（herb-collectors or botanists，具有植物知识的人）和草药标本（herbaria，干燥的植物收藏）的意思。正如雷切尔·科罗洛夫（Rachel Koroloff）最近的研究所显示的那样，在近代早期的俄罗斯，"travnik"一词在 16 至 18 世纪被用来指代其中的一个或全部。[12] Travnik 可以用来翻译"草药"一词，但要做到这一点，就要重新定义它，并将其与 travnik 一词的其他含义联系起来，这实际上表达了波格达诺维亚人（Bogdanovian）对该概念的重新思考。17 世纪后期，俄罗斯人关于异国情调的观点基本上是在西欧概念和莫斯科思想的跨语言碰撞中形成的。

空 间 和 地 点

异国情调与空间的划分有关，是一种外来事物在当地现实中存在的观念。我们应该思考空间，确切来说，思考俄国人在 1690 年是如何描绘和书写外国空间和地方的。施密特认为，近代早期的荷兰地理著作消除了全球的差异；这表明，这些作品将世界的其他部分呈现为一个空间，一个在它的不同部分之间没有显著区别特征的区域，而不是一些单独的和特定的地方。[13] 另一方面，东方主义在一个紧密的、反映西方和东方的二元结构中处理"地方"。[14] 17 世纪 90 年代，俄罗斯人开始创作文字和视觉地理作品，描绘他们的帝国和近代早期世界的其他部分。那么，我们能否通过斯密德式的异国情调或赛德式的东方主义来帮助理解莫斯科的地理思想？

在 17 世纪后期,中国经常是西欧异国情调凝视的对象,施密特的几部作品几乎都有一部分内容集中关注中国。俄罗斯人与中国人的往来跟荷兰人与中国人的往来有很大不同。在俄罗斯方面,这种关系可以通过讨论甚多的戈杜诺夫(Godunov)地图来例证。该地图描绘了西伯利亚及其周围地区,并由西伯利亚州州长彼得·伊凡诺维奇·戈杜诺夫(Petr Ivanovich Godunov)于 1666—1667 年在西伯利亚首都托博尔斯克创作完成。此地图与 1700 年前的俄罗斯地图一样,上南下北,中国出现在地图的左上角,是在一堵墙后面的一块小区域。将中国列入最东端的领土,并通过在两个地区之间绘制隔离墙来划定中国的边界,这已成为 17 世纪后期俄罗斯创作地图的典型代表。[15]施密特讨论的荷兰人对中国的表述没有以这种方式把荷兰领土和中国土地联系在一起,原因显而易见。在俄罗斯的例子中,重点不是差异和距离,而是接近度。如果有什么不同的话,戈杜诺夫地图上的中国离得太近了,让人感觉不舒服。

戈杜诺夫地图将 17 世纪末期俄罗斯和中国的政治、外交、领土和商业的互动形象化。根据格雷戈里·阿菲诺涅诺夫(Gregory Afinogenov)的说法,"十七世纪下半叶,外国作家和俄罗斯作家关于西伯利亚的作品开始创造一种新的和独特的关于俄清关系的边疆文学"[16]。在某种程度上,这涉及到了俄清两国之间人民忠诚度的竞争。一件值得注意的事是,逃离西伯利亚的通古斯首领甘蒂穆尔(Gantimur),为了反抗俄罗斯的纳贡制度,于 1653 年越境逃入清朝,并开始服役,直到 1666—1667 年才离开清朝,余生都留在俄罗斯帝国。[17]除了像甘蒂穆尔这样的非官方越境者外,还有像尼古拉·米列斯库·斯帕塔里(Nicolae Milescu Spathary)这样的官方越境者,他们于 1675 年率领俄罗斯使者前往北京。事实上,使用"边界"这个词并不完全正确,因为俄罗斯和清朝在这一地区的边界直至 1689 年签订的《尼布楚条约》(*Treaty of Nerchinsk*),才正式解决了这一问题,并制定了相关条约,规范了此前帝国之间一直存在争议的官方贸易政策。

《尼布楚条约》试图规范俄罗斯和清朝之间一个古老而非正式的商品交换体系。最著名的例子是大黄贸易,俄罗斯从中获得了价值不菲的中国大黄,并将其销往欧洲,在欧洲大黄被视为一种药物。至少从16世纪开始,此类贸易就一直在进行。[18]其他药物也越过边境,1690年,药剂师办公室委员会要求西伯利亚城镇向他们送"中国肉桂"。[19]这样的请求是基于一种理解,即西伯利亚的定居点可以从清帝国进口肉桂,这表明比起甘蒂穆尔和斯帕塔里的政治策略,日常的跨境互动更加频繁。简而言之,由于俄罗斯和中国在共同边界和相互竞争的帝国空间上存在频繁的直接互动,在莫斯科和托博尔斯克感受的关于中国的体验和想法与在阿姆斯特丹和代尔夫特的极为不同。

16世纪60年代,俄罗斯和中国之间的各种约束关系在戈杜诺夫地图上已经显现出来。该地图在整个17世纪后期一直被复制,其中包括最多产的莫斯科制图师列梅佐夫(Semyon Remezov,约1642—1720)。列梅佐夫是土生土长的托博尔斯克人,他为俄罗斯国家绘制地图,既有自己创作的地图,也有复制和改编除戈杜诺夫以外的其他各种制图者的作品。[20]在列梅佐夫1697年至1711年间创作的《计时画册》(Chronographic Sketchbook)中,他复制了一幅囊括美洲的荷兰世界地图。这可能是俄罗斯帝国时期制作的第一张大陆地图。[21]

列梅佐夫的《计时画册》很重要,因为他将西伯利亚置于与美洲共在的地理网络中。列梅佐夫将他的工作称为"整个西伯利亚内陆地图集",其中包括具有统治地位的托博尔斯克市及其辖下的城市、定居点、要塞和教区,特别是亚洲、欧洲和美洲国家之间的部分。[22]就和戈多诺夫地图中呈现出的中国一样,在这张图中,近代早期全球世界的其余部分也被证明是与俄罗斯帝国地理相邻的一部分。[23]瓦莱丽·基维尔森(Valerie Kivelson)认为,这种"中间性"是莫斯科地理的一个关键而独有的特征,这一时期的俄罗斯人认为他们的帝国位于世界其他主

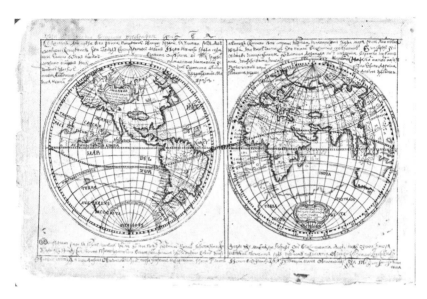

图 2　俄罗斯帝国时期制作的第一张大陆地图

要地区之间。美洲可能比中国离托博尔斯克更远,但在 17 世纪末,俄罗斯和中国都被描绘成一个连续的整体,并被认为是一个整体的一部分。这种"中间性"是一种不同于赛义德和施密特所研究的地理思想:莫斯科世界地图试图将所有地理空间结合在一起,而不是在欧洲和非欧洲世界之间创造和维持一条边界。莫斯科人思考时用了地理术语,而没有用外来语。

民 族 和 文 明

至少从 7 世纪开始,当 T－O 地图(一种欧洲中世纪的世界地图)描绘了以色列部落应该居住的地方时,地理思想就与人类学思想并驾齐驱。在近代早期的地理作品中,民族和地方的共同描绘仍然是关键要素。[24]这些问题是前现代批判种族研究学者的工作重点,例如杰拉尔丁·亨(Geraldine Heng)创作的关于中世纪欧洲种族观念的著作,以及苏雷卡·戴维斯(Surekha Davies)创作的关于早期人类与怪兽思想的作品。[25]中世纪有一个普遍的观念,即半人类的怪物生活在文明世界的边缘。[26]在西欧文学中,例如14世纪诞生的《约翰·曼德维尔爵士的游记》(The Travels of Sir John Mandeville),这些怪物被认为来源于亚洲;1492年后,同样的想法也影响了欧洲人对美洲原住民的看法,克里斯托弗·哥伦布(Christopher Columbus)在航行中随身带了一卷《曼德维尔》(Mandeville),在他对美洲原住民的著作里显示了该书具有重大影响。[27]

在近代早期的俄罗斯,尝试解决人与人之间的差异也很重要。到17世纪末,俄罗斯帝国不仅包括说斯拉夫语的西草原东正教徒,而且还包括说鞑靼语的穆斯林和说芬兰语的萨满教徒等。到了17世纪90年代,俄罗斯帝国已经扩张到达西欧人曾经声称是怪物聚居地的地区。像他们同时代的西欧人一样,莫斯科的制图师绘制了地图——尤其是西伯利亚地图——详细描述了每个地区的族群。[28]与西欧的作品相反,莫斯科的作品始终将亚洲的居民描述为人类,而不是怪物。俄罗斯人确实对人形怪物有一个当代的概念——彼得大帝(Peter the Great)在1717年颁布了一项法令,规定将这种怪物送给他——但它们与特定的地理环境无关。[29]莫斯科人考虑了族群之间的差异,但与西欧人的看法不同。为了进一步探索莫斯科人对"外来"的定义,我们现在转向人类差异和前现代的种族概念,以及它们在人类学和地理学思想的交叉点上的表达。

这里有一位有趣的俄罗斯人,他叫阿夫拉姆·彼得罗维奇·甘尼拔(Avram Petrovich Gannibal)。尽管普遍认为他与埃塞俄比亚有关联,但Dieudonné Gnammankou证明甘尼拔出生于当今喀麦隆地区的中非。甘尼拔小时候被绑架,在奥斯曼帝国的土地上被卖为奴隶,并于1704年作为礼物送给沙皇彼得大帝。[30]他并不是个例。1690年代以前,俄罗斯宫廷定期进口被奴役的非洲人。[31]大多数以这种方式购买的被奴役的人最终都变成了典礼上的侍从。甘尼拔的故事不一样。彼得大帝喜欢他，并成为他的教父，派他去巴黎接受教育，任命他为顾问和地方长官。甘尼拔是俄罗斯精英阶层的成员，于 1781 年在圣彼得堡逝世，留下了几个孩子。这个说法可以追溯到著名的俄罗斯诗人亚历山大·普希金（Alexander Pushkin）。

但是，甘尼拔和那些被奴役的侍从是否被视为异国情调？当代的描写意义重大。在当代绘画中，有许多男性形象可能是甘尼拔，但这些都是对身着土耳其服装的深色皮肤男性的刻板描绘，而不是特定和可识别的个体描绘。因此，查明哪些是甘尼拔本人的图像非常棘手。[32]对这些被奴役的人的描述也很重要。1698 年，弗朗兹·莱福特（Franz Lefort）致信当时正驻西欧大使馆的沙皇彼得大帝："请别忘了买阿拉伯人。"[33]为俄罗斯精英工作的莱福特和当代画家是否有意义地区分了突厥人、阿拉伯人和非洲人？证据表明，他们认为这些群体至少是非常相似的，甚至可以互换。尽管有一个著名的非洲人出现在近代早期的俄罗斯，但阿拉伯人和非洲人通常是作为一个相对未开化的南方人群体的一部分。

其他文件表明，阿拉伯半岛可能曾与非洲大陆连在一起。1664年，英国内科医生兼药剂师办公室雇员塞缪尔·柯林斯（Samuel Collins）向俄罗斯宫廷提供了有关东非饮料咖啡的描述。有一句话特别有趣："咖啡是生长在阿拉伯的某些灌木的浆果。"[34]咖啡不是起源于阿拉伯半岛，而是非洲之角。为什么将非洲植物标识为阿拉伯植物？

一方面，大量咖啡在前往欧洲的途中也流经阿拉伯半岛和奥斯曼帝国。因此，有理由认为咖啡是阿拉伯的。另一方面，用阿拉伯语表达咖啡可能与当代贸易路线关系不大，而与欧洲人对伊斯兰的仇外心理关系更大。纳比勒·马塔尔（Nabil Matar）曾讨论过 17 世纪晚期的英国作家是如何通过将饮料与穆斯林联系在一起来妖魔化饮料的，并暗示喝咖啡会失去一个人的基督教徒和英国人的双重身份。这些文本通常称咖啡为"阿拉伯浆果",就像俄罗斯的报告一样。[35]在英国,这种对伊斯兰的仇外心理似乎对咖啡的流行没有什么影响,而同样的话语可能在俄罗斯产生了更大的影响。尽管柯林斯推荐这种饮料,但咖啡并没有被广泛消费。根据博格达诺夫的说法,在17世纪20年代,圣彼得堡有一定数量的休闲咖啡消费,但是奥德拉·约德发现,20世纪以前俄罗斯咖啡消费的证据有限。[36]阿拉伯浆果在莫斯科不受欢迎,可能是因为它被认为有穆斯林的意思。

当近代早期的英国和俄罗斯文本使用像"阿拉伯浆果"这样的术语时,实际上将阿拉伯人和阿拉伯半岛人、土耳其人和奥斯曼帝国、伊斯兰教以及非洲的各种民族、宗教和政治混为一谈。英国作家和莫斯科的精英们对南方地域持有相同看法,这种看法消除了地区、语言、种族、植物和宗教差异,产生了南方穆斯林他者(Southern Muslim Other)。这让我们回到赛义德身上,他提到了后来的一个时期,"欧洲文化通过把自己作为一种代理人甚至是舍弃自我的方式来对抗东方,从而获得了力量和身份"[37]。通过对比而产生的优越感似乎同样适用于17世纪英国作家玛塔的观点,即咖啡污染了道德高尚的英国基督徒,正如它对赛义德之后的作家一样。尽管俄罗斯文本在这一点上的表达不像马塔尔的英国文献那样直接,但1664年的咖啡报告以及与在俄罗斯的甘尼拔和被奴役的非洲人有关的文件和图像通常都显示出莫斯科人对南方穆斯林他者的定性凝视。

这种莫斯科定性凝视只针对南方人吗?还是从更广义上理解为非俄罗斯人的一部分?关于这一点,我们可以看看俄罗斯法律。当俄罗斯人雇用外国人时,他们将其纳入自己的法律,从字面意义上讲,是将外国人的看法编进法律。T. A. Oparina指出,在17世纪,"外国人"(inozemets)一词并不表示来自外国的人,而是指不属于俄罗斯东正教教会的人;在俄罗斯出生的外国人的子女不会自动成为俄罗斯人,但被称为"老外国人""较早移民的外国人"或"莫斯科外国人"(starye inozemtsy，inozemtsy starogo vyezda，Moskovskie inozemtsy）。同样，俄罗斯帝国的非俄语、非东正教基督教徒也被视为外国人。[38]这些法律类别显示了解决"自我/他者"问题的有趣方法：外国身份不是边界问题；他们可能在帝国内部，也可能在国外。"莫斯科人"被这样定义：一个讲俄语的东正教徒，出生于帝国内部讲俄语的东正教徒。谈论一个统一的非莫斯科人的他者概念会走得太远，但是那些不被视为莫斯科人的人，却被认为是"外国人"这一广义范畴的一部分。地理上，莫斯科人认为自己与近代早期全球其他地区有联系。在人类学上，他们保持了更大的距离，部分原因是宗教差异的观念。

药品和其他事物

现在可以回到我们开始的地方：药物是否具有异国情调。在17世纪90年代，莫斯科市场储存了许多外国药物，如肉桂、肉豆蔻、肉豆蔻衣、鲸油、法国葡萄酒和1694年药剂师办公室在那里购买的黄樟根皮。[39]这些相同的药物是由药剂师办公室开出的处方，并在当代俄语医学书籍中发表。在近代早期俄罗斯，这一外国药物问题一直鲜有学者问津，因为迄今为止，从事俄罗斯医学研究的学者主要关注医疗机构和从业者，而那些关注俄罗斯植物学的学者则主要关注当地植物和植物采集实践。[40]有没有俄罗斯的资料将外国的药物视为异国风情？外国的本草学思想是否与外国人民和外国地方的思想相似？

有一份材料尤其能说明民族、地方以及药物之间的关联。1664年，塞缪尔·柯林斯对近代早期世界各地的各种医疗方法做出如下阐述：

> 在《创世记》中，有些人的生活、习俗和思想仅和药物有关；没有哪个国家会如此轻率——无论是偶然还是出于某些不可避免的

需要——以至于未能获得并使用那些常人看不出其疗效的药物。尽管如此,在美洲的巴西部落,人们赤身裸体、目不识丁,却拥有自己习以为常,而对异乡人来说极为珍贵的药物。他们已经使用了黄樟树皮、愈创木脂、药喇叭和其他许多具有异能的植物。中国医生创造了奇迹,他们的技艺可以驱除严重的疾病,而不必进行静脉注射或放血,只需使用自己发明的简单草药。印度人用煮沸的、具有特殊性质的药草的蒸气驱除疾病,而不是奴隶用手涂抹和轻轻刮去贵族身上的油脂,贵族们习惯了这样做,不这样做他们就无法入眠。每年,印度大莫卧儿皇帝都会选拔一位专属医生,而那位医生将对皇帝身体的虚实作出判断。[41]

就像他的咖啡报告一样,柯林斯在这里列出了植物性物质和治疗方法,将这些植物与特定的地理空间和特定的人群联系起来。这体现了外国人的思想互联。就像人类学观念通常与地理学联系在一起一样,植物学和医学也可以联系在一起。本草学观念是在与地理和与之相关的民族的互动中形成和变革的。

柯林斯如何看待这些药物、地方和民族呢?让我们从他的工作开始,从巴西人开始谈起。他们"赤身裸体、目不识丁"的说法与西欧人对美洲土著人在自然状态下的"高贵野蛮人"的一种常见刻板印象密切相关。此外,柯林斯的植物地理学也是西欧对美洲的一种特殊看法的产物。他提到的所有植物都大量生长在巴西北部,据了解,早在 16 世纪 60 年代,这些植物已经生长在南美洲东北部的部分地区,因此被其他美洲原住民群体使用,而不是生活在巴西的那些人。值得注意的是,墨西加人(Mexica)使用了愈创木脂(guaiacum)和药喇叭(jalap,球根牵牛块根制成的泻药),他们在英语国家中更普遍地称为阿兹特克人(Aztecs)。[42]墨西加人既拥有成熟思想的书面传统,又拥有大量公文档案。[43]他们当然不是文盲。与南方他者相似,柯林斯在这里使用

214

的是一个美洲土著他者(Native American Other)的概念,一个单一的、刻板的"高贵而野蛮"的巴西人代表着美洲所有的民族。

柯林斯对其他民族的描述也很有趣。施密特认为,这一时期的荷兰地理著作通过将非欧洲人与非欧洲人进行比较,而不是将非欧洲人与欧洲人进行比较,来消除全球差异。[44]尽管柯林斯在其文章的后半部分提到希腊人和拉丁人,但他首先将巴西人、中国人与印度人进行比较,换句话说,就是将非欧洲人与非欧洲人进行比较。施密特在他的荷兰资料中阐明了全球差异的瓦解:"荷兰人创造的非欧洲世界充满了好奇、消遣和快乐,而不是一个充满激烈竞争的帝国对抗空间。"[45]柯林斯的话题是疾病和康复,这当然有其暴力和令人毛骨悚然的一面。然而,除了提到放血,他的文本同样呈现了一个令人愉快的视角,展现了富有成效和耐人寻味的全球治疗实践,创造了一个与他在荷兰资料中看到的令人愉快的非欧洲世界颇为相似的形象。

柯林斯——这位把他的许多想法都写进了药剂师办公室文件的英国内科医生——倾向于把施密特式的异国情调的观点投射到非欧洲世界,以消除广阔的地理空间之间的差异。这一时期在俄罗斯流传的其他作品同样将广泛地理范围内的物体归为单一的类型。在17世纪和18世纪,流传最广的医学著作是《健康花园》(*Garden of Health*),这是一部草药学著作,最早的版本是由德文《健康危害》(*Gaerde der Sundheit*,1485)翻译成的斯拉夫语的 *Blagoprokhladnyi vertograd*(1534),此后,它经过多次复制和修订。[46]在这部作品现存的许多版本中,有一个新的版本是在1672年创建的,并赋予了略加修改的标题 *Prokhladnyi vertograd*,这本书从17世纪末一直流传到18世纪。[47]在那篇文章中,草药被描述为"俄罗斯的",或者是"扎莫尔斯基的"(zamorskie),字面意思是"海外的"(overseas)。[48]除了对于内陆帝国来说是一个有趣的范畴外,"海外"这个范畴通常还可以用来创造边界:外国的东西从海的另一边过来。通常是这样的情况:大量的外国商品通过北部的大天使港(Archangel),像纳尔瓦这样的波罗的海港口或(1703年建立后的)圣彼得堡,进入俄罗斯。在此期间,大量来自亚洲的商品却通过悠久的中亚陆路进入俄罗斯,由主要的中间商人如布哈拉人、亚美尼亚人和印第安人进口。[49]

但是"海外"意味着异国情调吗?这个词似乎反映了英国草药学家尼古拉斯·库尔佩珀(Nicholas Culpeper)在1652年使用"古怪"(outlandish)一词来描述某些药草的情况。[50]根据阿利克斯·库珀的说法,库尔佩珀使用这个术语是他使用相对概念的一部分:在这组相对概念中,本土草药是廉价、优质和健康的,而"奇怪的"或外来的草药是昂贵的、有问题的和具有潜在危险的。[51]就像莫斯科的"外国人"范畴忽略了不同群体之间的差异一样,"海外"将所有非俄罗斯植物都归入一个庞大的、非独特的他者植物群体。

"海外"并不是俄罗斯人应用于外国植物的唯一类别称呼。当时有一个术语与英语单词香料(spice)非常相似:priannost,或者priannoe zelie。这是俄罗斯资料中的一个常见类别,例如1662年的一份贸易文件中,有关部门从阿尔汉格尔斯克(Arkhangelsk)年度博览会上采购了丁香和其他未指明的香料(priannoe zelie)。[52]当这个类别被用在它所描述的对象列表旁边时,我们可以看到它包含了与现代英语术语"香料"相似的商品,如像肉豆蔻这样的东亚植物商品。这些商品在东斯拉夫土地上已有数百年的历史了,人们沿着整个欧亚大陆销售西伯利亚皮草的相同贸易路线运输它们。[53]就像"海外"一词一样,这里我们也有一类外国本草;与"海外"一词不同,"香料"至少承认非俄罗斯植物界的某些差异。

继库珀之后,我们还应该考虑俄罗斯人对本地草药的看法。伊波利托娃(A. B. Ippolitova)广泛研究了近代早期俄语中与本地植物有关的概念,尤其是那些在俄语文本中以某种方式赢得了神话般的名字的植物。一些植物被赋予皇家名称,如"沙皇之眼"(tsarevye ochi),或是玛丽亚等神圣的名字,如"落泪生"(Plakun),根据俄罗斯民间传说,这种植物就是从玛丽亚看到耶稣受难时落下的眼泪打湿的土地上生长出来的。[54]伊波利托娃 2008 年的研究已经证明,拥有这些名称的植物通常会以某种物理方式将自己与其他植物区分开来,例如颜色鲜艳或香气浓郁。莫斯科人倾向于对自然界进行分类,但是这些分类是基于植物本身的特征,而不是植物的地理空间。

除了学者的明确分类之外,有时我们还可以分辨出清晰的分组。1694 年,药剂师办公室购买了黄樟树皮,一种生长在佛罗里达和北美东海岸附近地区的树的树皮,其在欧亚大陆的销售基本上由西班牙帝国控制。[55]黄樟树皮与莫斯科相距甚远,而且佛罗里达在世界的另一边,直到 18 世纪初,俄罗斯和西班牙帝国之间才有直接的贸易关系。[56]但至少从 1602 年起,黄樟树皮就在俄罗斯出现了,它是 17 世纪美国经常出口到俄罗斯的几种草药之一,另外还有美洲菝葜、愈创木脂和金鸡纳霜。[57]1664 年,柯林斯将其中的几种药物一起写了下来,表明了药剂师办公室可能已经将美国药物视为自然界中一个合理的类别。

在柯林斯 1664 年的报告中,美国药物被视为一个独立的分组。[58]当那些美国药物由他在药剂师办公室的同事开出时,它们得到的处理各有不同。《药剂师办公室药典》(Pharmacopoeia)最早于 1676 年根据拉丁语而创,现存于一份 1700 年的手稿中。16 世纪 90 年代提交给彼得大帝的《家庭药房和野战药房》(The House and Field Pharmacy),以及 1738年和 1760 年版本的《弗罗林经济学》(Florin's Economy)都是俄语医学书籍,其中含有美国植物的食谱。在这种情况下,美国的药品是和从近代早期世界其他地方进口的药物一起开的。[59]类似地,在 1698 年的一组药剂师处方中,来自美国的药物黄樟树皮和美洲菝葜,与茴香、肉桂和番泻叶一起被开出。这一时期现存的食谱和药方将美国药物、其他外国药物、香料、动物器官、化学药品和许多当地来源的物品混在一起。在最后的用法中,甚至像佛罗里达树皮这样的外来物也没有被区分开来。

结　论

　　近代早期的俄罗斯人如何看待外国本草？我们已经知道他们不会使用"ekzotichnii"一词,但是对于外国的地方、外国的民族和外国的事物,他们还有许多其他术语。近代早期的俄罗斯主要医疗机构,即药剂师办公室,依赖西欧医学专家和西欧医学文献;其他西欧著作,尤其是地理著作也流传于帝国。俄罗斯接触到的人和文本正是施密特认为的发明了异国情调的那些人和文本。考察俄罗斯对待外来事物的历史经验,体现了学者对博格达诺夫所说的西欧异国情调的重新再思考。

　　那些西欧的思想,以及在西欧异国情调思想影响下改革的俄罗斯思想,都可以在 17 世纪末和 18 世纪初的俄罗斯找到。柯林斯在咖啡方面的描述以及对被奴役人民的态度,似乎都表明了一种定性的观点:南方的土地是没有差别的,而该地区的居民讲阿拉伯语、喝咖啡,是南方穆斯林他者(Southern Muslim Other)。多产的柯林斯为药剂师办公室提供了其他文本,这些文本将异国情调的目光投向了近代早期世界的其他地方,他忽略了美洲各国人民之间的差异,拉近了他刻板印象中的巴西人和来自世界各地的其他医生之间的距离。以各种方式与西欧联系在一起的莫斯科也参与了他们对非欧洲世界的某些设想。

　　然而,正如博格达诺夫所坚称的那样,这些想法是在俄罗斯背景下重新考虑的。莫斯科人对待外国、外国民族和外国事物的态度是复杂而多方面的。外国人可能任职于帝国内部;非洲人可以统治帝国的部分地区;从字面上讲,来自世界各地的药物可以放在一起制成药品。这一切都应该从基维尔森关于"中间性"的概念来理解莫斯科地理思想的驱动力,即近代俄罗斯人如何将自己视为地理上连续的空间的一部分。列梅佐夫和其他人认为自己生活在一个连续的地理空间中,这个空间将他们与近代早期世界的其他主要城市和帝国联系在一起。由于美国可能与托博尔斯克(Tobolsk)存在于同一个地理范围内,将黄樟树皮、香料和当地商品放在一起意味着它们是一个更大整体的一部分,一个更基本的统一体。莫斯科人受到来自西欧同时代人的异国情调的影响,但对他们来说,俄罗斯和非俄罗斯世界有着更多的联系,而不是将它们割裂开来。

(胡冬敏　译,严　娜　校)

注释

［1］Moscow, Russian Federation, Russian State Archive of Ancient Document［RGADA］, fond 143 Apothecary Chancery, op.2, ed. khr.1554.

［2］K. A. Bogdanov, *O krokodilakh v Rossii. Ocherki iz istorii zaimstvovanii i ekzotizmov* (Moscow: Novoe literaturnoe obozrenie, 2006).

［3］See for example Samir, Boumediene, *La colonisation du Savoir. Une histoire des plantes médicinales du "Nouveau Monde"*(*1492 – 1750*), (Vaulx-en-Velin: Les Editions des Mondes à Faire, 2016), 149 – 152.

［4］Bogdanov, 2006, 10.

［5］Edward Said, *Orientalism* (London: Penguin, 2003); Benjamin Schmidt, " Inventing exoticism: The project of Dutch geography and the marketing of the world, circa 1700," in *Merchants and Marvels: Commerce, Science, and Art in Early Modern Europe*, ed. Pamela Smith and Paula Findlen (London: Routledge, 2002), 347 – 369; Benjamin Schmidt, *Inventing Exoticism: Geography, Globalism, and Europe's Early Modern World*, (Philadelphia: University of Pennsylvania Press, 2015); José Rabasa, *Inventing America: Spanish historiography and the formation of Eurocentrism*, Vol. 11 (Norman: University of Oklahoma Press, 1993).

［6］Schmidt, 2002, 2015.

［7］See for example Mikhail Lotman, and Boris Uspensky, "Binary Models in the Dynamics of Russian Culture (to the End of the Eighteen Century)," *Studies in Soviet Thought* 33 (1987): 376 – 380.

［8］Nikolaos A. Chrissidis, *An Academy at the Court of the Tsars: Greek Scholars and Jesuit Education in Early Modern Russia* (DeKalb: Northern Illinois University Press, 2015).

［9］E. A. Savel'eva, ed. *Katalog knig iz sobraniia Aptekarskogo prikaza* (St Petersburg: Al'faret, 2006), 93 – 94.

［10］Clare Griffin, " Bureaucracy and knowledge creation: the apothecary chancery,"

Information and Empire: mechanisms of communication in Russia, *1600 – 1850* (Open Book Publishers, 2017), 255 – 285.

[11] Bogdanov, 2006, 8.

[12] Koroloff Rachel, "Travniki, Travniki, and Travniki: Herbals, Herbalists and Herbaria in Seventeenth- and Eighteenth-Century Russia" (Vivliofika: E-Journal of Eighteenth-Century Russian Studies, 2018).

[13] Schmidt, 2002 and 2015.

[14] Edward Said, 2003.

[15] Marina Tolmacheva, "The early Russian exploration and mapping of the Chinese frontier," *Cahiers du monde russe. Russie-Empire russe-Union soviétique et États indépendants* 41, no.41/1 (2000): 41 – 56.

[16] Gregory Dmitrievich Afinogenov, "The Eye of the Tsar: Intelligence-Gathering and Geopolitics in Eighteenth-Century Eurasia" (Unpublished PhD diss., Harvard, 2015), 42.

[17] Peter Perdue, "Boundaries, Maps, and Movement: The Chinese, Russian, and Mongolian Empires in Early Modern Eurasia," *International History Review* 20: 267.

[18] Erika Monahan, "Locating Rhubarb: Early Modernity's Relevant Obscurity", in *Early Modern Things: Objects and their Histories, 1500 – 1800*, ed. Paula Findlen (London: Routledge, 2013), 227 – 251.

[19] RGADA f.143, op.3, ed. khr.319.

[20] Valerie Kivelson, "Between All Parts of the Universe: Russian Cosmographies and Imperial Strategies in Early Modern Siberia and Ukraine," *Imago Mundi* 60 no.2 (2008): 166 – 181.

[21] N. N. Bolkhovitinov, *Rossiia otkryvaet Ameriky, 1732 – 1799* (Moscow: Mezhdunarodnye otnosheniia, 1991).

[22] Kivelson, 2008, 170.

[23] Kivelson, 2008.

[24] Benjamin Braude, "The sons of Noah and the construction of ethnic and geographical identities in the medieval and early modern periods," *The William and Mary Quarterly* 54, no.1 (1997): 103 – 142; Surekha Davies, *Renaissance Ethnography and the Invention of the Human: New worlds, Maps and Monsters*. Vol.24 (Cambridge: Cambridge University Press, 2016).

[25] Geraldine Heng, *The Invention of Race in the European Middle Ages* (Cambridge: Cambridge University Press, 2018); Davies, 2016.

[26] Davies, 2016, 30 – 46.

[27] Merrall L. Price, *Consuming passions: The uses of cannibalism in late medieval and early modern Europe* (Loondon: Routledge, 2004).

[28] Valerie. Kivelson, "Claiming Siberia: colonial possession and property holding in the

seventeenth and early eighteenth centuries," *Peopling the Russian Periphery* (London: Routledge, 2007), 37 − 56.

[29] Anthony Anemone, "The Monsters of Peter the Great: the Culture of the St. Petersburg Kunstkamera in the Eighteenth Century," *The Slavic and East European Journal* 44, no.4 (2000): 583 − 602.

[30] Dieudonné Gnammankou, *Abraham Hanibal: l'aïeul noir de Pouchkine*, Présence africaine, 1996.

[31] John I. Edwards, "Looking for Abram Hannibal: Some Observations on the Supposed Portraits of Abram Petrovich Hannibal (1696 − 1781) the African Great-Grandfather of Aleksandr Pushkin."

[32] Edwards, 19 − 33.

[33] Edwards, 26.

[34] RGADA f.143, op.2, ed. khr.1734.

[35] Nabil Matar, *Islam in Britain, 1558 − 1685* (Cambridge: Cambridge University Press, 1998), 115 − 119.

[36] Bogdanov 2007; Audra Jo. Yoder, "Tea Time In Romanov Russia: A Cultural History, 1616 − 1917" (Unpublished PhD Diss., University of North Carolina at Chapel Hill, 2016), 17.

[37] Edward Said, 3.

[38] Oparina, T. A. Inozemtsy v Rossii XVI − XVII vv.. Moscow: Progress-Traditsiia, 2007, 5 − 7.

[39] RGADA f.143, op.2, ed. khr.1554.

[40] On the Apothecary Chancery, see for example Levin, Eve, "The Administration of Western Medicine in Seventeenth-Century Russia", in *Modernizing Muscovy: Reform and Social Change in Seventeenth Century Russia*, ed. Jarmo Kotilaine and Marshall Poe (London: Routledge Curzon, 2004), 363 − 389 and Dumschat, Sabine. Ausländischer Mediziner im Moskauer Russland. Stuttgart: Franz Steiner, 2006. On Russian Botany, see Khudin, K. S. "Stanovlenie mozhzhevelovoi povinnosti v Rossii v XVII v. (po materialam fonda Aptekarskogo prikaza RGADA)," *Vestnik RGGU* 21 (2012): 118 − 126, and A. B. Ippolitova, *Russkie rukopisnye travniki XVII − XVIII vekov. Issledovanie fol'klora i etnobotaniki*, (Moscow: Indrik, 2008).

[41] RGADA f.143, op.2, ed. khr.738.

[42] Ângela Domingues, "The Portuguese discoveries and their influence on European medicine." in Workshop Plantas Medicinais e Fitoterapêuticas nos Trópicos. Instituto de Investigaç ão Científica Tropical (IICT), Lisbon, Portugal, 2008, 6.

[43] For a recent example of work on this, see Pennock, Caroline Dodds. "Women of Discord: Female Power in Aztec Thought." *The Historical Journal* 61, no.2 (2018): 275 - 299.

[44] Schmidt.

[45] Schmidt, 2002, 364.

[46] T. A. Isachenko, *Perevodnaia Moskovskaia knizhnost'. Mitropolichii I patriarshii skriptorii XV - XVII vv..* (Moscow: Rossiiskaia gosudarstvennaia biblioteka, 2009), 135 - 153.

[47] Published in V. M. Florinskii, *Russkie prostonarodnye travniki i lechebniki: Sobranie meditsinskikh rukopisei XVI i XVII stoletiia* (Kazan: Tipografiia Imperatorskogo Universiteta, 1879), 2013 - 2229.

[48] For example, Florinskii, 1879, 70.

[49] Dale Stephen Frederic, *Indian Merchants and Eurasian trade, 1600 - 1750* (Cambridge: Cambridge University Press, 2002); Scott Cameron Levi, *The Indian Diaspora in Central Asia and its Trade, 1550 - 1900* (Leiden: Brill, 2002); Audrey Burton, *The Bukharans: A Dynastic, Diplomatic, and Commercial History, 1550 - 1702* (Richmond, Surry: Curzon Press, 1997); Sebouh Aslanian, *From the Indian Ocean to the Mediterranean: The Global Trade Networks of Armenian Merchants from New Julfa* (Berkeley: University of California Press, 2011).

[50] Alix Cooper, *Inventing the indigenous: Local knowledge and natural history in early modern Europe* (Cambridge: Cambridge University Press, 2007), 21.

[51] Cooper, 2007.

[52] N. E. Mamonov, *Materialy dlia istorii medistiny v Rossii*, 4 vols (St Petersburg: M. M. Stasiulevich, 1881), ii, 228.

[53] Janet Martin, *Treasure of the Land of Darkness: The Fur Trade and Its Significance for Medieval Russia* (Cambridge: Cambridge University Press, 2004).

[54] O. V. Belova, and G. I. Kabakova eds., *U istokov mira. Russkie etiologicheskie skazki i legendy* (Moscow: Forum, Neolit, 2015).

[55] Clare Griffin, "Disentangling commodity histories: pauame and sassafras in the early modern global world," forthcoming, *Journal of Global History* 15, no.1 (2020).

[56] Clare Griffin, "Russia and the Medical Drug Trade in the Seventeenth Century," *Social History of Medicine* 31, no.1 (2016): 2 - 23.

[57] Clare Griffin, "Russia and the Medical Drug Trade in the Seventeenth Century," *Social History of Medicine* 31, no.1 (2016): 2 - 23.

[58] RGADA f.143, op.2, ed. khr.1554.

[59] RGADA f.143, op.3, ed. khr.419.

在中国推销北美人参

——一个 18 世纪中叶的全球投机泡沫[1]

拉胡尔·马科维茨

据丹尼斯·佛林(Dennis Flynn)和阿杜罗·吉拉尔德斯(Arturo Giráldez)所说,1571 年西班牙在马尼拉建立殖民地标志着全球化的开端。这样说的依据是,随着白银贸易的发展,连接美洲、欧洲和亚洲的常规机制第一次稳固成型。[2] 晚于在 17 世纪就已逐渐在亚洲找到消费市场的烟草,另一种药品——人参——在 18 世纪为第一次全球化的"因陀罗网"(toile d'Indra)编织进一条新的丝线,它将把美洲大陆的北部地区拉进全球化的网罟(rets)。[3] 这一线路肇端于 1716 年耶稣会士拉菲托在魁北克的森林中对大量人参属植物的发现,然而它的存在只是昙花一现,正如几年以后由多位作者署名"作家雷纳尔"(Raynal)在其著名的《两印度群岛的历史》(*Histoire des deux Indes*)中所说:

> 中国人从朝鲜和鞑靼地区(Tartarie)获得人参,并为此支付等重的黄金。不过,在 1720 年(原文如此)耶稣会士拉菲托发现这一植物在加拿大的森林中大量生长。人们很快将之带到广东,在那里这一植物广受赞誉并以极高的价格卖出。这一成功体现在,1 法斤(livre)[4] 人参此前在魁北克只能卖到 30 到 40 苏(sols),在中国却可达至 25 利弗尔(livres)。在 1752 年脱手的人参的套现额度达到了 50 万法郎(francs)。这一植物鼓荡起来的热情促使加

拿大居民在五月份就开始过早采摘那些本应在九月刨采的人参。不仅如此,他们还直接在火炉中烤干人参,而不是按照正确的方法在背阴处慢慢晾干。这些失误使得人参的价格在地球上唯一一处如此渴求这一植物的地方(指中国——译者注)大幅降低。由于殖民地居民的过度贪婪,殖民地遭受了严厉的惩罚:彻底地丧失了这一商业分支(branche de commerce),而这一分支当时若能妥善经营,完全能够成为殖民地的财源利薮。(une source d'opulence)[5]。

通过斥责殖民者的"欲壑难填"(avidité)和其在处理阶段的粗放草率(incurie)——这些因素摧毁了这一物产在中国消费者中的口碑——雷纳尔描摹出一场规模庞大的产能消耗(gâchis),并将人参作为论证加拿大殖民地规划失败的范式性个案。然而,仅仅在几年之前的1757年(此时虽然雷纳尔已经描述过这一现象,但法国尚未割让加拿大殖民地),在为《百科全书》撰写人参词条时,饶古尔骑士(le Chevalier de Jaucourt)[6]却提供了一种截然不同的表述。这一表述更为突出人参贸易的积极意义:

> 总之,我们没有必要用任何手段吸引中国人,他们肯定不知道如何区分自然生长的加拿大纯种人参和鞑靼地区产的野山参。受益于中国人的这一失误,我们的印度公司[7]熟练地把一种当成另一种售卖,并将这一秘密保守到今天(1757年):至今已经有重达三千到四千法斤的新法兰西人参行销中国。[8]

不能区分两种不同品种的人参,对中国人而言可能是失败,然而对东印度公司而言,却是一个营销成功的案例。不过这一情况此后究竟进展如何呢?

近年来,人参的18世纪史逐渐成为学术界的核心议题之一。在

224

《人参帝国》一书中,中国台湾的史学家蒋竹山描述了人参对于清廷的重要性。作为一种消费日益广泛但货源逐渐枯竭的商品,清皇室从人参的垄断贸易中获取了可观收入。[9] 与此相伴,不少研究者纷纷采取知识史(histoire des savoirs)的视角探讨拉菲托对加拿大人参的发现和鉴别。[10] 克里斯托弗·帕森斯(Christopher Parsons)展示出拉菲托的发现是如何与土著知识(savoirs indigènes)产生互动的。坚持从环境的视角考察这一事件对生态的影响,基于这一个案,他认为提出地方性知识(savoirs locaux)的全球化具有巨大的破坏性潜力。不过,严格从商业维度上考察人参采运购销网络(filière du ginseng)是其研究的次要议题。在其对广州贸易的卷帙浩繁的著作中,路易·德米尼(Louis Dermigny)则更为强调另一个因素——数量:从 1752 年开始,法国人迅速使中国的人参市场"达到饱和",这类投机行为"看似前景大好,实则风险四伏"。他总结道:那些只能充当"补充成分"(élément d'appoint)的药物贸易达到了极限,预示了日后的失败。[11] 更为详尽的分析则有待于加拿大史学家布里恩·伊文思(Brian Evans)。通过把研究范围扩展到英属殖民地,他更为细密地描绘了这一贸易现象发展中"繁荣与萧条"(boom and bust)交织的图景,指出在 1750 年代的"法国时刻"与"中国皇后号"[12] 抵达广州港的 1784 年之间,英国东印度公司(East India Company)也在持续不断地经营着这条商路。[13]

上述研究成果或集中于北美地区,或聚焦于中国方面。与此不同,本文甘冒一定风险,力图从全球视野出发重新检视这一课题。易言之,笔者试图将 1750 年代内人参的"流动空间"(oekoumène)所涵摄的分散语境加以整合。[14] 事实上,早期现代的市场所特有的分裂状态长期阻碍了全球性人参市场的形成。彼时至少存在三个区域性市场:一个在北美,一个在欧洲,另一个则位于广州。[15] 人参从易洛魁采集者手中辗转流入中国消费者手中至少需要五步:(1)印第安人在新法兰西的森林中采集人参,并将其交换给蒙特利尔、魁北克或阿尔巴尼的商人;

（2）在对人参进行简单清理和干燥处理后,这些商人将其寄往他们在拉罗谢尔、伦敦和阿姆斯特丹的欧洲代理商（commissionnaires）；（3）这些代理商再将人参卖给多家印度公司的船货负责人[16]；（4）再由这些船货负责人转卖给广州的中国商人[17]；（5）最终,通过其在中国内陆的合伙人,行商得以把这些人参投入中国市场销售,有时一些人参还会流入日本消费者的手中。这五个步骤只是一个理论化的基本程序,实际运作起来则更为复杂。

我们不禁要问,这些本来相互隔绝的市场是如何产生联系的?而这一次级线路最后又是如何运转不灵的?尽管"链条"这一隐喻呈现出明显的单一维度,不过这并不应该掩盖,在指向广州的实际运行过程中的每一阶段都有其他分支横生旁逸的可能。(比如说在蒙特利尔或者阿尔巴尼,在拉罗谢尔或者伦敦)——即使在广州,行商内部也远非铁板一块。通过确定这一投机过程的各类参与者(从商品的生产到其在广州的销售),借助人参这个透镜,本文试图提供一幅诞生于18世纪中叶商业资本主义网络的全球化的快照。事实上,无意于重提供求关系的机械论题,本文力图指出,如果不从法属东印度公司的干预着眼,1752年泡沫的破裂将无从索解:公司为了确保其在广州销售过程中的垄断地位而大费周章。在围绕是否维持支配大西洋贸易的垄断体制（L'Exclusif）或者是否限制垄断亚洲贸易的印度公司的系列争论尚未扰动法国公共舆论的时代,人参贸易对当时盛行的实用政治经济学（économie politique appliquée）提出一个问题:美洲和亚洲的联系应该在自由贸易的体制下,还是在垄断体制下进行?[18]

为了重建投机活动的演进脉络,确定其各色行为主体,并将这一事件纳入受商业信息传播节奏规制的特定时空框架中,本文依托的方法在于立足多元史料追索人参的踪迹。拉罗谢尔商会(chambre de commerce)收藏的数据资源允许我们估量新法兰西货物的抵港数量。然而这一材料并不能帮助我们确定这些商人的身份,也不能提供货物此后去向的情况。在这一史料谱系的上游,魁北克国立档案的线上资源(包括公证档案系列、司法档案、向各级政府提交的陈情书)提供了不少关于人参收购机制和新法兰西市场情况的概述。在下游,如果说公司档案被视为具有优先地位的材料,那么由于人参属于船货负责人可以免费随船携运的小额货物种类(pacotilles),而大部分这类私营贸易(private trade)都可以逃避登记,所以在公司档案中很难发现其踪迹。因此,我们必须将材料范围扩展到商人的私人文件,比如前瑞典东印度公司的负责人——查尔斯·欧文(Charles Irvine),当然还要提到约翰·桑德斯(John Sanders),他是一位在阿尔巴尼从事大宗商品采办的批发商。他们的两份文件分别保存在明尼阿波利斯的约翰·福德·贝尔图书馆(James Ford Bell Library)和纽约历史协会(New York Historical Society)。我们还要参酌博舍尔(John Bosher)、马特松(Cathy Matson)和热尔维(Pierre Gervais)有关大西洋世界商人的研究与范岱克(Paul Van Dyke)关于广州行商的研究。这些档案不但允许我们确定在不同商业组织中贩卖人参的各类商人(我们也会发现在这些商业组织中,他们自身的商业行为也在不断发生变化),还允许我们将这一投机活动重新纳入交易与信贷的常规运行程序(la routine des trafics et du credit)中加以考察。[19]

耶稣会士与加拿大人参的商品化

属于五加科的人参属植物通常在野生状态下生长,其分布地区包括中国北部的森林、满洲地区和朝鲜。[20]这一在中文中被称为"人参"的植物根茎一般可以直接嚼服,或者配伍其他药材浸泡服用,在中国传统医书中被奉为"百药之王"(remède suprême)。[21]在16世纪末出版的《本草纲目》中,李时珍赋予人参针对多种病理的主治功效。根据法国耶稣会士对《本草纲目》的翻译以及杜赫德(Du Halde)在其《中华帝国全志》(*Description de la Chine*)中出版的相关内容,我们可以知道,人参"主补五脏,安精神,定魂魄,止惊悸,除邪气,明目,开心益智。久服,轻身延年"[22]。对于将人参作为壮阳药(aphrodisiaque)的主要用途,耶稣会士腼腆地未置一词。不过,受到李时珍文本的启发,医师弗利欧·德·圣瓦斯特(Folliot de Saint-Vast)于 1736 年在巴黎大学的答辩论文中毫不犹豫地公布了这一观点:"人参能以一种令人吃惊的方式使那些因频行云雨(prouesses amoureuses)而体虚的人重显阳刚。"[23]

在以高度商业化和"纵乐的困惑"(confusions du plaisir)为显著标志的明代社会,人参的种种神奇功效使其成为一种珍贵食材。市场需求的高度增长,再加上中国人参在山西太行山区的产量的过早匮乏,这些因素都使建州女真(Jurchen de Jianzhou)大为获益。他们控制了满洲的人参产地,并通过边市贸易(marchés frontaliers)向明朝大量卖出人参。其首领努尔哈赤发展和垄断这一商贸的能力,看起来为其在 17世纪初积聚实力奠定了重要基础,同时这种能力也是"满洲征服"和清朝在 1644 年建立的决定性因素。所以日本史学家稻叶君山(Inaba Iwakichi)写道,清朝成于人参,而败于鸦片。[24]清朝建立伊始,朝廷就对参务实行了严格的专卖制度。清代的人参采刨活动首先是在八旗(Huit Bannières)的框架下组织起来的,他们是组成满洲社会的世袭性军事集团。每一旗被分配一块固定的满洲土地,而其职责就是为了完成人参采购任务而分区管理采挖事宜,在采获的人参中,一部分会被留下,交付给各级的首领。[25]然而从 18 世纪初叶开始,内务府通过参票发放和按年度确定额参的方式,重新实行起一套针对人参采购和收入管理的更为严格的控制。这导致了 1709 年数以千计的满蒙士兵被动员起来协助旗籍刨夫(les Bannières)采刨人参。[26]

耶稣会士杜德美(Pierre Jartoux)在 1709 年曾和上万人组成的

"草药商大军"(armée d'Herboristes)一道,参与了这次采集人参的活动。他在著名的致耶稣会亚洲使团总巡阅使(procureur général)的信中讲到了这段故事,这一信件四年以后出版在《中国书简》(*Lettres édifiantes et curieuses*)中。[27]实际上,有赖于耶稣会士曾昭德(Semedo)、卫匡国(Martini)和基歇尔(Kircher)的文本,人参从 17 世纪开始在欧洲并非罕闻之物。[28]然而杜德美出版的这一文本标志着人参认知的一个分水岭:他的描述不但更为详细,还附上了一幅人参图谱。杜德美用亲身经验证实了人参种种近乎神奇的功效,但是他将这一现象纳入到政治和社会语境中寻求理解,强调人参实际上是一种仅供"显贵名流"(grands Seigneurs)使用的昂贵药材,"对于普通民众来说,显得太过昂贵了"。对于内务府(la Maison Impériale)向人参采集者支付的金额,他给出了更为详细的细节:"他们中的每个人要给皇帝两盎司最好的人参,余参的价格用纯银(argent fin)支付。"[29]这句话说得有些含混,它显然表示人参按重量以白银购买,不过也可以理解为:人参和同样重量的白银等价。比如,拉菲托在诠解杜德美的这段话时写道,皇帝"用等重的纯银"(au poids de l'argent fin)购买这些采获的人参。[30]事实上,正是在阅读这篇由居留在中国的耶稣会同道撰写的文章时,拉菲托萌生了在加拿大寻找这种植物的想法。他只是在跟随着杜德美的直觉。杜德美曾经提出过这样一种设想:"我们似乎可以在世界的其他地方发现这一植物。这一地区很有可能在加拿大。那里的森林和山脉,在那里居留的人,都与这里极为相似。"[31]这篇出版于 1718 年的《调查报告》(*Mémoire*)详细地叙述了拉菲托是如何在蒙特利尔附近的索尔圣路易(Sault-Saint-Louis)传教团发现西洋参的。与这一敬献给摄政王的植物一道,拉菲托把这一调查报告也题献给他,并将这一植物命名为加拿大五加-中国人参-易洛魁加朗多刚(Aureliana Canadensis Sinensibus Ginseng Iroquoieis Garent-oguen)。[32]

正如这个三重指向的命名方式所表示的那样,在这篇文献中,拉菲托的创举在于,他提出了一种具有"文化转向意义"的植物学:他不再墨守植物形态学的成规定例,而是力图使形态学稳固地扎根在本土知识和实践的土壤中。他在法兰西科学院的反对者(ses détracteurs à l'Académie des sciences)还尚未准备好接受这一做法。[33]另外,这一发现在拉菲托的思想中构成一个范式转型的节点。他相信人参的中文名称和易洛魁名称涵义相同[34],因此这一植物对他来说也是美洲人口和亚洲人口存在历史性联系的一条明证。[35]《调查报告》以其发现的潜在使用价值的名义题献给摄政王,加之出版正逢约翰·劳财政体系(système de Law)下的投机风潮(当时风传印度公司和西方公司即将合并),这份文本被认为是明显在向商界不动声色地示好。前一年,一

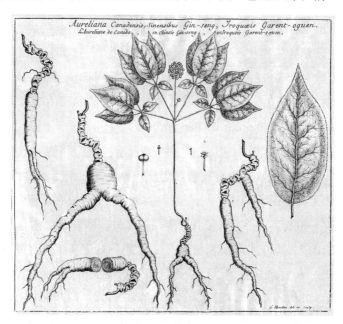

图1　加拿大五加-中国人参-易洛魁加朗多刚(Joseph-François Lafitau,《有关在加拿大地区发现珍贵植物鞑靼人参的调查报告,敬献给尊贵的王室大人法兰西王国的摄政王奥尔良公爵殿下》,Paris, Joseph Mongé, 1718-Bibliothèque nationale de France)

篇名为《人参,在中国如此珍贵的植物在加拿大被发现》的文章刊登在《特雷乌杂志》(*Journal de Trévoux*)上,这在某种程度上提示着《调查报告》在此后的出现并非无迹可寻。出身于波尔多批发商家族的拉菲托不仅十分清晰地预见到将人参行销到中国的可能性,还解释了如何用蒸气使人参干燥的方法,以便让加拿大人参获得一种通透的皮色,从而最好地在中国消费者眼中呈现其价值。[36]

解析全球投机泡沫

在 1718 年的调查报告中,拉菲托论及人参的商品化和价值在初期的攀涨,"整个夏天这些野蛮人来到这里,将其卖到交易市场,他们甚至把它卖得相当贵"[37]。这些人参很可能在当地被消耗掉或者出口到法国,以便与荷属东印度公司运往欧洲贩卖的为数极少的中国人参争夺市场份额,而不是贩往中国。[38] 1721 年,另一个耶稣会士夏乐瓦神父(le père Charlevoix)在密歇根地区的迈阿密印第安人中见到了这种他们正在服食的植物。他对加拿大人参当时在法国得到的收益之少叹息不已,并把这一失败归结于它的美洲产地。原产地使得它不属于那种能提供异邦风情的商品种类,"如果我们能当它们来自中国,这些加拿大人参将像中国人参一样备受珍视。人们很可能知道这些人参来自我们自己的土地,所以其获利微薄的原因很可能是,它们不能为我们提供一个恍处异域的图景"[39]。

拉菲托瞥见的这一连接加拿大、欧洲和中国的贸易商机,直到1740 年代才逐渐走向常规化。也正是在 1741 年,船货负责人扎祖(Jazu)质疑了这两种品类的人参之间存在的亲缘关系。[40]然而几年以后,一种消息开始散播开来:中国人不能在两者中间做出区别。"证明这一来自加拿大的植物与中国人参同属一个物种的,是它们都处在相同的纬度、相同的风土条件、山脉位置和沼泽的形态;对两种人参的叶子、花柄(pédicules des fleurs)和果实的考察也支持这一论断;最后是来自中国人自身的证词,他们在看过我们从加拿大带往广东的这种植物以后,立刻认定它们就是真正的人参。"以上的这个片段选自一个关于人参的长篇条目,刊行于萨瓦利·德·布吕隆(Savary des Bruslons)在1750年出版的《通用商业词典》(*Dictionnaire universel de commerce*)。意味深长的是,它开篇就区分了加拿大人参和日本人参(ninzin),而之前德国的博物学家坎普法(Engelbert Kaempfer)曾经将二者混为一谈。对其做完植物学和文化层面的鉴别之后,作者继续在经济层面上,将人参定义为某种按品质可区分为不同档次的大宗交易的对象(这点由巴达维亚的华人社群确认)。对于传教士在这一点上的缄默不语,作者装作十分惊讶的样子,并随笔提及"中国人赋予人参独特功效,他们仅因这一点就对其趋之若鹜"[41]。

在管理加拿大贸易的最主要的港口——拉罗谢尔,保存有大批商品进货的年度清单。这些文献提供了这一贸易现象的全球分量和发展脉络。[42]第一批抵港货物登记的时间为1744年。然而由于奥地利王位继承战争(la guerre de Succession d'Autriche)的爆发,这一贸易很快就中断了。另外,英帝国的竞争也立刻使得法国与新法兰西之间的商贸受到阻隔而被迫停顿。所以直到1747年初大西洋范围内护航船队制度的建立和完善,这一贸易才得到强劲恢复,紧随其后的就是人参的价格飙升到每法斤14法郎,贸易量达到34 580法斤。这一由雷纳尔给出的数据,代表着接近50万图尔利弗尔的价值总量。[43]然而,进口数量却在1753年突然之间经历了一场暴跌,1754年才又略有一点起色。这场突如其来的暴跌无非与两个因素有关:或是这一资源的完全衰竭,或是订单的突然停止。而这样的通知应该在1752年夏初或者春季的时候下达,因为这是开往加拿大的货船起锚离开的季节。不过,鉴于公司的船只返回欧洲需要六个月的时间——也就是说,如果他们在一月份离开,在七月之前他们是不能回来的——这一时期,在欧洲流通的有关广州贸易的必要商业讯息都是 1750 年贸易季的讯息。（在 1751 年完成的各项交易，只能等到 1752 年夏季才能在欧洲为人所知。)[44]

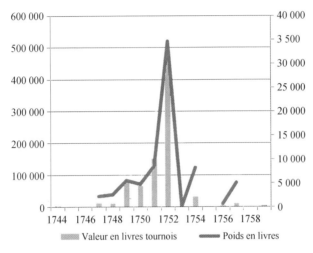

图 2　运达拉罗谢尔人参的重量（以法斤为单位）与
　　　价值（以图尔利弗尔为单位）

换句话说，拉罗谢尔的人参市价与货运量的骤然崩盘不可能与中国市场的状况有关。加拿大人参在广州的贸易进展良好。为了印度公司的利益而在摩鹿加群岛传教的波瓦弗尔（Pierre Poivre）在 1750 年末从法兰西岛（今毛里求斯）抵达广州。他从这里给公司的领导们写了一封长长的信件。信中证实了加拿大人参在这里享受的普遍赞誉和有利前景。不少船货负责人都可以成功地推销 25 担加拿大人参，即 3 125 法斤，销售的价格则每斤从 20 两到 32 两不等，也就是说每法斤 113 法郎到 118 法郎，与那时其在法国的售价相差巨大——据他估计只有 6 法郎。（事实上，拉罗谢尔 1749 年的人参售价已经上涨到 14 法郎。）总的来说，利市"广阔"。波瓦弗尔向印度公司建议，不要去管那些船货负责人的利益，而要用排他性的方式为自己紧紧抓住这一商业分支。据他的估算，这一专卖体系的建立将会为公司带来 30 万图尔利弗尔(livres tournois)的年度收益。他的意图在于,通过控制广州的供给规模,为这一收益可观的垄断提供必要的条件。"如果公司成为这一商业对象的独一无二的主宰者,它将能够根据消费来规范其发货规模。这使公司能够有能力抬升参价。不如此的话,那些个体商人将争先恐后地尽他们所能向这里输送人参。这只能导致价格暴跌。除此以外,这也会使得法国的参价高到离谱。"[45]很可能被波瓦弗尔描绘的这些前景吸引得蠢蠢欲动,公司领导欣然接受了这一提议。在1751年底,他们决定执行这一规划。他们在给驻广州船货负责人领导委员会的信中谈到,公司自此以后将自己接手这一贸易。在任何借口之下都不再允许任何雇员承办这一贸易。出于补偿船货负责人的考虑,同时也"希冀劝说你们按你们自己的能力扩展这一商业对象",公司向船货负责人出让人参销售额中纯利润的百分之五的份额。[46]

印度公司自1718年创建之日,就已经从短暂存在的西方公司(Compagnie d'Occident)手中承继了众多商贸特权,尤其是对加拿大海狸皮毛的专营权。这一特权是西方公司从当地商人手中买来的。波瓦弗尔向印度公司建议参照对海狸皮毛贸易的垄断,对人参实行专卖。尽管公司在1751年末对于加拿大人参在广州的销售环节确立了专营权,但它尚未获得在加拿大购买环节的对称性专营权利。一份有关加拿大经济的报告说,作者在几年以后对此感到十分遗憾,尽管他总体上支持贸易的自由化,认为这更有利于保证殖民地发展。他于是这样解释拉罗谢尔1753年人参贸易的崩盘:"公司如果当初能够掌握人参贸易就好了……公司确实能够对这一商贸进行排他性占有,但是它根本不想要求这一特权,而是选择不从个体商贩手中购买成色不好的人参,并采取措施使人们在适宜的季节采摘它们,以合适的方式使其干燥,并将其在蒙特利尔保管一整年。而运往拉罗谢尔的那批为数可观的人参都没有被售出。"[47]为了同时控制这一新兴物产在广州市场上的质量和价格,在1752年运至拉罗谢尔港口的数量巨大的库存中,公司只购买了总量 34 000 法斤中的 6 750 法斤。[48]到了 1754 年 9 月,一些蒙特利尔的批发商仍在抱怨"东印度公司给予那些滞销人参的漠视"[49]。这才是 1753 年人参贸易崩盘的症结:很可能由于船货负责人在 1752 年春天顿时停止了对来年人参订单的签订,拉罗谢尔的批发商也就不再能够将人参卖给这些船货负责人。我们在这里仍要重申这一点:这一事态的发展与中国市场的状况毫不相关。相反,这是近代远途贸易的经典应对策略:创造一种布罗代尔所称的在国际层级上的垄断(un monopole à l'échelle internationale)。[50]尤其是在大商业公司的经营领域内,此类对远距离贸易的垄断较为典型地在欧洲与亚洲之间开展,有时也会在美洲与欧洲之间进行,但尝试在美洲和亚洲之间建立这种垄断贸易尚属首次。作为在亚洲经营商贸的欧洲大型商业公司中唯一一个在美洲拥有立足点的商业公司,很明显,法属印度公司在这方面拥有可观的比较优势。然而这还要看它是否有能力控制上游的供应环节。

加拿大的供应链

不幸的是,文献缺失使我们细密地重建"加拿大商人"的商业行为和追索人参的出现的希冀大打折扣。[51]大部分时段,这些拉罗谢尔批发商都拥有一个魁北克代理人。这些代理人通常由其亲属充任。1749 年,一位名叫佩尔·卡姆(Pehr Kalm)的瑞典旅行家记载道,正是通过这种途径,这一需求才广为传扬:"所有的魁北克和蒙特利尔的商人都从他们在法国的商务合作者中收到订单。在法国,对人参的需求十分强劲。"[52]投机活动最初的成功在于处于核心圈子之外的(un deuxieme cercle)本地批发商圈子中产生了一种连锁效应。那份加拿大商务报告的匿名作者在不久后写道:"1715 年,已经得知人参在法国大受欢迎的一些批发商,参与到向中国大量贩运人参的活动中。心心念念地想为自身的商品获致销路并清偿债款,他们毫不还价地收购人参,甚至还会给卖方提供一份回法国再结算的额外收益票据(revenant bon)。"[53]由于向其在法国的商业伙伴买进了超出他们卖出能力的货物,不少加拿大商人陷入了结构性负债的状况。[加拿大贸易的问题实际上在于,除了指定供印度公司使用的皮货以外,缺乏退还机制(retours)。]此时,加拿大商人惊奇地发现,他们找到了能让他们在法国轻松获得商业信贷的一种产品。

作者也描述了这些商人建立的一个供应者圈子:"为了使这些居民向他们提供一定数量的货物,他们对其大行绥抚政策。居民中的一些人甚至配备了小船(canots),到印第安蛮族地区和其他收集这一货物的人居住的地区去从事人参交易。这些商人观察到,人参在这一地区受到极大追捧。他们也观察到,人们几乎不太注意它的质量,无论成色好坏,在烤炉中迅速烘干或使用其他干燥方式,最终都会被卖到每法斤 20 法郎的价格。"[54]蒙特利尔采购商与个体商贩之间签订了大量合同,这其中很大一部分都在公证档案中有所体现。事实上,对于这些他们准备运送的人参,其价格是提前已经确定好了的。[55]凭借提前购买这一手段,蒙特利尔的批发商得以绕过市场,从而在上游控制人参贸易的运作体系。然而这种合同在 1752 年的夏末时节突然使这些商人处于不利地位。正是此时,印度公司断然停止购买的消息传来。他们提前支付购买的这些商品突然不再拥有价值。不少合同都被否认,还有一些成为供货商和采买者之间争议的对象。[56]

第二个供应源头则相距更远,它与蒙特利尔周围的资源衰竭有关。这涉及一种雇佣合同(contrats d'engagement),它参考了商人为了在高地之乡(Les Pays d'en haut)购买皮货而与"漫游者"(voyageurs)[57]缔结的另一种合同。最后一类为蒙特利尔商人提供人参的供应商就是印第安人。佩尔·卡姆留意到他们在人参贸易中的活跃身影,"印第安人对这一事业极其上心。他们跑遍荒岩野壑去寻找这种珍贵的植物,随后又把他们的劳动果实卖给蒙特利尔的商人"[58]。

公司之所以做出不再购买人参这一处于链条末端产物的决定,可以从这一考量寻求理解:限制其数量并确保其质量。事实上,这一植物需要在秋季采刨,再加上派发这一物产和"自然"干燥所需要的时间,使得这一生物的自然节奏同大西洋航行的节奏之间极难协调。一般说来,十一月是公司派发商货的最后期限(date butoir)。然而这一时期圣劳伦斯地区被冰雪阻隔,往来贸易的中断一直要持续到明年4月。正是为了避免失去一个贸易年度,也为了避免已经投放的资本失去流动性,提前采摘和"烤炉"烘干的做法逐渐发展起来。为了阻止这一实践,公司曾使政府权威出面干预。从1752年秋季开始,殖民地行政总管毕格(l'intendant Bigot)[59]颁布一条法规:禁止在九月下半月之前提前采摘人参,并严禁盗采行为(braconnage)。[60]随后公司决定发展其自己的供货商体系。这一行为极大地损害了蒙特利尔的采购商集团。他们在1753年连声抱怨"公司在加拿大执行的这一政策"。也就在此时,大量积压的库存仍然留在拉罗谢尔运转不灵。垄断以一种症候学的方式逐渐成为可供选择的解决措施,他们建议成立另外一个独立于印度公司的公司,这一公司将拥有对海狸皮毛(castor)和人参贸易的双重专卖权。然而他们千算万算却没有料到,另一个人参体系正沿着英属大西洋网络逐渐发育成型,它注定将使所有此类企图难以遂行。

相互竞争的大西洋网络

实际上,新法兰西只构成西洋参(panax quinquefolium)[61]分布地区的一小块区域,其产地遍布整个密西西比河以东的大片大陆:从魁北克直到路易斯安那,中经纽约州、宾夕法尼亚和弗吉尼亚州,并沿俄亥俄河谷分布。[62]18世纪初就有人在马里兰州发现这一植物,但当时并无人断定这就是西洋参。弗吉尼亚州的种植园主威廉·比尔德(William Byrd)和费城植物学家约翰·巴塔姆(John Bartram)先后认为这一植物与亚洲人参极为相似。巴塔姆随后将其中的一些样品邮往伦敦的皇家学会（Royal Society）。从 1739 年开始，彼得·柯林森（Peter Collinson）——巴塔姆在伦敦的通信人，差人运送了一些美洲人参到广州，试图考察其在中国市场的接受情况。[63]

不过看起来，人参贸易在英属殖民地的繁荣归根结底是肇始于新法兰西投机活动的一种副产品。如果想要找到美洲人参商业化的线索，那还要等到 1751 年的 9 月。那时定居在纽约州阿尔巴尼附近的爱尔兰人威廉·约翰逊（William Johnson）在易洛魁人中培育了一个重要的客户群体。除了按照惯例给他在伦敦的代理商塞缪尔和威廉·贝克（Samuel & William Barker）寄送皮货外，他还寄运了"三桶人参"（3 Casks of Gentian Root）。约翰逊很可能从卡姆处闻知了这一有利的商机。抑或是更简单：这些消息早已在纽约地区和加拿大之间街知巷闻了。在他看来，法国人愿为这种植物支付的价格无论如何都是"骇人听闻的"（monstrueux）。他那时并不确定他的投资一定会得利。他的易洛魁供应商收集到四豪格海桶（hogshead）人参需要三个月。因此，他给贝克设置了一个盈利下限：每法斤 12 先令，并且建议他在国际市场上先售卖一两桶作为试验。[64] 在 1752 年秋季，也就是不到一年时间，他听说去年运送的人参已经卖到每法斤 32 先令，其他人参的价格也被抬到 40 先令。他又给其在伦敦的新商务合伙人——德国人乔治·列本鲁德（George Liebenrood）运送了三大桶人参。不过自此以后，就并不只是他一个人从事这种买卖。尽管对他的产品质量十分有信心——他的这些人参"既干净又干燥良好"，他还是敦促列本鲁德尽快卖掉。[65]

不少参与这一贸易的批发商都经历了一个贸易疲软的时期（un coup de retard），这其中就包括居住在阿尔巴尼的约翰·桑德斯（John Sanders）。1752 年秋季，他在仅仅一个多月的时间内就着手给他在伦敦的商业伙伴斯多克与尚比荣公司（Storke & Champion）寄送了四批人参,其总重达到 1 147 法斤。与此同时,他还往阿姆斯特丹寄送了为数巨大的人参,或者直接运抵目的地,或者经荷属库拉索(Curaçao)转运。[66]桑德斯拥有荷兰血统,其通信中一大半内容都是用荷兰文写就。事实上,他是纽约州的"荷兰帮"(parti hollandais)中的一员。这一群体从 1664 年开始就与阿姆斯特丹有着稳固的联系。[67]尽管如此,正如他在如何命名这一产品上举棋不定那样,(他们有时将之称为"Jansing",有时称为"Jean Sens"),他不久以后承认道:"我对这一植物以及它的价格感到难以理解。"[68]随着某些人靠这一商品得以发家致富的消息迅速传播,不少像桑德斯这样的小资产者也冒着不可低估的风险,支付高价购买这些人参。在 1752 年秋末时节,他的这批人参抵达了伦敦和阿姆斯特丹,却面对着一个突然饱和的市场。此时他几乎没有办法找到买家。据苏格兰人查尔斯·欧文(Charles Irvine)——一个伦敦的商员,受雇于瑞典东印度公司哥德堡分部的前船货负责人说:"前所未见的大量人参"在今年抵达了伦敦,它们主要来自"美洲的殖民地",以至于成色较次的人参的价格从 20、22 先令直跌到 6 或 7 先令。这使他转而总结道,在中国市场存在着这样一种风险:"人参卖不到一个好的价钱。"[69]在这种情况下,桑德斯的很大一部分人参在长达数月间始终处于滞销状态,直至伦敦公司出于彻底折本的恐惧被迫将其低价抛售。这一行为对桑德斯来说不啻一次重大损失,日后他将多次为之神伤。[70]

在以伦敦和阿姆斯特丹为中心的世界经济体系(économie-monde)中,尽管这一泡沫受供求关系影响,但其与中国市场的情况并不直接发生关联。价格的暴跌其实导源于对经济前景的预测情况。多股大宗商品的汇聚彻底摧毁了印度公司的专卖策略。这是由于公司此前没有预想到另一条竞争性供应链也在蓬勃发展。更何况这两个链条并非互不干涉,而是在两个环节上相互交错。我们推测出一种具有极大可能的情况:至少一部分在新法兰西采购的人参最终选择了一条连通蒙特利尔和阿尔巴尼的走私渠道流入世界市场。蒙特利尔的批发商此前创建了一个走私网络,它主要是由易洛魁中间商构成的。由他们负责将海狸皮运往阿尔巴尼。在阿尔巴尼,当地的批发商从易洛魁人手中购买海狸皮,而他们通常给出的价格比驻加拿大的印度公司给出的价格还要高。这还不算阿尔巴尼走私商人能够向易洛魁商人提供利润丰厚的英国猩红织物(écarlatines anglaises)。[71] 而这一网络的枢纽之一就是 1727 年设立在蒙特利尔南部的一个耶稣会传教士驻地索尔圣路易(Sault-Saint-Louis)的货栈。这一货栈由德索尼耶家的女眷(les sœurs Desauniers)负责经营管理。关于这些贵族女性对人参贸易的参与,可在一封她们在 1750 年被抓捕后写给印度公司的申诉书中一窥究竟。在这份文件中,她们自称是“一群图谋不轨之辈”的受害者,这些人嫉妒她们“拥有制作畅销人参的秘诀”,“人们发现在法国贩卖这一货物可致巨富”。[72]

这一条线路的第二个“漏点”(fuite)是胡格诺采购商苦心经营的结果,它处在伦敦和阿姆斯特丹环节内。1747 年从广州回来以后,查尔斯·欧文从哥德堡(Göteborg)处向其在阿姆斯特丹的商务合作者克利福德父子(Clifford & Sons)致信,询问人参投资的可能性。这些通信人使他在巴黎与银行家凡尔奈(Isaac Vernet)建立了关系。凡尔奈刚刚得知有一船新货运抵布列斯特(Brest)。总之,欧文签订的订货单看起来并没有什么结果。人参寄给了这位日内瓦银行的重要人物,这一事件提示着胡格诺批发商在人参交易中扮演的重要角色。[73] 这也提示了另外一种可能:在 1752 年拉罗谢尔滞销的那批库存中,正是通过他们的中介行为,其中的一部分在随后几个月的时间里被转销到伦敦和阿姆斯特丹。[74] 1752 年 8 月,苏格兰人乔治·霍普金斯(George Hopkins)从阿姆斯特丹致信欧文,向他询问:他或者其他瑞典东印度公司的船货负责人是否有意收购为数巨大的成色良好的“法国种”人参,它们是“来自世界上这片区域中成色最好的”。事实上,我们很难知道这一物产究竟来自英属殖民地还是来自新法兰西。[75]

在广州贸易中的人参

运送到拉罗谢尔、伦敦和阿姆斯特丹的人参后来都被转销到广州，或者是通过船货负责人和船长，或者是如 1750 年法国的案例中呈现的那样，通过印度公司自己——即使我们知道，船货负责人不太可能没有自带一定数量的货物。然而此类私营贸易（private trade）几乎没有留下任何痕迹，这使得我们很难精准评估其展开规模。如果说在私人贸易账簿（private trade books）当中，我们想要查知的那些年份的登记信息已经不幸消失了，但借助一份对东印度公司（EIC）董事部商议记录的研究成果，我们还是可以从中知晓，在 1752 年 10 月到 1754 年 9 月之间，八名船货负责人或者船长申请并获得了许可证，因此便可以将人参算入其随船免费携运额度的重量，这一免费额度可从 100 磅算到 2 000 磅。然而在 1754 年 10 月 2 日，董事部突然下令，禁止这些船货负责人运送这一商品。我们目前尚不知道是什么原因导致了这一决定。这是由于他们已经得知人参在去年销路不畅的信息，抑或是他们准备仿效法国模式将这一贸易留给公司自己？[76]

根据波瓦弗尔对中国商人的需求情况的观察，人参贸易仍然是可行的：

> 看起来中国商人已经喜爱上了这一商品，不会很快厌弃它。那些在去年购买法国山谷中生长的人参的商人在这里获利丰厚，以至于已经开始心生动摇，在此桩买卖之前已经开始亏本的几名商人突然间扭亏为盈：这使得今年的参价异常之高。可以明显看出，在今年已经购进人参的商人境况良好。因为这种人参不但在中国广受欢迎，在日本也颇有市场。[77]

根据他的想法，对人参的需求与行商负债（endettement）的关系至为密切。[78]欠账从 1740 年开始逐渐成为结构性的现象。欠账的因素也成为不少新著作的研究对象。不同于传统研究中对中国官员的强征勒索[79]的关注，当前学界更倾向于将解释的重点放在他们获取资金的困难上。相比于活跃在 18 世纪初、依然深度参与亚洲的帆船贸易（junk trade）的那一代商人，从 1740 年代开始执掌广州贸易的新一代行商变得更加专注于与欧洲的公司打交道。这一点大大限制了他们投资的可能性和他们对资本的获取途径。[80]欧洲公司茶叶需求的急剧增长促使行商向他们在内陆的供应商提前支付大笔资金，再加上当时缺乏集体融资的机制（这些公司都是家族经营）和银行体系，以及在推销欧洲进口商品时的巨大困难（尤其是英国呢绒），这些导致了现金持续性短缺，最终引发了一种结构性的欠账状态。在这种情况下，由于可以从中获得宝贵现金，加拿大人参对行商形成了巨大的吸引力，而这一思路的出现恰恰是有赖于这一双重需求的存在。在中国，我们会将这一情况跟去年满洲人参采购达至历史最低点联系在一起。更能体现这一点的空间却在日本，日本经常从满洲和朝鲜地区大量进口人参。然而，随着更为廉价的加拿大人参的到来，此前仅供精英阶层享用的人参出现了平民化消费（démocratisation）的趋势。[81]受这一双重需求的推动，市场竞争不断加剧，人参市价从那时起也迎来猛涨。如果我们相信波瓦弗尔所说的话，行商在市场范围内激烈地争夺人参，他们知道这些商品一旦兑现，会立即为他们换来大量的真金白银。

然而印度公司却决定把赌注押在另一套机制上，企图抬高加拿大人参在市场上的价格。印度公司对其在广州的船货负责人指示道："为了从中获得最大利润，同时也为了劝说商人开出一个更好的价码"，公司建议他们"只与一位"商人签订售卖人参的合同。这位享有优先购买权利的行商就是"陈寿官"（Tan Suqua 或者 Chen Shouguan）。[82]陈寿官是最迟 1716 年就已经活跃在广州贸易的商人，他在几年内成为行商中实力最强的一位。作为英国人和荷兰人的主要供货商，他同时也经常性地和法国人、丹麦人和瑞典人进行贸易。[83]正是由于他在当地享有最有清偿能力的(le plus solvable)商人的美誉,在人参贸易这一问题上,公司对其青睐有加。"鉴于用现金收购数量如此巨大的货物实在困难,而目前这一市场上的交易只能以黄金或者白银结算……以便不与茶叶以及其他不合适的商品捆绑在一起。"换句话说,公司不希望通过用人参换购茶叶的方式与茶叶交易产生关联,而是期望人参可以用黄金或者白银支付。这首先就把买主的范围限定在以陈寿官为代表的大行商群体。这些人是当时唯一有能力"用现金清结为数如此之大的货物"的商人。是否具有清偿能力在他们眼中是如此重要,以至于他们准备接受压低的货价,只要还保有相对的价格竞争力。因为"价格上的一些差异只要不是过于悬殊,都无法抵消这样具有坚实清偿能力的买家所意味的风险保障(sûreté)"[84]。总的来说,与其施展"以华制华",让行商们彼此竞价的手段,公司在某种程度上更倾向于把人参专卖权授予陈寿官。

不过,无力在上游完成对供应资源的垄断注定了这一策略的失败结局。在1752年运抵拉罗谢尔的34 000法斤人参中,大约6 750法斤(54担重)在1753年走公司的账被转运到广州。在1754年初离开中国前,承运的船货负责人成功地售出了两批人参,每批约重20担。一批卖给了陈寿官,另一批卖给了授官(Sougkoa)。不过,他们在此前彼此约定,这两批交易的清付价格应当按照余下14担人参的实际售价计算,而这批余参在当时的条件下极难销售出去。两位船货负责人吕克(Luker)和扎祖(Jazu)留下了一份二十几页的日志,关涉的时段约在1754年1月16日到7月30日之间,即商船从1753年离开到1754年抵达之间九个月多一点的时间。日志的内容均与这14担人参相关。它为公司与行商一周接一周展开的协商提供了一份引人入胜的实录。[85]船货负责人的"首要关切"(premier soin)是"这批提及的人参的安全及妥善保存"。吕克和扎祖在这一点上听取了外科医生穆兰(Moullin)的建议:"1. 要把人参放置在干燥的地方,避免热气的侵

243

袭……。2. 只有在干燥、凉爽、避免阳光照射的时候,才晾放在外。"事实上,病虫才是最应重视的危害因素。为了将其清除,他们对人参进行频繁的"健康检查"(visites),在这一过程中仔细筛分出那些遭虫蛀的人参。如果到最后寻找买主被证明比清除虫害更为困难,那么我们似乎应该思考一下,他们失败的原因还是不是我们过去经常提及的因素。比如说,与他们进行交易的行商从来没有认为这些人参的质量不好。当潘启官——随后被任命为最重要的行商[86]——拒绝收购人参时,他向这些船货负责人回答道,这是因为"目前的情况对这一商品的清售更加不利,之前在国内(指中国——译者注)卖出去年从英国人手中购入的十六担人参费了不少力气"。我们可以清楚地看到,这一问题在于那些英国船货负责人带来的人参引发的不合时宜(intempestive)的竞争。然而尽管这一市场明显饱和,但仍然存在着对加拿大人参的需求,因为这可以帮助中国商人获得商业信贷。比如说扎祖和吕克就曾报告说,一个名叫"张吉利"(音译,Jeanquirit)的第二等商人从英国商人处以每斤 5 西班牙皮阿斯特(piastres)购买了八担人参,不过约定要"百日后"付款,随后就以每斤 3 西班牙皮阿斯特当场转卖给一位即将起航去日本的船长。乍一看,这一番赔本买卖荒谬绝伦。不过我们可以从这几方面来解释,首先它能缓解资金周转的棘手问题,另外避免背上 100 天商业信贷的高昂成本,基本上可以覆盖这一表面的损失。在那时,即使是成色不好的批次也不容忽视。举个例子,黎光华(Beaukeequa)为了扩大它的市场份额,不惜冒最大的风险,他先拿这一商品销路不好作为托词,随后表示有意收购这批库存当中成色较次的251 斤人参,"条件就是用以货易货的方式,让对方换购一部分一芽三叶的武夷红茶(thé bouy 3e feuille),这是上一次出口当中剩余的部分;或者用与这批人参等值的额度承包下一批商船承运的南京生丝"[87]。

然而这些条件并未被吕克和扎祖所接受。他们在此之前得到了严格的指令:人参的售卖"不应与茶叶及其他不合适的商品捆绑在一起"。换句话说,总的问题并不在于供给的过度充足和需求的相对疲软,而在于不同交易模式之间的协调困难:手中缺乏周转现金的行商期望用以货易货的方式换购人参,将购买人参的资金纳入茶价中结算,然而印度公司却期望从这一贸易当中获取现金。最终,公司没有达成这一目的:这 14 担人参依旧没有卖出。到了 1754 年,抵埠商船又带来了新一批的人参货源,其船货负责人千方百计地向人隐藏这批货物的存在。与此同时,英国人、葡萄牙人、瑞典人和丹麦人又各自带来了"数额巨大"的人参。在这一竞争日趋白热化的气氛中(竞争不止在欧洲人内部展开,在中国商人内部也同样存在),参价不断被压低。从那时起,这一在全球范围内收益可观的专营体系规划就变成了一桩不折不扣的"赔本买卖"(mauvaise affaire)。[88]

结　语

几年以后,雷纳尔总结道:"我们很快就把它带往广州。"在这一过程中,世界逐步转换成为一个庞大的市场。在这一体系中,如果不是殖民者"欲壑难填",那么加拿大的供给将会完美符合中国人的需要。他的这一观点也可以得到既往学术史的佐证,学者们倾向把加拿大人参在中国市场上的商品化视为一种不以个人意志为转移的且不可避免的过程。与之相反,通过公司档案和商人通信梳理人参贸易的脉络,本文尝试将这一投机行为纳入特定的时间和机构框架中寻求理解,在每一阶段辨别其各类行为者,并深刻理解那些联结多方群体的纽带。他们是为了完成内务府的年度采刨任务而被动员起来的满蒙士兵、采购生长于新法兰西森林的人参的圣劳伦斯谷地的易洛魁人和按合同受雇的蒙特利尔铁匠、以自己的名义或者其在拉罗谢尔的委托人的名义签订合同的魁北克批发商、通过走私渠道将包裹运往阿尔巴尼的德索尼耶家的女眷、因为缺乏规划而向伦敦和阿姆斯特丹成桶成桶寄运人参的威廉·约翰逊和约翰·桑德斯、以自己名义购入或者以他们雇主名义卖出的公司船货负责人、在全球范围内推行垄断政策的印度公司的主管领导、渴求信贷甚于盈利的保商陈寿官或"张吉利"、寻求强身健体的中国或日本消费者,我们还一定不要忘记处于这一新鲜物产商品化源头的耶稣会士杜德美和拉菲托。所有这些个体都从属于1750年代围绕人参展开的"全球流通网络"。

然而,并不是所有人都毫发无损地从中脱身。印度公司可能丧失了几千利弗尔的资金,但它还不是最大的输家。事实上,分布在加拿大、纽约州和拉罗谢尔的商人群体蒙受了最大损失。他们在人参市价到达最高点时预先支付了大笔资金,但随后却难以收回。大卫·汉考克(David Hancock)对于马德拉葡萄酒(vin de Madère)的研究为我们呈现出大西洋贸易网络的非中心特性和自组织本质,这有助于解释准备抓住新机遇攻占新兴市场的商业资本主义带来的崭新趋向。[89] 1740年代在大西洋世界中迅速形成的人参购销网络似乎也印证了这一结论。然而与之不同的是,人参这一物产自身的性质,决定了这些大西洋网络注定被迫要与受巨型商业公司主宰的亚洲贸易产生联系。大西洋世界的商业网络与具有横跨美、亚两洲的特殊性的印度公司追求的垄断体制之间必然会存在一种张力,而1752年人参市价在拉罗谢尔的暴跌就是这一张力结构熔断的必然后果。然而在这一明显的衔接失灵现状背后,我们却不应苛责印度公司,它只是在自身的尺度上,再一次实践一种经营贸易网络的治理逻辑,这一逻辑也确实有利于激活其众多行为者。然而不幸的是,对人参这样需要较长生产周期的脆弱资源来说,这一逻辑并不适用。

(孟 凡 译,吴蕙仪 校)

注释

[1] Rahul Markovits, "Vendre le ginseng nord-américain en Chine: une bulle spéculative

globale au milieu du XVIIIe siècle," *Revue d' histoire moderne et contemporaine* 66, no.3（2019）：55－80.

［2］ Dennis O. Flynn et Arturo Giráldez, "Born with a 'Silver Spoon'：The Origin of World Trade in 1571," *Journal of World History* 6, no.2（1995）：201－221.

［3］ 对于"因陀罗网"的隐喻和烟草的个案,详见 Timothy Brook, *Vermeer's hat: the seventeenth century and the dawn of the global world*（New York：Bloomsbury Press, 2008）.对于其他药用植物在 18 世纪催生的贸易联系,参见 Stefanie Gänger, "World trade in medicinal plants from Spanish America, 1717－1815," *Medical History* 59, no.1（2015）：44－82; Matthew P. Romaniello, "True rhubarb? Trading Eurasian botanical and medical knowledge in the eighteenth century," *Journal of Global History* 11, no.1（2016）：3－23.

［4］ Livre一词在本文中做两个意思使用,一是作为重量单位表示法国古斤,译作法斤;另一个意思是作为法国当时的记账货币单位,译作利弗尔。——译者注

［5］ Guillaume-Thomas Raynal, *Histoire philosophique et politique des établissemens & du commerce des Européens dans les deux Indes*, 6 vols.（Amsterdam, 1770）, 6：151－152.

［6］ Louis de Jaucourt,法国启蒙学者,为《百科全书》撰写条目最多的作者。——译者注

［7］ 除特殊指出外,本文中提及的印度公司均指法属东印度公司（CFI）。——译者注

［8］ Louis de Jaucourt, "Gins-eng," in *Encyclopédie, ou Dictionnaire raisonné des sciences, des arts et des métiers*, 35 vols.（Paris：Briasson, 1751－1780）, 7：664－667.

［9］ Chu-Shan Chiang, *Renshen diguo: Qingdai renshen de shengchan xiaofei yu yiliao*（Hangzhou：Zhejiang University Press, 2015）. Sur le monopole, voir aussi Van Jay Symons, *Ch'ing ginseng management: Ch'ing monopolies in microcosm*（Tempe：Center for Asian Studies, Arizona State University, 1981）.

［10］ Christopher Parsons, "The Natural History of Colonial Science：Joseph-François Lafitau's Discovery of Ginseng and Its Afterlives," *The William and Mary Quarterly* 73, no.1（2016）：37－72.可同时参看 Andreas Motsch, "Le ginseng d'Amérique：un lien entre les deux Indes, entre curiosité et science," *Études Épistémè* 26（2014）, consulté le 21 avril 2018. URL：http：//journals.openedition.org/episteme/331; DOI：10.4000/episteme, 331 et Shigehisa Kuriyama, "The Geography of Ginseng and the Strange Alchemy of Needs," in *The Botany of Empire in the long eighteenth century*, ed. Yota Batsaki, Sarah Burke Cahalan et Anatole Tchikine（Washington：Dumbarton Oaks Research Library and Collection, 2016）：61－72.

［11］ Louis Dermigny, *La Chine et l'Occident. Le commerce à Canton au XVIIIe siècle: 1719－1833*, 4 vols.（Paris：SEVPEN, 1964）, 1：387.

［12］ "中国皇后号"是美国独立后承租的一艘商船,也是第一艘在广东靠岸的美国商船。

［13］Brian L. Evans, "Ginseng: Root of Chinese-Canadian Relations," *The Canadian Historical Review* 66, no.1（1985）: 1 – 26.

［14］关于"oekoumène"这一概念,参看 Arjun Appadurai, ed., *The social life of things: commodities in cultural perspective*（Cambridge: Cambridge University Press, 1988）.

［15］对于近代资本主义发展的市场分散性这一特点,详见 Pierre Gervais, "Crédit et filières marchandes au XVIIIe siècle," *Annales HSS* 67, no.4（2012）: 1011 – 1048.

［16］Subrécargue,意为商船上管理商务事宜的负责人,在鸦片战争前,中国文献中称这类外国商船上处理商务的货长为"大班",但这一称谓在鸦片战争后逐渐指洋行经理。为了避免混淆,本文统一将 subrécargue 简省地译作"船货负责人"。需要读者注意的是,这一职务不同于船长。——译者注

［17］Les merchants hanistes 本意为汉族商人,具体应该指涉专门负责经营对外贸易的广州牙行商人。后文中,译者将根据语境将这一概念灵活译作"行商"或"保商"。——译者注

［18］法国革命前夕关于垄断体制的争论以及贸易的政治经济学意义,参见 Paul Cheney, *Revolutionary Commerce: globalization and the French monarchy*（Cambridge, MA: Harvard University Press, 2010）et Manuel Covo, "Commerce, empire et révolutions dans le monde atlantique. La colonie française de Saint-Domingue entre métropole et Etats-Unis（ca.1778 – ca.1804）,"（Ph.D. diss., EHESS, 2013）.

［19］John Francis Bosher, *The Canada merchants, 1713 – 1763*（Oxford: Clarendon Press, 1987）; Cathy D. Matson, *Merchants and empire: trading in colonial New York*（Baltimore: Johns Hopkins University Press, 1998）; Paul A. Van Dyke, *Merchants of Canton and Macao: politics and strategies in eighteenth-century Chinese trade*（Hong Kong: Hong Kong University Press, 2011）and *Merchants of Canton and Macao: success and failure in eighteenth-century Chinese trade*（Hong Kong: Hong Kong University Press, 2016）在尽可能贴近中国文献的基础上,范岱克的研究通过揭示众多行商的具体身份,意义深远地更新了广州贸易史的叙述模式。

［20］直到 1843 年,德国植物学家梅耶（C.A. Meyer）才决定性地在人参属（即亚洲人参）与西洋参属（即美洲人参）植物之间做出区分。（C. A. Meyer, "Über den Ginschen, vorzüglich über die botanischen Charaktere desselben und der zunächst verwandten Arten der Gattung Panax," *Bulletin de la classe physico-mathématique de l'Académie impériale des sciences de Saint-Pétersbourg* 1, no.22（1843）. 看起来是荷兰植物学家格罗弗尼（Grovonius）将人参归入 panax 属植物,林奈遵循这一分类方式。关于林奈与人参,见 Alexandra Cook, "Linnaeus and Chinese plants: A test of the linguistic imperialism thesis," *Notes & records of the Royal Society* 64, no.2（2010）: 121 – 138.

［21］关于中国植物学,见 Joseph Needham et al., *Science and civilisation in China*, vol.6, *Biology and biological technology*, I, Botany（Cambridge: Cambridge University Press,

1986）和 Georges Métailié, *Science and civilization in China*, vol.6, *Biology and biological technology*, IV, Traditional botany：an ethnobotanical approach（Cambridge：Cambridge University Press, 2015）.关于医学,见 Paul U. Unschuld, *Medicine in China: a history of pharmaceutics*（Berkeley：University of California Press, 1986）.对于人参在明代中国聚讼纷纭的基本特性,见 Carla Nappi, "Surface Tension：Objectifying Ginseng in Chinese Early Modernity," *Early modern things: objects and their histories*, *1500 - 1800*, ed. Paula Findlen（Londres：Routledge, 2013）：31 - 52.

［22］ Jean-Baptiste Du Halde, *Description géographique, historique, chronologique, politique et physique de l'Empire de la Chine et de la Tartarie chinoise...*, 4 vols.（Paris：Le Mercier, 1735）, 3：464.详见 Huiyi Wu, *Traduire la Chine au XVIIIe siècle: les jésuites traducteurs de textes chinois et le renouvellement des connaissances européennes sur la Chine, 1687 - ca.1740*（Paris：Champion, 2017）,在这一著作中,作者考察了北京使团中耶稣会士所做的翻译,强调了其高度硬译的特点。

［23］ P. Huard et al., "Une thèse parisienne consacrée au ginseng en 1736 et présidée par Jean-François Vandermonde," *Bulletin de l'Ecole française d'Extrême-Orient* 60（1973）：359 - 374.

［24］ 关于明代社会的商品化,见 Timothy Brook, *The confusions of pleasure: commerce and culture in Ming China*（Berkeley：University of California Press, 1998）.关于人参贸易在努尔哈赤掌权时期扮演的角色,见 Nicola Di Cosmo, "The Manchu Conquest in World-Historical Perspective：A Note on Trade and Silver," *Journal of Central Eurasian Studies* 1（2009）：43 - 60,努尔哈赤经营的人参年度贸易量在 17 世纪初达到 50 000 斤,大概相当于 30 200 千克.西蒙斯引用了稻叶君山的这一格言式表述,见 V.J. Symons, *Ch'ing ginseng management*, 24.

［25］ 这里涉及清初的构成相对复杂的"旗办采参制"。清初延续了后金在入关前的采参制度,实行八旗分山采参的制度。康熙二十三年,清廷取消八旗分山制度,规定八旗都改往乌苏里等处采参。详见蒋竹山：《人参帝国：清代人参的生产、消费与医疗》,杭州：浙江大学出版社,2015 年,第 66—69 页。——译者注

［26］ 关于人参的专卖,见 Preston Torbert, *The Ch'ing Imperial Household Department: a study of its organization and principal functions, 1662 - 1796*（Harvard：Harvard University Press, 1977）, 89.

［27］ Pierre Jartoux, "Lettre du père Jartoux, missionnaire de la Compagnie de Jésus. Au P. Procureur Général des Missions des Indes & de la Chine," in *Lettres édifiantes et curieuses, écrites des missions étrangères, par quelques Missionnaires de la Compagnie de Jésus*（Paris：Jean Barbou, 1713）, X：159 - 185.

［28］ 关于卫匡国在其 1655 年出版的《中国新地图集》（*Novus Atlas Sinensis*）和基歇尔在 1667 年出版的《中国图说》（*China illustrata*）中提供的简介,参见 A. Motsch, "Le ginseng d'Amérique".

[29] P. Jartoux, "Lettre du père Jartoux," 163 – 164, 161, 169.

[30] Joseph-François Lafitau, *Mémoire présenté à Son Altesse Royale Monseigneur le duc d'Orléans régent du royaume de France concernant la précieuse plante du gin seng de Tartarie, découverte en Canada* (Paris: Joseph Mongé, 1718), 8. 内务府在 1709 年为人参支付的价格比此更高,按照人参的成色以 14 到 22 盎司购买一斤,也就是每 604 克人参可以卖到 528 克到 830 克白银。(V. J. Symons, Ch'ing ginseng management, 12). 人参随后以更高的价格被卖出,皇室从中大为获利。这可以解释饶古尔骑士援引的参价:"1 法斤可以卖到 2—3 法斤重的白银。"(L. de Jaucourt, "Gins-eng," 665).

[31] P. Jartoux, "Lettre du père Jartoux", 167 – 168.

[32] J-F. Lafitau, *Mémoire présenté à Son Altesse Royale*, 87. Aurelianus 同时也是一个奥尔良家族的形容词形式。

[33] C. Parsons, "The Natural History".

[34] 如同人参的字面意思一样,garent-oguen 意味着"人的大腿"。

[35] A. Motsch, "Le ginseng d'Amérique".

[36] J-F. Lafitau, *Mémoire présenté à Son Altesse Royale*, 71.

[37] J-F. Lafitau, *Mémoire présenté à Son Altesse Royale*, 52.

[38] 对于荷兰东印度公司的作用,见 L. de Jaucourt, "Gins-eng":"荷兰东印度公司几乎购买了所有供欧洲消费的存货(中国人参)。我从不曾知晓其每年带来销售的人参的具体数量。我曾向那些可能闻知此事的阿姆斯特丹的经纪人打探这一消息,但他们并不愿意费力查知此事。"

[39] Pierre-François-Xavier de Charlevoix, *Histoire et description générale de la Nouvelle France, avec le journal historique d'un voyage fait par ordre du Roi dans l'Amérique septentrionale*, 3 vols. (Paris: Didot, 1744), 3: 317. 在这一文本付梓之际,夏乐瓦已经成为新法兰西地区传道团的巡阅使(procurateur)了,可能他十分惋惜其传道团无法把握这一有钱可赚的机会(manque à gagner)。

[40] James Ford Bell Library, Minneapolis (ci-après JFBL), "Remarques et observations sur le commerce de la Compagnie des Indes a la Chine par le Sr Jazu dans son voyage pendant les années 1740 & 1741".

[41] Jacques Savary Des Bruslons, *Dictionnaire universel de commerce* (Genève: Cramer & Philibert, 1750) 2: 647 – 652. 对于"鉴别的经济学"这一概念(économie de l'identification),参见 Jean-Yves Grenier, "Une économie de l'identification. Juste prix et ordre des marchandises dans l'Ancien Régime," *La qualité des produits en France (XVIIIe – XIXe siècles)*, ed. Alessandro Stanziani (Paris: Belin, 2003): 25 – 53.

[42] Archives départementales de la Charente-Maritime (ci-après ADCM), Fonds de la chambre

de commerce de La Rochelle, 41 ETP 270, Récapitulation de toutes les marchandises entrées dans le royaume par les divers ports de mer de la direction de La Rochelle venant des pays étrangers, 1744 – 1759。"人参"条目出现在"法属岛屿"（isles françoises）类别下。

［43］对于法国与新法兰西贸易的发展脉络，详见 James S. Pritchard, "The Pattern of French Colonial Shipping to Canada before 1760," *Revue française d'histoire d'outre-mer* 63, no. 231（1976）：189 – 210.

［44］关于朝向广州的航行节奏，参见 L. Dermigny, La Chine et l'Occident.关于其与加拿大的商贸节奏，见 Dale Miquelon, Dugard of Rouen. French trade to Canada and the West Indies, 1729 – 1770（Montréal：McGill-Queen's University Press, 1978）.

［45］ANOM, C1 10, Pierre Poivre au comité secret de la Compagnie, Canton, 31 décembre 1750, f°62 – 70.

［46］ANOM, C1 10, La Compagnie au Conseil de direction de Canton, Paris, 4 décembre 1751, f°71 – 78.

［47］"Considérations sur l'état présent du Canada," 1758, in *Collection de mémoires et de relations sur l'histoire ancienne du Canada d'après des manuscrits récemment obtenus des archives et bureaux publics en France*（Québec：William Cowan, 1840）：14 – 15.

［48］54 担，即 6 750 法斤人参，在 1753 年被寄往广州。（ANOM, C1 10, f°88 – 96）.

［49］Bibliothèque et Archives nationales du Québec（ci-après BAnQ）Vieux-Montréal, Fonds Juridiction royale de Montréal, S1, D5926, Assemblée des marchands de Montréal pour favoriser la formation d'une nouvelle compagnie à Paris ayant le monopole du castor et du ginseng, 29 septembre 1754（accédé en ligne）.

［50］Fernand Braudel, *Civilisation matérielle, économie et capitalisme: XVe – XVIIIe siècle*, 3 vols.（Paris：Armand Colin, 1979）：2, 367.

［51］J.F. Bosher, *The Canada Merchants*, 14.

［52］Pehr Kalm, V*oyage de Kalm en Amérique*, trans. L. W. Marchand（Montréal：Berthiaume, 1880）, 88.

［53］*Mémoires sur le Canada, depuis 1749 jusqu'à 1760*（Québec：Middleton & Dawson, 1873）, 28.

［54］*Mémoires sur le Canada, depuis 1749 jusqu'à 1760*（Québec：Middleton & Dawson, 1873）, 28.

［55］BAnQ-Montréal, CN601, S202, greffe de Gervais Hodiesme, n°291 et n°334, cités par Rénald Lessard, Au temps de la petite vérole. La médecine au Canada aux XVIIe et XVIIIe siècles（Québec：Septentrion, 2012）, 110.

［56］参见尚博里的客栈老板雅克·萨歇（Jacques Sachet）和弗朗索瓦·拉努瓦（François LaNoix）之间的诉讼案件。拉努瓦在 1752 年 10 月被判应执行其在 8 月 28 日票据规定

的售卖契约,收购价值 3 000 利弗尔的 150 法斤重的人参。(BAnQ-Québec, Fonds Prévôté de Québec, S11, SS1, D84, P88, accédé en ligne)或者参见外号叫德路姆(Delorme)的蒙特利尔铁匠保罗·勒梅(Paul Lemay)和魁北克的批发商让·杜马(Jean Dumas)当庭对质的诉讼案件。基于双方在 8 月 11 日签订的合同,法院在 1752 年 10 月判决杜马应收购 753 法斤的人参,并为其支付 15 813 利弗尔。(BAnQ-Québec, Fonds Conseil souverain, S28, P20814, accédé en ligne).

[57] 即著名的莽林奔行者(coureurs de bois)。

[58] P. Kalm, *Voyage en Amérique*, 88.

[59] Intendant是法国派驻新法兰西殖民地的最高等级官员,与总督(gouverneur)协同管理新法兰西的事务。——译者注

[60] BAnQ-Québec, Fonds Intendants, Ordonnances, P4100, Ordonnance sur la cueillette du ginseng, 21 août 1752 (accédé en ligne).

[61] Panax词源系出希腊文,意指万灵药,quinquefolium 为拉丁文"五叶"的意思。Panax quinquefolium 在中文中普遍翻译为西洋参。——译者注

[62] 见帕森斯给出的地图,C. Parsons, "The Natural History", 52.

[63] 关于人参发现中那些熟知杜德美和拉菲托文本的英美参与者,详见 John H. Appleby, "Ginseng and the Royal Society," *Notes and Records of the Royal Society of London* 37, no.2 (1983): 121–145.

[64] William Johnson à Samuel et William Baker, 12 septembre 1751 in The papers of Sir William Johnson, ed. James Sullivan (Albany: University of the State of New York, 1921), 1: 346–347.关于威廉·约翰逊,见 D. Richter, "Johnson, Sir William, first baronet (1715? –1774), colonial official," *Oxford Dictionary of National Biography*, en ligne, consulté le 25 avril 2018.豪格海桶是一种容量约为 240 升的大桶,详见 Horace Doursther, *Dictionnaire universel des poids et mesures anciens et moderne* (Bruxelles: Hayez, 1840).为了便于与以法郎为计算单位的价格作比较,我们可以把 1 先令约等于 1.1 图尔利弗尔。(德米尼在《中国与西方》一书中认为,1 图尔利弗尔等于 10 到 11 便士。)每法斤 12 先令的参价几乎等于每法斤 14 法郎,这也是 1752 年人参在拉罗谢尔的市价。不过,1 法斤 32 甚至 40 先令的价格无论如何都太高了,很难令人相信。

[65] William Johson à George Liebenrood, 4 août 1752, in The papers of Sir William Johnson, 1: 371–373.

[66] New York Historical Society (ci après NYHS), Letterbook of John Sanders, 1749–1773, Lettres de Sanders à Storke & Champion en date des 17 et 21 septembre et 24 et 26 octobre 1752.关于向阿姆斯特丹寄运的货物,见 New York Historical Society (ci après NYHS), Letterbook of John Sanders, 1749–1773, Lettres de Sanders à Pieter Diedenhoven et Van der Grift.这一公司的详情(Storke & Champion),参见 William I. Roberts, "Samuel

Storke：An Eighteenth-Century London Merchant Trading to the American Colonies，" *The Business History Review* 39, no.2（1965）：147 - 170.关于库拉索的详细情况,见 Wim Klooster, *Illicit riches: Dutch trade in the Caribbean, 1648 - 1795*（Leiden：KITLV press, 1998）.

［67］关于这些商人的情况,参见 C. D. Matson, *Merchants.*

［68］NYHS, Letterbook of John Sanders, Sanders à Storke & Champion, 29 mai 1753.

［69］JFBL, Swedish East India Company Records, George Ouchterlony à Charles Irvine, 15 décembre 1752.也可参见" An east prospect of the city of Philadelphia；taken by George Heap from the Jersey shore, under the direction of Nicholas Scull surveyor general of the Province of Pennsylvania/engrav'd by T. Jefferys," gravure sur cuivre, Londres, 1768,这一版画的题词部分给出了 1752 年度的出售总额,数据来源于驻费城的海军办事处（Naval Office）。

［70］NYHS, Letterbook of John Sanders, Sanders à Storke & Champion puis Champion & Hayley, 1er octobre 1753, 4 novembre 1754 et 13 mai 1755.除了一豪格海桶人参在 1753 年以 88 英镑卖掉后,其他人参一直积压到 1755 年。在起航时桑德斯预期的售价是每法斤 10 先令,然而最终这一商品只能卖到每法斤 2 先令 6 便士。

［71］这一红色织物可以用来制作被褥,人们也将其叫作粗呢衣料（strouds）。

［72］ANOM, C11 A, vol.97, f°380 - 381, Requête des demoiselles Desauniers aux syndics et directeurs de la Compagnie des Indes.关于新法兰西与阿尔巴尼之间的走私贸易以及德索尼耶家族的贵族女性在其中发挥的作用,参见 Jean Lunn, "The Illegal Fur Trade out of New France, 1713 - 60," *Rapports annuels de la Société historique du Canada* 18, no.1（1939）：61 - 76.

［73］JFBL, Swedish East India Company Records, Clifford & Sons à Charles Irvine, 6 janvier 1748.关于伊萨卡·凡尔奈（Isaac Vernet）以及其对海运贸易的投资,参见 Herbert Lüthy, La banque protestante en France：de la Révocation de l'Edit de Nantes à la Révolution, 2 vols.（Paris：SEVPEN, 1959 - 1970）, 2：210 ff.

［74］ADCM, Fonds de la chambre de commerce de La Rochelle, 41 ETP 271/9476, Récapitulation de toutes les marchandises sorties du royaume par les divers ports de mer de la direction de La Rochelle allant aux pays étrangers, 1752.根据这一货运清单,在这一年 503 法斤的人参被寄到英国,70 法斤被运往荷兰。

［75］JFBL, Swedish East India Company Records, George Hopkins à Charles Irvine, 12 août 1752.

［76］British Library, India Office Records, Court Minutes, B/72（Thomas Liell, Thomas Dethick, John Misenor, Samuel Harrison, Nathaniel Garland, Samuel Blount）et B/73（Henry Palmer et Frederick Pigou）.关于英国东印度公司的私营贸易,参见 Earl H. Pritchard, "Private Trade between England and China in the Eighteenth Century（1680 -

1833)，" *Journal of the Economic and Social History of the Orient* 1, no.1（1957）：108 –
137 et no.2（1958）：221 – 256.

［77］ ANOM, C1 10, Pierre Poivre au comité secret de la Compagnie, Canton, 31 décembre
1750, f°62 – 70.

［78］ 这一研究热点在中文学界的对应概念应为"商欠"（又称"行欠"或"夷欠"），指承揽进
出口贸易的广州行商所欠外商的债款。

［79］ 即外国学者较为关注的"规礼"（emperor's present）问题。——译者注

［80］ Weng Eang Cheong, *The Hong merchants of Canton: Chinese merchants in Sino-Western
trade*（Richmond：Curzon, 1997）其著作通过强调三个广州贸易中的经典时刻结构全
书，这三个时刻实际上分别符合三个前后相续的行商类型。如欲寻求对更晚时期的
"商欠"问题的详细解释，请参见 Kuo-tung Anthony Chen, "The insolvency of the Chinese
Hong merchants, 1760 – 1843"（Ph.D. dissertation, Yale University, 1990）.

［81］ 1749 年实际采获的额度比皇室确定的参额低了 72%，详见 David A. Bello, Across
Forest, *Steppe, and Mountain. Environment, Identity, and Empire in Qing China's
Borderlands*（Cambridge：CUP, 2016）, 99 – 100.对于日本方面的需求，见 S. Kuriyama,
"The Geography of Ginseng".由于加拿大人参涌入，人参消费在日本出现的平民化趋
势，可参见荷兰西印度公司船货负责人在不久以后的报告。他们为渴求获得巨大利益
以至于绕过中国的中间商，直接将加拿大人参从荷兰运往日本。*The Canton-Macao
Dagregisters 1764*, ed. Cynthia Vialle and Paul A. Van Dyke（Instituto Cultural do
Governo da R.A.E. de Macau, 2009）, 39 – 41, 1764.

［82］ ANOM, C1 10, La Compagnie au conseil de direction à Canton, Paris, 4 décembre 1751,
f°71 – 78.

［83］ 关于陈寿官，参见 Paul Van Dyke, *Merchants of Canton*, 2011, chap 5.

［84］ ANOM, C1 10, La Compagnie au Conseil de direction de Canton, Paris, 4 décembre
1751, f°71 – 78.

［85］ ANOM, C1 10, Registre des délibérations concernant le geinzen de la Compagnie des Indes
de l'expédition de 1753 resté à Canton entre les mains de MM. Jazu et Luker, f°88 – 96.

［86］ 潘启官后在乾隆二十五年（1760 年）被清政府选为广州十三行的商总。——译者注。

［87］ 关于潘启官和黎光华，参见 P. Van Dyke, *Merchants of Canton*, 2016, chapter 3 and
2011, chapter 8.

［88］ ANOM, C1 10, Lettre de Dumont au Conseil de direction, Canton, 12 janvier 1755,
f°99 – 105.关于 1754 年待销的人参，先前约定的价格为每斤 1 两白银（tael），也就是约
等于每法斤 5.7 法郎，再加上对茶叶收购价的一定折扣。

［89］ David Hancock, *Oceans of wine: Madeira and the emergence of American trade and taste*
（New Haven：Yale University Press, 2009）.

从药理学角度审视古代本草记载中的
药效毒理问题

王家葵

药理学(pharmacology)研究药物与机体的相互作用和作用原理,对药物的安全性和有效性做出独立评价。本草属于传统药学文献,因为古今知识范式之不同,本草中涉及药效和毒性的表述,很多时候都不太适合直接的语言学转换。药理学介入这种语言转换,有助于探明原文献的本义,减少误读。举两例以明此义。

《本草经》将药物分为上、中、下三品,分品依据见于序列部分,其中一项与毒性有关:"上药无毒,多服久服不伤人。"多服指用药剂量过大,久服指用药时间过长,通常的解释止于此;而结合药理学知识,很容易看出,《本草经》作者已经有急性毒性(acute toxicity)和长期毒性(chronic toxicity)的观念。循此思路,我们能在《本草经》中找出莨菪子多食令人发狂、矾石久服伤人骨的记载。

玄胡的镇痛作用在本草中记载甚多,如"专治一身上下诸痛,用之中的,妙不可言"(《本草纲目》)。这样的言论,将其理解为"镇痛作用"(abirritation)大致没有问题。但《雷公炮炙论》说"心痛欲死,速觅玄胡",因为古代"心"与现代词汇"心脏""心脏疾病"不完全对应,还可以指消化系统的"胃",如此一来,"心痛欲死"本身就有不同可能:既可能是心绞痛,也可能是胃痛,甚至也可能是与心血管、消化系统无关的其他疼痛。将句子中"玄胡"换成现代药物,至少可以有三种情况：心绞痛欲死，速觅硝酸甘油；心口疼（胃疼）欲死，速觅阿托品；疼痛欲死，速觅盐酸吗啡。就"心痛欲死，速觅玄胡"而言，只有借助药理学的研究成果，才能做出较为准确的诠解。

关注效应描述

药理学的药效学（pharmacodynamics）部分，关注药物对机体的作用和作用原理。药理学在讨论药效问题的时候，又分作用（drug action）与效应（drug effect）两个层次：前者是药物对机体的原初作用，多数能细化到细胞或分子水平；后者是机体接受药物刺激后所表现出来的宏观效应。比如阿托品阻断副交感神经 M 胆碱受体，这是阿托品的作用；外分泌腺的 M 受体阻断，表现出口干、无汗等现象，这是阿托品的效应。

传统医学由于生理、病理学的缺失，其涉及药物作用、临床应用及作用原理方面的记载不能做简单的现代语言转换；而其对效应的描述，许多时候都可以直接接受。

本草中有许多与中枢效应有关的描述，如莨菪子"使人健行，见鬼，多食令人狂走"（《本草经》），麻蕡"多食令见鬼狂走"（《本草经》），云实花"主见鬼精物，多食令人狂走"（《本草经》），防葵"令人恍惚见鬼"（《名医别录》），商陆"道家乃散用及煎酿，皆能去尸虫，见鬼神，其实亦入神药，花名薥花，尤良"（陶弘景注），"此有赤白二种，白者入药用，赤者见鬼神"（《新修本草》），狒狒"饮其血，令人见鬼也"（《本草拾遗》）。

李时珍已经注意到这一现象。《本草纲目》莨菪条发明项说："莨菪、云实、防葵、赤商陆皆能令人狂惑见鬼，昔人未有发其义者。盖此类皆有毒，能使痰迷心窍，蔽其神明，以乱其视听故耳。"又举例说："唐安禄山诱奚契丹，饮以莨菪酒，醉而坑之。又嘉靖四十三年二月，陕西游僧武如香，挟妖术至昌黎县民张柱家，见其妻美。设饭间，呼其全家同坐，将红散入饭内食之。少顷举家昏迷，任其奸污。复将魔法吹入柱耳中。柱发狂惑，见举家皆是妖鬼，尽行杀死，凡一十六人，并无血迹。官司执柱囚之。十余日柱吐痰二碗许，闻其故，乃知所杀者皆其父母兄嫂妻子姊侄也。柱与如香皆论死。世宗肃皇帝命榜示天下。观此妖药，亦是莨菪之流尔。方其痰迷之时，视人皆鬼矣。"

从现代药理学的角度来看，李时珍的意见是正确的。这些与"见鬼"有关的效应，除了饮狒狒血而"令人见鬼"，可能属于民俗禁忌或者交感巫术外，其他都是"致幻作用"的现象描述。甚至《本草拾遗》说粮罂中水"洗眼见鬼"，也可能是麦角菌污染带来的麦角酸类物质所引起，从而获得神经药理学的支持。

巫术和宗教活动中使用致幻剂，颇为人类学家、宗教学者关注。确定这些描述与"致幻作用"相关以后，再去看有关文献，还有更多的收获。

比如云实条《名医别录》说"烧之致鬼"，陶弘景表示："烧之致鬼，未见其法术。"而李时珍所引明代嘉靖四十三年案例，即是莨菪类"烧之致鬼"法术之曲折反映。麻蕡条，陶弘景说"术家合和参服，令逆知未来事"，其法载于《肘后方》："上党人参半斤，七月七日麻勃一升，合捣，蒸，使气尽遍，服一刀圭，暮卧，逆知未然之事。"《食疗本草》引《洞神经》云："要见鬼者，取生麻子、菖蒲、鬼臼等分，杵为丸，弹子大。每朝向日服一丸，服满百日即见鬼也。"应该也是利用其致幻作用。

对于药物引起的泻下，本草书常见的描述是"推陈致新"，《本草经》《名医别录》中硝石、朴消、芒硝、大黄都有这样的记载。这是客观效应写实，并没有从作用原理上去区分是容积性泻下，还是刺激性泻下。

可是，一旦确定"推陈致新"是指泻下效应的话，《本草经》柴胡、《名医别录》前胡也说到了"推陈致新"，而今天所用的伞形科前胡属和柴胡属植物都不含具有泻下活性的物质，暗示古今品种的不一致。

识破可能存在的"修辞策略"

古代本草关于作用原理的阐释，多数属于"事后解释"，这种情况尤见于金元间法象药理的本草，因为交感巫术的痕迹太浓，很容易被今天的读者识破，可以不必讨论。另一类是隐含在某些"客观合理性"背后的言论，需要加以甄别。

杏仁载《本草经》，记载为有毒，《名医别录》并说"其两仁者杀人，可以毒狗"。后来又加上去尖、去皮，所以杏仁药材净制的通常要求是"去皮尖及双仁者"，否则可能"杀人"。按照现在已知，这样的说法显然是无稽之谈，但苦杏仁含有氰苷，进入体内释放出氰化物，若摄入量过大，能够致命。可以设想，古人观察过因服食苦杏仁引起的死亡事件，不明原理，遂将责任归结为操作不当（未去皮尖），或者罕见状态（双仁）。

择去双仁与去皮尖，对使用杏仁可能发生的氰化物中毒并没有影响，但为了方便去皮尖，杏仁需要在沸水中焯一下，杏仁中的苦杏仁酶部分失活，水解氰苷能力下降，也确实能降低中毒风险。

麻黄则是另外一种情况。陶弘景提到麻黄药材在调剂中的技术要求："用之折除节，节止汗故也；先煮一两沸，去上沫，沫令人烦。"即药材净制需要去节，煎煮需要掠去上沫。《雷公炮炙论》将不恰当调剂的后果笼统化："凡使，去节并沫，若不尽，服之令人闷。"

"烦"属于不良反应，首先需要对其指称范围明确定义。"烦"其实是"心烦"的省略，在汉语言中"心烦"至少可以描述两种生理（疾病）状态：一种是心率过快心悸的症状可以被表述为"（心）烦"；一种是中枢神经的不安定状态，通常说法是"心烦意乱"。结合药理研究，麻黄中的主要活性物质，以麻黄碱为代表的麻黄碱类生物碱使交感神经 $\beta1$ 受体激动，心脏兴奋、心率加快可致"心烦"；同时，麻黄碱的中枢兴奋作用，也可以令使用者出现烦躁不安的症状。因此，陶弘景所言"令人烦"是双意的,心悸、烦躁皆属可能发生的现象。

调剂学研究发现,麻黄煎煮时污红色上沫中主要是未溶解的麻黄碱,掠去上沫,明显减少麻黄碱的收得率,从而降低麻黄"令人烦"的不良反应。药材学研究则发现,麻黄节与节间所含化学成分并没有本质差别,意即麻黄节并不含有能够止汗的特殊物质,但麻黄碱类生物碱主要存在于节间的髓腔内,节的含量较低。如此一来,单位重量的麻黄去节药材,将有更高的麻黄碱含量,换言之,更容易出现"令人烦"的不良反应。因此,《雷公炮炙论》说不去节也会"令人闷"是不准确的。

与杏仁去皮尖双仁、麻黄去节类似而更加繁琐的,是一些"仪式性"更强的操作要求,最常见者是"九蒸九晒"。如黄精"今人服用,以九蒸九暴为胜",胡麻"服食家当九蒸九暴,熬捣饵之",何首乌"春采根,秋采花,九蒸九暴,乃可服",南烛枝叶"取茎叶捣碎渍汁,浸粳米,九浸、九蒸、九暴"等,这样做的本意,应该就是增加这类药物的神圣性,以彰显"延年神仙"的神奇功效。这些操作的背后,并不存在任何"客观合理性",所以尽管何首乌经过"九蒸九暴",因所含蒽醌类破坏分解,肝脏毒性确实有所减低,但减低毒性并不是最初设计何首乌九蒸九暴操作程序者的本意。

毒性的认识短板

《诸病源候论》"解诸药毒候"条说:"凡药物云'有毒'及'有大毒'者,皆能变乱,于人为害,亦能杀人。"这是对本草中药物毒性的标准定义,与现代毒理学(toxicology)将毒药(poison)定义为"在一定条件下,以较小剂量进入机体就能干扰正常生化过程或生理功能,引起暂时或永久性的病理改变,甚至危及生命的化学物质",基本一致。

传统本草关于毒性的定义没有偏差,但是由于认知能力的局限,具体药物的毒性判断错谬百出。不能认识金石药物的毒性,早就受到诟病,近年备受关注的马兜铃酸肾毒性、何首乌肝毒性,亦是显例。古人有动物实验的设想,甚至有设置对照组的思路,但没有建立因果关系判断平台,没有数据搜集整理能力,通过简单观察、经验判断所获得的毒性知识非常不完整。

古人记载的毒性反应往往直观性强,一般而言,用药以后,潜伏期短、效应剧烈、发生率高的毒性反应多数可以被记录。比如被标注为"有大毒"的礜石、钩吻、乌头、马钱子、鸩鸟等;与之相反,潜伏期长、效应相对弱、发生率低的毒性反应都有可能被忽略。

不仅有毒物质的毒性不能准确认识,还有许多无毒的物质因错误认知被标注为有毒。一般而言,一旦被贴上"有毒"的标签,使用者避之犹不及,于是减少了通过实践去纠正的可能性。

比如蜂蜜"反"葱的问题。《金匮要略》云:"生葱不可共蜜食之,杀人。"又说:"食蜜糖后四日内食生葱韭,令人心痛。"这是所见最早的蜜葱食忌文献。《医心方》引《养生要集》云:"葱薤不可合食白蜜,伤人五脏。"又云:"食生葱啖蜜,变作腹痢,气壅如死。"《千金食治》引黄帝云:"食生葱即啖蜜,变作下利。食烧葱并啖蜜,壅气而死。"《食疗本草》云:"葱,切不可与蜜相和,食之促人气,杀人。"事实又如何呢? 动物实验是用小白鼠做的,先蜜后葱、先葱后蜜、葱蜜同食、多蜜少葱、多葱少蜜、葱蜜等量、葱叶、葱白、大葱、小葱,总之一切可能性都考虑到了,也没有见到有确切的毒性反应发生;虑及人与动物的差异性,更有勇敢者"以身试葱蜜",同样安然无恙。养蜂专家提出一种可能性的解释,或许真有人因同吃蜂蜜和生葱死掉,旁观者先入为主地觉得蜂蜜、生葱都不会有问题,于是直接将死亡原因认定为二者合用。可事实上,以有毒植物如乌头、雷公藤、狼毒、羊踯躅、胡蔓藤为蜜源获得的蜂蜜,仍含有原植物中的毒性物质,摄入过多,照样可引起死亡,这与吃葱与否,全无干系。可一旦被"经典"记载下来,既有文献的层叠累加,再加上民间的口耳相传,遂成为颠扑不破的"真理"。

简 要 讨 论

古代史研究涉及本草知识,"科学"并不是必需,但若对具体本草问题进行价值判断,"科学评价"则无可回避。本草知识是古代药学经验的总结,如果以科学为衡量标准,则不仅要看到其中蕴含的"科学"成分,也不应讳言其中裹挟的"不科学"元素。没有接受过正规医学科学训练的研究人士,使用古代本草资料,往往难于把握"科学"尺度,可能发生过度解读,或认识不足。现代药理学研究,一定程度上可以提供帮助。举例结束本文。

《资治通鉴》卷208记武三思遣周利用药杀袁恕己,原文说:"恕己素服黄金,利用逼之使饮野葛汁,尽数升不死,不胜毒愤,掊地,爪甲殆尽,仍捶杀之。"按照这一描述,似乎袁恕己并不死于野葛中毒,其能耐受野葛的原因乃是服丹药(黄金)的缘故。按,野葛如胡三省注,即是马钱科植物胡蔓藤 *Gelsemium elegans*,毒性成分是一系列生物碱,抑制延脑呼吸中枢是最主要的致死原因。根据法医学的报告,胡蔓藤致死量存在个体差异,死亡多发生在染毒以后数小时。所以,袁恕己被迫饮下野葛汁数升,没有如周利用所愿,立即死亡,于是更加杖捶致死,这并不意味着袁恕己真的能够"耐毒"。

贩卖健康
——20世纪前期中日民间营养药品知识初探

刘士永

营养学(nutritional studies)作为一门现代西医知识的学科,其在新生地——东亚的传播阶段,无疑地有着与其原生地相呼应的关系。然而,一如许多西学中用的事例,中日两地民间也常把食养、药补与专业营养语汇交错使用。两者之间虽有相当之知识接近性,甚至是语汇上的假借互用,然就商业本质而言都不免杂糅了生活日用与医学专业的诸多元素。本文拟借由近代中日两国营养品贩售之推销话术,观察西方营养知识的在地化脉络,并期待呈现中日两国民间对于当代营养学认知上的些微差距。尽管近代西方营养学史的论著与争议不多,但为对照本文在东亚民间营养知识观察上的需求,本文将以 Kenneth J. Carpenter 的专文"A short history of nutritional science"作为西方近代营养学发展之背景梗概,立基于该文提供之分期与各期特征,进一步审视中日民间营养知识的发展特征。

根据 Kenneth J. Carpenter 的说法,美国卫斯理大学的化学教授 Wilbur Atwater 与耶鲁大学的生理学教授 Russell Chittenden 在 20 世纪初把欧陆既有的生理热力学概念导入今日我们称为生化学(chemical physiology)的领域,并将之逐渐从消化生理学(digestive physiology)中独立出来;此一新兴营养学专科,尤其专致于分析生理机能与特定营养物质间的因果关系。[1]本文拟依据 Kenneth J. Carpenter 将美国营养学定位为欧陆营养学转折点的概念,进而探讨正值 20 世纪由欧入美之新式营养学知识,如何在中日两地的民间营养药品贩卖上被诠释,期待能借此展现中日两国当代营养学发展的曲折与时空因素。要言之,本文除拟厘清近代中日民间商贩营养品之特征外,也期待从其中窥探西方营养学传入中日两国后被本土化的差异性,进而凸显美系与欧系营养学知识在东亚的同源异流及其可能的原因。

西学东来:现代营养学在东亚的推手

在 Elmer McCollum 的《营养史》(*A History of Nutrition*)一书中,他将 18 世纪中叶到 1940 年代为止的营养学发展,按时序编排并以各章标记营养学各个重要发展阶段。[2] 从标题运用方式与设定之隐喻中,高木和男推断该书的叙事方式意在凸显战后美国为世界营养学研究最发达的国家。[3] 然而,Kenneth J. Carpenter 在 1986 年发表的文章,却不尽然将美国营养学视为现代营养学的进阶发展,而是将之定位为欧陆营养学的一个转折点。根据他的说法,前述 20 世纪初美国卫斯理大学的化学教授 Wilbur Atwater 与耶鲁大学的生理学教授 Russell Chittenden 转换欧陆生理热力学,并将其逐渐从消化生理学中独立出来,形成以生化学为基础的近代营养学领域,才能够专致于建立生理机能与特定营养物质间在病理上之因果关系。[4] 要言之,生化学的贡献即在于奠定了吾等今日对于营养学的基本观点:"身体的健康取决于丰富的饮食与有效率的消化机能。"通俗一点来说,就是既要吃得丰富,也要好消化。美式医学里生化学的"新营养学"与欧陆营养学最大的不同点,在于强调身体能量(energy)[5] 与蛋白质(protein)的摄取同样重要。这两者同时也被当代学者视为健康的工业劳动者的必需营养要素,因为前者维持身体机能所需之能量,而后者则是修复肌肉耗损所必需的物质。[6] 是以,由 Wilbur Atwater 与 Russell Chittenden 共同建构的以生化学知识为本的营养学,遂得细分营养素(nutrient)如蛋白质、脂肪、矿物质、各类维生素(vitamin)与生理现象或特定疾病如夜盲、败血、佝偻等之生成,终于成为西方发展营养学知识的大势所趋。

中国境内因为有数所美国人支持的医学校,如北京协和医学院、齐鲁大学医学院等,早在1910—1920年代就可以看到一些美国新式营养学发展的迹象。早在1913年时,任教于齐鲁大学医学院前身的William H. Adolph 就分别主持了"Diet studies in Shantung"[7]和之后的"A study of North China dietaries(1925)"[8]这两项华北地区华人饮食营养调查。之后他的研究引发了北京协和医学院生理学系吴宪等人的兴趣,且投入类似之调查研究并发表"Studies of dietaries in Peking"[9]——第一篇由华人主持的中国平民营养调查报告。值得一提的是,北京协和医学院后来更在 Russell Chittenden 的建议下,把生化学从原本所属之生理学系分离出来单独成系(Department of Chemical Physiology),并以吴宪担任首届系主任。[10]之后即在吴宪的领导下,该系投入营养素如蛋白质、脂肪、碳水化合物与纤维质在人体内的消化吸收研究。[11]但与美国强调健康的工业劳动力不尽相同的是,中国境内的营养学研究,在追求上述类似目的之外,还以国富民强为目标;[12]期望能通过营养投入之有效调整,一改国人"东亚病夫"之民族形象。值得注意的是,这段时间的各类营养与膳食调查研究,虽然仍以发展经济作为推动营养研究之口号,但其目标之健康的中国劳工与农民,并不单是为了他们摆脱营养不良的身体,还包括了体质(physical constitution 或 body physique)上的高大及健壮。

上述希望以营养改良中国人体质的论点,在1930年代之上海地区可谓百家争鸣。除了英资私人成立之雷氏德医学研究院(Henry Lester Institute for Medical Research)外,上海工部局与市政府一系列之工人营养调查与改善建议书(如上海粮食管理所)于1929年公布之《上海粮食管理所发表之谷类营养成分》[13],及尔后据之出版的《粮米的营

养》一书,都展现了这般的价值与应用近代营养学的期待。在 1925 年
到卢沟桥事变爆发的 1937 年间,中国的营养学研究的基本目的,在于
改善劳动者的健康以期建立中国的工业经济与取得民族富强;[14]在这
一点上,中国的营养学推动者跟西方同好的态度与论述是相仿的。营
养改良与劳工健康显然可被视为 1930 年代上海医疗卫生现代性
(modernity)思考的一个环节。

就现代性的定义而言,如 Vaclav Hublinger 所言:"(现代)是关于
西方——与中产阶级、消费主义、市民社会以及以民主为主导地位的政
府形式相联系的'西方'的……一种概念。"而现代性则代表的是时人
如何接受或习惯于"现代事物"的一种过程。[15]近代营养学在 1930 年
代中国之开展,尤其在工业化发轫之上海地区,就不仅仅是象牙塔里的
先进研究,更是与社会现代化息息相关的浪潮。

此刻任职于上海雷氏德医学研究院的侯祥川即为先驱,致力于研
究特定维生素缺乏与生理缺损、疾病形成间的关系。[16] 1936 年秋,中
华医学会公共卫生委员会主席黄子方聘请北平协和医学院生理化学系
主任吴宪教授、燕京大学化学系主任窦维廉教授、雷氏德医学研究院生
理科学组侯祥川研究专员、南京大学农科孙文郁教授、前北平协和医学
院附属协和医院膳食部主任黄桂宝等专家组成营养委员会,并以吴宪
为主席,侯祥川为书记。1937 年 4 月营养委员会提出"中国民众最低
限度之营养需要",并经公共卫生委员会通过。全文以中英文刊载于
1938 年中华医学会发行的特刊第十号上。其中作者即谓:"(为确保能
到西方营养建议标准),至少有 20%的卡路里需来自于富含维生素的
摄取当中。"[17]这段文字,再次呼应了美国医学里营养学发展对战前中
国营养学的影响。

相较中国,日本则因为 1870 年代起即以德国医学为师,直接向欧
陆营养学挂钩,对于美国医学与生化学的研究不免稍有懈怠。[18]是故
在 1920 年代之前,日本营养学界虽也从生理学领域切入营养学研究,

但更加关注蛋白质与膳食消化的领域。举例来说,东京帝国大学生理学教授大泽谦二(1852—1927)曾留学德国研究食物消化和日本饮食之改善,他主张日本人减少蔬食、增加肉食,并考察"为了保持健康"所需之蛋白质摄取量。其后辈隈川宗雄为医化学[19]教授,研究主题仍是与营养学相关之蛋白质的必要摄食量。日本在营养学研究上最为人所知者,莫过于高木兼宽与森鸥外的脚气病论战。森鸥外与东京帝国大学提倡"脚气病病原菌说",力主该病为细菌感染症,而与当时海军军医总监高木兼宽的"营养说"对立。森鸥外强力反对高木兼宽关于脚气病原因是饮食,蛋白质不足与脚气相关的说法。森鸥外甚且撰文反对今井武夫的"脚气病营养说"。[20]严格来说,脚气病之病因的争论所显示的日本早期营养学发展有两点值得注意:首先,森鸥外与高木兼宽的意见对立,是同时受到西方营养学、细菌学理论与医界派门阀风的内外因素影响;[21]其次,高木兼宽虽然认为脚气是某种营养病,但因为受到毒素论的错误假设的干扰,也没能具体建立起两者间的因果关系。当然,高木兼宽说法的弱点实有其历史原因,诚属当时知识与技术限制,不是高木本人能力的问题。

按医界惯常之通说,脚气病的发现缘起于1897年驻扎印尼的荷兰医师Christiaan Eijkman发现食用精白米与鸡神经性麻痹之因果关系,得到米糠具有保护神经的功能的结论。其同侪Gerrit Grijns更在1901年确认是米糠精制引起了脚气病。后于1910年铃木梅太郎发现米糠确实可治愈脚气病,命名为aberic acid(后改称oryzanin,现称维生素B1、米蛋白或噻胺),并发表于德文期刊。但这些都尚且无法确认米糠中何种成分缺乏是造成脚气病的主因,因为营养学的发展尤其是维生素的发展还需一段时日。1911年Casimir Funk分离出"抗神经炎"成分,并称之为"Vitamin",才使维生素缺乏症的研究豁然开朗。直到此刻,日本医家才有了证实脚气病营养治病论的基础,并于1924年正式承认脚气病是维生素B1缺乏症。[22]就上述例子来看,日本虽然在明治初期即有部分营养学的概念,但在德国医学强调细菌致病论与欧陆营养学传统的影响下,加上辅助学科如生化学的未臻完备,并未因其引入时间甚早而蒙受其利,以生化知识为本的近代营养学未能及早在日本发展。

此外,与中国发展营养学的社会期待相仿,早期日本之营养学研究尚因社会进化论的观点,有希望通过西式膳食改善民族体质之用意。因而在日本营养学的研究中,尤其是科学分析营养素与卡路里含量,尽管其方法无异于西方同好,但应用之目的却不仅限于劳动工人之健康,而是整个民族体质与体格的改良;[23]而其建议与计算的标准显然是西方的,隐约有让日本民族通过饮食西化转为西方民族的想象。[24]为了满足西式饮食即健康营养饮食的说法,欧陆营养学中特别重视的脂肪与蛋白质摄取,于焉成为日本营养学实践中的两大要件,更反映在日本明治初期以来由上而下大力推行的肉食论当中。[25]政府与知识菁英组织的“肉食奖励会”发行《肉与乳》杂志,该会认为欲成就日本之“强国国民”,则推广普遍肉食必不可少。因为肉食可使日本“增加人口、增进智慧、迈向文明之国”,是以该会更在日俄战后积极推广食用牛肉、发展畜牧业。[26]只是日本的情况也有不同于欧陆的地方,即在强调食用肉类蛋白质与脂肪的前提下,“相较于西方对蛋白质营养评价与研究热潮‘降温’”,以及维他命研究的兴起,在日本虽然也关注并导入维他命研究,但对于蛋白质研究的兴趣仍然不减。[27]

日本进入大正时期(1912—1926)后,工业化与都市社会快速发展,改善劳动状况、提升劳工营养成为迫切问题。这样的情况相当符合西方营养学发展的初衷。正如罗芙芸(Ruth Rogaski)在《卫生的现代性》中所云:“‘公共卫生’(按“营养”亦然)是18世纪末至19世纪初西欧社会启蒙运动、工业革命和帝国主义的产物。”[28]这一点恰与概念上“近代(modern)”的诞生时期相当,也正是日本医学或营养学所达到的西化境地。日本社会以食肉为西化或现代化表征的情况,至大正时期工业化加速后更是方兴未艾,也推动了佐伯矩营养研究所的创设,以及社会各界推广营养知识的浪潮。当战前日本食肉量达到高峰之际,日本营养学的发展焦点势必得从吃得多转变成吃得好或吸收得充分。

被誉为"日本营养学之父"的佐伯矩(1886—1959),原本在内务省传染病研究所任职钻研消化酵素,1904年发现萝卜的消化酵素,1905年又利用牡蛎肝糖制造出滋养剂,同年更前往耶鲁大学深造,师事前文提及之 Russell Chittenden 与 Lafayette Benedict Mende。待其1913年返回日本后即开始推广营养研究,致力将营养学发展为独立的学科。[29] 1919年佐伯矩向众议院呼吁成立营养研究机构,遂有1920年"国立营养研究所"之成立,佐伯矩成为首任所长,积极展开代用食、精白米的营养流失等研究,通过举办营养讲座、在报章刊载营养菜单等方式推广营养知识。[30] 20世纪40年代大战爆发前夕的日本营养学研究,有几个现象值得注意:肉食论因强国强种的想象而被明治政府推广;直到大正工业与都市快速发展时期,西方因工业经济所发展起来的营养学特征也依日本发展需要被引进。随着佐伯矩的提倡,美式营养学也在1913年传入日本,但因着重于动物性蛋白质的摄取和消化吸收研究而略有不同。

民国时期的维他命知识与营养品

相较于日本营养学界有主流思潮、国家政策与组织由上而下推动的情况,中国显然囿于国内情势更趋向于民间自由,甚至是毫无章法的发展。民国时期带有通俗、日常的营养知识不仅被中医所吸纳而放进新式医书中,同时许多补充营养之药品与食品也出现在当代报刊或大众方书内。[31] 随着新式报刊的出现,营养知识去除了艰涩的理论,以"家用""居家""常备"等白话语言形式,通过报刊或西药品目录这类的书,直接刊载有效的药方,出现在民众的日常生活中。[32] 这些营养药品广告经常混杂了中、西医语汇及概念,乃至于寻常民众对于膏粱锦绣的想象与期待。当时所谓的家庭医学涵盖简单的生理、病理、卫生法,甚至日常急救术等知识,并以偏于日常应用的方式编成小册子,以供公众之阅读。此等风气在德国早已行之有年,尔后学习德国医学的日本,甚至是中国也难以置身其外。

就柯惠玲的研究可知,此等风尚中所谓"家庭"的概念,不单是指在家庭这个场域,而应该视为日常、公众的医学知识。[33] 根据民国时期不完全的统计,家庭用成药的范围相当广泛,可以说是民国时各大西药房药品分类中的最大宗;[34] 而这类家庭用药手册、赞助广告当中的资料往往记载着大量的医学相关知识,它们持续地影响大众日常的健康概念,又与医者所著的正统医籍进行对话。[35] 民国时期的营养产品贩售即是在此种时空条件与社会脉络下蓬勃发展,但也同时被当地社会脉络所吸纳而脱离了西方营养学原本的思路及语境。

近代营养学里常见之维他命或维生素研究,是 19、20 世纪之交,欧陆营养学转向美式生化学研究模式后的新发展,因此,"营养"一词自然先一步比"维他命"更早出现于中国。国人接受"营养"一词似乎不晚于西方太甚。1905 年的《四川学报》曾说明"营养"一词:"营养者,何也?用脑记事,则精神不免耗损,用身作事,则身体不免疲乏,补其耗损,填其疲乏,此营养之所以为贵也。"[36] 遍索现行资料库,显示当时似乎还没有"维他命"一词,但"营养"一词却已经具体分析出维持人体生命、活力泉源的物质与成分,是可以被科学分析的一种物质基础。当时认为的三大营养素——炭素、脂肪、蛋白质都已出现在常民知识传播中,相关的烹饪方法与人体吸收之原理也有所阐述。[37] 就该报道简要的说明来看,实与隈川宗雄在《医化学提要》——日本第一本营养学专论中的观点相去不远。[38]

到了民国初年,这类"营养知识"更被认为是保卫生命的重要元素,逐步影响了传统对饮食与健康关系的理解。[39] 1903 年出版的《蒙学卫生教科书》揭示了食物营养与卫生之关系,丁福保说:"吾人所以食物之故有三:欲令全体得完全之发育,一也;修补全体耗费之料,二也;增加全体之暖热,三也。是以每日之食品须充足焉。"[40]显见已定义食物与生命之关系,进而将食品粗分为动物类与植物类,指出:两类食物均含有糖、脂肪、盐类、蛋白质等,只是动物性食品则含油甚多,特别适宜冬天食用,因为"油质多生身热"。[41]这些知识将食物和身体的关系进行一种全新的塑造,其中有如"糖类过多会导致胃酸,油与盐过多则难消化,辣会使胃发炎,都不可以多食"等话语,其改变了过去五行、五味的知识。[42]于是,当时对营养素(nutrient)的定义与分类,一方面相当接近 Carpenter 专文中所指出之欧陆营养学发展特征,但另一方面也已经看到本地常民医药膳食等观念的渗透。

通过检索民国期刊资料库,"维他命"一词最早出自 20 世纪 20 年代初期,在此之前,也有以"维太(他)命"命名的,不过大量相关论述的出现还是在 20 年代之后。就此来看,"维他命"一词成为民国日常观念略晚于西方的发展约 10 年;相比之下,民国时人对"营养"一词的接受速度显然较快。

关于维他命的种类与病理构成,当时通说认为维他命分为甲、乙、丙三种(在部分华人地区如中国台湾、中国香港与新加坡等地则称为A、B、C);并认识到一旦维他命丙(C)不足,就会引发败血症(实为坏血病[scurvy]),故当时呼吁尽量用新鲜的食物与蔬菜,以获取最好、最多的维他命。[43]而从上述类似疾病衍伸而来的相关知识论述,最受瞩目者即为"缺乏维他命将导致某种疾病"的逻辑。例如 1930 年代初期,缺乏维他命 B 会罹患脚气病的说法已广为人知。1938 年,梁豪雄翻译德国拜耳公司的论文,说明该制药公司用维他命乙(B)制剂治疗各种神经炎及多发性神经炎十分成功。这篇文章也再次提到脚气病(又称为东方国家的乡土病)的成因是食物中缺乏一种主要抗神经炎的维他命乙。[44]于是随时间的推移,当维他命知识普遍被民间接受后,人们也就不再对"维他命有哪几种"这样简单的问题感兴趣,而产生更多诸如维他命摄取不足会导致什么疾病,以及补充维他命可以帮助身体哪些地方等论述。这样的趋势大约在 30 年代之后的中国社会蔚然成风;这般的趋势自然也会刺激营养药品或健康食品的业者,挪用甚且是扭曲营养学的科学语汇作为贩卖时的话术。

或许是因为预防概念与西医的盛行,各类维他命产品在 20 世纪 30 年代后渐渐风行起来,而这些产品往往又和当时容易罹患的疾病联系起来。"营养不良"[45]疾病治疗或预防,成为这类营养补充品或健康食品得以风行的主因。举例来说,1937 年德国拜耳公司的维生素 C 制剂——康泰,匿名作者认为该药提供了一种针对妊娠呕吐治疗药的新制法,对于卵巢黄体功能、习惯性流产及治疗妊娠呕吐有相当大的帮助。文章还提出了实质的实验例子,点出此产品与一般家常饮食治疗的不同与优势,令此新药剂的效果更有说服力。[46]只是这类广告经常包含了"没病强身"式的夸大话语;其中之新式维他命"补品"往往锁定在某些族群,如以小儿或妇女为其消费主体。例如"维爱弟"的广告,就号称是小儿营养发育的大补剂,可以驱除百病,甚至利用自晚清以来的"补脑"风潮,[47]宣称服用该药具有补脑功效。"维爱弟"其实就是 V.A.D.（Vitamin A and D）的缩写,只是该成分不论是当时或今日都难说对补脑有何功效;但药商进一步宣称该药还可增进体力,并加强一切疾病之抵抗能力、增进新陈代谢、补身补脑、助长发育且转弱为强,诚乃"小儿之万全大补剂"。由此觇之,民国营养药品市场对于维他命的追求,似乎到了无所不在的程度。又如当时有一产品名为"维尔趣葡萄汁",除了强调未添加防腐剂和人工色素等类似今日之基本食品卫生需求之外,还强调"其预经消化之糖分,足以供给活泼之新精力",又富含"铁、钙、镁及矿盐等养体之乙种维他命",可以"营构身体之网质,排除体系之浊物,补血增力、益气添精"。[48]该商品漫画皆强调饮用之后可以看起来更加年轻。而广告漫画中的人物不是年轻小姐就是老人,这两类消费者都有担心衰老的共同特性,足证该商品抓住了当时消费者的心理。此外,尚有号称添加营养素的"友啤啤酒",其声称"使用清洁泉水,采用超等大麦芽及酵母花等严密制成,维他命成分极为丰富,可以增进身体健康",因而具备"适口爽神,倦意全消,而且滋补强身"的功效;[49]有时更在广告上直接注明添加了"维他命成分,足以使君强身壮力"。[50]如此寓强身健康于饮食之间虽不算新奇,但大量以维他命作为营养补充或添加品为号召,倒是民国时期营养药品市场的一绝。

除了中国本土营养药物与相关常民知识因药品市场与媒体发达而广泛流通外,同时期日本流行的各种通俗营养讯息也通过蓬勃的翻译市场流入中国。如笠原道夫的《新医药观》——为提倡日本食肉论并受前述"肉食奖励会"推广的专刊,其在华刊行之版本即曾提到母乳、牛乳(生)中,含有各种维他命,且其含量随着条件有所变化,国人也借由这些文章知道了母乳、牛乳中有丰富的养分。[51]此外,当时也在强调促进消化吸收的基础上,将日本流行之维他命与消化酵素混合药物与观念引入国内。举例来说,有种叫"食母生(ZYMASUN)"的消化药,就宣称混合了酵母,麦芽胚胎膏,维他命 A、B、C、D、E,荷尔蒙和蛋白质,具有治疗如胃肠病、呼吸器病、贫血、肾病、内分泌障碍、发育不良、妇女子痛、恶阻等[52]十几种病理上毫不相干的病症。更有甚者,不少商品甚至还会和各种新的人工激素的商品合在一起,包装成为一种复方的营养品。例如"若素"——这个中国版的若元锭(わかもと)滋养药,除添加维他命 B 外,还混入荷尔蒙和消化酵素,宣称可以治疗食欲不振、身体衰弱、便秘,甚至有预防感冒、体弱[53]等令人讶异的多种神奇功效。这种药品添加维他命和其他药物的例子在 20 世纪 30 年代的上海家用药市场上很常见,日本的药品"仁丹"也是一例,当其添加了维他命与其他药物,输华后变成可以预防时疫、增强精神的药品;而这些药品又经常被药商塑造成一种多多益善的商品;甚至为了与中国同类产品竞争,还夸大其为能除秽防邪、移祸招福、起死回生的灵药。[54]
这类营养相关药品广告会将中西医学中各种诱导消费者购买的元素,
一并添加在广告词中。可以看出当时关于增进卫生、抵抗疾病的常民
论述里,存在着以维他命消除或助长某种疾病,甚至是带有传统"祝由
科"的思考痕迹。

　　20世纪初期的中国民间可能将维他命视为药物,或许受到"是药
三分毒"的传统观念影响,相关商品也不是一直都被大众认为是正向
或绝对对身体有益的。更何况西方医学界当时已经出现摄取维他命过
多或对身体有害之说法,意即维他命本身不一定能"维生",只不过药
商依然大量利用其促进健康的特性来加以宣传。[55]或许是物极必反,
到了20世纪40年代中后期,反而可以看到许多服用维他命过量对身
体无益、浪费,甚至会引发身体敏感的报告,[56]甚至服用维他命中毒,
竟也被视为一种药物滥用的问题;于是营养品的"禁忌"问题,方才开
始被民众所注意。[57]对于维他命应该是营养品抑或药品的困惑,似乎
在20世纪初期的中国相当普遍。例如陈存仁认为西医治疗伤寒症的
办法很少,多数只是服用维他命B、C等营养品,可见当时陈存仁视维
他命等为营养补充剂。但值得一提的是,中医如陈存仁者,似乎倾向于
比较广义的营养品定义。他一方面采纳细菌学理论,呼吁用水要煮沸
杀菌,但也认为伤寒患者可以饮稀释过的葡萄酒或甜糯米酒来补充营
养,帮助消化吸收。[58]陈存仁中西医杂糅的特性也表现在调养斑疹伤
寒上主张:"患者必须禁油腻之物,随时可以用牛乳制成之液体或饮用
泉水,也有饮用白兰地和红葡萄酒的。"[59]有趣的是,像陈存仁这类中
医的看法,就比较趋近于同时期日本营养学界的观点。

　　简言之,1910年代后期发展之"维他命"研究,开启了西方医学论
述"匮乏疾病"的新时代,原来所谓健康的饮食是由特定的化学元素组
成,于是各种维他命的面貌被一一研究出来。[60]过去以蛋白质、脂肪、
纤维素、碳水化合物为基础的欧陆营养学研究,关心的是人体对于营养

总体的吸收状态,稍有针对性的也不过是蛋白质、氨基酸等对于肌肉修复上的价值。但以维他命为基调的营养学研究则不然,一如罗伊·波特(Roy Porter)在其专书中所言,此时的营养学研究已然建立起维他命缺乏与特定疾病之因果关系,将营养素更进一步细分为各种特定维生素,且与某些疾病建立起因果关系。在此思考脉络中,民间药商贩卖的维他命相关产品,就不只是营养补充剂,也是某种意义上的治疗或预防药物。民国时期的药品市场上,“维他命”已然成为民众日常生活中的新宠儿。许多的贩售话术将之形容为一种更精纯、安全的营养补充品,既具有古代食疗的功能,又经过现代化科学处理与验证。这些“维他命”商品不仅是个人强身避病的营养补充品,更常被上纲为一洗东亚病夫形象的妙药。虚弱的民族、病夫的形象,是近代中国人挥之不去的颓唐形象。[61] 1948 年的一则广告词这样写道:“许多中学生不晓得谁是王安石,谁是胡政之,但是少有不知道‘维他赐命’的! 这就不得不感谢药商广告教育潜入之深,不得不佩服药商广告宣传威力之大。”[62] 可见“维他命”一词,借由药商的推波助澜,已被加入到各个药品之中,而为当时消费者所熟知。

日本营养学的学术特征与民间滋养药

在日本营养学之父佐伯矩成立国立营养研究所前,日本已存在许多饮食理论探讨食物营养与健康的关系。然而,在日本进入大正时期后,工业化与都市社会逐渐成熟,改善劳动状况、提升劳工营养成为迫切问题;另一方面,受到“一战”期间(1914—1918)德国缺粮危机的警示,以及 1918 年米骚动的冲击,日本开始重视国家粮食供给问题。在粮食危机的阴影下,日本营养学的重心显然不再能够只是毫无限制地摄取膏粱肥脂,还需要满足完全与充分吸收的现实需求。在上述背景下,佐伯矩遂借此机会向大众宣导“经济营养法”,主张营养学能增加食品利用效率,并改善国民体质。这一套说法不仅为美式营养学进入日本开启契机,更因切合时下社会与粮食问题而受到当局重视。原本即出身医生世家的佐伯矩在赴美学习前依循日—德医学的传统,致力于以消化生理学为基础的食用酵素研究。待他1913年回到日本后,转而推广美国医学的营养研究,致力将营养学在日本发展为独立的学科。

1916年,日本《时事新报》曾刊载佐伯矩呼吁设立营(时作"荣"字,详后)养研究所的文章《荣养研究所を設けよ》,[63] 从中可看出佐伯矩对日本营养研究的构想与期许:该文首先列举日人死因统计,显示每年死于消化性疾病、发育与营养不良者高达36%,比死于肺结核者更多,由此突显营养问题之急迫性,接着提到蛋白质研究的必要性:"蛋白质是组成人体的主要成分,故为补给人体成分,每日摄取的营养分中,蛋白质被置于第一位是有道理的……不过蛋白质是由约18种氨基酸组成,而氨基酸组成关系因蛋白质不同而有差异……需对其做更精细的研究,解明不同蛋白质的特性,才能确定蛋白质在营养上的价值。"佐伯矩指出营养研究受德国、美国等西方国家重视,但日本营养研究不仅不成熟,还有许多"非专门家"倡导未经科学验证的食养法,在卫生上很危险,因此有必要确立营养学的正统性。佐伯矩在1922年出版的《荣养料理讲习录》中,指出目前为止日本对每日蛋白质摄取都是以Voit的保健食(118 g/日)为标准,西方国家指定量大抵在100 g上下,日本营养研究所菜单则将之减少到80 g,主要是考虑到日本人体重。[64] 佐伯矩在制定上参考了Chittenden的蛋白摄取量(约Voit所定118 g的一半到三分之一),[65] 并考量日本人体重较欧美人轻,得出"经济营养"50 g到60 g的标准。[66] 在他的积极推动下,1918年文部省依其建议将"营养"统称为"荣养",除了避开可能因为"营"字混淆传统中医"营卫气血"理论外,还使之具有增进健康的积极含义。[67] 1919年佐伯矩向众议院递交建议案,呼吁成立营养研究机构;1920年内务省依其建议成立"国立荣(营)养研究所",以佐伯矩为首任所长,积极展开代用食、精白米的营养流失等研究。在取得官方支持后,佐伯矩通过举办营养讲座、在报章刊载营养菜单等方式推广营养知识。特别是1923 年关东大地震后,佐伯矩率领研究所团队成立救护班,到各灾区为民众烹调食物,有效改善民众营养状况,促使更多学校与中小企业成立营养食配给组合,营养知识更加普及。[68]由是可见,佐伯矩治下之国立营养研究所推广的营养知识,相对于大正早期的各种饮食观,可说是经过政府认可的"正统"知识与学说。

　　1915 年以降,随着国立营养研究所之推广,西方对维他命与蛋白质成分认识的增加,日本也逐渐出现以发掘新维他命为目标之营养学,只是并不如既有的蛋白质研究来得主流。妹尾太郎在 1923 年出版的《二大荣养としてのヴィタミン及蛋白质の研究》中,虽将蛋白质与维他命视为日本近代营养学研究最重要的两大课题,但行文之间仍然十分强调蛋白质对人体的重要性。他认为:首先,蛋白质乃构成体细胞的主要元素;其次,蛋白质无法用碳水化合物或脂肪替代;最后,动物实验证明,缺乏蛋白质的发育状况最差,且动物生活中必要量的"葡萄糖"是从蛋白质而来。此外,由于不同蛋白质的组成氨基酸种类、分量各异,必须摄取比必要量多两到三倍的蛋白质量,且动/植物性蛋白质各含有人体必需氨基酸与氮成分,最好合理搭配并均衡摄取。[69]妹尾太郎的态度并不令人意外,因为日本营养学界对于蛋白质摄取的重视,似乎相当地一致且普遍。由太田薰执笔的《营养学上の蛋白质の问题》一书即以"蛋白质必要摄取量"为核心,介绍西方的重要研究,以持平且具批判性的方式检视当时蛋白质功效争论之两端:高蛋白摄取说与蛋白质节食论。太田薰指出日本若增加动物性蛋白质,对疾病,特别是结核的抵抗力就能增强。在最后两章,太田薰介绍最新进的蛋白质研究,并指出未来蛋白营养研究之重点,在于阐明不同食物蛋白质的氨基酸组成与生理功效,最后期许蛋白质研究能有更积极的个人、社会,乃至民族生存发展的意义。[70]综合上述学者看法可知,尽管日本营养学者已知美式营养学对维他命的关注,而佐伯矩更曾直接求教于Chittenden,但整个日本营养学界仍对蛋白质保持着莫大的兴趣。据此,如何有效帮助人体吸收与消化必要之蛋白质即成为营养新药开发的重点,这或许也导致很大一部分贩售的日本滋养药其实属于消化药,而非维他命之流。就此言之,当维他命在中国成为营养药主力商品之际,这等药物在日本却似乎还处于配角的位置。

根据北泽一利的研究,日本具有现代意义的"营养"概念,至晚诞生于大正时期。此时东京大学的岛菌顺次郎等人通过实验证明营养成分和维他命的生理与病理效果,将过去视为空想的食物的"超自然效果"变成现实的"物质现象",促使代表自然科学/合理主义机制的"营养"与代表任意/通俗幻想的"滋养"两种概念结合,形成延续至今日的日本"荣养"概念。此外,经过佐伯矩重新定义后的"荣养",又将其中包含的幻想成分扩大。所谓"荣养"不只指身体的生理学层面上的修复,也能提升"非生理学"的智能、容貌与品性等表现,只是上述功效在当时并未获得足够科学实证的支撑,而是存在于商业宣传与社会想象之中。大正时代诞生的"荣(营)养"概念,描述了一种让恣意的空想先行,而生理学、科学的论理在后面试图赶上的现象。[71]

以北泽一利的研究为背景观察大正至战前的媒体论述,确实可看到当时大众对摄取营养可能带来的功效抱有很大期待,而在粮食可能不足的阴影下,专家学者与民间都十分重视蛋白质不足的问题,同时也出现愈来愈多鼓吹人造蛋白质食品或提升蛋白质摄取量的呼声。在鼓励发展人造蛋白质食物方面,1920 年代日本食粮株式会社董事土岐章曾大力推广号称"人造肉"的酵母精制物イースト。据土岐章说明,其成分中约七成为蛋白质,附带含有维他命 A、B、C,且以维他命 B 含量最多。[72]土岐章的说明清楚地反映了日本社会对于营养食物的期待,是以蛋白质为主、维他命为辅的态度。另值得注意的是,日本自从成立国立营养研究所以来,对于现代营养学知识逐渐定于一尊,坊间流传的营养手册或民间药铺、报纸杂志的相关资讯,经常都会出现国立营养研究所认可或审定的字眼。这和中国民国时期民间资讯百家争鸣、人云亦云的情况相当不同。而 1920—1930 年代各类流通民间的营养素、滋养药或消化药,自然也莫不是在东京帝国大学医学部与国立营养研究所认可下贩售。

如前所述,因追求西方人的强健体格而强调动物性蛋白质的摄取,成为日本民间营养膳食或补充品的主流说法。以脚气病与维他命研究著称的营养学者铃木梅太郎同样关注日本蛋白质摄取不足的问题,铃木梅太郎根据其实验主张:"作为营养素之一特别受到重视的蛋白质……植物性与动物性比较时,营养价值全部是动物性较优异。"成长期中的青少年饮食中肉蛋白所占比例,相对于一般人的 7%,则要增加至 12% 到 15% 才足够,此外还需要更注意食物营养,而食物中又以牛奶蛋白最理想。铃木梅太郎指出,日本人因主食米饭身材矮小,呼吁民众多从动物性食品摄取蛋白,鸟兽鱼肉蛋白应占总蛋白量三成,但目前日本人摄取量仍未达上述标准的一半。[73]铃木梅太郎关于动物性蛋白优于植物性蛋白的实验,尔后普遍被其他日本学者采纳,作为提倡肉类蛋白质的证明。

不过,与中国出现素食论的诸多观点类似,[74]日本也有强调植物性蛋白质更适合日本人体质与膳食调理的说法。原田诺次即认为日本受佛教影响,传统习惯排斥动物性食品。[75]医师冈部教亦将蛋白质区分为动物性与植物性,主张摄取过多动物性蛋白对健康有害,其理由是植物性蛋白被人体吸收后成为碱性物质,但动物性蛋白被人体吸收后会成为酸性易腐败物质,因此呼吁切勿毫不思索一味模仿外国,应寻求最适合日本人的饮食。[76]东京帝国大学医学博士二木谦三也曾宣讲玄米食(糙米饮食)理论,其中介绍名为"类脂体"的物质,能够溶解吸收油、水与矿物,只存在于"活着"的生命体,人体靠摄取含类脂体的食物来制造血肉,因此食物以生的最好,且只有植物能产生类脂体,动物需透过植物取得,因此植物性食物比动物性食物更重要。[77]他后来更发表专论,指出现代日本人容易罹患肠胃疾病、各种黏膜发炎症状,都是因为饮食偏重蛋白质、脂肪、碳水化合物等"有机质",轻忽"无机质"的摄取,导致营养不均衡,容易过量摄取肉类,使身体变成酸性、易疲乏的体质。[78]

此种主张东方人应多素食而非荤食的说法,也扩散到台湾。1920年的《台湾日日新报》上刊载一篇奉行食养(即食补)法的读者投书,作者小松海藏表示日本吃白米的习惯始于近世,过去都是吃玄米,副食品也以蔬菜为主,因此较能维持长寿,反而是近世以降"精白米以至肉食盛行,毋宁诱发种种疾病";最理想的饮食搭配是以半捣米为主食,蔬菜鱼贝鸟兽肉为副食,饭占六七成,副食中植物性占二三成、动物性占一二成。[79]观察当时日本各方的论述,可发现不论是何种说法,其共同点都在于接受(动物性或植物性)蛋白质才是营养学研究重点。即便是主张食养论者,也援引西方营养学的概念与词汇以建构其观点,因此表达上少见反对摄取大量"蛋白质",而多见反对摄取过多"肉食"。当时维他命难以区分动物性或植物性,以致无法在此论战中占有一席之地。据此更可见"蛋白质"这一营养素,而非"维他命(维生素)"在日本营养学发展上的特殊地位。

由于政府与学者鼓吹加强蛋白质摄取,日本药商在宣传产品时,自然会结合当时流行的营养学论点,通过营养知识佐证产品功效、提升产品可信度,同时也敏锐地注意到各界对蛋白质这一营养素的关注,并反映在当时报章上的药品广告文中。即便不考虑日本国内粮食存在不足,即日本人可摄食的食物总量不若西方这个前提,就提高单位营养素的完全吸收仍显有其必要性。尤其是如何提升蛋白质的有效吸收率,更促使日本营养学界在开发人工蛋白质之余,特别注意消化药或消化酶素的研究制作。严格说来,这类消化药物产生的知识来自大正时期前即已存在之消化生理学发展,与美式医学中强调生化学分析之营养学倒无甚关联。因而战前的日本制药业常把消化药在广告上冠以"滋养药""荣养剂"的头衔,不免让人误以为这些药物也是如当代维生素般的营养补充品。

这类混称营养补充品的消化药品资讯,在日本当时的报纸杂志上唾手可得,从而也成为建构战前日本常民化营养知识的重要来源。例如,早在1911年,名为チゲスチン的消化剂即援引当时仍属新兴的蛋白营养知识来行销。生产该药的圆城制药厂注意到近年日本疾病以消化性疾病为大宗,因此大量输入国外消化剂。但该药厂强调,无论是国内或国外的消化剂,都只能消化淀粉,无法消化蛋白质,"适合常食用淀粉性谷物的日本人,但不适合蛋白质性肉类的外国人",因而发明出一种能同时消化淀粉与蛋白质的"完全消化剂"。该药的主成分是一种称为 Enzym 的酵素,不仅能消化淀粉,也能"完全消化如兽鸟鱼贝等肉类主要成分的胶质、纤维素、牛奶、鸡蛋、豆浆、蔬菜含有的蛋白质"[80]。另外一个与チゲスチン类似的消化剂是星制药株式会社发行的プロテアーゼ(protease,蛋白酶),此物质由东京大学农科的三宅理学博士发现,产品主打对蛋白质有最强消化力,且比过去各种消化剂有更强的淀粉消化力,并有分解脂肪能力。[81]该药品的促销宣传中除了标榜产品对蛋白质有最强消化力外,还提出已通过东京卫生试验所实验之证明。[82]以上两种药剂广告都以能够消化蛋白质作为一大卖点,亦足见当时日本民间受到上层学界营养学风气影响,亦对蛋白质这一营养素特别重视。

前述中国"若素"的日本元祖,也是迄今仍耳熟能详的肠胃药わかもと(若元锭),其在"二战"结束前,也经常运用时下流行的各种营养知识进行行销,强调不论何种饮食较佳,均衡摄取与完全消化才是营养膳食之正道。1935年的一则わかもと广告举出著名营养学者泽村真的饮食调查:长寿的饮食秘诀,在于食量适中以及肉类与蔬菜混食。然而,大量肉类蛋白质分解后的尿素和无机物(维他命亦然)易引发各种肠胃不适,反倒常因消化不良导致营养吸收不全。此时就需要使用"各必要营养素皆抱持非常合理比例"的わかもと,协助人们补充营养、增进体力与精力。[83]わかもと另一篇广告文则称肺结核患者"在重要的蛋白质分解时出现显著亢进",会导致大量蛋白质流失。为了补充蛋白质,必须同时补充其他营养素供身体燃烧,如脂肪、碳水化合物与帮助代谢作用的维他命B,わかもと的成分正好含有蛋白质、脂肪、碳水化合物、无机物、十几种活性酵素与丰富的维他命B,能够"以肠胃为首、赋予全身病弱细胞活力",从而改善发热与盗汗,使疾病康复。[84]最后这一则广告内容,再一次隐含了日本营养学中蛋白质主、维他命从的有趣关系。

如同"友啤啤酒"声称富含"维他命"可以增进身体健康,日本也有类似的营养饮料,但却以帮助蛋白质消化吸收为主打话术。由医学博士高桥孝太郎开发、在昭和时期大为流行的营养饮料どりこの,在宣传上即使用了大量营养素名称。どりこの号称含有"对人体最重要的葡萄糖、果糖、氨基酸",只要在喝茶、咖啡时加上一点,"不用胃部劳动,喝下去立即吸收,成为营养活力",适合小孩、老人与病人食用;让胃休息又可摄取营养的どりこの,对"精神与体力过劳"的多数现代人来说是最方便美味的产品。[85]除没有具体把维他命列举在どりこの的营养素名单外,どりこの广告持续强调构成蛋白质的氨基酸是"人体最重要的营养素之一",可以有效补充人体营养与活力。此外,由大阪武田长兵卫商店发行、大五制药株式会社制造的营养剂ポリタミン亦同。ポリタミン主要成分是构成蛋白质的氨基酸,广告指出氨基酸"不只制造血与肉,还可刺激体细胞,提高新陈代谢,根本地改善体质,增强对疾病的抵抗治愈力",其对慢性胃肠病、肺结核、贫血、虚弱、儿童具有优异的营养效果,也强调其主成分里氨基酸的营养价值。[86]这些日本胃肠药厂商抓准现代人既想追求健康长寿,又难以顾及日常饮食平衡的矛盾,以营养学调查与营养知识为"均衡饮食"背书,祭出可以协助吸收与消化蛋白质的各式消化药,甚且冠以滋养药的头衔贩销市面,可说是善用当代日本营养知识创造出新的市场需求。这些药商掌握主流学界强调的营养均衡概念,并注意到学界对蛋白质的重视,因此行销上或主打产品能协助消化蛋白质,或标榜产品富含蛋白质为首的各类营养素,甚至强调产品所含蛋白质与其他营养素搭配可治疗肺结核等,来达到宣传的效果。

相较于"营养"一词在 1920—1930 年代中国民间药品市场的盛行,"滋养"冠名的各式药品则在日本日常用药市场占有显著地位。若就历史纵深与发展来看,以滋养为名的日制营养补充与消化药物,不仅仅只是一种商品推销口号而已,还承载着近代西方营养学知识在日本的脉络,也勾连起日本民间的传统用药知识和语汇。与营(荣)养一词在日本可以跨越学院与民间用药想象的藩篱一样,滋养也有类似的作用;但不若"荣养"之取代明治时期惯用的"营养",隐约带有去汉(中)医、崇西医的意味,滋养相比荣养一直是日本汉方成药里常见的名词。明治年间的日本药理学大家,也是东京帝国大学药理学讲座教授林春雄,代表官方负责编纂的《药理学》下卷中,即把消化酵素与有助营养素——蛋白质、糖类、脂肪吸收的药物,与富含上述三大营养素的食材药物,并列于"消化醚酵素及滋养品"项下。[87]思索如此的词汇使用逻辑并对照该项目内容药物后,可见以下几个特征:首先,明治时期药物分类中有和、汉、洋并列的现象;其次,传统汉方滋养药物与西方消化药物并列,仅区别有机(草本)和无机(化学)之成分来源;最后,或许是受到消化生理学及欧陆营养学主流思潮影响,酵素性消化药物特别受到重视,传统汉方药物如附子、肉桂、白芍、陈皮等,都能以滋养药为名,与西洋药物如小苏打粉等并列于此。类似的滋养用药逻辑不限于学界,民间也有类似的思考模式。出版于 1911 年森豊穂编著之《长寿ノ秘诀》,也把日本人传统汉方滋养品列入"本邦人ノ保健食料",进而分析日本膳食里的西洋标准营养素品项及比例,造成日本传统滋养品具有丰富西洋标准下之营养素,或有助于营养素吸收的印象,归结为适合日本人体质的"长寿法"。[88] 由上述事例可知,显见明治时期滋养已为学界与民间共同接受之药理名词,尽管两者不若今日有明确的汉医及西医之别,但两位作者似乎倾向于以滋养品或药材涵盖传统药物及药用食材。

下迨近代营养学概念抬头的大正甚至是昭和时代,上述滋养药物的概念依然持续,并与佐伯矩等人所提倡之营养充分吸收概念相结合。以大正时期的粮食危机与工业社会快速发展为经纬,廉价却富含营养素,又广为民间熟知的传统滋养药材,毫不意外地成为日本民众养生保健之首选。1912 年高桥精一受托编著《経済滋养食物の選み方》,他以"经济养生"为目标,提出日用食材所含三大营养素(蛋白质、脂肪、碳水化合物)比例,以及善用汉方材料提升滋养效用的做法。[89] 对井上正贺来说,汉方滋养药何止是经济价值,治病疗伤的功能更甚于西洋膳食。[90] 在学院派的范围里,日本医界对传统滋养药的分析甚且达到临床研究的层面。医师染川福治以比较保守的"强壮剂"作为滋养药的学术代称,针对市售之トシテノ"蛋白肝油"提出临床实验报告。[91] 虽说该临床结果相当模棱两可,但作者也不否认,这些强调滋养与吸收助强壮的成药,在日本常备药市场上占有非常大的贩售比例。随着 1930 年代科学汉方的风行,前述仁丹、どりこの和ポリタミン等滋养药都出现带有汉方的广告语言。滋养药与科学汉方市场的扩大,似乎让滋养一词得以利用其隐晦的汉方特质,跟带有强烈西医色调的荣(营)养分庭抗礼。尽管还无法判断樱井省三致力于区隔荣养分与滋养分有多大的影响力,但以其发表在日本畅销杂志《妇人讲座》来看,[92] 相当多的日本民众应该有类似的感受。

小 结 与 后 话

Kenneth F. Kiple 与 Kriemhild Conee Ornelas 编著的专书《剑桥世

界饮食史》(*The Cambridge World History of Food*)[93]与欧洲史学家编纂的《食物的历史》(*Histoire de l'alimentation*)[94]都一致强调,饮食史是一门整合多学科的学问。许多学者从各种不同的角度来探索世界历史中人们如何烹煮食物或摄取营养。在介绍人类关于营养知识与配合知识改变烹调的过程中,隐约区分着营养学知识生产与实践的两个面向。借用这样的二分法来看,不论是营养学的专业知识生产或民间用药实践,在中国与日本都兼而有之。例如,民国以来,专业营养知识逐渐通过各式报纸杂志,以"家用""居家""常备"等日常语汇出现在民众的日常生活中。[95]更有人把相关知识编成小册子,以供公众之阅读,鼓励把营养调理作为"日常家庭"的、"公众的"医学知识。[96]只是民国营养学知识在民间各行其是的情况下,显然并没有任何一方足以宣称为主流或权威观点。反之,尽管佐伯矩的营养学研究所受到美国方面的一些影响,战前日本的营养学研究似乎受到欧陆影响仍然很深,而且由于日本医界特有之位阶差序,民间营养药与知识虽也十分流通,但其主流思潮却往往有政府背书且十分强势。至于日本成药界以滋养为名暗度陈仓汉方药物,虽在1930年代后有台面化的趋势,但大体上来看还不至于挑战上述的发展架构。

从营养素的角度来看,虽说蛋白质、糖类、脂肪、纤维素等营养素和铁质、钙质、各式维他命等,同受中日营养学界重视,但两国对蛋白质和维生素显然各有偏重;流风所及,民间营养补充品或药物之贩售,也不免因此各有所好。20世纪初期民国市面流通的营养补充品,多以"维他命"或"维生素"为广告的制品,其功效也从保持健康到预防祛病;而日本民间流通的滋养药物,则涵盖面益广,除了以维他命补充品问市者外,更多的是帮助消化吸收的肠胃药与酵素制品,品项更从酵母粉、甘草制剂到红酒、纳豆皆可属之。然而,不论中日营养学发展重心与相关制品行销有何差异,通过改善饮食以达成改善国民体格、增强国力的关怀,却相当具有一致性的东亚特征。或许正是因为这样的特征,中日两地在营养成药与相关常民知识上经常互通有无。前述有关国产"若素"与日产"若元锭"的说明,恰恰可以反映这个市场流通的历史现象。然而,具有共性并不代表殊相之不存。Nutrition 在中国常被翻译为"营养",虽然偶尔有人会借用日本汉词"荣养",但其主流译名的地位始终未曾动摇。而对照日本药业隐约有以荣养代表西洋营养学、滋养代表汉方医理的发展趋势,中国方面在营养词汇的使用上则更兼容中、西观点。

　　近代营养学在中日两国都是西洋医学传来后的产物,但由于传入者有欧陆与北美之别,日本医界显然比中国走过更多曲折。相对于中国之中央政治混乱、医疗现代化与地方化,日本从 1870 年发布"医制"以来,一个中央集权由上而下的医疗保健体系于焉建立;1920 年代后日本保健药物与大众营养知识能快速进入中国市场,应该是不令人意外的发展,而这也是构筑医学东亚共性关键的历史背景。然而,从消化生理学与生化学的分门立派,到营养、荣养,到滋养名词的创造与诠释,却又显示在现代科学医学(scientific medicine)普世性之外,翻译语词的选择、概念诠释的在地脉络,甚至是对于特定物质与药品的文化想象,都充满了丰富的在地价值与特色。犹如在亚洲膳食代表之日本和食与中华料理之下,还可以按地方特色区分怀石、关西、冲绳料理与川菜、江浙菜、粤菜。今日对于医疗药物的历史研究,或许就不该局限于医学内史的探讨,社会、文化等外部因素也应加入思考,这样才有机会反映出特定时空条件下医疗经验的共性与殊相。

注释

[1] Kenneth J. Carpenter, "A short history of nutritional science: Part 2 (1885 – 1912)," *Journal of Nutrition* no.133 (2003): 975.

[2] Elmer McCollum, *A history of nutrition: the sequence of ideas in nutrition investigation*

(Boston：Houghton Mifflin，1957)．

[3]［日］高木和男：《栄养学概史》，東京：第一出版，1963 年，第 119 页。

[4] Kenneth J. Carpenter， "A short history of nutritional science：Part 2 （1885 – 1912），" *Journal of Nutrition* no.133 （2003)：975.

[5] 此处的 energy 在 19 世纪常指热能而言，因此欧陆营养学界对于卡路里的摄取计算情有独钟。

[6] Kenneth J. Carpenter， "A short history of nutritional science：Part 1 （1785 –1885)，" 641 – 642, and Kenneth J. Carpenter， "A short history of nutritional science：Part 2 （1885 – 1912)，" *Journal of Nutrition* no.133 （2003)：975 – 977.

[7] William H. Adolph， "Diet studies in Shantung," *China Medical Journal* 27 （1913)：1013.

[8] William H. Adolph， "A study of North China dietaries," *Journal of Home Economics* 17 （1925)：1.

[9] Wu Hsien and D. Y. Wu， "Studies of Dietaries in Peking," *Chinese Journal of Physiology Report Series* no.1 （1928)：135.

[10] *A History of Chinese Nutrition Society*，4.

[11] 郑集：《中国营养研究发展概要》，《科学》1950 年增刊，第 17 页。

[12] 郑集：《中国人之营养概况》，《科学》第二十三卷第一期，1939 年，第 26 页。

[13] 上海粮食管理所相当关注童工营养之改善与特定疾病如脚气病（beriberi）间的关系。不注撰人：《上海工部局试验改良童工膳食》，《中华医学杂志（上海)》第二十三卷第三期，1937 年 3 月，第 395 页。《上海粮食管理所发表之谷类营养成分》，《科学月刊》第一卷第八号，1929 年 9 月 10 日，第 159 页。

[14] Kenneth J. Carpenter， "A short history of nutritional science：Part 1 （1785 –1885)，" 641 – 642. and "A short history of nutritional science：Part 2 （1885 – 1912)，" *Journal of Nutrition* no.133 （2003)：975 – 977.

[15]［捷克］瓦茨拉夫·胡宾格尔：《人类学与现代性》，中国社会科学杂志社编：《人类学的趋势》，北京：社会科学文献出版社，2000 年，第 105 页。

[16] 侯祥川在发展中国近代营养学上，可谓著作等身；如侯祥川：《食物和营养》，《科学》第二十卷第十一期，1936 年 11 月，第 128—129 页；侯祥川译：《营养之生理基础——国联卫生科营养专家委员会之报告》，《中华医学杂志（上海)》第二十二卷第四期，1936 年 4 月，第 251—259 页。

[17] 中华医学会编：《中国民众最低限度之营养需要》（中华医学会公共卫生委员会特组营养委员会报告书)，中华医学会特刊第 10 号（中英对照)，上海，1938 年。

[18] 有关日本医学现代化与师从德国医学之原委及影响，扼要梗概请参见拙著《武士刀与柳叶刀：日本西洋医学的形成与扩散（增订本)》，上海：中西书局，2018 年。

[19] 医化学乃二战前日本医学分科中基础医学之一，就其研究内容来看，部分主题虽与中国、美国的生化学相近，但多数的关注显然更落于蛋白质与糖类、脂肪等热量摄取；参见

［日］隈川宗雄、柿内三郎：《医化学提要》，東京：克誠堂書店，1917 年。日本医学教育设置医化学讲座，即始于东京帝国大学的隈川宗雄，他是在 1893 年以生理学讲座身份，受命讲授医化学讲座；见柿内三郎：《師の影：隈川宗雄先生の思ひ出》，《日本医事新報》1944 年第 1159 号，第 17 页。

[20] ［日］坂内正：《森鸥外最大の悲剧》，《新潮选书》，東京：新潮社，2001 年。

[21] 刘士永：《武士刀与柳叶刀——日本西洋医学的形成与扩散》，台北：台湾大学出版中心，2012 年，第 86—93 页。

[22] 洪建德：《森鸥外与脚气病》，《台湾医界》2012 年第 6 期，第 48 页。

[23] ［日］筑波常治：《米食、肉食の文明》，東京：日本放送出版協会，1970 年，第 109—114 页。

[24] ［日］鲭田豊之：《肉食の思想：ヨーロッパ精神の再発见》，《中公新書》，東京：中央公論社，1966 年。

[25] 黄靖岚：《国家、文明、饮食：自国家形构观点考察明治日本之肉食变迁》，博士学位论文，东海大学社会所，2015 年。

[26] ［日］真嶋亜有：《肉食という近代：明治期日本における食肉軍事需要と肉食観の特徵》，《アジア文化研究别册》2002 年第 11 卷，第 213—230 页。此段资料转引自王文昕：《日治时期台湾媒体中的营养知识——以蛋白质为中心》，硕士学位论文，台湾大学历史研究所，2017 年，第 25 页。

[27] 王文昕：《日治时期台湾媒体中的营养知识——以蛋白质为中心》，第 26 页。

[28] 罗芙芸：《卫生的现代性》，南京：江苏人民出版社，2007 年，第 90 页。

[29] ［日］铃江绿衣郎：《医化学教室の想いで》，京都大学医学部医化学教室 100 周年记念事业委员会编：《京都大学医学部医化学教室創設百周年記念誌》，1999 年。

[30] ［日］萩原弘道：《营养与食养系谱》，台北：青春出版社，1996 年，第 83—145 页。

[31] 皮国立：《从专业医书到居家知识：近代中国流感的治疗方与预防法》，发于"报刊与近现代中国的知识再生产"国际工作坊，上海：复旦大学中外现代化进程研究中心、亚洲研究中心，2015 年 10 月 31 日—11 月 1 日。

[32] 柯惠玲已做过一部分定义与特色之梳理，参看氏著：《出版、医疗与家庭生活：以 1930 年代〈家庭医药〉杂志为主的探讨》，发于"全球视野下的中国近代史研究"国际学术研讨会，台北："中研院"近代史研究所，2014 年 8 月 11—13 日。本篇为会议论文，征得作者同意引用。

[33] 陈继武编：《家庭医学》，上海：商务印书馆，1934 年，第 1 页。

[34] 上海市医药公司、上海市工商行政管理局、上海社会科学院经济研究所编著：《上海近代西药行业史》，上海：上海社会科学院出版社，1988 年，第 384—387 页。

[35] 目前已有不少学者从医药广告切入，试图了解这种交错互动的复杂关系。有兴趣者可参考如黄克武：《从申报医药广告看民初上海的医疗文化与社会生活，1912—1926》，《"中研院"近代史研究所集刊》第 17 期下册，1988 年，第 141—194 页。后来他又有《广

告与跨国文化翻译：20世纪初期〈申报〉医药广告的再思考》，王宏志主编：《翻译史研究》第2辑，上海：复旦大学出版社，2012年，第130—154页。而有关中国近代的药品文化史，研究者多运用报刊资料，有许多研究推陈出新，较具代表性的还有：张哲嘉针对女性与医者在杂志专栏内的讨论，来探讨中西医学概念的融合，也牵涉不少媒体传播、疾病解释和性别史的综合讨论，参考氏著：《〈妇女杂志〉中的"医事卫生顾问"》，《近代中国妇女史研究》2004年第12期，第145—166页，还有《〈妇女杂志〉中的药品广告图像》，王淑民、[英]罗维前（Vivienne Lo）主编：《形象中医——中医历史图像研究》，北京：人民卫生出版社，2007年，第111—116页。至于中药科学化研究，可参考雷祥麟原著、改定，林盈秀译：《常山：一个"新"抗疟药的诞生》，李建民编：《从医疗看中国史》，台北：联经出版事业股份有限公司，2008年，第331—372页。尚有药品与商业、身体观之研究，如张宁：《阿司匹灵在中国——民国时期中国新药业与德国拜耳药厂间的商标争讼》，《"中研院"近代史研究所集刊》第59期，2008年3月，第111—119页。以及张宁：《脑为一身之主：从"艾罗补脑汁"看近代中国身体观的变化》，《"中研院"近代史研究所集刊》第74期，2011年，第1—40页。台湾的部分也有祝平一：《塑身美容，广告与台湾九〇年代的身体文化》，《文化与权力——台湾新文化史》，台湾：麦田出版社，2001年，第259—296页。皮国立：《中西医学话语与近代商业论述——以〈申报〉上的"痧药水"为例》，《学术月刊》2013年第1期，第149—164页，则注意到药品与疾病知识之间关系之形塑。张仲民做了相当多这方面的研究，至少有：《晚清上海药商的广告造假现象探析》，《"中研院"近代史研究所集刊》第85期，2014年，第189—248页。以及《晚清中国身体的商业建构——以艾罗补脑汁为中心》，杨念群主编：《新史学（第5卷）：清史研究的新境》，北京：中华书局，2011年，第233—263页。还有杨祥银：《卫生（健康）与近代中国现代性：以近代上海医疗卫生广告为中心的分析（1927—1937年）》，《史学集刊》2008年第5期，第52—64页。有关身体之近代意义，还可参考王儒年：《欲望的想像：1920—1930年代〈申报〉广告的文化史研究》，上海：上海人民出版社，2007年，第四章"美的理想"。Wendy Siuyi Wong, "Establishing the Modern Advertising Languages: Patent Medicine Newspaper Advertisements in Hong Kong, 1945－1969," *Journal of Design History* 13, no.3 (2000): 213－226; Juanjuan Peng, "Selling a Healthy Lifestyle in Late Qing Tianjin: Commercial Advertisements for Weisheng Products in the Dagong Bao, 1902－1911," *International Journal of Asian Studies* 9, no.2 (July 2012): 211－230 and Sherman Cochran, *Chinese medicine men: consumer culture in China and Southeast Asia* (Cambridge, MA: Harvard University Press, 2006). 此处没有列出的中、西学者著作还有很多，以上所提学者之著作中，也无法一一列举；但这些学者提供的思路，皆有助于本文作者思索常民营养知识的时代与社会脉络。

[36] 不著撰者：《讲义第二节：营养》，《四川学报》1905年第12期，34a页。

[37] Y. L.（笔名）：《常识谈话：食物之营养及消化》，《妇女杂志（上海）》1921年第5期，第77—82页。

[38] [日] 隈川宗雄、柿内三郎:《医化学提要》,東京:克誠堂書店,1917 年,第 1—9 页。

[39] 较早的论述可见 [英] 傅兰雅译:《化学卫生论十九 论所食之肉》,《格致汇编》1880 年第 3 卷,第 6a—8b 页。

[40] 丁福保:《蒙学卫生教科书》,上海:文明书局,1903 年,第 2a 页。

[41] 丁福保:《蒙学卫生教科书》,第 2b 页。

[42] 丁福保:《蒙学卫生教科书》,第 3a—3b 页。

[43] 孙绳武:《维他命之保存法》,《农业丛刊》第一卷第四期,1922 年 12 月,第 1—4 页。

[44] 梁豪雄译:《用 Betaxin(维他命乙 1 制剂)治疗各种神经炎及多发性神经炎之经验》,《广西健社医学月刊》第三卷第七期,1938 年 2 月,第 605—613 页。

[45] “二战”结束之前,中国社会对“营养不良”疾病的定义相当广泛,并不限于病理因果关系已明确的坏血病、夜盲症、脚气病(beriberi)等,在体质论(physique/constitution)的概念下,还包括了抵抗力低下、不孕,或体弱种种病征的治疗与预防。可参见侯祥川:《因营养缺乏而起之水肿》,《中华医学杂志》第三十一卷第一、二期,1945 年,第 99—106 页;吴宪:《营养概论》,台北:商务书局,1954 年。日本方面的情况也类似,但似乎比较属于民间一般性的看法,在医学界的内部则很早就比较重视临床上的因果关系,而非浮泛的体质改良而已,见 [日] 高石信一:《論説 家庭の職業と児童体格との関系 家庭の職業と死亡率との関系 調査第一回報告 附 都会に于ける乳児荣養法の統計 飲酒と死亡率との関系》,《児童研究》1927 年第 30 号,第 103—111 页。

[46] 不著撰者:《临床实验汇录:妊娠呕吐之新治法(用拜耳之丙种维他命制剂“康泰”)》,《天德医疗新报》1936 年第 6 期,第 15—16 页。

[47] 张宁:《脑为一身之主:从“艾罗补脑汁”看近代中国身体观的变化》,《“中研院”近代史研究所集刊》第 74 期,2011 年,第 1—40 页;张仲民:《晚清中国身体的商业建构——以艾罗补脑汁为中心》,杨念群主编:《新史学(第 5 卷):清史研究的新境》,第 233—263 页。

[48]《申报》1936 年 6 月 20 日,第 5 版。

[49]《申报》1936 年 8 月 24 日,第 4 版。

[50]《申报》1936 年 8 月 3 日,第 5 版。

[51] [日] 笠原道夫:《乳幼儿疾患与维他命制剂》,《新医药观》第七卷第五期,1936 年 6 月 15 日,第 1—5 页。

[52] 不著撰者:《食母生:酵母、麦芽胚胎膏、维他命剂、营养素、荷蒙尔之合剂》,《医药导报》第三卷第二期(复刊号),1938 年 8 月 20 日,第 12—13 页。

[53] 刘兆丰:《百病起于体弱,首宜健强胃肠:胃肠强健营养良好,抵抗力强百病不侵》,《良友》1942 年第 52 期,第 3 页。

[54] 姚村雄、陈俊宏、邱上嘉、俞佩君:《日治时期“仁丹”药品报纸广告设计比较研究》,《科技学刊》2008 年第 1 期,第 62、66 页。

[55] [英] 罗依·波特(Roy Porter):《剑桥医学史》,张大庆等译,长春:吉林人民出版社,

2000 年, 第 174 页。

[56] 不著撰者:《浪费的维生素》,《西风(上海)》第 118 期,1949 年 5 月,第 243 页。

[57] 邹焕文:《维生素的弊害》,《科学世界(南京)》第十七卷第二期,1948 年 2 月,第 53 页。

[58] 萧萍:《伤寒自疗》,上海:大众书局,1936 年,第 18、22 页。

[59] 王趾周:《传染病中西汇通三篇》,天津:中西医学传习所,1947 年,第 37—38 页。

[60] [英] 若伊·波特(Roy Porter):《医学简史》,王道还译,台北:商周出版公司,2005 年,
     第 143—144 页。

[61] 杨瑞松:《想像民族耻辱:近代中国思想文化史上的"东亚病夫"》,《政治大学历史学
     报》第 23 期,2005 年 5 月,第 1—44 页。

[62] 陈鹄:《补药》,《医潮月刊》第二卷第二期,1948 年 2 月 5 日,第 22 页。

[63] [日] 佐伯矩:《栄養研究所を設けよ(上·中·下)》,《时事新報》(1916 年 1 月 6 日—8
     日)。http://www.lib.kobe-u.ac.jp/das/jsp/ja/DetailView.jsp? LANG = JA&METAID =
     10066446&AID = 06[2019/03/16]。

[64] [日] 佐伯矩:《栄養料理講習録》,東京:東京朝日新聞社,1922 年,第 180 页。

[65] 佐伯矩取得京都帝大医学博士学位后前往美国耶鲁大学留学,并接受 R. H. Chittenden
     和 Lafayette Mendel 的指导。铃江绿衣郎:《医化学教室の想いで》,京都大学医学部医
     化学教室 100 周年记念事业委员会 编:《京都大学医学部医化学教室創設百周年记念
     誌》,1999 年。http://www3. mfour. med. kyoto-u. ac. jp/~ htsukita/new-pub/Zuisou%
     20txt.html[2018/03/16].

[66] [日] 佐伯矩:《栄養料理講習録》,第 181 页。

[67] [日] 高島俊男:《営养·栄养》,《汉字雑谈(18)》,東京:講談社,2011 年,38—41 页。

[68] [日] 萩原弘道:《営养与食养系谱》,台北:青春出版社,1996,第 83—145 页。

[69] [日] 妹尾太郎:《二大栄养としてのヴィタミン及蛋白质の研究》,《世界思潮研究会》
     1923 年,第 39—44 页。

[70] [日] 太田薫:《営养学上の蛋白质の问题》,東京:岩波书店,1930 年。

[71] [日] 北泽一利:《栄养ドリンクと日本人の心》,《近代日本の身体感覚》,東京:青弓
     社,第 320—322 页。

[72] 作者不明:《生活の大革命——人造営养肉》,《中外商业新報》1928 年 7 月 20 日。

[73] 《青少年に動物性蛋白脂肪の价值は热原の以前に》,《台湾日日新報》,第 10872 号,
     1930 年 7 月 22 日,和 8 版。

[74] 陈沐、曾雄生:《食肉,还是食素?——20 世纪上半叶中国关于素食的讨论》,《健康与
     文明第三届亚洲食学论坛论文集》,2013 年,第 267—283 页。

[75] [日] 原田诺次:《台湾に于ける养蛙现况》,《台湾水产雑誌》1925 年第 109 期,第 19—
     22 页。

[76] 《肉食すると 感情が激し易い 肉と野菜のは蛋白质の相违 外人の眞似は愼し
     め》,《台湾日日新報》,第 10969 号,1930 年 10 月 28 日,和 6 版。

［77］《質の衛生を説く　斯界の権威二木謙三博士》,《台衛新報》1935 年第 51 号,第 5 頁。

［78］《食量と睡眠——二食主義と完全食》,《台北商工協会報》1937 年第 21、22 号,和 7—8 頁。

［79］［日］小松海藏:《日日小筆》,《台湾日日新報》,第 7216 号,1920 年 7 月 22 日,和 3 版。

［80］《チゲスチン發見の由来》,《台湾日日新報》,第 4124 号,1911 年 11 月 19 日,和 4 版;《消化新薬チゲスチン》,《台湾日日新報》,第 4164 号,1911 年 12 月 30 日,和 3 版。

［81］《蛋白淀粉消化剂》,《台湾日日新報》,第 6119 号,1917 年 07 月 11 日,汉 6 版。

［82］《チゲスチン発見の由来　最も优れた新消化剂淀粉蛋白质を消化す》,《台湾日日新報》,第 4124 号,1911 年 11 月 19 日,和 4 版;《蛋白淀粉消化剂》,《台湾日日新報》,第 6019 号,1917 年 7 月 11 日,汉 6 版。

［83］《長生きしたい方の食養法》,《台湾日日新報》,第 12516 号,1935 年 2 月 4 日,和 5 版。

［84］《発熱や盗汗の原因となる　蛋白质の异常代谢　结核疗法最近の进步》,《台湾日日新報》,第 13233 号,1937 年 1 月 27 日,和 4 版。

［85］《ぜひ知つておきたい　不老長壽の食養秘訣》,《台湾日日新報》,第 11365 号,1931 年 12 月 1 日,和 6 版。

［86］《ポリタミン》,《台湾日日新報》,第 11829 号,1933 年 3 月 13 日,和 4 版。

［87］［日］林春雄:《薬理学(下卷)》,東京:吐凤堂,1910 年,第 342—350 頁。

［88］［日］森豊穂編:《长寿ノ秘訣》,東京:稗貫清吉,1911 年。

［89］［日］高桥精一编著:《経済滋养食物の选み方》,東京:滋养调査会,1912 年。

［90］［日］井上正贺:《第十一　不调和なる我邦の西洋料理》,《诸病疗养滋养食品详说》,東京:大学馆,1915 年,第 48—52 頁。

［91］［日］染川福治:《滋养强壮剂トシテノ"蛋白肝油"ニ就テ》,《临床月報》1920 年第 127 号,第 17—18 頁。

［92］［日］櫻井省三:《栄养に関する用语》《栄养分又は滋养分》,《婦人講座》1935 年第 59 号,第 6—22 頁。

［93］Kenneth F. Kiple and Kriemhild Conee Ornelas eds., *The Cambridge World History of Food* (Cambridge:Cambridge University Press,2000).

［94］英译版见 Jean-Louis Flandrin and Massimo Montanari eds., *Food: a Culinary History from Antiquity to the Present* (New York:Columbia University Press,1999).

［95］柯惠玲:《出版、医疗与家庭生活:以 1930 年代〈家庭医药〉杂志为主的探讨》。

［96］陈继武编:《家庭医学》,上海:商务印书馆,1934 年,第 1 頁。

"国药"或"代用西药"？

——战时国产药物的制造与研究

皮国立

前　言

　　近年来,西方学术界对于近代中西医发展的历史研究,屡有佳作。[1]学界对整个近代中医发展史的看法,和二十几年前的认知大为不同。笔者在探索抗日战争时期的中医药史时,意外地发现民国时期的中医史不仅只是中医内部的学术史或中西医论争的历史,中医在很大程度上涉入了抗日战争,[2]在社会责任、救护工作上扮演重要的角色。[3]过去的研究极少重视其存在,甚至连最新版的研究成果《百年中医史》中,也忽略了中医与战争之间任何可能的关系。[4]基于此背景,战端一旦开启,很明显的一个问题就是医药的不足,特别是药品的部分。

　　早在战前,中药的科学化研究已经开始。例如赵体乾编述的《中药新说略释》(1936年),认为改良国药就是运用理化方法提取生药中的有效成分。但总体而言,战前传统中医对这部分的开展不大。[5]倒是战前的中央研究院生理学研究所、北平研究院和中央卫生实验处有一些初步的中药研究,但对于抗战时期药品供需急迫时的研究与制药,还有可探讨之处,[6]特别是军医方面的国药研究,目前已有基本论述,但还可加以补充。[7]延续这一脉络的关怀,本文希望借由当时的报刊文章,来探索中医的药物——"国药"在当时可能的角色,它如何在战时被需要,怎么被研究,又是哪些单位和人员在操作,具体成果得失为何。希望借由回答这些问题,补充过去中医史研究的空白之处,也作为对抗战史本身即有多元的面向被忽略而尚待发掘的一种回应与补充。[8]

抗战时期一般制药业的状况

全面抗战爆发后,正如张昌绍指出的:"药物自给问题,一变而为战时生活中心问题之一。"[9]国家医药卫生事业面临重大的挑战,故战争之初,呼吁赶紧设立药厂制药和征集药品的消息、命令不断。[10]俯瞰全中国的药业,李颖川指出:中国素不重药剂专业和制药工业,政府登记全国药剂师的人数,竟然只有 800 人,从事制药的人更少;而且医师和社会人士都喜欢用舶来药品,德日派医师只会用德日药,英美派医师只会用英美药,于是中国成为一个外国药品行销的市场。战前的制药工业,大多分布在上海、杭州一带。工厂除新亚、信谊稍具声望外,大多规模甚小。稍大者如新亚药厂,则完全是中国资本,创办于 1926 年,出产星牌药品。董事为许广澄、陈介、伍连德、颜福庆等人。[11]不过,当时所谓中国的药厂,"所制药品,类皆将外国原料重新包装,制成片剂、注射剂或成药而已"。新亚药厂算是很先进的,至少附设有药物化学研究所,当时由药学界博士曾广方主持。[12]而制药技术除化学外,还有以动物、植物、矿物为原料者,但中国药学家却只重视外国产物,对于本国所产医药上有关之部分甚少研究。[13]此即当时中国药业之一般,虽称国产,但非完全自行制造。至于中药材方面,全面抗战爆发后,上海的药材业多迁往租界,药材来源阻绝,运费高昂,市价涨30%至 1 倍,但销路清淡,销量不及往常之一半。[14]奇特的现象是,上海药材业至 1940年为止反而增加 35 家。当时川省药材运输困难,价格昂贵,但从药材业数量增加来看,中药与中成药的销售依然兴盛,显见战争日久,人们对药物之需求不减反增,[15]但成药已成投机商品且品质不稳定,有很多假药,管理困难。[16]

地方政府发现药品供应不足,也积极筹组各种官督商办的药厂,解决药物不足问题。例如1941年湖南省卫生处筹建制药厂,"由省库拨款十万元,制造各种医用药物,以谋自给,案经省府常会通过,并委卫生处技正任秉钧、中正医院院长李启,暨前卫生署刘彦勋等为筹备主任,积极筹备,已觅定谭家巷产院旧址为厂址。据该厂筹备主任刘彦勋称:'本厂筹备即可就绪,器械已在香港购妥一部,因交通困难,一时尚难运到,关于制造方面,拟先行制造药棉、纱布、注射血清及丸药等简易药物着手,逐渐推进工作,惟技术人才缺乏,殊感困难。'"[17]。政府与民间合作的例子还有西药商在重庆聚集资本,大规模设立西药厂,一方面向政府接洽立案,一方面向香港购买各种化学制药仪器,开工制造。报刊称这种国人自制药品之风气、不求他人而自给自足,已是一种革命。[18]另外,西南各省军政医专家数十人,鉴于药品关系到抗战将士的战斗力,于桂林创设西南药品化学工业制造厂股份有限公司,制造各种药品和卫生材料,并扩大创业资本五十万元,呼吁各界人士参加。[19]广西桂林各西药房负责人还筹组联合制药厂,先集资20万元生产各种成药,再逐步扩充至200万元。[20]后来国民政府军政部还拟订招商投资与制药工业办法,希望由军方出面,促进药品生产,投资弹性很大,主要有完全由商人投资、由军政部和商人合资、由军政部出资交商人兴办等三种模式,兴办产业有制药工业、医疗器械和敷料等三大项。[21]

撰诸报刊所载,各公营、民办或政府补助办理的药厂有不少,本文略述一二,资料大多集中在40年代后,可能是当时药品需求已达窘迫,有需要大量生产之压力。例如刘瑞恒亲赴自贡和五通桥,观察久大公司、黄海工业研究室等各项化学产品制作情形,集资数百万创立"协和制药厂",希望补救西药来源不足之问题。[22]"中国制药厂"陪都营业处于1942年5月开幕,该厂成药有80余种,计分:一、各病预防常服药品;二、时疫痧症救急药品;三、寒暑感冒药品;四、肠胃病药品;五、虚弱贫血药品;六、疟疾药品;七、止咳药品;八、止痛药品。还有眼耳口鼻药品、皮肤疮症药品、花柳病药品、伤科正骨药品、妇幼科药品、风湿药品、化痰安神药品等十六类。[23]"中央制药厂"则为扩充营业和便利各方用药,1942年特设办事处于重庆,兼营门市配方。[24]后期还有"国立第一制药厂"设于合川,由麻醉药品经理处处长梁其奎负责筹备;"国立第二制药厂"则设于兰州,由杨永年负责筹划,杨后来也担任了西北卫生实验院院长。[25]

私人药厂方面,例如重庆的银行和实业界人士,发起组织中国药产贸易股份有限公司,宣称要采用科学方法,精制国药,运销国内外市场,资本总额为20万美元,筹备委员包括陈觉民、康心之、周季梅、徐广迟、李钟楚等人。[26]重庆的西药商也集资成立西药制造厂,向香港购买各种制药机器。1939年"中国药产提炼公司"在重庆成立,主要由南洋侨胞与银行界筹办。此外,还有光华化学制药厂、中法药房制药厂,原址皆在上海,一部分迁移至汉口,一部分移至重庆。中法药房专销艾罗补脑汁[27]、九一四药膏、人丹、胃宁片等,但产销皆不正常。[28]另有民康制药公司、天原化工厂、西南制皂厂等,本来都是化工厂,但也相继投入制药业。[29]外国药厂拜耳医药厂在抗战时仍持续打广告,例如介绍战争时最重要的两种药物,即治疗创伤和瘟疫的药物;在陆军医院最重要的就是消毒、洗涤伤口,将药剂"雷佛奴耳"(Rivanol)浸泡纱布后即可敷于伤口上。《拜耳医疗新报》上还介绍了几种用于疮口、创伤、化脓之药物,但都借用传统中医外科"去腐生肌"来让读者理解。[30]在管制药品方面,卫生署署长金宝善指出,自太平洋战争爆发后,卫生署特别颁订"战时医疗药品售销登记管理办法",分行各省市政府转饬办理,严查囤积居奇、哄抬药价之行为。而"战时医疗药品经理委员会"(1945年废止)[31]和中央制药厂也在重庆设立平价药物贩卖部,以利患者购药。在开源方面,金宝善指出,卫生署督促中央制药厂等处特别注意使用国产原料,以求自给自足。[32]

总体而言,通过抗战洗礼,至1943年卫生署报告,后方属必需之药品104种中,除十余种需进口外,其余均能自制。重庆一地的公、民营制药厂已有23家,加上西南、西北等地则已有50余家。经济部已将制药业列入国家重要工业之一,制药业同业公会也归经济部所管,可见国家对制药工业之重视。李颖川认为,到了1943年,药用植物已设厂种植推广,动物皮毛与小便,皆已在设法利用,各方面过去需要靠外国进口者,现在都能够被国产药品取代,药价大为低廉。药学界已组织中国药学会、中国药物自给研究会和全国医药品器材生产协会等团体,借研究学术以唤起大众对制药业的重视。[33]药师赵汝调以荷尔蒙和维他命为例,称其最早是用浸膏,逐渐发展成提炼结晶,最后则用化学方法合成,功效更为准确。赵认为,制药除设备外,还要能精进,靠的不只是仪器,还需要不断的研究。[34]这个历程,大概在抗战结束前发展得较为完备。

"国药"之生产与管理

了解当时药厂大略状况后,本节重心放在分析当时制成药品之种类。既然药品供给量不足,故时人多想到要制造"国产药物",它可能具有两个既融合又冲突的概念:第一是中药制品,另一个意义是利用国产原料所制成的药品,当时皆称为"国药"。战争开始后,多数人对医药之匮乏感到忧心忡忡,提出各种因应时代潮流的医药观念。在人才方面,多主短期训练,而在制药方面,除药厂、资金等诸多问题外,最重要的就是思索运用国产原料制成国产药物的各种可能。"至医者对材料之选择,尤须采用国人之自造者,即制药所需之原料,凡有足资代用之国产品,亦极应尽量采用。""尤希我当代医药专家,共同努力,研讨我所有国产药物之原料以供战时制药之用。"[35]

中药即最道地的"国药"。孔梦周指出,无论是德国柏林大学或日本皇汉医学堂,皆重视中药实验与研究,反而是中国人弃之如敝屣。"不须剖割而安全治疗痊愈"的事例在战时屡见不鲜,孔氏说:"尚有其他有效药物疗伤接骨等功用,皆能起死回生,而不致入于残废者,如伤科学成方之膏丹之类,与夫最普通之骨碎补、川芎、商陆、冰麝等,与西医动辄割锯,虽微伤小创,皆为器械标治法而致人于残废者,未可同日而语。"[36]而战争导致药品供应匮乏、价格高昂,民众没有能力买药治病。若当初成功废除中医,则国家不待外敌来消灭就灭亡了,故言中药是中华民族的"续命汤"。[37]潘勉之则提到,战时要以科学研究中药,加强"国防医药"建设,首先是要建立具有世界性的新中医学,必须以中医为医学发展的主体,参酌各国医学的精华而融合成新医学,颇似20世纪50年代后重视中医的历史发展。[38]集中智力以求国药之科学研究和制炼,他提出几项做法:(1)使全国各大学充分运用物理化学之精确方法,分析和确定国药中的成分与功能,以配合新中医学的研究。(2)设立大规模之国药制炼厂,以供当前急需,提升国民经济。(3)精密调查各出产国药之地区,对传统之栽种法、采取法,予以培植和技术开发。(4)迅速对国药内销上之一切困难,加以克服,如给予交通运输之便利,税率及关卡手续之减免。[39]

　　另一种国药概念是以国产药物与材料制成西药。全面抗战爆发后,东南工业区域相继沦陷,沿海港口多被封闭,内地生产受影响,尤以药品最为缺乏,价格昂贵且无处购制。故西安医药界与实业人士皆以西北药物原料丰富,主张用科学方法制成西药成品以供抗战所需。当时招股6万元,欲成立"西北华西化学制药厂有限公司",1939年筹到4万元,预定杨叔吉为董事长,窦荫山、杨晓初为庶务董事,李子舟为经理,王霭如为厂长。[40]该厂主要采取国产药材,应用科学方法,制造西药成品;出品种类计有原料药品、注射针药、特效成药、药棉药布等材料,设有重庆经销处和成都经销处贩售药品。[41]

从当时药品管理法令的角度来看,似乎囊括了中西药,界限并不像我们理解的中西医论争那样截然二分。例如《战时医疗药品暂行标准表》内有普通药品104种,其中包括橙皮、樟脑、香椒、黄连、五倍子、龙胆、甘草、远志、大黄、滑石、姜等等,皆附英文药名。它们为制成西药之原料,可见当时许多西药皆从天然植物中提炼。[42]此外,卫生署于1942年公布《严禁药商囤积居奇》法令,内文规范了所谓的"医疗药品",显示政府当时在药品管理上,中西药原料之界限并不截然二分,例如有维生素、血清、奎宁、鱼肝油、碘化钾等等,很明显是西药;但复方龙胆大黄锭、滑石粉、麝香草脑、复方安息香酊、番木鳖酊与浸膏,则是以中药原料制成,被定义为"西药";另外如"化学药品"类别,其学名则确定全为西药。[43]抗战时期若由化工业者生产之国产药品,应该多指"西药",四海化学工业社所出产的国产药品就是一例。[44]一位在湖南干城卫生院服务的读者徐剑青在《抗战第五年告医药界同志书》一文中大声呼吁,随着抗战进行,医药器材愈发地不足,他指出几点,包括"发起广泛之国药改造运动,以代替舶来品"[45]。这里的国药,指的也是国产药料制成的西药,而非纯中药。

在纯粹的中药方面,当时药厂已吸收科学化的制药法,制造成药以因应战时需求,而非我们想象的用饮片直接煮成汤液来服用。早在战前的1937年4月1日,重庆国医院开幕,院长为龚一维、龚志贤,医务主任为李寿昌;该院即已展开中西医合作,并设有熬药部,提供民众熬煮中药之服务。[46]全面抗战爆发后,中央委员焦易堂等人发起在重庆设立国药制造厂,锅炉已装置妥当,[47]中药之运用与制造依旧兴盛。战争中有不少对中药奇效的报道,例如《医药之声》记载:

> 报载此次大战爆发后,西医生多已赴前方执救护之役,中医生亦有投袂而起者。中医跌打之技原自不弱,宜乎其当仁不让也。闻之前线归客谈,军委会近发有救伤圣药,为诸健儿所极端信赖。

药为云南产,大如胡椒,有白色者,凡有血无痛则以水服,有痛无血以酒服,另有红色者一种,虽痛极,服壹丸则血痛均立止,军中呼为仙丹。军委会虽备有大批,犹不敷分配,药为何物所制不详。以我国幅员之大,物产之奇,中医用药之神妙,如此类者,料尚不少,盖有发扬之必要也。[48]

这段报道极有可能是指云南白药,[49]而军方还备有不少,可见当时军队运用中药是很普遍的。至1941年,中央国医馆、赈务委员会、卫生署、中医委员会等单位更合作创立"中国制药厂",希望能沟通中西医药。《西南实业通讯》刊载:

> 各种出品,材取国产,法用科学,效宏价廉。其出品种类如次:注射剂类:静脉注射:如二重散、时疫灵、痒治林碘盐、柳盐糖钙等十余种。肌肉注射:如永梅星、安必来丁、时疫灵等十余种。皮下注射:如士的年、樟脑液、吗啡、规宁等八九种。片剂类:如头痛片、止咳片、止痢片、解疟片、伤风片、消食片等十余种。丸剂类:如防疫丹、行军丹、气痛丸、宁坤丸、长寿丸、补肾大造丸、宝生丸等十余种。液剂类:如救急水、家庭感冒水、眼药水、红药水及各种酊剂等十余种。膏剂类:如疮疡膏、硫碘膏、硼酸膏、灰汞膏、排脓生肌膏、渴毒立愈膏等二十余种。附带类:如药棉花、药纱布、救急包、蒸馏水、牛痘苗等,一概具全。当时中国制药厂出品的药物,也有市售。第一经销处为重庆一牌坊韩逢奇药房,第二经销处为重庆陕西街益州参号,成都也有总经销处,还附有该厂详细说明书及价目表可供索取。[50]

可见该厂不但生产中药成药,也生产西药,有原料则妥善运用,不分中西。报刊上的医药知识,有时会同时刊出中西药两种治法,例如火

299

（烫）伤，除了用西医的外用软膏涂抹外，也可使用珍珠散、滋膏等，其组成之中药常一起刊出。[51]

战时中药的发展，并非止于生产而已，还在于进一步研究。《西南医学杂志》上刊载一个以西医为主的"中国药物自给研究会"，于1942年开第一次年会。主席团包括金宝善、卢致德、连瑞琦、罗霞天等人。众人认为今后之会务，为推动各药厂制造"中国特效药"，并统一成立一制药厂以解决药荒问题。陈果夫出席时指出：最先研究的药物应该放在疟疾和痢疾，"学科学的人应协助中药之发展"。教育部更令所属各校积极努力，从事中药之研究。卫生署署长金宝善于致辞时向各药厂致谢，并指出：中国各种用药之多乃世界之冠，今后应该拟定标准将用药降至一百种左右，其中四分之三要能自产较好，除舶来品之外，皆须设法生产代用品。卫生署副署长俞松筠（1898—1951）也称，中国医生不应只成为舶来药品的调剂员，要能自产。会上，担任过战前中央卫生实验处下设的化学药物系化学实验室主任的孟目的（1897—1983）也指出，各药厂应互相合作才能有成就。当时参加药品展览会的有中法药厂、光华药厂、信谊药厂、民康药厂、国药药专、中国药产提炼公司、西安华西制药厂等四川境内大小药厂50家以上。[52]

陈果夫推动"常山"的研究，其实就验证了这一点。当时报道揭露，经过一年来的临床实验和病理研究，证实常山的效用与奎宁一样，而且没有奎宁之副作用，有助于军中防治疟疾。[53]雷祥麟对此有过精彩的分析，亦即所谓的"发现（中药）常山"，事实上是多层次的"再网络化"的过程；通过这个过程，西医将常山自中医的传统网络中剥离开来，继而转化吸收至他们自身的社会—技术网络中。[54]真正的问题，还在于当时传统中医无法参与这样的历程。正如孔梦周指出，除了推动给予国药专利外，政府虽已逐渐重视中药的功效，但能人多挟其技术匿居乡井、私相授受，很难对中药研究做出贡献。只有靠政府广征特殊国医药研究人才，不论有技术而无学问或有学问无技术者，全部集于一堂,互相研究发明之,再设班训练后进,以挖掘固有宝藏。[55]不仅是常山,还有更多的中药于战时被研发,皆因战争的压迫方得以施行,而那已几乎造成中药的某些革命了。

军医与"国药"种植

若没有战争用药的急迫性,中药可能永远被忽略,中药科学化更永远是个口号。当时化学制药技术尚未成熟,中西药原料的模糊,给了传统中药不少可能的发展空间,特别是对战争用药急需之军事医疗单位而言。1939 年,军政部颁行《奖励国药兽医有效良方暂行规则》,药品送军事委员会和行政院核准备案。有鉴于中医多不肯公开秘方,加上西药难以取得,故以此法征集与兽医有关之中药,还附有《某病有效良方声请试验书》供读者参考;[56]若对于西医难治之症,有配成特效药品,经实验有效者,还可发给奖金或申请专利,此即完全针对中药而行。[57]

在抗日战争爆发前,军医中不少人甚至不识医药,伤患的处理仅是更换绷带,而且缺乏严格之消毒。内科疾病是服用暑药、行军十滴水、人丹、行军散、避疫丸、卫生水、霍乱预防液等中药。[58]南京国民政府成立后,锐意整治军医,与本文较有关的药学科起步较慢,较少研究者加以重视。"军医学校"的药科于光绪三十四年成立,至 1928 年北伐成功后,增设药科科长于教务长之下,首任科长为郑寿(1896—1982)。1933 年,军校奉命迁至南京,刘瑞恒改药学科长为主任,先后由孟目的和陈璞担任主任,当时"军医学校"重医轻药,培养人才不多。[59]至1937 年,张建(1902—1966)接任教育长后,任用张鹏翀担任本科主任,锐意革新,全面抗战爆发,辗转迁徙,1938 年迁至桂林,1939 年再迁往安顺。此间于 1937 年 12 月,地方上如广西军医也曾招募药科速成班学生,录取了 42 人,皆为因应战时需求。[60]张建非常重视药科,药科教师阵容庞大，张认为中国太依赖外国药物，必须培养属于本国的制药研发人才。[61] 而张建在全面抗战爆发后至 1939 这几年，也派员前往香港、上海等处采购设备，维持较内迁大学更好的科研水准。至 1940 年，"军医学校"持续建筑房舍、实验室，并分设基本化学、药剂学、生药学、制药化学、检验化学、化学兵器等六系。1940 年，该校的药品研究所正式奉准成立，由张鹏翀担任所长，林公际（1896—1980，原名蟠）任本科主任，后由张建直接掌科务，显示其爱护药学之热忱，张建之开创功不可没。[62] 1944 年，军医药品制造研究所张鹏翀培养训练制药佐理员，还设立短期训练班训练药学人才，[63] 而孟目的、张鹏翀等人则为当时发展药学之代表人物。

张鹏翀指出，战前因医药便利，一般人未注意制药之重要，但全面抗战爆发后，教育长张建有鉴于制药事业之重要，遂呈准成立"军医药品制造研究所"，使药科教员与师生都有实地制药之经验。药学家于达准曾在《医事公论》上写道，军队的医疗卫生事项论述已多，但药学卫生上的重要任务却很少有人谈及。于氏认为，药学人才是非常具有专业性的，不只是单纯配药而已，还要能管理卫生材料、预防传染病、编制药典与调配营养品，管理后方医院、军用品、食品、罐头，甚至担任防毒工作，并言"未来之世界大战，药学应用大于医学，诚意中事也"[64]。他将药学人才视为专业医者，可见战争的压力使得药学人才的培育受到重视。1940 年夏季，张鹏翀赴上海购买器材，因经费只有 5 万多元，故先成立第一部于安顺，初期制造酒精。后来陆续兴建的第四部最为特别，"第四部原与药科生药学系合作，现因本所拟自种植生药，另辟苗圃，故已改为锭丸酊液浆等剂之制造"。第五部原制造玻璃仪器，在 1942 年后也在盈余项下拨款筹设"国药研究部"，将国产之药物加以科学研究，原以 5 万元开办，但至 1942 年已有 300 多万的结余。组织方面，该所下设研究部与总务、制造二课，其中制造课的工作就是"尽量利用国产原料，制成医疗药品或化学品"。前述苗圃则以栽种中西药用植物为主。[65]

自缅甸沦陷后,医药来源更形困难。军政部军医署为了药物的自给自足,1942年4月奉命于重庆北碚近郊沙坪坝辟地四百余亩,开设药苗种植场,遴选药学专家于达准担任厂长。除种植欧美药用植物外,还运用道地国产药材以替代西药,进一步研究与开发。于达准认为,军队药学人才要负责编制《陆军药典》,因为药品种类繁多,例如解热剂有数种,若皆采购,不易携带,不合战时需求。药典选取一、二种重要的药品记录下来,务求简要,并减少种类,以便于携带。又如:"各种普通处方,由数药配调者,似觉不便,或改为特别制剂,使处方中各药合制为锭剂、丸剂、散剂,以便携带,则事简而效多。"[66]主要就是以复方成药为制药之准则,免去调配的麻烦。又,北碚药苗种植场的厂区工作人员有高级研究员、技术员、助理技术员、管理员、练习生、员工等共约百余人;共分为化学、生物、农作三组,注意调查、采集、试种、修治、储藏、分科鉴定、化学分析、提炼、药理实验、临床、制造、推销等工作,已栽种三四百种,大量种植的有毛地黄、除虫菊、印度大麻、曼陀罗、巴豆、大黄、小茴香、金志、陈皮、肉桂、蓖麻、常山、白头翁、延胡索、乌头、使君子、苦木、白芷、吴茱萸、牛蒡子、胡荽;并生产各种生药制剂和利圣灵锭,还在南川金佛山协助中央政治学校种植常山一千亩,年年增加,以作为奎宁之替代原料。[67]

药用植物圃的种植在当时颇为兴盛。早在1940年,军医署成立卫生用具制造厂,专门生产义肢,服务残障军人;旁边即附设药物苗圃,种植不少药苗,但产量不多。私人的制药公司,例如民康制药公司,也有棉花纱布厂和制药厂、药用植物苗圃等厂。[68]至于在安顺的"军医学校"药圃,乃直接供给军医药品制造研究所材料之源头。《药学季刊》上记载:

本校由京辗转迁来安顺,因鉴于研究国产药材的重要;且云贵高原为药材著名产地,气候土壤都很适宜药物的栽培和繁殖,故于是年夏季,即由生药学系着手筹设药圃,租定安顺城北武胜山麓,本校兴建武胜山实验室周围田地三百余公亩,划分本区、实验材料区及药物试植区三区,一面计划开垦种植,一面向国内外采购种子及药苗。当时因为经济人力两告困难,如果完全雇用人工去开垦,如此一大片荒地,所费实在太大;正在筹谋之间,本校药科廿一、廿二等期同学,因为希望早见药圃的成功,都自告奋勇去干垦荒拓植的工作。由于他们开辟之功,复经当局的惨淡经营,迭次扩充,得能树立现在规模。今全场共植有药物四百五十余种,各种美丽花卉一百七十余种,四周植树成行,林荫蔽空,百花竞放,四时不辍,堪称山城中的一个美丽风景区域。[69]

由此可见当时中西药用植物种植之盛况。刊载此讯息的《药学季刊》,乃由"军医学校"药品制造研究所在安顺发行。当时药品制造研究所除出产药品外,在贵州安顺也兼门市营业。[70]赵仲云写文《湘粤桂黔四省药化工厂巡礼记》,考察当时药厂的生产情况,例如湖南衡山市的"南岳实验药圃",规模不大,但已向国内各处有关机关搜集苗种,以便种植及进行各种研究工作。广西省立制药厂,同样准备开辟药圃,栽种药用植物。其他几所如湖南省炼铅场、炼锌场、岭南大学农学院,则都有所描述。[71]

再举当时军医药品制造研究所第四部出品的药物为例,同样是中西药合璧,例如酵母锭、芦荟铁锭、安替披林锭、阿斯匹灵锭、盐酸麻黄素锭、复方甘草锭、蓖麻油、薄荷油、八角茴香油、复方大黄锭、大黄重曹锭、重曹薄荷锭、维生素乙、丙锭、复方樟脑酊、吐根酊、番木鳖酊、远志酊、阿片酊、除虫菊花酊、曼陀罗酊等。[72]但这些药品按严格定义应该算以国产中草药为主生产的西药。一如政府鼓励药学专科学校兴设制药厂,以扩大生产及研究中药代替品,内政部也预备拨款百万元,订购必需药品,以应急需,[73]大体以"代用药"研究为主,而非生产科学化的中药成药。而安顺军医药圃的"标本区"有植物标本四百余种,同时向国内外采购各地特产药苗及种子,其分类方式是西方植物学的知识。[74]在提倡药物"自给自足"氛围下,该圃"试植区"主要种植适于高原温带气候的药物,例如亚麻仁、曼陀罗、洋地黄、美鼠李、黄蜀葵、白芥子、黑芥子、小茴香、除虫菊、牛蒡、红花、大麻等十余种药物;除紫花曼陀罗叶和白花曼陀罗叶中的生物碱含量过少,尚待改良外,其他十余种药物无论在品质、产量上都甚佳,并加工制成除虫菊散剂、酊剂、洋地黄散剂及其他制剂,显见都是西药制品。安顺还有数种本土药物,如蓖麻、薄荷等加工制成药品,如薄荷油、药用蓖麻油等,以供应市场。[75]这些药用植物最后都被制成西药。于达准厂长也将中西成药混在一起认定为是西药。例如他说:有些重要药品若非普通药房所有,则可由材料厂选料自制,以备急需。他于"暑药与消毒材料"下举例:"如人丹、行军散、十滴水、漂白粉、漂白精锭、石炭酸等,如向各处药房购备,万一敌方间谍勾通药商,混入毒物,或不顾信用,缺少成分,伪物出售,此种隐害,诚非浅鲜,各国均由材料厂自制,既可多行制造,又可免敌人之侦悉。"[76]人丹、行军散的组成皆为复方中药,十滴水、石炭酸等则是西药。于达准可能认为这些都是西药代用品或西药,而非传统的中药。

1949年前后致力于研究药用植物的谭炳杰在抗战时对中药有很多看法。他认为:"迩来前方抗战将士需要诸多医药,西药固较完美,但流行疾病,接骨疗伤,中药中亦有不少奇方怪药,可以代替之者,而后方民众之保健,同一重要,万一西药不能入口,则将如何以处? 是以军政部军医署第二期战时行政计划实施方案中,有筹设药用植物苗圃之计划也。"[77]在军医体系开展的"代用药"之外,谭氏还思考更多可能,不单是药用植物的种植,也包括中药的研究,代表了另一种药用植物的思维。

战时中药的研究

四川是中药的大产地,许多中医努力炼制中药。[78]当时把中药视为重要利权,认为不能外溢,不单着眼于解决战时药品缺乏问题。[79]药学专校孟目的校长指出:他钦佩中医努力提炼丸散膏丹之努力,但现实是"军医"终究是西医,他们只会照着成方配药,不会使用所谓的代用品,故如何使西药自给,仍是当前最重要的问题。[80]反之,谭炳杰不以"中药代用"为满足,他认为战时西药来源被封锁,西医常感束手无策,"是以国药之代用办法应运而生",虽然有很多优良的西药国药并无法代替,但也有不少具有相同疗效之国药可以代替西药;更何况当时单独依靠国药来维持健康的人不在少数,他的思考是以"国药"为出发点。他自陈于1939年冬天看到曾义宇在重庆青年会演讲《抗战中国药代替西药办法》的手稿,指出许多西药其实是国药所固有的,可直接代用,例如大黄、甘松、樟脑、斑蝥、豆蔻、丁香、生姜等。另有许多西药为国药所提炼以应用之者,如当归露、贝母精、麻黄精、半夏精、松节油、单宁酸、肉桂油、薄荷精、杏仁油、芥子油。许多西药以国药为基础而配制,例如陈皮酊、豆蔻酊、龙胆酊、大黄酊等。还有西药可以用成分不相同,但引发生理性质相似功用的国药代替,例如阿斯匹灵属于解热剂,可用国药发汗解热剂之麻黄、桂枝、荆芥、羌活等代用之;[81](金)鸡纳之解热剂可用国药之解热剂如柴胡、银花、栀子、连翘等代替。其他如西药的催吐剂、健胃剂、消化剂、泻下剂、强壮剂、强心剂、驱虫剂、麻醉剂,都有代用之中药。最后与西药化学成分和生理作用都不相似,但是其间接治疗效果相同之国药可代替西药,例如用附片、桂枝等国药兴奋心脏,可助利尿消肿,或用牵牛、大黄等药泻下,但间接可以消除疮疡之发炎和肿胀等症状。[82]

本文并非认为"代用"不对,反而认为"代用"这个概念的兴起,使得很多中药的科学研究变得可能。于达淮言:"年来研究生药,毕生精力尽瘁于斯,据经验与阅历,深觉中药功效殊足珍贵。征之新医理论,亦多暗合之处,惜中医用之,仅知其然而不知其所以然也。若以科学方法整理,中国医药学术之勃兴,岂有涯涘!"[83]只是在这个时间点,中医甚少投入研究,潘勉之就指出:"罗致散处各方之新中医界之硕学名流,俾集于一处,以主持医校,及化验国药,及集体探讨,使获得新的发明而增加其贡献。因现代医界人才,能贯通中西医学之精华分子,自抗战后,多已内迁散播于四川、云南、贵州、江西、湖南、广西各地,都只过着执业医生的生活。为了各著名的医学校,如上海新中医学院、国医学院、中国医学院等,统统没有迁回后方,以致各院之主持人或教授之新中医界巨子,不能不退而为服务一方的个别工作,对中医教育的进程,因而暂告停顿,这一损失当不容忽视。"[84]即当时的中医大多流散各地,人才不济,很难再进一步有深入的研究,这个历程要到1950年代后才有进一步发展。[85]此时的中药研究,多在植物学和生药化学中开展。

国药要能有系统整理与研究,先要普及植物学知识。庄兆祥指出:"夫植物学(尤其分类学)虽非本草学之全部,犹不失为研究国药之一大利器。无此智识而欲整理国药,与无飞机大炮而谈战争何异?顾人皆对此不甚注意者,则以其徒记草木之名,干燥无味耳,吾人日常之案头花卉、馔中蔬菜以及庭前草木,能一一识其名称,明其功用,亦植物学之初步智识也。"最好能有健全的药草研究会与实用的植物图谱。[86]中央药研所的研究人员在一份研究报告中指出:滇产一种植物名白枪杆或根根药,其皮具有治疗疟疾和消灭疟原虫之作用,简称新灵树(sinine tree)。作者除对其外观、生长特性进行描述外,还对提炼方式进行解说,根皮可作为疟疾之特效药,根与茎也具有明显的解热作用;安顺军医药圃除试植外,还着手试验土壤肥料,研究药物有效成分之含量与产量的关系,以谋改良品种,增加产量。[87]这些都是先掌握植物学性质,再探索疗效。[88]谭炳杰还提出过关于四川省药材种植分布与开垦的建议,认为可依据产地特性来提高中药材产量,以作为药用化学的制造原料。[89]庄兆祥则认为要重视清查药草产地与用法,过去外国学者来中国调查植物,多忽视其功效。他在报刊上分析,中国已有李时珍的《本草纲目》、赵学敏的《本草纲目拾遗》和吴其濬的《植物名实图考》等书,各有偏重和缺失,但却已对药物疗效有基础的认识;现代交通发达,又有这些基础,应该好好展开药用植物的调查。[90]

植物学之外,接着就是生药化学的研究,这样的例子在当时不少。很多的药圃都不单是种植而已。例如"南岳实验药圃"内,先用植物学加以鉴定,制成生药,确定真伪后,再提取其中有效化学成分,做定性与定量分析,定其化合物之实验式、分子式及构造式,再制为药剂,补救西药来源之匮乏。[91]前述"军医学校"药品制造研究所报告中就有《关于五倍子制品之制法与其他》,五倍子含有鞣酸蛋白,可以作为西药。该报告分析了五倍子的化学成分、浸制法,当时德日等国多用"醚浸法",美国则是用酒精浸制法,浸出液体蒸干后,就可以得到鞣酸,可供药用。[92]这与传统中医认为中药要用古法炮制,遵从中药理论有很大的不同。[93]谭炳杰则有《川产大黄之研究》一文,刊载于中央农业试验所的刊物上,其对大黄制药的各种可能与疗效,先进行传统中医典籍疗效之探讨,并参酌美、日之研究,介绍其化学分析项目,并介绍各种已有的大黄制剂,包括大黄浸膏、复方大黄散、小儿散、大黄糖浆、复方大黄酊,可见当时中药成药种类之多。较有特色的是谭氏重视中医典籍的疗效,不完全以化学成分来看生药。[94]其时不只研究化学成分,也开发新药。齐鲁大学的薛愚等研究木鳖子、川芎、使君子等国药,在使君子水浸膏中获得一种非晶形物,用蚯蚓试之,效力最强,可能是一种外用杀虫药。[95]国立英士大学药学系教授许植方因《国产治痛风药防己乙素构造之研究》一文还获得了当时教育部奖金,报刊报道这是第一次有关中药学著作获得教育部奖项。[96]

于达准综合植物学、生药化学和中医典籍三者进行论述,发表对于党参之研究。他指出党参"学名"是 Radix Tangshen,有植物学之基本内容介绍,如别名、科名(桔梗科)、药用部(根部)、产地、形态等。这些知识很重要,因为市场上赝伪甚多,还需辨别真伪。成分方面,该药含有 Saponin 类化合体,"尚无详细化学研究报告"。性味则是味淡泊缓和、微甘。主治方面更有意思,如中西医结合之话语:"本品连续服用,能使血液浓厚,红血球与血色素最增加,为补血药,应用于各种贫血症、萎黄病、白血证、恶液质等之血液病,与铁剂、砒剂等参用有良效。本品之用于各种慢性衰弱症,如结核、久疟、脊髓痨、神经衰弱症及病后产后等,借以改良营养强壮体力,此外对慢性肠胃病之消化不良、呕吐、下痢等亦奏效。"[97]该报告还解释了党参可治病的医学道理:"按贫血之原因,常起于血液性质之变化,即血液之减量并不著明,而赤血球之数及血色素之量则高度减少,多续发并发于各种慢性之疾患,如恶液质、营养不良及慢性衰弱主要症候,仅现贫血症而无其他之症状者,谓之萎黄病,此种贫血之主要原因,为赤血球与血色素之形成不足,其疗法必须包括血色素必要材料之供给与血色素形成之促进。"本品能使血色素形成促进,故为补血剂。

在药学证据上,根据动物试验结果,党参能使食肉动物红血球之数目增加,白血球之中性者增多,而淋巴小体者减少,还能使血色素增加。总结而言,党参能以科学的方法制成浸膏、酊剂等,功效比一般补药更佳,且征之旧说:"党参主补中,益气,生津,和脾胃,除烦渴,中气微虚,用以调补等亦颇暗合。"[98]在这个例子中,虽然研究方法主体是西方的,但最后也征之传统文献,疗效之相合,仍是一种中西药理的对照。

同样,一些研究在进行植物学探讨时,还注意到传统本草典籍的重要性。谭炳杰曾研究与调查川芎的植物生长特性与疗效。这样的研究通常分成几个部分,首先考证其中、西植物学名称与外观形态,并描述其生长特性与气候条件,细致之处还在于描述药用植物的种植方法和管理植物生长之方式。最重要者,即药用植物的成分与提制,根据的报告有:中华医学会和日本、美国等地分析的川芎成分报告,包括挥发油、蔗粉等;黄劳逸和赵燏黄的研究,分析了川芎的化学成分。报告最重要的一部分,是"药理与用途",分析了历代本草文献,也统整了现代研究。[99]例如小泉荣次郎的《和汉药考》、杜亚泉的《植物学大辞典》、中尾万三的《汉药写真集成》、沈恩祉的《药物制造调查报告》、谭炳杰的《四川省之药材》和赵燏黄的《现代本草生药学》等二手研究,分析川芎的刺激、兴奋作用,黄劳逸则反将川芎列入镇静剂等,结语当然是肯定川芎之药效。作者认为还可以持续研究其药理学和化学构造,希望能推广于全世界。[100]谭炳杰还对四川省药材种植分布与开垦做过细致的建议,认为可以依据产地特性来提高中药材产量,以作为药用化学上制造之原料。[101]这种重视生药分析、二手研究、典籍记载的办法,成为后来中药研究很重要的模式。

庄兆祥指出,中医本草典籍需要好好整理,战前有关国药之论著甚多,但大部分都侧重褒、贬两极之词,不深究如何使国药进步与实用。自抗战以来,西药短缺,"国药既为数千年来国人所习用,苟经加以试验证明其无害人体而有治效者,正宜尽量采用,以维持国民健康而塞漏卮"。他认为西药中的金鸡纳霜和柯加因原本也不过是野蛮民族常用之原始药品,几经化学提炼后,才变成西药中的珍品。例如驱逐蛔虫的山道年,也是从草药中提炼。更何况中国本草资源丰富,"本草书籍所不载之民间常用药草亦复不少"。总之,国医之所以受忽视,是由于文献知识缺乏整理,国药书籍缺乏系统,载录药物又不为常人所习见;有志学习者,入门时只看到浩如烟海之古书,"古来书籍之难于治理者,如出一辙"[102]。他已注意到从典籍中搜寻有关本草的知识,作为研究国产药物的基础,前提是经过整理。

"代用"之外,还要能积极研发各种中药的成分与疗效。《医药改进月刊》刊文指出:只要确切知道中药内部所含之主要和有效成分,就可以提炼出来替代西药。但更进一步地,若每遇疾病必用西药或中式西药代用药,就成了一位西药推销员。[103]若用很多仪器去分析出中药的化学成分,不过是"土产洋化"。中药的特点是随地皆产、无须设厂制造、无须包装,有病即有方,有方就有药,不需花一大堆时间、金钱来研究,反而可以替国家省钱。[104]这位作者提出的径用中药典籍内方剂处方大多是中医抱持的想法,而非西医或药师的想法。对中药研究较为开放,不以代用药为满足的谭炳杰与对中医友善的担任过前中央卫生实验处下设化学药物系中药品试制室主任的重庆中国制药厂经理冯志东博士谈话。冯氏指出该厂以制作川产中药为主,其办法是:

　　一方面采取精制,此所谓科学化之制品,将植物药与动物药之精素提出,如麻黄精、大枫子油精、当归油素、贝母、黄连、川芎、虫草、半夏、羌活等药之要素及动物体腺之要素。或将含量过少,而体量过于庞大之药材或方剂,依照化学方法浓缩之,使其效力增大,药性不改,而便于施用。[105]

由此可见,该药厂制药不再生产代用药,而是将原有中药的成分浓缩与精炼出来。更特别的是,在复方药部分,"将无机药与有机药之原药材,依照化学方法以提净之"。依照当时《中华药典》或征集其他古今各方、家传秘方,可资根据者,虽未经科学化之证实,确能对于一切疾病著有特效者,以制成各种剂品。[106]前述军医药圃的制药,多为提取单味中药的成分以代西药,此例进一步以复方的概念,"未经科学化之证实",但又确实在典籍内或民间使用有效者,制成成药,开创了另一种中药复方制剂的可能。

以上成果虽有不少开展,但战争时期还是有一定的限制,当时制药厂普遍只重视成药,较少重视其他正常药物的研发。重庆的中央卫生实验处药理室由张昌绍主持,他指出:抗战以来对于国产药物的研究,中央政府提倡不遗余力,研究机关纷纷设立,然数年来成效甚微。细查其故,第一是人才和器械因政府西迁而流失,各方研究的重心,多放在国产治疟和治痢的药物,但各机关统属不一、很少联系,以至于有些药物研究已无效,而另一机构还在全力开发。他建议应统一由中央统筹药品研究单位,而非各自为政,但是在当时却很难达到。[107]民间的研究仍在持续,但整个中药圃的种植与研究,在国家支持的力道上,却随着政府政策的改变而暂告一段落。

自林可胜领导"军医学校"后,其主要想法是废弃专科和药科。"军医学校"药科到1943年为止共计培养了500多人。林氏并没有因为这是"军医学校"的传统科目而加以重视,反而忽视张建等人建构药科的努力,让不少人反感。在林可胜看来,野战区并不需要药房和药剂师,护士即可担负药剂师的工作,除大型医院的药房外,每个军队没有必要再配制一名药剂师;美国的药品价廉物美,直接购买即可,不需要自己生产药品。[108]他的想法是,药物生产可以利用民间资源,鼓励民营,因为民营有商业竞争,会全力研究新的方法和技术,易于改进产品而臻于现代化;若为国营研发制药,反而容易管理失调、弊端百出。[109]但这对刚兴起的,需要国家支持、规划的国药研究,绝对是扣分。当时哪怕日本战败,林氏也不愿接收民间药厂给军医、政府单位作为研发基地。美援也不支持设立药厂,直接买美国药物就好,何必自制或寻找代用药?再加上林氏运用他在美国之号召力与声望,促使美国医药援华会提供大量医药给中国,[110]到抗战后期,药品已不虞匮乏,各式新药品如磺胺片、疟涤平、扑疟母星大批运至中国,[111]皆导致政府研究代用药的动力降低,自然影响了最基本的中药研究。此外,在美国的军医系统内没有专门的药科,林可胜仿照美国系统打造的国防医学院,自然也就没有给予药科相当的重视。1945年,教育部医药研究所及军医署制药研究所奉命裁撤。[112]1947年,药学本科更被降等为专科,全国药科学生联合会和"军医学校"药科学生开始请愿、罢课。在浩大的声势之下,最终到1949年,国防医学院药科和医、护、牙科并立,师资绝大部分恢复原班人马。不过高层中,原"军医学校"校长张建的左右如张鹏翀也离职,原来药学发展的基础难以延续。[113]

结　论

本文先鸟瞰了抗日战争时期的制药业情况,再谈到整个国产制药、代用药和国药概念的复杂性,进而论到相关中草药的种植、研究,等等。总体而言,可以说战争促成了国药种植与研究的开展,但随着战争结束,这样的尝试也因各种主、客观条件而终止了。战争的压力,使得制药人员和研究者注意到外国如美、日都在不断研究中药,若于大后方川、康荒区设法种植药物,既增加垦殖,又可利于经济、补医药之不足,增加研究材料,[114]传统中药一跃而上科学制药的舞台。而究其性质,其研究不是立基于传统中医理论,而是开创了一种从植物学、化学研究中药的可能;"国产药物"和"国药"两个既有融合却又冲突的概念,在中西医论争相对激烈的 20 世纪 30 年代后并存,仍给了传统中医史研究一个很不一样的视野。

这些研究中药的非中医学者,并非不重视传统典籍,只是典籍浩如烟海,战时用药的急迫性又迎面而来,实在无法深究。这一点于达准也注意到了,他在一篇文章后面写明该文落笔于"灵山伯劳新中医药研究室",为了提倡中药,特于西医杂志内转载全文。他谈道:"提倡国产药品,正为挽救经济之漏卮:不特能救民众于贫病交逼之中,复能发掘国家固有之宝藏。"他认为,当时对于中医药的研究侧重科学,科学方法最适合探讨生理病症,但对于"气化上之变化疾患",尤其是传统中医"气"的推理,则又非所谓科学方法所可测度。故当时药理研究报告中对医理之陈述,"无非具为形质上立论,而于化学之变化中之气化,不易兼提并论也。是欲借科学以药物对病理之化学变化以折衷,又为难矣!"[115]于氏之言,没有贬抑中医医理之意,只是认为用科学方法来研究中药和中医医理之整合仍有困难。正如对当时生产与研究的军医单位而言,所谓研发替代西药仍是"西药",而非中医的中药,背后中医的医理并没有在此时被重视,"国产药物"仍是一种经过西化后的制药概念。而尤为可惜的是,中医方书内大量的复方药剂之研究还未开展,虽已被注意到,但这段时期还是以单味中药的研究为主。

尽管如此,这段历程对现代中医之发展仍有极大的启发作用。大量中药开始经由植物学的再检视,化学的实验分析,被提炼、创制成各种新成药,即便仅是"代用",也证实了一定的"有效",这对中草药本身的研究或对中医治疗者而言,无疑是项突破与创新。虽然这个历程亟需国家级单位或经费的协助,而军医系统内的药科与药学研究在 1945 年被暂时停了下来,令人扼腕,但整个研究方法已持续开展。彼时忽视的中医理论与民间用药经验的搜集,在后来的中医史研究中,皆已被逐渐克服、逐一实践;而药圃本身就是根据地理特性种植的在地药材,这个基础使得中医在 20 世纪 50、60 年代的中药科学研究持续并创新,走出一条和"代用药"不一样的"国产药物"道路。

注释

[1] 例如 Sean Hsiang-lin Lei, *Neither Donkey nor Horse: Medicine in the Struggle over China's Modernity* (Chicago: University of Chicago Press, 2014); Bridie Andrews, *The Making of Modern Chinese Medicine, 1850 – 1960* (Vancouver: UBC Press, 2014); Howard Chiang (ed.), *Historical epistemology and the making of modern Chinese medicine* (Manchester: Manchester University Press, 2015).

[2] Robert Peckham 分析近世传染病对形塑整个亚洲国家的影响(state making),有论述到战争之面向。参考 Robert Peckham, *Epidemics in modern Asia* (Cambridge: Cambridge University Press, 2016), 1 – 43.当然,缺失就是没有细致的中国医疗史视野,大论述框架往往只能点到为止,而着重分析西方或外缘的殖民性因素。

[3] 皮国立:《"非常时期"(1937—1945)中医涉入战争与国难的相关论述》,台北:现代中国的战争、政治与外交工作坊,2016.6.18—2016.6.19;以及《中国近代医疗史新论:中医救护队与西医知识的传输(1931—1937)》,上海:"史料扩充与史学演进:中国近现代

史研究的反思与前瞻"学术研讨会,2017.12.2—2017.12.3,皆未刊。

[4] 目前撰写中医史的途径,大多还是从著作出发,较少梳理各种中医与其他社会面向之关联性,也比较少运用大量报刊资料,进行整个时代的细密分析。例如张伯礼总主编,朱建平主编,王国强主审:《百年中医史》,上海:上海科学技术出版社,2016 年。

[5] 邓铁涛、程之范主编:《中国医学通史:近代卷》,北京:人民卫生出版社,2000 年,第 73—74 页。

[6] 邓铁涛、程之范主编:《中国医学通史:近代卷》,第 454—455 页。

[7] 司徒惠康总纂,叶永文、刘士永、郭世清撰修:《国防医学院院史正编》,台北:五南出版社,2014 年,第 58—81 页。还可参考叶永文:《中华民国军医教育发展史》,台北:五南出版社,2013 年。

[8] 巫仁恕:《劫后"天堂":抗战沦陷后的苏州城市生活》,台北:台湾大学出版中心,2017 年,第 257 页。

[9] 张昌绍:《战时药物问题》,《实验卫生》第一卷第一期,1943 年 3 月,第 12 页。

[10] 《全国医药界战地服务团设立制药厂并筹备医院》,《中央通信社稿》1937 年 10 月(下),第 51 页。

[11] 《新亚化学制药厂小史》,《中华国货产销协会每周汇报》第三卷第十二期,1937 年 4 月 7 日,第 2—3 页。

[12] 赵汝调:《战后一年来新亚药厂在制药业中进步之近况》,《实业季报》第五卷第一期,1939 年 3 月,第 49—50 页。

[13] 李颖川:《中国制药工业不发达之原因及战时之困难》,《西南实业通讯》第七卷第五期,1943 年 5 月,第 10—13 页。

[14] 《战后上海药材行业》,《商情报告》特第四十号,1938 年 6 月 28 日,第 10 页。

[15] 《国药业》,《经济研究》第二卷第四期,1940 年 12 月,第 81—82 页。

[16] 邓铁涛、程之范主编:《中国医学通史:近代卷》,第 450 页。

[17] 《供给战时药物,湘筹设制药厂》,《复兴医药杂志》第一卷第二期,1941 年 5 月,第 24 页。

[18] 《神圣抗战后:中医革命运动采科学方法从事改善,已在重庆设立制药厂》,《医药之声》第五期,1938 年 9 月,第 45 页。

[19] 《西南医药界创设制药厂》,《复兴医药杂志》第一卷第二期,1941 年 5 月,第 24 页。

[20] 《西药商筹组联合制药厂》,《中国工业(桂林)》第九期,1942 年 9 月,第 41 页。

[21] 《官商合办:促进药品生产(军政部拟具办法)》,《药报(重庆)》第一卷第二期,1943 年 4 月 15 日,第 19—20 页。

[22] 《刘瑞恒集资设制药厂》,《中国工业(桂林)》第八期,1942 年 8 月,第 39 页。

[23] 《中国制药厂陪都营业处开幕》,《西南实业通讯》第七卷第五期,1943 年 5 月,第 67 页。

[24] 《中央制药厂新设办事处》,《西南实业通讯》第七卷第三期,1943 年 3 月,第 57 页。

[25] 《国立制药厂》,《中华医学杂志(重庆)》第二十九卷第三期,1944 年 2 月,第 310 页。

[26]《渝实业界筹组药产贸易公司》,《经济动员》第六期,1938 年 8 月 31 日,第 267 页。

[27] 有关此药的社会历史,可参考张仲民:《晚清中国身体的商业建构——以艾罗补脑汁为中心》,杨念群主编:《新史学(第 5 卷):清史研究的新境》,北京:中华书局,2011 年,第 233—263 页。

[28] 邓铁涛、程之范主编:《中国医学通史:近代卷》,第 453 页。

[29]《重庆市制药业一斑》,《财政评论》第七卷第六期,1942 年 6 月,第 99—100 页。

[30]《大战时几种最得用的拜耳药品》,《拜耳医疗新报》第十二卷第二册,1938 年,第 49—52 页。

[31]《卫生署战时医疗药品经理委员会消息》,《公医》第一卷第十、十一期合刊,1945 年 11 月,第 10 页。

[32]《卫生署金署报告战时医药设施概况》,《西南医学杂志》第二卷第三期,1942 年 3 月,第 31 页。

[33] 李颖川:《中国制药工业不发达之原因及战时之困难》,第 13 页。

[34] 赵汝调:《战后一年来新亚药厂在制药业中进步之近况》,第 49—50 页。

[35] 薛云梯:《大战前夕新医药界应负之责任及其医药之准备》,《中国红十字会月刊》第二十六期,1937 年 8 月,第 1—4 页。

[36] 孔梦周:《战时的医药问题》,《四友月刊》第五期,1940 年 3 月,第 6—7 页。

[37] 斯炽:《战云笼罩下中国医药的重要性》,《医药改进月刊》第一卷第二期,1941 年,第 3 页。

[38] 皮国立:《上海中医药的发展(1950—1965)——以〈人民日报〉为中心的考察》,《汉学研究通讯》2016 年第 4 期,第 1—12 页。

[39] 潘勉之:《太平洋战火光中之国防医药》,《广东医药旬刊》第一卷第五期,1941 年 12 月,第 2—3 页。

[40]《医药界创办华西制药厂》,《陕行汇刊》第三卷第三期,1939 年 4 月,第 78—79 页。

[41]《华西化学制药厂制造西药成品》,《西南实业通讯》第七卷第三期,1943 年 3 月,第 60 页。

[42]《战时医疗药品暂行标准表:普通药品一百另四种》,《实验卫生》第一卷第一期,1943 年 3 月,第 17—18 页。

[43]《卫生署公布战时医疗药品售销登记管理办法》,《西南医学杂志》第二卷第二期,1942 年 2 月,第 33—35 页。

[44]《四海化学工业社制造国产药品》,《西南实业通讯》第三卷第一期,1941 年 1 月,第 59 页。

[45] 徐剑青:《抗战第五年告医药界同志书》,《西南医学杂志》第二卷第三期,1942 年 3 月,第 37—38 页。

[46]《重庆国医院四月一日开幕》,《光华医药杂志》第四卷第六期,1937 年 4 月,第 68 页。

[47]《重庆设立中西制药厂》,《国际劳工通讯》第五卷第六期,1938 年 6 月,第 309 页。

[48]《军中救死有仙丹:中医药之神妙》,《医药之声》第四期,1938 年 2 月,第 35 页。

[49] 据药品许可证记载,该成药含有藏红花、川七、乌药、鹿胎。功效正是治疗跌打损伤、风湿等。出自行政院卫生署编印:《卫生署医药证照公告月刊》第三期,1936年3月,第65页。蒋介石还曾化验该药,参考皮国立:《国族、国医与病人:近代中国的医疗和身体》,台北:五南出版社,2016年,第241—242页。

[50]《中国制药厂伟大贡献》,《西南实业通讯》第三卷第一期,1941年1月,第59页。

[51] 胡文蔚:《抗战与医药》,《中和医刊》第一卷第九期,1938年7月,第10—11页。

[52]《药物自给研究会》,《西南医学杂志》第二卷第三期,1942年3月,第32页。

[53]《战抗期间医药上之新发现》,《科学与技术》创刊号,1943年11月,第80页。

[54] 雷祥麟原著、改定,林盈秀译:《常山:一个"新"抗疟药的诞生》,李建民编:《由医疗看中国史》,台北:联经出版事业股份有限公司,2008年,第331—372页。

[55] 孔梦周:《战时的医药问题》,第7页。

[56] 韩德勤、顾锡九、王公璵:《准军政部谘送奖励国药兽医有效良方暂行规则抄发原件转饬遵照》,《江苏省政府公报》第十卷第三十二期,1940年8月9日,第9—14页。

[57]《军政部奖励国药兽医有效良方暂行规则(廿八年十二月卅日呈奉军事委员会备案军政部公布)》,《云南省政府公报》第十卷第三十三期,1940年8月16日,第5—9页。

[58] 施彦:《林可胜与民国现代医学的发展(1924—1949)》,博士学位论文,新加坡国立大学中文系,2014年,第129页。

[59]《军医学校药科概况》,《药友》第二卷第一期,1937年1月,第4页。

[60] 雷:《广西军医学校消息:本校添招药科速成班生》,《广西健社医学月刊》第三卷第五期,1937年12月,第89页。

[61] 张丽安:《张建与军医学校:兼述抗战时期军医教育》,香港:天地图书,2000年,第218—223页。

[62] 芹波:《军医学校药科简史》,《药学季刊》1943年春季号,1943年2月,第105页。

[63]《重庆陆军医院开幕》,《药学季刊》第七、八期合刊,1944年11月,第303页。

[64] 于达准:《药学人才对于军阵之重要任务》,《医事公论》第四卷第七期,1937年1月15日,第1—4页。

[65] 张鹏翀:《军医学校药品制造研究所概况》,《药学季刊》第一卷第一、二、三、四期合订本,1943年,第2—4页。

[66] 于达准:《药学人才对于军阵之重要任务》,第2页。

[67]《药学专家于达准氏向本刊记者畅谈军政部药苗种植场概况》,《西南医学杂志》第三卷第五期,1943年5月,第39页。

[68]《重庆市制药业一斑》,第100页。

[69] 作者指出:"安顺军医药圃,附设于生药学系,由系主任负责主持,下设管理员一人,协理一切事务;并与本校检验学系、药理学系、药品制造研究所及附属医院密切合作,所出产生药,均经鉴定合格,并临床试验后,方供本校各系学生实习材料及其他卫生机关之用。"引自美枢:《五年来军医学校的药圃》,《药学季刊》1943年秋季号,1943年10月,

第 171 页。

[70]《军医学校—药品制造研究所》,《药学季刊》1943 年秋季号,1943 年 10 月,第 177 页。

[71] 赵仲云:《在成长中之西南药化工业(湘粤桂黔四省药化工厂巡礼记)》,《药学季刊》1943 年春季号,1943 年 2 月,第 91—93 页。

[72] 张鹏翀:《军医学校药品制造研究所》,《军医杂志》第二卷第三、四期,1942 年 11 月,第 349—353 页。

[73]《平定药价内政部拨款购药》,《经济动员》第三卷第九、十期,1939 年 10 月 31 日,第 1245 页。

[74] 植物标本四百余种的分类方式为:双子叶植物、单子叶植物、裸子植物及羊齿植物。

[75] 美枢:《五年来军医学校的药圃》,第 171 页。

[76] 于达准:《药学人才对于军阵之重要任务》,第 3 页。

[77] 谭炳杰:《论药材与四川之出口贸易及国防建设》,《新新新闻旬刊》第二卷第二十五期,1940 年 3 月 1 日,第 16 页。

[78] 皮国立:《"非常时期"(1937—1945)中医涉及战争与国难的相关论述》。

[79] 于达准:《党参之研究:藉为提倡国产药品即为挽救经济漏卮》,《复兴医药杂志》1942 年第 3—4 期,第 33 页。

[80] 为民:《增产医药》,《战时经济(长沙)》第二卷第三期,1939 年 3 月,第 17 页。

[81] 这种疗效的中西对照,在抗战前就已经开始,参考皮国立:《"气"与"细菌"的近代中国医疗史——外感热病的知识转型与日常生活》,台北:中国医药研究所,2012 年,第 138—196 页。

[82] 谭炳杰:《论药材与四川之出口贸易及国防建设》,第 15 页。

[83] 于达准:《党参之研究:藉为提倡国产药品即为挽救经济漏卮》,第 33 页。

[84] 潘勉之:《太平洋战火光中之国防医药》,第 3 页。

[85] 皮国立:《上海中医药的发展(1950—1965)——以〈人民日报〉为中心的考察》,《汉学研究通讯》2016 年第 4 期。

[86] 庄兆祥:《抗战三年来关于二三医药问题之检讨》,《东方杂志》第三十七卷第十四号,1940 年 7 月,第 23—24 页。

[87] 美枢:《五年来军医学校的药圃》,第 171 页。

[88] 刘绍光、张耀德、全慈光、谭世杰:《西南抗战药材之研究》,《全国农林试验研究报告辑要》第一卷第三期,1941 年 5 月,第 78 页。刘绍光即战前中央卫生实验处下设的化学药物系中药实验室主任。战争开始后,中央卫生实验处药物研究所迁至昆明,依旧由刘领导,也对一些中草药进行了研究。参考邓铁涛、程之范主编:《中国医学通史:近代卷》,第 454 页。

[89] 谭炳杰:《谈谈药材与四川之垦殖》,《新新新闻旬刊》第二卷第十八期,1939 年 12 月 21 日,第 33—35 页。

[90] 庄兆祥:《抗战三年来关于二三医药问题之检讨》,第 23 页。

[91] 赵仲云:《在成长中之西南药化工业(湘粤桂黔四省药化工厂巡礼记)》,第91—93页。

[92] 陈新谦:《军医学校药品制造研究所报告:四、关于五倍子制品之制法与其他》,《药学季刊》1943年春季号,1943年2月,第87—89页。

[93] 邓铁涛、程之范主编:《中国医学通史:近代卷》,第77页。

[94] 谭炳杰:《川产大黄之研究》,《农报》第六卷第廿五、廿六、廿七合期,1941年9月1日,第509—514页。

[95] 《新闻动向》,《药学季刊》1943年秋季号,1943年10月,第178页。

[96] 《新闻动向》,第178页。

[97] 于达淮:《党参之研究:藉为提倡国产药品即为挽救经济漏卮》,第33—34页。

[98] 于达淮:《党参之研究:藉为提倡国产药品即为挽救经济漏卮》,第33—34页。

[99] 郑曼清、林品石:《中华医药学史》,台北:台湾商务印书馆,2000年,第322—324页。

[100] 谭炳杰:《川产芎藭之研究》,《农报》第八卷第十九至二十四合期,1943年9月10日,第233—238页。

[101] 谭炳杰:《谈谈药材与四川之垦殖》,第33—35页。

[102] 庄兆祥:《抗战三年来关于二三医药问题之检讨》,第22—24页。

[103] 斯炽:《战云笼罩下中国医药的重要性》,第3页。

[104] 斯炽:《战云笼罩下中国医药的重要性(续)》,《医药改进月刊》第一卷第三期,1941年,第3—4页。

[105] 谭炳杰:《论药材与四川之出口贸易及国防建设》,第15—16页。

[106] 谭炳杰:《论药材与四川之出口贸易及国防建设》,第16页。

[107] 张昌绍:《战时药物问题》,第12—16页。

[108] 张丽安:《张建与军医学校:兼述抗战时期军医教育》,第421—423页。

[109] 陈韬:《记林可胜先生二三事》,何邦立主编:《林可胜:民国医史上第一人》,台北:梁序穆暨许织云教授基金会出版,2017年,第307—308页。

[110] 张朋园、罗久蓉:《周美玉先生访问纪录》,台北:"中研院"近代史研究所,1993年,第100页。

[111] 熊秉真:《杨文达先生访问纪录》,台北:"中研院"近代史研究所,1991年,第34—35页。

[112] 《消息一束》,《药学季刊》第九、十期合刊,1945年3月,第333页。

[113] 施彦:《林可胜与民国现代医学的发展(1924—1949)》,第214—215页。

[114] 谭炳杰:《论药材与四川之出口贸易及国防建设》,第16页。

[115] 于达淮:《党参之研究:藉为提倡国产药品即为挽救经济漏卮》,第34页。

从南洋到中国

——"虎标万金油"王国的建立

罗婉娴

    民国时期是中国药品业发展的重要时期。西药在中国倾销,同时促进了中国药品业的发展,部分中国药商学习西药的销售和宣传方式,强化其药品在中国的影响力。同样,南洋生产的药品亦善用西药的行销方式,以报刊广告作宣传,并以其创办人为华侨的身份,尝试打入中国的药品市场。这些南洋生产的药品在南洋市场打好根基后,便开拓中国市场,集中在上海——中国药品最繁荣的地方大展拳脚。正值中国振兴民族工业之机,这些药商成功以爱国华侨的身份为自家的品牌作更进一步的宣传,加强药品的认受性。

    "虎标"药品于民国时期风行东南亚和中国,是由缅甸华侨胡子钦(?—1908)创办的"永安堂国药行"出产的。其子胡文虎(1882—1954)和胡文豹(1885—1944)接管"永安堂国药行"后,以老虎为商标,并研制了多种药品,包括"虎标万金油""虎标头痛粉""消风清快水"和"虎标八卦丹"。"虎标"药品在东南亚地区渐受欢迎,其总部亦从仰光迁至新加坡。胡文虎善用东南亚的报章刊登广告,如《叻报》《新国民日报》等宣传药品,成功加强了"虎标"药品的知名度。同时,胡文虎以华侨的身份,返回中国考察国货的销售情况,并获上海《申报》报道,其爱国华侨的形象深入人心。其后,胡文虎将"虎标"药品打入上海市场,亦在《申报》刊载广告,更于1927年在上海设立"永安堂"

分行,从而将业务扩展至全中国。[1]

"虎标"药品业务跨区域的扩展,引起学者们的研究兴趣。研究范畴包括胡文虎的经营策略、其个人身份和形象对商品销售的推动作用,以及"虎标"药品的宣传特色。[2]清末民国时期,中国消费文化的模式产生变化,这促成中国药品业获得空前的发展,中国药商在西药盛行的情况下,与西方药商争夺中国的市场。[3]另外在报章刊登广告,是民国时期药品的重要宣传策略。这些广告成为医疗史研究的材料,可以反映时人的身体和医疗观念,以及药品的销售情况等。[4]本文以"虎标万金油"为研究个案,探讨胡文虎如何将南洋生产的"虎标"药品打入中国市场,而其爱国侨商的身份如何有助其业务的扩展,从而分析药品的跨地域销售,及民族国家的概念如何在药品销售时被善用。

"虎标"药品的生产

永安堂的历史	永安堂是先父创设于南洋仰光埠,经营生熟药材,迄今已经过五十有余年的期间了。
药品的改良	因为感于吾国药材配制煎煮的不便,费数十年精深之研究,独出心裁改良制法发明各种药品,如万金油、头痛粉、八卦丹、清快水等,均以猛虎为商标,各药品均有特殊的功效,与他家仿冒者不同。[5]

这则广告说明了"虎标"药品的由来。"永安堂国药行"是祖籍福建的胡子钦在仰光开办的药行。他是一名中医师,育有三子,次子和三子为胡文虎和胡文豹。胡文虎于1882年2月13日在缅甸仰光出生,少时曾回福建入读私塾。1908年,胡子钦逝世,胡文虎和胡文豹继承父业,继续经营"永安堂"。次年,胡文虎前往中国内地、日本、暹罗和

中国香港等地,考察各地药物市场的销售状况,学习不同地方的销售营运模式。他被外国药商的宣传手法深深吸引,并多次到外国药商经营的药房取经,思考为何顾客愿意付出更多的金钱购买西药,而不选择价廉的国药或中成药。[6]返回仰光后,胡文虎重新包装"永安堂"出产的中成药,更设计以老虎为题的商标——"虎标"。[7]

"本堂独得异诀秘制"的"虎标万金油",是"永安堂"的招牌药品。[8]有说"虎标万金油"是胡文虎在游历新加坡时,遇到一位贩卖"万能油"的老人,"万能油"能治疗各种痛症和虫咬等,效果良好,故胡文虎向老人讨教药方,更得其传授。由是,胡文虎将"万能油"和其父所研制的"玉树神散"结合,研制出"虎标万金油"。[9]"虎标万金油"不仅适合人类服用,更可医治家畜各症,如牛、羊、犬、猪、鸭、鸡等,因为皆是"热血动物,吸呼空气则一也"[10]。

"永安堂"另推出的"头痛粉",宣称"公推第一,我中国药房独一无二之圣药也",能治各种头痛,包括"风邪头痛、郁火头痛、逆气上冲头痛、阴虚痛、阳虚痛、头痛雷、头风痛、行舟头痛、食酒头痛、头昏"及"一切头昏目眩",更"不论久暂头痛等症","即服即止,百无一失"。[11]亦有针对南洋炎热天气而研制的药品,如"风湿水"和"寒热水"。[12]但"虎标"的重点宣传药品,仍以"虎标万金油""虎标头痛粉""虎标八卦丹"和"虎标清快水"为主。

> 受暑邪可服虎标万金油,使其邪从汗发……郁火头痛,可服虎标头痛粉以止之……因风热内积,可服虎标清快水以攻之。至虎标八卦丹,最能提神止渴,避秽除邪,亦宜时常含服,使毒气不侵,且可使行船坐车再无眩晕呕吐之患。[13]

学习各地药品的宣传方法后,胡文虎在报章刊载广告推销"虎标"药品。从 1920 年 10 月 1 日开始,"虎标"在《叻报》刊载广告,首个宣传产品是"虎标万金油",广告名为《请看虎标万金油中外驰名用过者知 未用过者买一罐来用若不效原银奉还》。广告中央绘出"万金油"的图样,四周则以文字说明"万金油"主治的内科和外科疾病、服用方法等药物资料。"虎标万金油"全名为"永安堂虎药房万金油",以提醒顾客"请认虎标良记,庶不致误"。[14]"虎标"药品虽是中成药,但其在《叻报》或《申报》刊登的广告风格,与其他的中成药广告截然不同。"虎标"的广告,多以一幅漫画的形式表达,再加上文字作说明,其表达方式与西药广告雷同。

胡文虎重视广告的宣传,"虎标"药品的广告在各地的报章刊载。其后宣传的药品,不仅有"虎标万金油",更有"虎标头痛粉""虎标八卦丹""虎标清快水"和"老虎补精大力丸"。"虎标"药品广告的重复刊载频率有不同的变化。以《叻报》为例,早期"虎标"药品广告较为单一。从1920年10月起,"虎标万金油"的广告重复在《叻报》刊载了半年之多,期间没有作任何修改。至1923年7月,"虎标"药品在《叻报》刊载的广告,其内容更替开始频繁,令读者保持对药品的好奇感,并灌输多方面的资讯。例如在1924年1月10日到12月31日,"虎标"药品在《叻报》有21款不同的广告。而"虎标"药品广告更替最频繁的年份是1927年,从1月21日一则全新"虎标"广告开始,到12月27日最后一则,是年共有43款不同的广告,平均一个月最少有三款不同的广告。

"虎标"药品业务的拓展

"虎标"药品初期在仰光生产,集中开拓东南亚市场。1920年至1924年,"虎标"药品的广告是以"总发行仰光永安堂胡文虎豹谨启"的名义宣传的。[15]"虎标"药品在仰光制造,再由新加坡的药店代理出售,畅销东南亚。其代理药房,包括万春和、余仁生、万安堂、杏生堂、万川栈、永安堂、万安和及万春堂等。[16]

在仰光生产"虎标"药品时期,其广告内容充满缅甸色彩,亦显示这一时期市场以东南亚为主。例如"虎标万金油"的广告,图画为一只身穿"永安堂虎药房万金油"的大象,被老虎骑在背上。大象正代表"虎标"药品的出产地——缅甸。[17]"虎标消风清快水"的广告,图为一只大老虎伏在一瓶"虎标消风清快水"上,周边包围身穿东南亚服饰的人士,他们包括华人、马来人和缅甸人等。[18]同时,"虎标"药品广告的情境布置,都以缅甸和新加坡等东南亚地区为背景,如《缅甸人炼丹》的图画,是缅甸人为其妻炼丹的情境。丈夫为了治疗妻子的头痛,自行炼丹,但需时一个月。后得知"虎标头痛粉",妻子服用后,"不三分钟,头痛若失"。[19]"虎标"药品更招揽"中英荷暹法各属及马来半岛各埠"的顾客,如《随身至宝——诸君注意》,讲述三人从暹罗回国途经新加坡的经历,因舟车劳顿,身体不适,后得仙女指示,服用"虎标"四大药品才痊愈。[20]

其后,胡文虎将"虎标永安堂"的总部从仰光迁往新加坡。新加坡自1832年成为海峡殖民地(Straits Settlements)的行政首府,1867年海峡殖民地由英国殖民地部(Colonial Office)管理,由是新加坡有长足的发展;至20世纪,新加坡已发展为国际港口,是东南亚最富裕、繁荣的城市。而胡文虎选择新加坡,亦因为新加坡是自由港,相对而言缅甸则需要缴纳高昂的关税和所得税。[21]故1924年"虎标"药品在《叻报》的广告,其地址为"石叻厦门街门牌壹百壹拾四号仰光永安堂大药房分行"。[22]而"石叻"即新加坡的别称。后因厂房土地有限,未能容纳更多工人,令生产不敷供应,故"虎标永安堂"于1926年1月1日迁址至牛车水崎呢律门牌四十七号。[23]新址可容纳五百至六百名工人,厂房设备完善,斥"资本二百余万"兴办。[24]1927年,"虎标万金油"因受暹罗、爪哇和马来半岛等地人民的欢迎,横标除原本印有英文和缅甸文字外,再加印暹罗文、爪哇文和马来文字。[25]

在拓展东南亚药品市场的同时,1922 年 6 月,胡文虎为其在仰光开办的天来国货公司到上海采购多种国货,再运回仰光出售。[26]同年 8月,"虎标万金油""虎标头痛粉"运到上海出售,由上海著名药房、南京路粹华药厂和先施百货、永安百货代理发售。[27]《申报》报道"虎标万金油"和"头痛粉"已在上海出售,并指出:

> (药品)系海外华侨巨商永安堂所秘制,行销南洋新嘉坡各埠垂百余年,功用甚广,几无一人不知万金油之名……近特设立上海分行,延聘华侨联合会胡道南主持行务。闻第一批货已到申,本埠著名各药房及南京路粹华药厂均有发售。[28]

胡文虎别出心裁的宣传方法,令"虎标"药品成功在上海拓展业务。如 1929 年 4 月,"虎标永安堂"广告主任胡仲英在胡文虎的指示下,于六马路浦鸿生美术公司订制二头活动老虎,其形状和动作与活生生的老虎无异,并陈列在上海北四川路分行。"活动老虎二头……其活动形状一与生虎无异,来往仕女驻足而观者,途为之塞。据胡君云,此二老虎乃遵本堂主人胡文虎先生命意所制造……并闻该二头老虎造价甚贵云。"[29] 1929 年 11 月,"永安堂"更改上海分行门面,楼顶装置的电灯广告牌改成丽安电灯。门面上为一只老虎和"猛虎商标"四字,而楼顶为一只老虎,并以"万金油"三字代替"猛虎商标"。其明亮的程度更胜往昔:

> 每当夕阳西下、万家灯火时,极为明亮、令人注目,即远若先施、永安、新新、大世界、星顶花园,均能一目了然,诚为广告中之最令人注意者也。[30]

"虎标"药品为打进中国的市场,更重视广告的宣传。部分广告强调"虎标"药品的"南洋"卖点,并称早已风行东南亚。例如"八卦丹"广告,称:"此丹乃仰光永安堂虎豹行中国大医生秘方配制,屡试屡验,历蒙各国大医生试用,尽皆赞赏功效神奇,推为全球第一灵丹,全缅人士无不视为随身宝,均称神用。"[31]同样,为迎合中国药品市场的宣传手法,"虎标"药品广告亦刊载感谢函。如1926年6月19日的《请看虎标万金油能医老虎咬伤之铁证》,记载了暹京广源隆吴亚能前往出产柚木的山芭森林巡视时,被老虎袭击,幸得友人伍树南备有"虎标万金油",涂搽伤口后,数日"皮肉依旧"。由是伍树南、吴亚能念其功效,"用特述录其事,遍刊华字各报",更呼吁南洋各胶园、锡矿主人,应购备"虎标万金油"以备无患。[32]

为了迎合中国市场,中国的政治人物和事件亦成为"虎标"药品广告的题材。如在1920年代中,中国陷于军阀割据的局面,军阀成为"虎标"广告的主角,如吴佩孚、孙传芳和蒋介石等政治人物和事件,都在"虎标"药品广告中出现。[33]如《孙传芳病脚》,以孙传芳在赣战战败后,逃到津门,并"声称病脚"为题材。广告讽刺孙传芳是因失去闽赣五省联军总司令的大衔"已难立足",是为"病脚"。更挖苦若真是"病脚",使用"虎标万金油",即可"活血行气,强筋去湿","定可痊愈,因不必留医津门"。[34]

"虎标"药品的广告内容,亦增添了更多上海的元素和题材,如《可怜的上海女子》讲述上海女子的日常社交生活的不便。她们"为防口臭阻碍社交,却引起异性亲爱起见",每日都花大量金钱购买香口糖,花费巨大,所以建议改用"永安堂虎标八卦丹","除秽……提神……止渴……之功能",又可节省金钱,比香口糖"更有万倍利益",不只是除口臭,"即其杀灭毒菌补助喉音,尤为社交不可无之物"。[35]同样,感谢函也以上海知名人士为主,包括《时事新报》名记者潘公弼、名画家黄文农和上海跳舞明星王美美等,都为"虎标"药品致送感谢函。[36]

胡文虎关心中国政局的变化,捐款支持抗日战争,更赠药前线军

326

队,故亦有军政要员特意为"虎标"药品撰写荐书。例如十九路军军长蔡廷锴曾赠"虎标永安堂""良药济世"四字,更特意撰写感谢函:

> 永安堂主人胡文虎君热心救国、仁术济人,其所制虎标万金油、八卦丹、头痛粉、清快水诸药品治病灵验,早已风行海内、众口同称。此次本军在沪抗日,胡君援助最力,急难同仇令人感奋,书此以留纪念　蔡廷锴。[37]

另有朱庆澜将军离开政界后,致力于慈善工作,并赞扬胡文虎"赈灾救国素具热心,与彼旨趣甚合",由是亲书一文送赠胡文虎:

> 南洋侨胞胡文虎君居恒以慈善为怀,尤热心于国内之事,遇有灾患施救不遗余力,其所创永安堂发明万金油、八卦丹、头痛粉、清快水四种,药好价廉收效且速,嘉惠人群实非浅鲜。曩年余赈济陕灾,胡君赠药极多,全活极众,佩其心之善,美其药之良,用志数语,以介绍于社会。民国二十一年八月　朱庆澜。[38]

胡文虎的声望

胡文虎努力建立其个人声望,使他从"侨商"的身份渐渐成为"爱国"商人,更为中国人的模范。胡文虎热心公益,救助困苦,如在南洋地区为华侨工人施赠棺木,赈济中国国内的灾荒,捐款兴建医院、养老院和学校,更支持国民政府北伐和抗日等。胡文虎的善举多次获得《叻报》和《申报》的广泛报道,令他的慈善家形象深入人心。其后,胡文虎更捐出"虎标"药品部分利润,作慈善用途。这使胡文虎与"妄图不义之财,轻忽人群之命"的假冒药品商人形成强烈对比,从而更显出"虎标"药品的正统和优越。[39]

1922 年 6 月，胡文虎以"侨商"的身份，回中国考察和采购国货。《申报》以"平素对于社会公益极具热忱，尤抱爱国思想"形容胡文虎。故此他在仰光创办天来国货公司，"专以推销国货，抵制外货，挽回海外权利为职责"[40]。是次访沪，胡文虎获中华全国工商协会设宴款待，并有 80 多家厂商出席。由于胡文虎"方言不通"，由胡道南代为发言。他指出："兄弟创设国货公司亦非纯为贸利起见，志在推广国货销路，增进同胞生计，俾祖国可日臻富强云云。"[41] 而全国工商协会希望加强与东南亚的交通，"然吾国与南洋既有悠久之历史关系，何以中国货之销流于南洋者之少，中国无货可以应销乎？并非华侨不爱国乎，其缺点即在少一大规模之国货商品陈列所，以致彼此消息不通耳"，故"希望胡君回去后筹划此事，希望各厂同志研究此事，赞助此事云"。[42]

同时，胡文虎亦参与中华国货维持会的会议，决议："华侨联合会函称，仰光华侨胡文虎回国到申，拟选办国货，请通告各工厂携样前往接洽案，（决）照办，并公推徐赓华君先与胡君接洽，以便定期欢迎。"[43] 中华国货维持会为了欢迎胡文虎到沪，更于其会所举办欢迎会，吸引各大工厂和商人前来，包括振华油漆厂邵晋卿、协记缎庄徐枝春、镇裕布厂汪肇用、商务印书馆沈学文、美记珍华公司翟志章、维一毛绒线厂徐赓华、龙肝片号周文记、鸿兴袜厂金玉堂、美华袜厂刘干甫、物华公司陈保卿和公民布厂沈薇卿等。席间介绍：

> 文虎原籍福建，生长仰光，先后回国二次，在仰光独自投资五十万元创设天来国货公司，专销国产，不售外货。去秋曾在粤港闽等处购货运仰，稍加费用，廉价出售，颇为畅旺，可见侨胞爱国、具有同心。此次回国，拟扩充范围，多事采办，运仰后极力推销，广设支店，以期吾中华国产畅行南洋，聊尽国民天职。[44]

然而，自 1922 年胡文虎到上海采购国货后，往后数年《申报》都没有报道其消息。直至 1926 年,胡文虎赈济武昌难民,"骇悉武昌难民惨状,令人酸鼻,因本埠汉汇停止,特由上海商业储蓄银行电汇洋三千元,请由贵商会速转汉口总商会,以备施赈,鄙人经同时电知汉会查照矣"。[45]《申报》更以《南洋侨商举之可风》,宣扬"经营药业于南岛,生意极为发达,胡君慷慨好义,对于各种慈善事业,当争先为之,本年武昌难民待赈,胡君遂慨然电汇大洋三千元,托上海总商会转汇武昌",更赞颂"吾国华侨远处海外,关怀祖国,时有所闻,似此义举,实为可风矣"。[46]

胡文虎于 1927 年回国开业,在上海设置厂房。1927 年 12 月 30 日,"虎标永安堂"于四川路虹口酒楼宴请商界、新闻界和旅沪华侨约 40 人。席间由华侨联合会执行委员谢碧田代胡文虎致词:

> 胡文虎先生生长南洋仰光埠,系华侨中最有名望之人,素以慈善为怀,自少即好研究医理,故能发明各种良善药品。初设第一工厂于仰光……至民国十二年始设分行于新加坡,购地六十余亩,自建高大工厂,即为第二厂……共费资本二百余万,始有此宏大之规模。此次回国,先在上海设立分行,将来尚拟组织第三工厂,倘营业发达,愿以所获之利帮助祖国各项公益事业,使社会日益进步,并以救济祖国贫民之生计,且作华侨回国办实业之先导……[47]

回国设厂是协助中国挽回利权,"上海为东亚最大商埠,外货充塞,漏卮堪虞,为提倡国货挽回利权计,特亲自与胡仲英、李通盛二君来沪筹设分行,并购地建筑,开办工厂,以供国内人士之需求"[48]。同时,因国内的经济困难,"各种药品价目减低百分之二十五,使购用得便宜之利,而收治疾之效"[49]。如同南洋,上海"虎标"药品的盈利十分之四将用于各项慈善项目。

虎标各种药品……历年来均以盈利十分之四捐助教育慈善各事业之用，在南洋群岛中历历可证，人人皆知。现在预计上海分行成立以后，每年以所得盈利十分之四捐助国内各项慈业及教育事业以答谢同胞乐用的盛意。[50]

胡文虎热心公益，多次资助老弱华侨回国。如1927年3月10日，《叻报》刊载了《胡文虎豹第三次资送老弱侨胞回国启事》，"文虎居常目击南洋华侨多有身体残废、谋生乏术、贫病交加、老而无告者，终日流离道左，匍匐街衢，托钵沿门，餐风宿露"，实是惨不忍睹，所以决定协助他们回国。"不能工作及在年六十以上之老人、不能谋生衣食无着有家难归者均在资送之例"，名额为300人，"除送给船票外，每人另给费用十元，虎标万金油、头痛粉、八卦丹、清快水各若干"。[51]

同时，在赈济方面，胡文虎更是义不容辞。

胡文虎于1928年11月27日被任命为"豫陕甘赈灾委员会委员"[52]。豫陕甘三省土地贫瘠，人民生活困窘，近年又相继出现天灾人祸、旱灾蝗祸等，令人民流离失所，故国民政府组织三省赈灾委员会，胡文虎被任为委员。他见南洋地区经济萧条，筹款不易，自行捐出银五千元。

胡文虎复函豫陕甘三省赈灾委员会冯委员玉祥先生钧鉴……前接国府之任命，或以资有所在，兹承我公之督饬，弥觉义不容辞，惟因南洋树胶跌价，市面凋敝，立筹巨款，事非易易。仅先由文虎个人捐济五千元，稍纾眉急，现托和丰银行用电汇上，另电奉告。[53]

另外，胡文虎计划在上海市郊建养老院。他见上海虽为繁华之地，但在华界总有老人在街头行乞——他们"贫老既无儿媳之奉养，又无精力以谋生"，所以计划筹建养老院，使他们"免致在外乞食，以羞辱国体",并希望政府拨出约 30 亩的土地,支持养老院的兴建。[54]胡文虎原打算投资 20 万元到上海建设制药工厂,现决定全数用于养老院的兴建,以 10 万元作建筑费,10 万元为基金。"适国民政府短期善后公债到星加坡劝募,胡君遂以十万元基金购买国债票,以期国计民生两得其益。现胡君已回国矣,将来养老院成立,一班无告老人均有所依归矣。"[55]最后,政府在浦东拨出 80 亩土地,胡文虎决定将土地分为两区:第一区占地约 30 亩,一半建养老院,一半建花园,可以供老人休憩和栽种蔬菜;第二区占地 45 亩,用 15 亩建孤儿院,15 亩建孤儿学校,15 亩辟作游戏场;余下 5 亩则作公墓。[56]

胡文虎关注中国国内的战事,除了捐赠药品,更捐款协助伤兵,支援抗日活动等。在北伐期间,将"虎标"药品送往前方,以支持革命军的战事。"因国民革命军前方将士正在努力北伐,露宿风餐,备尝辛苦,兼之天气寒暖无定,最易令人感冒,特将伊自制各种药品检出两万包,计装十二箱,赠送前方北伐将士备用,刻已由新嘉坡运送到沪。"[57]其后,胡文虎又汇寄洋一万元,以慰劳伤兵。[58]日本侵占东三省,华侨激于义愤,派华侨领袖许生理回国,并资助国民政府购买飞机一架,以备战日军。胡文虎得知后,"亦将继起助购飞机三架,并赠虎标万金油一万罐"[59]。另外,又捐银一万元,支持何香凝在东北的救护活动:

> 何香凝女士自沪案发生,即组织救护队及伤兵医院。新加坡
> 侨商虎标永安堂主人胡文虎君慨汇银一万元赞助救护之用。沪案
> 协定签订,上海救护工作告终,而东北义勇军孤军奋斗,死伤枕藉。
> 何女士结束此间事务后又组织救护队于一月前出关救伤,胡君以
> 答赠虎标药如万金油、八卦丹、头痛粉、清快水等,自动向何女士声
> 述,允捐巨量。现悉此项要药业已装运来沪,不日将由该堂上海分
> 行径送何女士分发东北义军应用云。[60]

胡文虎与"虎标"药品领导地位的确立

假冒药品在民国时期十分盛行,"虎标"药品也面临着假冒药品充斥的问题。早在 1923 年 6 月,胡文虎在巡视新加坡业务时,已发现有假冒"虎标头痛粉"的药品出售。为了防止假冒药品,他决定更改"虎标头痛粉"的包装,并登报说明,"特将本堂头痛粉虎标商标依式镌刻刊登",让顾客认清。[61]此后,"虎标"药品的广告加入更多提防假冒和影射药品的内容,告诫读者不要误购。

其后,"虎标"药品在各地政府注册商标,包括中国、新加坡、暹罗、爪哇和日本等,防止假冒药品的销售。"虎标"药品还在广告内作宣传,以教授读者小心购买药品。例如在《申报》的广告,详列"虎标"商标已在不同地区注册,包括:

> 中华民国国民政府特准猛虎商标注册、中国北京政府猛虎商标注册、南洋巫来由七洲府政府猛虎商标注册、爪哇各岛荷政府猛虎商标注册、暹罗政府猛虎商标注册、缅甸印度英政府猛虎商标注册、日本国政府猛虎商标注册。猛虎商标历经政府特准注册保护,迭经化验认为确系神效良药,并禁止他人仿冒,如发现有仿冒与猛虎商标相似之药品均得取缔。[62]

然而,假冒药品仍不断出现,故此"虎标"药品以广告告诫读者,并在广告中突出胡文虎慈善家和爱国商人的形象,更显假冒药商是"不仁""不义"之士。"吾闻虎标主人,是很热心公益的,他每年所得余利,大半用于人群善事,又不分畛域,视一国如同乡。这样去冒他的药,是不义,将冒药去杀人,是不仁……"[63]正因为胡文虎是无私的慈善家,更将销售药品的部分利润捐出,假冒"虎标"药品更显"不仁""不义"。

同时,胡文虎于 1922 年到上海采办国货,获《申报》采访报道,其"爱国"形象深入人心,亦为其"虎标"药品成功打造"国货"形象。[64] 故此,对假冒药商进行指责时,更将控诉提升至民族存亡的地步。如在《吶报》的广告,指出日本"专用国货",但中国却"国货不兴",因为:

> 即较满人望之出品,而能与外货争衡者,又多被无耻奸商百计冒混。即以虎标万金油而论,人有万金油、头痛粉、八卦丹、清快水也,彼并从而某油、某粉、某丹、某某水。……似此自相摧残,又安望一致对外乎? 推厥原因,皆由吾国人类多居心狭窄,眼光短小,只顾自己,不顾国家,欲以一人之财力垄断其余之商业,恃财高压,蓄意破坏,兴言及此,良堪浩叹也![65]

又以"苦瓜虫"称呼假冒药商,只敢假冒"永安堂"药品,不敢假冒外国药品,是"专喜吃内":

> 永安堂虎标药品驰名全球,功效卓著,苦瓜虫视之,不竟因美成嫉,陡起奸心,近亦以制药闻矣。其制药也,完全仿冒虎标之药品,即其药品之装璜亦与虎标无稍异焉,存心混充,蓄意破坏,司马昭之心,路人皆知之。然天下之大,良药亦至多矣,如韦廉氏之红色补丸、兜安氏之补肺药水等等,其销数之广,功效之灵,实与虎标药相埒。而奸商秋毫不敢仿造,此无他,外人神圣不可侵犯之,苦瓜虫恐饱尝铁窗风味也。呜乎! 网里夺鱼,盘中抢肉,不能别出心裁,向外发展,只会葫芦依样,向内逞强。苦瓜虫之技,固可鄙,然苦瓜虫之人格,尚堪过问哉? 谚云:"苦瓜虫专喜吃内,奸商可谓名实符之。"[66]

又,《新平鬼传》以小孩唱歌的内容,指责"王八生骗术多,见人药

品好,就制劣药来混冒,杀人不见血",更有碍国货的发展,破坏中国的利权:

> 永安堂虎标各药药力伟大,功用神奇。出世以来活人无算,大家都以此药为平安的保障。不料你丧心病狂伤天害理的王八生竟敢见利心痒,企图冒混以致许多人遭你药的荼毒,这是你谋财害命,妨害人类安全的第一大罪。年来国人提倡国货不遗余力,永安堂所出虎标各药销流中外,人人称许,得与外药争衡,挽回国家利权,实算最有价值的国货。稍有人心的人,应该如何爱护? 如何推销使国货前途发扬光大? 你这无耻的王八生,竟敢鱼目混珠,极力破坏。……何以别人的药不冒,偏偏要冒混自家中国人的呢? 这是你摧残国产,自坏利权的第二大罪。[67]

这些广告反映了胡文虎如何善用其个人形象,以突出"虎标"药品的正统性。随着假冒药品的流行,"虎标"药品广告对假冒药商的指骂不断升级:例如初期以"不仁""不义"的词语形容假冒商人,可是随着假冒药品的不断出现,则以指骂形式,部分更是较为严厉和恶毒的词语,例如后期多用"王八生",或诅咒假冒药商将会有报应,并且下场凄惨等。这些指骂假冒药商的广告,正好让"虎标"药品向读者展示其领导性和权威性。再结合胡文虎的正面和爱国的形象,更加强了"虎标"药品的正统地位。

总而言之,南洋生产的"虎标"药品,成功在民国时期打开中国市场,更奠定其在药品市场领导的位置。胡文虎善用报刊作广告宣传,为"虎标"药品打响了名堂。他亦热心公益,捐款协助解决南洋和中国的民生等问题,更关怀中国经济的发展。这让他从"侨商"的身份,确立为"爱国"华侨的典范。胡文虎的正面个人形象,进一步促进"虎标"药品业务的拓展,使原为"南洋"的药品,成为风行全中国的品牌。胡文虎忧国忧民,多次捐款支持中国的慈善事务和前线伤兵,更获报章广泛的报道。"虎标"药品广告也多次重申胡文虎关怀国民、无私奉献的慈善家形象。这与那些唯利是图的假冒药品商形成鲜明对比,从而进一步突出"虎标"药品惠泽社群。"虎标"药品成为"国货"的典范,在国货运动的倡导下,生产假冒或影射"虎标"药品,等同影响国家的生计和利权,阻碍国货和国家经济的发展。[68]

注释

[1]《侨商胡文虎调查国货》,《申报》1922 年 6 月 19 日;《虎标永安堂昨晚宴客》,《申报》1927 年 12 月 31 日。

[2] 沈仪婷:《谱写虎标传奇:胡文虎及其创业文化史》,新加坡:新加坡国立大学中文系、新加坡茶阳(大埔)会馆客家文化研究室、八方文化创作室,2013 年;衣若芬:《商品宣传与法律知识——19 世纪 20—30 年代虎标永安堂药品的"反仿冒"广告》,《苏州科技学院学报(社会科学版)》2014 年第 2 期,第 29—36 页;华碧春、胡励军、张尚英:《胡文虎与虎标万金油》,《福建中医学院学报》1995 年第 1 期,第 40—43 页;曾昭铎:《爱国华侨胡文虎》,《党史纵览》1996 年第 1 期,第 34—36 页;方雄普:《报业大王胡文虎》,《海内与海外》1998 年第 2 期,第 39—40 页;左旭初:《"万金油大王"与"虎标"商标》,《中华商标》2009 年第 9 期,第 61—62 页。

[3] Sherman Cochran, *Chinese Medicine Men: Consumer Culture in China and Southeast Asia* (Cambridge, MA: Harvard University Press, 2006);张宁:《阿司匹灵在中国——民国时期中国新药业与德国拜耳药厂间的商标争讼》,《"中研院"近代史研究所集刊》第 59 期,2008 年,第 97—155 页。

[4] 黄克武:《从申报医药广告看民初上海的医疗文化与社会生活,1912—1926》,《"中研院"近代史研究所集刊》第 17 期,1988 年,第 141—194 页;张仲民:《补脑的政治学:"艾罗补脑汁"与晚清消费文化的建构》,《学术月刊》2011 年第 9 期,第 145—154 页;张宁:《脑为一身之主:从"艾罗补脑汁"看近代中国身体观的变化》,《"中研院"近代史研究所集刊》第 74 期,2011 年,第 1—40 页。

[5]《南洋仰光新加坡虎标永安堂主人胡文虎文豹敬告》,《申报》1927 年 11 月 7 日。

[6] Cochran, *Chinese Medicine Men*, 119.

[7] Cochran, *Chinese Medicine Men*, 119.

[8]《请看虎标万金油中外驰名用过者知 未用过者买一罐来用若不效原银奉还》,《叻报》1920 年 10 月 1 日。

[9] 左旭初:《"万金油大王"与"虎标"商标》,第 61 页。

[10]《天下驰名虎标金酒:是人类的福星是畜类的菩萨》,《吼报》1925 年 4 月 20 日。

[11]《虎标头痛粉》,《吼报》1920 年 10 月 16 日。

[12]《第一补气补血祛风除湿之药水说明》,《吼报》1925 年 11 月 30 日;《虎标经验寒热水说明》,《吼报》1926 年 2 月 6 日。

[13]《随身至宝——诸君注意》,《吼报》1924 年 8 月 25 日。

[14]《请看虎标万金油中外驰名用过者知　未用过者买一罐来用若不效原银奉还》。

[15]《请看虎标万金油中外驰名用过者知　未用过者买一罐来用若不效原银奉还》;《请诸君向光明路上去》,《吼报》1923 年 6 月 7 日。

[16]《请看虎标万金油中外驰名用过者知　未用过者买一罐来用若不效原银奉还》;《二点钟病好了》,《吼报》1921 年 8 月 20 日。

[17]《请看虎标万金油中外驰名用过者知　未用过者买一罐来用若不效原银奉还》。

[18]《二点钟病好了》。

[19]《缅甸人炼丹》,《吼报》1923 年 6 月 20 日。

[20]《随身至宝——诸君注意》。

[21] 上海市医药公司、上海市工商行政管理局、上海社会科学院经济研究所编著:《上海近代西药行业史》,上海:上海社会科学院出版社,1988 年,第 84 页。

[22] 缺题名,《申报》1924 年 4 月 14 日。

[23] 缺题名,《吼报》1926 年 1 月 15 日;老牌记者:《胡文虎发达趣史》,第 13 页。

[24]《虎标永安堂昨晚宴客》。

[25]《求平安幸福者请注意更改外标后》,《吼报》1927 年 8 月 29 日。

[26]《万金油头痛粉到申》,《申报》1922 年 8 月 1 日。

[27]《万金油头痛粉到沪》,《申报》1922 年 9 月 8 日。

[28]《万金油头痛粉到申》。

[29]《虎标永安堂之新奇广告》,《申报》1929 年 4 月 17 日。

[30]《虎标永安堂之丽安灯》,《申报》1929 年 11 月 5 日。

[31]《南洋仰光新加坡虎标永安堂主人胡文虎文豹敬告》。

[32]《请看虎标万金油能医老虎咬伤之铁证》,《吼报》1926 年 6 月 19 日。

[33]《孙传芳病脚》,《吼报》1926 年 12 月 6 日;《吴佩孚不怕蛇蝎只怕蚊蝇》,《吼报》1926 年 11 月 1 日;《拒奉》,《吼报》1926 年 12 月 20 日;《迫击》,《吼报》1927 年 5 月 27 日;《蒋介石食冷面》,《吼报》1927 年 11 月 7 日。

[34]《孙传芳病脚》。

[35]《可怜的上海女子》,《吼报》1927 年 1 月 24 日。

[36] 缺题名,《吼报》1928 年 1 月 30 日;《名画家之经验》,《吼报》1928 年 7 月 2 日;《介绍一位海上舞星——初享盛名的王美美》,《吼报》1928 年 8 月 29 日。

[37]《蔡廷锴赠文永安堂》,《申报》1932 年 7 月 28 日。

[38]《朱庆澜赠书胡文虎　嘉其良药救人》,《申报》1932 年 9 月 5 日。

[39]《人之所以异于禽兽者几希:冒混永安堂药品者　人而禽兽者也》,《叻报》1926 年 7 月 26 日。

[40]《侨商胡文虎调查国货》,《申报》1922 年 6 月 19 日。

[41]《全国工商协会之宴会》,《申报》1922 年 7 月 1 日。

[42]《全国工商协会之宴会》。

[43]《国货维持会之两会》,《申报》1922 年 7 月 3 日。

[44]《国货维持会欢迎仰光华侨纪》,《申报》1922 年 7 月 8 日。

[45]《急赈武昌难民》,《申报》1926 年 10 月 14 日。

[46]《南洋侨商举之可风》,《申报》1926 年 12 月 4 日。

[47]《虎标永安堂昨晚宴客》。

[48]《商场消息》,《申报》1927 年 11 月 2 日。

[49]《商场消息》。

[50]《南洋仰光新加坡虎标永安堂主人胡文虎文豹敬告》。

[51]《胡文虎豹第三次资送老弱侨胞回国启事》,《叻报》1927 年 3 月 10 日。

[52]《命令》,《申报》1928 年 11 月 28 日。

[53]《华侨胡文虎捐巨款赈灾》,《申报》1929 年 1 月 31 日。

[54]《华侨胡文虎拟办养老院》,《申报》1928 年 3 月 3 日。

[55]《南洋热心慈善家回国　上海将有大规模之养老院出现》,《申报》1928 年 11 月 6 日。

[56]《胡文虎施惠贫老孤儿大计划》,《申报》1929 年 1 月 25 日。

[57]《永安堂捐赠药品送前方》,《申报》1928 年 4 月 15 日。

[58]《胡文虎助款慰劳伤兵》,《申报》1928 年 5 月 17 日。

[59]《华侨增款购机抗日 增款八千元购置练习机 海外各侨胞闻风皆继起》,《申报》1931 年 12 月 6 日。

[60]《胡文虎赠药于东北义军》,《申报》1932 年 7 月 16 日。

[61]《假冒仰光永安堂虎标头痛粉者鉴诸》,《叻报》1923 年 6 月 21 日。

[62]《南洋仰光新加坡虎标永安堂主人胡文虎文豹敬告》。

[63]《慈母前之忏悔》,《叻报》1926 年 10 月 12 日。

[64] 沈仪婷:《谱写虎标传奇:胡文虎及其创业文化史》,第 48—51 页。

[65]《强与弱所由分:日本人联合整个民族以争雄天下……中国人只知自相摧残以快私意……》,《叻报》1929 年 1 月 7 日。

[66]《苦瓜虫》,《叻报》1928 年 4 月 9 日。

[67]《新平鬼传》,《叻报》1927 年 5 月 9 日。

[68]《新平鬼传》。

商业文化下凉茶史新"传说"的透视

郑　洪

　　凉茶是一种主要流行于中国广东、广西、福建等南方地区的中药配方汤剂。南方气候炎热,一般家庭都有采集地方草药煮成凉茶饮用的习惯。在长年炎热环境下操劳的民众,平时的健康问题多见"上火"症状,习惯饮用凉茶即可,不需特地诊医。有的地方逐渐出现专门制售凉茶的摊档,以便利民众。起初只是些个体小贩,从明清时期的广东开始,凉茶具备了越来越规模化的商业属性。笔者曾探讨其兴起因素,指出其理论上受中医温病学派的影响,物质上因地方生草药易发掘而具备低成本条件,需求上则因广州十三行劳动力密集而具备规模。[1]

　　最早成名的凉茶商业品牌"王老吉",其创始人王泽邦原本在广东鹤山售卖煮饮凉茶,后来来到广州十三行靖远街开店,由于需求旺盛,遂创制茶包销售模式,即将凉茶原料按统一配方包装出售,购买者可以在家自行煮饮,不必到店始能饮用。这大大增加了凉茶销售数量。王老吉在广州取得成功,名声远扬,也带动多家凉茶品牌兴起。凉茶后来发展到十三行贸易覆盖的地区,例如港、澳、南洋等地,并随华工出洋而传播到海外华人聚居区。

　　凉茶切合普通民众防治常见外感、上火的需要,且可免于就医之劳及大额花费,因此大为普及。凉茶的门店煮饮与茶包销售,已成为岭南生活的一部分。对于这样一种"民俗"文化,人们自然想探究它的历史渊源。令人讶异的是,坊间流传着关于凉茶史的种种"传说",几乎可以串起一部近代史。这些传说的真实性如何,于何时以何种方式生成并流行? 从中或可窥探传统医药产品在现代商业社会中怎样营塑形象的轨迹。

凉茶史新"传说"及史事旁参

凉茶属民间性质,故以往的文字记载不多。在 21 世纪以前,所能收集到的资料大致是如下几类:一是关于凉茶的民间记忆,例如《西关七十二行》中的"凉茶行"[2]、《港台茶事》[3] 中的凉茶见闻等;二是一些凉茶经营者的家族史、企业史资料,例如王老吉香港传人王健仪的《创业垂统》[4]《广州著名老字号》[5] 中的凉茶相关企业史等;三是医学研究或普及材料,包括赵思兢的调查报告[6] 和《常用凉茶》[7]《香港草药与凉茶》[8]《广东凉茶》[9] 等著作。此外还有一些历史文献,例如广州档案馆、王老吉药业股份有限公司档案室的资料,《香港年鉴》《澳门年鉴》中有关凉茶业的记录等。总体的特点是翔实记载少,且内容零散。以最知名的王老吉品牌为例,基本说法不出于《广州市志》的记载:

> 清道光八年(1828),他在广州十三行靖远街开设了王老吉凉茶铺。由于该铺地处江边闹市,过往客商、黄包车夫、搬运工很多,人们花两枚钱就可买一碗"王老吉"消暑解渴,因而门庭若市,于是王泽邦在 1840 年生产茶包应市,并遣其 3 子开设了 3 家分店,使王老吉凉茶的销量迅速扩大。当时不但广州有百余家王老吉凉茶点档,而且粤桂湘京沪乃至海外有华侨的地方都有王老吉凉茶出售,行销 100 多年不衰。[10]

进入 21 世纪以后,随着王老吉凉茶饮料的旺销,突然多出了许多有关该品牌历史的新"传说",不仅见于报章宣传,甚至载入了企业史志。[11] 既然这一期间并未见有新的文献资料现世,那么这些新"传说"如何生成?下面试逐一考察这些"传说"的话本,并结合史事以旁参考证。

一、配方来历的传说

"王老吉"是凉茶中最知名的品牌,1950 年代公私合营后,王老吉凉茶曾改名为"广东凉茶",可见其代表性地位。

这个知名品牌的处方是怎么来的呢? 在以往一些半官方的著作中,是这样形容王泽邦(乳名阿吉)创制凉茶过程的:

> 阿吉的祖祖辈辈都以上山采药、医治奇难杂症为生。至阿吉这一代,仍继承祖传,经常偕同 3 个儿子上山采集草药……不断地总结临床经验,最后配成了包括岗梅根等十味地产草药的凉茶方。[12]

目前可以见到的王老吉凉茶早期资料,也有类似说法。如王老吉 1911 年在香港的注册商标图案,内有文字说:"王老吉自少年采名山圣药,历学多年,得斯勋业,以济世人……药性与别家不同。"(见图 1)这里说"历学多年",不排除有人指导,但对创制者仍强调是王老吉本人。一份 20 世纪中期的王老吉包装袋上,则明确写着:"我铺凉茶由王公老吉订方配制。"(见图 2)

但是在新传说中,关于药方的来历出现了神奇的说法。一个初步版本是这样的:

> 有一年,广州城疫症蔓延,而且土地失收,王吉偕同妻儿上山避疫,途中巧遇道士赠与凉茶药方。王吉依照药方抓药煮茶,喝后果然药到病除。王吉把凉茶亦分与其他患病的人服用,同样奏效。[13]

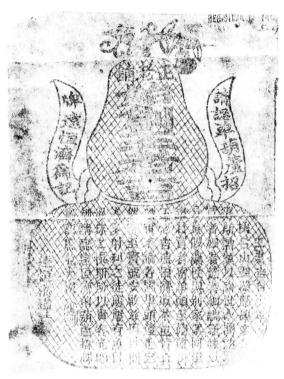

图 1 1911 年王老吉在
香港政府注册文
件中的商标图案

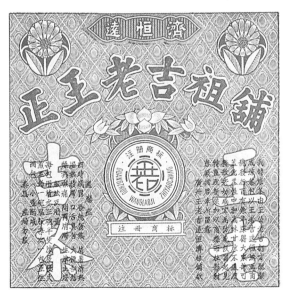

图 2 20 世纪 50 年代
广州王老吉茶的
包装袋

这里所说的"巧遇道士",在另一个复杂版本中则增添了具体的时间、地点和人物。大致是说,王泽邦幼年在鹤山目睹百姓患病,于是沿岭南古道寻师,在罗浮山、南华寺得到道士、和尚指点,认识了岗梅、木蝴蝶、火炭母、金沙藤等药物;在广西桂林,得到一个"不语山人"指点,提供了药源。最后,他在清远飞来峡试治瘴疠,"几乎丢了性命,喜得云游四海客居飞来寺的赖珍道士所救"[14],由赖珍正式赠给药方,他用药方治好了当地的瘟疫,后来又到广州靖远街开设凉茶铺。

这个故事,有地名,有人名,似乎历历可辨。后来王老吉公司的官方发展史著作也采录这一故事,只是略去地名和人名等细节。在这个逐渐展开的故事里,道士、和尚、隐士相继出现了,但关于"不语山人""赖珍",从其他渠道查不到任何信息。只是在随后的一个故事里,"赖珍"又出现了:

> 1853 年,王老吉凉茶铺来了一位姑娘,名叫赖红姑,自称是伯父赖珍让她来的。这个姑娘在王老吉中增加二味药,根据不同病情,调整药方中的配伍比例,则可对症治疗,有立竿见影的效果。[15]

据说因此王老吉才真正成为"万灵药",得以广泛流行。这里唯一可查的人物是赖红姑,她是传说中的太平天国女将,遵王赖文光的义女。1963 年版本的《太平天国传说》记载,赖红姑是安徽庐州人,后来去茅山跟随道士学会神奇的本领。[16]那么这位道士就是赖珍吗?无法再考。不过赖红姑随后在另一个故事里会继续出现。

二、鸦片战争相关人物

首家王老吉凉茶铺设在十三行靖远街。在新生成的传说故事中,王老吉在鸦片战争中也扮演着重要角色,与多方面的人物发生关联。

其一是关于林则徐：

> 1838 年前后，湖广总督林则徐受命入粤，却因为不适应南方
> 湿热天气而病倒，四处求医未果，唯由 3 剂"老吉凉茶"治愈。林
> 公感激不已，遂赠刻有"王老吉"三字的铜葫芦一只……[17]

王老吉的各种官方历史宣传中都会提到这个故事，并称林则徐的
赏赐使王老吉凉茶名声大振。这一事件有何根据？曾经有作者尝试考
查林则徐日记，指出林则徐曾于 1839 年五月二十七日巡视靖远街，那
么，"林则徐在视察过程中喝王老吉凉茶是很方便的"[18]。这是一个
"合理"推测。不过是否有得病及赏赐的事，是可以结合林则徐日记的
内容再作讨论的。

林则徐在广州的日记中，有不少关于生病和就医的记载。如 1839
年九月十八霜降日，记载说："计此时北方将重裘矣，而此地着绨绤尤
汗出，气候亦太悬殊，然偶觉凉风一阵雨，即易受病也。"十一月十九日
他"偶有感冒"，二十四日开始延医服药，十二月初四日又"延藩署杜医
（绍兴人，住苏州）诊视"，连诊数次；1840 年九月初七日"感冒"，"延刘
铁梅（世泽，南京人，榷署幕友）诊脉"，此后每日一诊，至初十日"病略
减"，但十一日又"改延顾医诊视"，也是连诊数日，十四日"病甫愈，仍
延顾医诊视，未服药"；至 1841 年闰三月，他又因感冒先后请宋芸皋、顾
医来诊。[19]

从记录来看，林则徐日常所信任的医生，多是来自江浙而游幕于粤
的儒医。以林则徐记日记的风格，倘真有久治不愈服凉茶治好的经历，
应该会有所提及。除非正好发生在缺失记录的 1840 年 1—8 月里。不
过，日记中还详细记载了他离任广东时，广州民众和士绅呈送颂牌的情
况，其中有大新街、浆栏街等铺民商户，但没有靖远街，更无王老吉（或
王泽邦）。假如林则徐曾赐铜葫芦于王老吉，王家恐怕不应没有表

示吧?

其二是关于祥福。有材料称,在虎门销烟期间,湖南提督祥福率军入粤,到广东后士兵水土不服,"王老吉把凉茶配料尽数送到虎门和黄埔,指挥那里的乡民用几十只大铜锅煎煮凉茶犒军,一连数天,药到病除"[20]。祥福,史有其人,鸦片战争中战死于虎门,只是他的身份并非湖南提督,而是总兵官。

如果认为这两个故事是有意攀附抗英"英雄"林则徐和祥福,然而在第三个故事里,王老吉却又为战争的另一方即英军提供了服务。据载:

> 进入广州的英国军队被暴雨所淋,不少官兵生病,清朝政府的广州官员为示修好,建议他们每天到靖远街饮一碗王老吉凉茶。不出三五天,那些染病的士兵都恢复了健康,王老吉凉茶的名声亦由此传到国外去了。[21]

关于第二、第三个故事,尚无法进行旁证考察,但可信度似不高。

三、太平天国人物

1851 年太平天国起事,震动两广。随之出现了一个跟太平天国人物有关的凉茶故事。最完整的版本来自《广州文史》"广州老字号"专辑中的一篇文章,涉及洪秀全、冯云山、赖红姑等人物。

故事分几段。首先是关于洪秀全,他于 1848 年考试落第,"气得肝火大作,疯疯颠颠,冯云山弄了几剂王老吉让他服后,才逐渐清醒过来"。第二段,前面提到的赖红姑再次出场,这时她已是"在太平天国 10 万女兵中坐第三把交椅"的女将,"在大军北伐前,她宣扬王老吉是护身符,动员女兵都身藏一些王老吉凉茶精",后来在天京保卫战中,她们煮凉药劳军,军心大振,获得胜利。为此,洪秀全将王老吉凉茶封为"军药"。第三段,王老吉为了支持太平天国,派长子王贵成去江都设立分店,"专门制作王老吉凉茶供应太平天国军"。[22]

这个故事有另一个版本,只有洪秀全而无赖红姑。故事说洪由于乡试时饮用过王老吉,至 1862 年天京之战时见瘟疫流行,很多士兵患病,于是想起了王老吉,派人去广州购买大批王老吉凉茶回来医治军民。[23]

以上故事的背景,确有史实为据。1862 年天京之围时,发生了严重疫病。清军方面,"宁国、金陵、徽、衢、上海、芜湖各军,皆以病疫死亡相继",天京内情况虽不详,但正如清廷推测:"天灾流行,贼中岂无传染?"[24]至于有没有王老吉凉茶在发挥作用,那是无从判断的事。

有关王老吉分支到江都开业的事,说法不一。一说太平天国起事令交通断绝,无法再从广西购买药材,于是不得不转而从江都购买,因为江都离药都亳州较近。[25]另一说称业务繁忙,药材要从江都运来不便,"他们遂决定两房人往江都开店,兼做茶包;只留一房人在省城继续店铺业务"[26],后来其中一房返回广州,而长子王贵成一支则留在江都。但目前在江都方面的史志中,并没有关于王老吉的记载。大有疑问的是,凉茶的用料都是岭南草药,从广西购买原材料尚说得过去,从江都购买则明显不实际。一份对王老吉第四代传人王宝璋的采访记录称,王老吉三房儿子,店名分别为成记、祥记和远恒济,"店址都在原址",后来远恒济合并了成记和祥记,"店址也没有改变"[27],并没有提到江都分支。

四、王泽邦入京

如同鸦片战争中曾服务于对立的中英两军一样,在前一个故事中王老吉凉茶是太平天国"军药",而在另一个故事中王老吉又为清廷服务,甚至当上了"御医",而且时间正是太平天国起事之初的 1852 年。据载:

清咸丰二年（1852），王泽邦被召进紫禁城，专门为皇家和文武百官煲制凉茶，以预防时疫蔓延。半年后，时疫威胁解除，王泽邦衣锦还乡。咸丰皇帝赐封他为太医院令，赏白银500两，并由内务府总管大臣亲自送回家。[28]

既然出现了咸丰皇帝，免不了也要出现他那位著名的妃子，即后来的慈禧。另一个版本就增添了这方面的内容："相传慈禧太后当年进宫后，进补后常用王老吉调理，及时清热去湿止燥，调节生理平衡。"[29]凭此慈禧保持美貌得宠，后来权倾天下。

这个故事源自王老吉后人王健仪所著的《创业垂统》，外人很难对其提出质疑。然而从史实来说，清朝太医院的官职为"太医院使"，并非"太医院令"；宫廷从民间召医，并非不可能，但需要有官员保荐，保荐者是谁呢？这些都是缺乏依据的地方。还有，说王泽邦去北京为文武官员煲凉茶，说明杜撰者一定是广东人，以为饮凉茶是人人所需，根本没想到北方人没有这种认知。这个故事让凉茶的"北上"时间提早了150年。

五、"邂逅"罗斯福

20世纪前期，王老吉凉茶已经出现于海外。王老吉的香港分支曾将此品牌在英联邦多个地区注册，如中国香港、新加坡等。1903年梁启超撰《新大陆游记》说："有所谓王老吉凉茶者，在广东每帖铜钱二文，售诸西人，或五元十元美金不等云，他可类推。"[30]这是有关王老吉凉茶海外传播最著名的资料。

但似乎梁启超的身份还不足以为王老吉凉茶背书。一个关于同期美国总统的故事开始出现：

1903年，美国取得巴拿马运河的开发和使用权。据说在巴拿马运河修建期间，西奥多·罗斯福总统曾去工地视察……不幸中暑，牙床也有些肿痛……工地的一位负责人说，不远处有间临时搭建的小屋，里面有中国人在卖一种叫作"王老吉"的凉茶，对清热去火解暑很有效……西奥多·罗斯福总统只好随工地负责人来到这间小屋，连饮 3 碗王老吉凉茶。不一会儿，他感觉暑气散去，如清风徐来，浑身有说不出的轻松，牙床也不疼痛了。于是他盛赞：此饮堪称魔水，中国文化了不起。此后，每年夏天，西奥多·罗斯福都要饮用王老吉凉茶，直至其生命终止。[31]

西奥多·罗斯福 1901—1909 年任美国总统，修建巴拿马运河是他任期中的大事。1903 年 11 月 18 日，根据美国与巴拿马签订的条约，巴拿马把运河区交给美国永久占领、控制，而罗斯福总统也的确在 1906 年视察了运河建设工地。

从 19 世纪 50 年代修建巴拿马运河至 1914 年竣工，有大量中国劳工参与，其中多数又来自广东。旅美华侨司徒美堂记载说："巴拿马运河的开辟，死了很多中国劳工，美洲的资本家至今还说：'运河工程，非中国人不能竟其全功。'"[32]

美国华人饮用王老吉的情况，前已有梁启超的记载，后亦有司徒美堂的见闻：

在美的老一辈华侨……他们吃中国饭，穿中国土布衣服，着广东木屐，吸广东造的"朱广兰生切烟"，吃中国腐乳、咸鱼、梅菜，连吃药都吃中国药和"王老吉凉茶"。[33]

且不论 1906 年罗斯福总统有没有喝凉茶，单说工地上有中国人卖凉茶，恐怕都是对华工劳动条件的"美化"。清朝官员志刚曾记载修建巴拿马铁路时的华工状况：

闻昔修铁路时,因其地水土恶劣,天气炎燠,西班牙国用所贩"猪仔"粤人两万余执其役,乃听其穴居野处,餐生饮冷,逼以苦工,而疾困死者殆尽,狠哉![34]

数十年后的运河工地,会有容许华人卖凉茶的地方吗?凉茶包能持续供应吗?按梁启超所记,凉茶在海外价格昂贵,一般劳工恐怕是喝不起的。

凉茶新"传说"的文化解读

在信息膨胀的现代社会,对于各种传闻大可姑妄听之。但是当某些事件存在入史的可能时,就不能不注意辨别了。

凉茶在以前主要是以"药"的概念存在,是一种民众日常习俗,一些成功的品牌字号深入人心,成为民间记忆的一部分。20世纪70年代以后,随着社会生活方式的改变,以及医药法规的规范,凉茶逐渐转型成一种保健性的饮料,但在消费者心目中,它仍然是一种具有良好疗效的饮品。2003年中国爆发"SARS"疫情,其最早发生以及最严重的区域,恰好是凉茶流行的传统地区,各种凉茶再度热销,随后带来了保健品凉茶饮料业的爆发性增长。广东省食品行业协会2016年年会公布的数据称,凉茶饮料产值已达1 000亿元以上。凉茶也被认定为国家级非物质文化遗产。巨大的商业价值引起高度关注的同时,凉茶业第一品牌"王老吉"的归属权又发生了极富公众效应的争讼事件。[35]铺天盖地的广告,连篇累牍的新闻,使凉茶成为21世纪中国商业中令人瞩目的流行文化和公众话题,注定在未来的医药史、文化史和商业史中都将占有一席之地。在这种情况下,凉茶翔实史料的缺失,使得这些"传说"流行颇广,有成为"历史"的危险。早在司马迁时代,就有在史料不足时,采"传闻"入史的传统。现代的神话学、传说学，都认为传说可以作为建构观念史的素材。柳田国南指出，传说的"两极"分别是历史和文学。[36] 由于凉茶业的成长，社会上出现了大量的介绍性著作，很多都采用了故事作为"历史"陈述。甚至有的企业将这些材料收入到档案中，认为这些是"企业历史的真实再现"和"研究企业文化的第一手资料"。[37] 从以上旁考来看，这些"传说"来历不明、背景存疑，不应作为"史料"运用而误导后人。

但是从社会学与文化学的角度来看，传说也有探讨的价值。它们本身是时代文化的组成，或者可以说是凉茶文化史的一部分。我们可以从传说的母题与背景，试探其成因与动机。

一、"传说"的母题

母题（motif 或 motive）是民间文学与中世纪文学研究常用的术语。有学者指出："母题（motif）这个词源于拉丁文 moveo，是动机的意思，所以母题的意义与动机有关，可说是在叙述情节中，具有动机功能而反复出现的特殊行为、实物、情况等等。"[38]

上述凉茶新"传说"，体现着中国医学文化史上一些传统母题。

（一）"异人授医"母题

王老吉凉茶处方的来历，切合了"异人授医"的母题。这个母题远可以上溯到《史记》中的《扁鹊传》，扁鹊因遇上桑君，得授"上池之水"而成名医；近有晚清时云南曲焕章受"异人"传授发明白药等。其中云南白药发源的传说，也"有很多传奇、神话式的传说"，有说源自武当派道医姚洪钧，以及滇南草药、民族医等。[39]

这种"异人授医"母题，在古代相当常见。异人或者是僧道，或者是隐士，目的都是为处方带来"神秘"色彩。因为民间很多常用药物，都有明显的"草根性"特点。例如王老吉凉茶的创制者王泽邦、云南白药的创制者曲焕章都不是"儒医"，他们使用的药物有的甚至是传统本草著作没有记载的,处方组合说不清君臣佐使。而民众对此并不在意,他们注意的是药效。饮用凉茶的普罗大众,主要是因为"悭钱、省事、药到病除"[40],或者希望依赖凉茶进行试验性治疗,再考虑是否就医,因此"自古形成民间凡患外感伤寒症状的,均先买一服树头茶(凉茶)煎服,若不见效,始到圩上延中医诊治,开药方抓中药(又称熟药或君臣药)煎服"[41]。在这个描述中,"凉茶"与"君臣药"相对,后者就是指由医生处方,有君臣佐使配合的方剂。王老吉凉药的十味草药,历来没有哪一味是君药的说法。王老吉药业目前保留有一份 1987 年由知名药师撰写的"处方分析",始对十味药的协同功效作了说明,强调"以上十味中药组成是合理的,符合中医的处方原则"[42],但也没有区分君臣佐使。那么,有着如此重大商业价值的药品,既然难以在传统理论中得到很好诠释,就需要有一个神秘化的来历。否则,一介普通乡民的"经验知识",恐怕不足以承载这个日渐壮盛的产业。

(二)"帝王、英雄亲验"母题

在医药传说史中,帝王、英雄或名人的亲身验证,也是历来常见的母题。王老吉凉茶的一系列新"传说",简直囊括了与近代广东或粤人相关的所有名人。咸丰、慈禧、林则徐、洪秀全、罗斯福……这些故事往往于史无征,但又似乎不无可能。而且,很多故事都出现了柳田国南所说的"第二次合理化"过程,"逐渐把人物定了名,年代定了时,越来越同历史具体地结合起来"[43]。

例如,在王老吉凉药处方来源的新传说中,开始是无名无姓的方士,后来变成"赖道士"。又由这个姓氏出发,牵涉到赖红姑,进而与洪秀全、天京之战关联。又如有关罗斯福的故事,或许正是从 1903 年的梁启超著作开始,展开联想到这一时期的粤籍华工,然后联系到罗斯福的巴拿马运河之行。这与鸦片战争中为英军治病的故事一样,目的在于渲染凉茶的国际化。

二、新"传说"的背后

新"传说"的背后，其实可以看到现代商业环境与商业文化对凉茶品牌"历史"的重塑过程。

（一）新"传说"兴起的历程

成功的商业，向来容易成为话题。但是不同时代的商业文化，有着不同的取向。以王老吉为例，由于其产品本质上是一种药，其宣传主要强调真材实料、疗效卓著。因此，王老吉企业以往的广告语是"老老实实王老吉，几时都使得"[44]，"老老实实"是道德诉求，"使得"是对功效的承诺。这与中药老字号同仁堂的"品味虽贵必不敢减物力，炮制虽繁必不敢省人工"对联，以及中药老字号胡庆余"戒欺"的店训，在取向上是一致的，具有传统性。广东民间歇后语"王老吉凉茶——包好"[45]，也体现出民众对其品牌特点的认同。这种取向，多年来少有改变。王老吉凉茶自1828年创立，至1949年分道扬镳。其中大陆分支，在1956年成为国营企业，王老吉凉茶后来也被改名为广东凉茶，清除了原有的私有色彩。作为国营药厂生产的广东凉茶，仍然属于"药字号"中成药，继续以功效为主要营销点。对于药品来说，过多的神奇传说并不必要，因此王老吉创生的故事多年没有产生多大变异。在中国改革开放以前甚至开放初期，主流文化都是颂扬劳动人民的创造力，王老吉与儿子探索草药，创造凉茶品牌，正符合这个传统。直到1990年代中期，内地的王老吉凉茶宣传文本都没有多大变化。[46]

王老吉凉茶的香港分支，在1949年后继续进行家族式经营，以经营凉茶铺为主，后来不断改良发展新剂型。20世纪60年代起，香港经济腾飞。这个高度竞争的商业环境，同时是依然保有旧文化色彩的华人社会，是诞生传统母题新"传说"的土壤。1987年，对振兴香港王老吉有重要贡献的王氏后人王健仪的《创业垂统》成书，开始出现了"道士传方""清宫御医"等传说的构建。这本书没有在内地出版，但是

1995 年左右,内地相继出版了一批介绍香港文化与富豪事迹的书,其中有关王老吉创业的内容都采用了以上传说。[47]也是在这一时期,J 公司正式租用王老吉品牌在内地经营。作为私营企业的 J 公司,面对市场具有较大的灵活性,在宣传文案中基本吸收了香港分支的各类传说。2003 年起,其经营的凉茶开始爆发式增长,市场关注度变大。上述的新传说,就在此后逐渐丰富和生动起来。

新“传说”借用古老的母题而生成,其实当中的观念颇为陈腐,价值导向与中国内地也不相吻合,但改革开放后它们伴随着外资而来,仍然得到广泛流传,显示这些母题在现代中国人的精神世界中仍然占有一席之地。

(二)对“擦边球”的宽容

新“传说”的盛行,还有一个背景因素需要考虑,即现代社会对医药宣传的严格管制。医药产品不能进行商业宣传,而保健产品则不能宣传功效。这些规定对于源于中药的“凉茶”饮料营销是不利的。凉茶热销中有一句著名的新广告语,以“怕上火”为营销点,这已经成为21 世纪中国商业营销史的经典案例。其特点就是“擦边球”:

> 任何一个能识文断字的人都知道,“怕上火,喝×××”,至少会产生三种歧义:
> 1. 这是一种喝了不会上火的饮料。
> 2. 这是一种能够预防上火的饮料。
> 3. 这是一种可以治疗上火的饮料。

它以“一种犹抱琵琶半遮面的宣传手法,以达到左右逢源的效果”[48],从而引导消费者在煎炸、火锅、辛辣的各种场景中都放心享用凉茶。甚至连“上火”一词也是“擦边球”。因为“上火”本来是民间俗语,一向不曾出现在医学典籍和教科书之中。所以当 2014 年国家重点基础研究发展计划(973 项目)列出"'上火'的机理与防治"这一专项时,曾引来争议。并非说"火热"类证候没有研究价值,但在国家最高级科研课题中出现"上火"俗称,只能说明凉茶流行带来的影响力不小。

2005 年王老吉凉茶曾被起诉,指其含有药物成分"夏枯草"违规。起诉虽被驳回,但的确暴露了凉茶属性不清,和药品与食物管理法规相冲突的情况。当时,各方给了特殊的保护,"(广东)省文化厅、省经贸委、省食品行业协会紧急启动食品(饮食)文化遗产认定程序,挽救了凉茶这一中华文化瑰宝"[49],凉茶被评为广东省非物质文化遗产,其配方和术语都受到保护。在上报国家非物质文化遗产时间已过的情况下,国家文化部允许凉药补报,于是 2006 年又成为国家级非物质文化遗产。

值得指出的是,"王老吉"申报非物质文化遗产的文件中,同样写着"道长真传""被册封为太医令"等"历史"。这些查无实据的"传说",也是一种"擦边球"。虽然不能直接表达或用案例说明凉茶的功效,但通过这些看似神奇的故事,无形中也点明了凉茶的治疗作用,在现代监管中巧妙显示其医药背景。现代是一个"营销为王"的商业社会,我们很难用学术的眼光去评价企业的行为。一项研究表明,现代社会凉茶消费观中包含着多种传统文化元素,例如天人合一、中庸平衡等。[50]成长时期的王老吉凉茶营销策略之一是打"文化牌",强调"凉茶始祖"的"正宗"地位。[51]一系列与领导人有关的"传说"出现,不过是强化这一地位而已。它所依托的母题,其实也属于传统文化的一部分。

由此可见,新"传说"的生成与演变,除了来自企业有意无意的建构外,其实也是在社会、媒体和公众共同参与下层叠累积地造成的。

(三)凉茶变成"凉"的茶?

凉茶产业的快速成长,导致品牌竞争日趋激烈。在市场至上的导向下,凉茶产品的经营策略发生了重要变化,从"老老实实"到打"擦边球",成功地将原本区域性的药茶打造成为一种华人社会广泛流行的新产品。

罗兰·巴特(Roland Barthes)说:"流行变成了一个自主的文化物,具有自身的独创结构,或许还有一个新的结局。"[52]一些产业发展研究报告令人吃惊地为凉茶指出了一种"新的结局"。现代凉茶归属饮料业,在商业上一直被拿来与可口可乐比较,于是有营销专家指出,可口可乐在早期也曾经宣传有健康功能,后来取消了,这是其成功扩大的原因;同样,"王老吉若想再突破一百六十亿的销售,就得必须继续弱化功能,由模式化的商品转变为平台化的商品,其饮用条件更宽泛","防上火的功能如同搞建筑的脚手架,没了它你无法建成房屋,但房屋建成时你还得卸掉这些脚手架,而现在王老吉该卸掉这些脚手架了"。[53]

也就是说,从纯商业发展来看,为了进一步扩大销量,凉茶应当摆脱中药"凉茶"身份,这样才能争取更多的受众。如果这样,凉茶就真的变成"凉"的茶(饮料)了。但是,回顾整段凉茶文化史,凉茶的出现、成长与发展,都是基于医药保健的需求。假如脱离医药保健属性,也就没有了历史文化底蕴,凉茶老品牌恐怕不再有存在的基础。

用种种新"传说"来包装虽然不算高明,但起码仍是立足于凉茶原有属性的行为。作为传统医药产品在现代商业文化下成功发展的模板,凉茶的未来值得从学术角度继续关注。

注释

[1] 参阅笔者主编:《岭南医学与文化》,广州:广东科技出版社,2009 年;《岭南摄生录》,广州:南方日报出版社,2014 年。

[2] 梁达编著:《西关七十二行》,广州:广州出版社,1996 年,第 29—31 页。

[3] 陈文怀:《港台茶事》,杭州:浙江摄影出版社,1997 年,第 62—65 页。

[4] 王健仪:《创业垂统》,香港:王老吉凉茶庄,1987 年。

[5] 罗静仪、李振蔚:《药到回春话"丹""茶"——广州羊城药厂》,甄人、谭绍鹏主编:《广州著名老字号》,广州:广州文化出版社,1990 年,第 45—48 页。

[6] 赵思兢:《广东生草药凉茶的初步调查研究》,《广东中医》1957 年第 2 期,第 28—32 页。

［7］梁剑辉：《常用凉茶》，广州：广东科技出版社，1981年。

［8］江润祥主编：《香港草药与凉茶》，香港：商务印书馆，2000年。

［9］秦艳芬：《广东凉茶》，广州：广东科技出版社，2002年。

［10］广州市地方志编纂委员会编：《广州市志》卷5医药志（上册），广州：广州出版社，1998年，第417页。

［11］郑荣波主编：《清凉好世界，活力王老吉——广州王老吉药业股份有限公司发展史》，广州：广东科技出版社，2010年。

［12］甄人、谭绍鹏主编：《广州著名老字号》，广州：广州文化出版社，1990年，第45页。

［13］舒涵编著：《世界华人富豪》（下册），广州：岭南美术出版社，1995年，第147页。

［14］吴智文、李颖亚、曾俊良：《广州百年灾难史话》，广州：广州出版社，2005年，第49页。

［15］广州市政协学习和文史资料委员会、广州市地方志编纂委员会办公室：《广州文史》第61辑"广州老字号"（下册），广州：广东人民出版社，2003年，第61页。

［16］本社编：《太平军传说》，合肥：安徽人民出版社，1963年，第49—52页。

［17］郑荣波：《清凉好世界，活力王老吉——广州王老吉药业股份有限公司发展史》，广州：广东科技出版社，2010年，第11页。

［18］杨洪：《中国红——中国第一品牌攻防争夺战内幕》，广州：南方日报出版社，2014年，第7页。

［19］林则徐：《林则徐集·日记》，北京：中华书局，1962年，第357—389页。

［20］杨洪：《中国红——中国第一品牌攻防争夺战内幕》，广州：南方日报出版社，2014年，第11—12页。

［21］杨洪：《中国红——中国第一品牌攻防争夺战内幕》，第12页。

［22］广州市政协学习和文史资料委员会，广州市地方志编纂委员会办公室：《广州文史》第61辑"广州老字号"（下册），广州：广东人民出版社，2003年，第62页。

［23］王忆萍、文彦、张元立编著：《中华老字号的故事》，济南：山东画报出版社，2012年，第113页。

［24］［清］王定安著，朱纯点校：《湘军记》，长沙：岳麓书社，1983年，第123页。

［25］杨洪：《中国红——中国第一品牌攻防争夺战内幕》，第14页。

［26］叶普照、张道义：《闲话香港》，南昌：百花洲文艺出版社，1995年，第156页。

［27］《探访王宝璋谈话记录》，1989年9月27日。（王老吉药业股份有限公司档案室藏。）

［28］郑荣波主编：《清凉好世界，活力王老吉——广州王老吉药业股份有限公司发展史》，第211页。

［29］王光伟：《王老吉为什么这么火：全面解析王老吉N个营销密钥》，北京：人民邮电出版社，2009年，第22页。

［30］梁启超：《新大陆游记》，上海：商务印书馆，1916年，第176页。

［31］杨洪：《中国红——中国第一品牌攻防争夺战内幕》，第19页。

［32］全国政协文史和学习委员会编：《回忆司徒美堂》，北京：中国文史出版社，2015年，第

50 页。

[33] 全国政协文史和学习委员会编：《回忆司徒美堂》，第 13 页。

[34] 志刚：《初使泰西记》，长沙：湖南人民出版社，1981 年，第 19 页。

[35] 对争讼的过程作简述，为避免不必要争议，企业名称分别用 G 和 J 代替。1995 年大陆地区王老吉商标的持有者 G 集团将生产销售权租与 J 公司，2001—2003 年 G 集团负责人签约延续 J 公司的生产经营权。2010 年 G 集团要求撤销授权，经仲裁和起诉，2012 年法院裁定 J 公司禁用王老吉商标。2012—2015 年，G 集团和 J 公司就产品外观设计、广告语等事项进行多次诉讼，均引起社会强烈关注。

[36] ［日］柳田国南：《传说论》，连湘译，北京：中国民间文艺出版社，1985 年，第 31 页。

[37] 辛年香：《企业档案与百年老字号》，《科技视界》2013 年第 32 期，第 237—238 页。

[38] ［俄］李福清：《神话与鬼话：台湾原住民神话故事比较研究》(增订本)，北京：社会科学文献出版社，2001 年，第 13 页。

[39] 郑世文：《万应百宝丹及其他"白药"》，政协商云南省江川县委员会编印：《江川文史资料》第 1 辑，1989 年，第 19 页。

[40] 邓佑全：《老广州的记忆》，广州：白云区地方志办公室印，2010 年，第 75 页。

[41] 李逻通：《水乡风情：中山风土人情杂谈》，《中山文史》第 41 辑，中山：政协广东省中山市委员会文史学习委员会，1997 年，第 27 页。

[42] 黄仲甫：《正宗王老吉的来源及处方分析》，1987 年。(王老吉药业股份有限公司档案室藏。)

[43] ［日］柳田国南：《传说论》，第 35 页。

[44] 费立群、温玉洁：《广告语典》，北京：国际文化出版公司，1993 年，第 455 页。

[45] 马魏和：《风物掌故歇后语》，贵阳：贵州人民出版社，1992 年，第 603 页。

[46] 例如叶春生、刘克宽的《广州的传说》，上海：上海人民出版社，1985 年；甄人、谭绍鹏主编：《广州著名老字号》。

[47] 例如立日选编的《港台亿万富豪传》(4)中的"凉茶大王王老吉发展史"，广州：广东高等教育出版社，1995 年；舒涵编著的《世界华人富豪》(下册)中的"凉茶大王王老吉子孙的恩恩怨怨"，广州：岭南美术出版社，1995 年。

[48] 孙惟微：《强势占领：加多宝》，长春：北方妇女儿童出版社，2015 年，第 17 页。

[49] 朱钢：《凉茶入遗：文化与商业的双重变奏》，中山大学中国非物质文化遗产研究中心编：《中国非物质文化遗产》(第 11 辑)，广州：中山大学出版社，2006 年，第 255 页。

[50] 吴兆春：《基于中国传统文化价值观的凉茶品类消费动机研究》，硕士学位论文，广东外语外贸大学管理学院，2007 年，第 50—52 页。

[51] 樊荣编著：《冰与火——王老吉营销风暴》，深圳：海天出版社，2009 年，第 35 页。

[52] ［法］罗兰·巴特：《流行体系——符号学与服饰符码》，敖军译，上海：上海人民出版社，2000 年，第 255 页。

[53] 孙鹏、杨江涛：《快销化》，北京：中国财富出版社，2013 年，第 82 页。

魔弹在台湾

——1950年代台湾抗生素药品的进口、管制与流通[1]

张淑卿

抗生素发明二十五年来,现在正当最活跃的阶段。当一九二九年六月,英国的亚历山大·佛雷明爵士发明了盘尼西林后,等于在药剂上奠立了革命的基础。六十年前,美国每年死于肺炎的有二十万人;今年除了极老极幼的肺炎患者,已经没有死亡的可能。二十年前,脑膜炎平均杀死三个患者中之一人;今年,除了结核性的以外,已经可以完全治好了。

抗生素把人类许多病患压下去,使平均的寿命提高,这本是一件好事,但是却又发生了食指浩繁的现象。不过它真有办法,又拍胸脯担当了养活人的责任。原来家畜的病有许多跟人类是一样的,因此抗生素活得了人,也活得了畜。更进一步,家畜饲以少量土霉素、盘尼西林等,便可生长迅速,而减低其成本。以美国言,今年有十亿只鸡上了市场,比十二年前增产了一倍多。今年美国农业部更用一种土霉素与链霉素的复合剂,治疗果树的一种严重的fireblight病,已有百分之九十五的效果。过去百年间,这种病毁了果树不下数百万株。

就医学而言,一九五四年可以说是"抗生素年",我们在每条街上都可以买到这种妙药,那还抱怨什么呢![2]

前　言

在生病就诊时,若有发炎症状,医师开具抗生素处方,同时会嘱咐必须按时服用,不可随意停药,这已经是就诊时多数人共同的生活经验。候诊的诊间、医疗院所的墙上,也不时看到"勿滥用抗生素"的海报。抗生素已经是绝大多数人都使用过的药物。抗生素(antibiotic)是20世纪前半叶医学发展的重要里程碑,它对于诸多感染性疾病有相当的疗效。第一种抗生素为 penicillin(盘尼西林、青霉素,以下统称盘尼西林),在第二次世界大战末期解决伤兵的感染问题,同时有效治疗肺炎。另一种有效的抗生素为 streptomycin(链霉素),主要用于结核病患。抗生素问世后,许多不治之症变为可治愈的疾病。由报章、杂志或广告可知,抗生素在 1950 年代的台湾已是家喻户晓。

英国学者大卫·艾杰顿(David Edgerton)认为,会对人类社会产生重大影响的科技,必然是使用相当广泛的科技。一项科技要能获得广泛运用,距离其发明必定已有相当长的时间,因此科技史的研究重点应该是"使用中的科技(technology-in-use)的历史",在关照微观的个案研究时,也不要忽略宏观的政治、经济、文化与国族对科技的影响。[3]抗生素在发明之时,是创新之举,且目前仍是主要治疗药物,是大卫·艾杰顿所言的"使用中的科技"。抗生素得以从某个药厂或大学的实验室发明,至今仍被使用,涉及诸多因素,绝非以创新的技术物的角度就能获得全面性的解释的。

高家龙在研究近代中国跨国企业史时指出,外国企业在中国推展其事业,展现其社会网络,采取与中国本土企业结合或使用中国语言的方式,以便中国人接受外国的商品。另外,中国本土药商以本土化的宣传广告手法吸引消费者,创造出特有的消费网络,进而与外国药商竞争。[4]关于 1950 年代台湾抗生素的流通,可以从商品的全球化角度来思考。如同《全球化再思考》一书提及的全球化之讨论,全球化可有多种研究角度。商品流通是其中要考量的角度。商品从 A 地至 B 地,涉及跨国与跨地域之传布,需要考量如何将外来品纳入本地因素,以便在地发展甚至生根。因此,以西方为中心之论点受到挑战,取而代之的是注重商品、讯息如何在非西方社会之传布与流通。[5]

与本文相关之研究主要有皮国立的《台湾日日新:当中药碰上西药》,该书的药物广告主要来自日治时期的台湾大报——《台湾日日新报》,以较白话方式呈现日治时期的西药成药如何通过报纸广告宣传其疗效,进而达成销售。[6]刘士永则是对日治时期的科学中药进行讨论,指出台湾自日治时期以来,因西药界着重汉药科学化分析,汉药成为现代药理学之研究对象,某些传统药方披上科学之名,成为民众于市面上即可购买之"汉方科学中药",进而成为常民医疗体系之一环。[7]刘士永在另一篇文章中进一步指出,在 1950 年代,借由美国对台援助,DDT、抗生素与维他命等西药成药进入台湾市场,成为民众治疗疾病或强健保身时服用之药,该文呈现了台湾社会对抗生素接纳的初步讨论。[8]

本文以台湾地区典藏之报纸资讯系统——"联合知识库"为主要研究资料来源,于"报纸目录"栏下,分别以盘尼西林、青霉素、抗生素、链霉素为关键字词,并将资料时间设限于 1951—1960 年,获取"盘尼西林"312 笔、"抗生素"450 笔、"链霉素"248 笔以及"青霉素"24 笔。

本文使用文本分析法来探讨盘尼西林、链霉素。文本分析法系指针对一种社会制成品,如新闻报道、文学作品、电影或海报图片,做出解析和意义诠释。[9]以报纸为主要来源,使用"文本分析法",以盘尼西林、链霉素为例,从药物管制、药物法规、市场需求等面向,讨论这两种药物在 1950 年代台湾地区的流通、管制,与当时台湾民众疾病型态之关联,以及医界、药界、社会大众和政府如何看待此类外来的药品。

药物的发展与引进：盘尼西林、链霉素

盘尼西林的发现开启人类对抗疾病的新页。1928 年秋，佛莱明（Alexander Fleming，即佛雷明，1881—1955）在实验室发现一个准备丢弃的细菌培养皿被一种绿色的霉菌污染，而且在霉菌的四周并没有其他细菌的生长，产生了一个明显的生长抑制圈——这个发现便是盘尼西林（青霉素）。[10]

1939 年，佛罗里（Howard Walter Florey，Baron Florey，1898—1968）和钱恩（Ernst Boris Chain，1906—1979）在阅读了近两百篇的论文和文献后，认为青霉素有治疗疾病的潜力，便与佛莱明联系，开始合作研究盘尼西林。[11]后来成功地纯化出盘尼西林，开始进行动物及人体试验。起初盘尼西林的产量很少，在佛罗里的实验室中，一个月的产能仅能够用来治疗一个病人。[12]如果想要将青霉素量产用来治疗疾病的话，这是远远不够的。于是在英美两国合作下，青霉素的产能成功提高，[13]用来治疗细菌感染的疾病。青霉素是人类所使用的第一种抗生素，它彻底改变了医疗方式，使人类寿命获得更多保障，延长人类寿命，在人类历史上开创了新的一页。[14]

20 世纪前半叶可以说是化学药品的重要发展时期。这一时期出现的三大具抗菌效果的化学药物分别是 penicillin、sulfanilamide、streptomycin。前两者被合成之后，均曾被使用在结核（TB）病患身上，但完全无效。[15] 1944 年，Waksman 与 Schatz 自放射霉菌中发现链霉素（streptomycin，SM），经临床实验，它成为第一种可以有效对抗结核菌的抗生素。然而 SM 仍有许多副作用，其中对人类最大的伤害是第八对脑神经（听力神经）受损以及易产生抗药性。同年，瑞典科学家 Lehmann 改变阿斯匹灵的化学分子结构，合成 PAS。经临床与实验室的测试，于 1946 年正式发表，宣称 PAS 具有抑制结核菌生长的效果。[16] SM 与 PAS 在合并使用的初期，效果颇佳，但时间一久，病人痰里的病菌就出现抗链霉素

的现象。有些病人因为副作用,必须停止服用其中一种药时,另一种药单独使用,也易导致病菌产生抗药性。SM 与 PAS 的合并使用本是一大突破,但遇到抗药性问题时,结核病的药物治疗似乎又面临困境。1952 年,INH 的出现解决了上述的问题。INH 是改变 sulfathiazole 分子结构的化学合成物。由于它的副作用小、价格不贵,可以在医院以外的地方服用,很快就成为医生最常用的抗结核药物。[17]为避免抗药性,SM、PAS、INH 的合并使用成为医生最常使用的给药方式。

1940 年代,抗结核药物的出现,为病人、政府与公共卫生研究者带来无限的希望。原来的休息疗养,疗养院,环境公共卫生的改善,逐渐降低其重要性。只要给予药物,就可治愈该病。SM、INH、PAS、RIF、EMB 等药物彻底地改变了结核病的预防与治疗措施。[18] SM 是所有抗生素中对结核菌最有效的一种,凡是有能力购买的病患或是担任治疗角色的医师,似乎都对 SM 抱有无限的期望,因此滥用 SM 的问题在1940 年代末期就已出现。例如,1949 年,针对漫无目的地施用链霉素,世界卫生组织(WHO)即分函各成员方,限制使用链霉素治疗结核杆菌,其所持的理由是:新式链霉素,无论其毒性如何减低,仍有危害作用;临床实验尤以治疗肺结核言之,尚无精确效能之报道;社会上过于高估 SM 的地位,与实际抗结核的效果未能成正比。[19]

在开始使用 SM 初期,台湾社会对于链霉素似乎有高度的迷失,聚焦于药品的价格,以为价钱贵就是特效药。所以,在 1950 年代,病患对于一支进口价为新台币十六元的链霉素趋之若鹜;到了 1970 年代,一般病患所认定的抗结核特效药是一个月药费超过一千元的 REP、CPM、KM,人们已不愿使用一支 3—4 元的链霉素。星兆铎医师在1952 年发表的一篇文章中就指出滥用链霉素的情况:

直到今天为止,我们台湾有人用 SM 来预防结核病,不管三七二十一,先打两针"mycin"再说,这种方法所产生的害象是无穷的,而同时把有用的药白白废掉。[20]

在 1950 年代初期所发展出来的这三种抗结核药物,链霉素常与 INH、PAS 合并使用,其中以 INH 最物美价廉。以目前所搜集的资料来看,链霉素在台湾最初的使用情况,是否经过临床试验,并没有详细资料可以说明。

在 1950 年代初期,台湾抗生素等西药价格非常混乱,农复会与美援会通过医药器材分配,尝试平抑药价。1951 年,农复会将由中国分署移交约值 228 650 美元的中华救济团剩余医药器材,免费分发台湾各县、市、乡、镇卫生所。农复会又在 1950 年会计年度预算额中,核拨 50 000 美元,采购重要药材,经常从事免费充实各县市卫生院及乡镇卫生医药设备之工作。1951 年 1 月间,美国政府宣布,禁运药品赴香港,因当时台湾西药大部来源仰赖香港,自禁运消息公布后,台湾所有西药价格递升三倍。1951 年 5 月,台湾当局又宣布废止黄金及美钞之自由买卖,市场上西药亦告飞涨,农复会又两次采取措施,协助政府平抑西药价格。

1951 年起,中国分署订购之第一批价值 40 万美元的西药运到后,即由美援会及农复会乡村卫生组合办平价配售西药工作,以供应所有非营业性质而以药品直接用于患者之医疗卫生机构为限,此类机构计包括:(一) 政府、教会、军事及地方公立医疗机构;(二) 各县市卫生院、乡镇(区)卫生所;(三) 各工厂及政府机关之医务室及附属医院;(四) 中等及专科以上各学校之医务室。凡属个人购药之申请,概不接受。又决定每一项西药之配售价格分订为甲乙级,甲级价格约为西药进口商及药房代表组成之新药公会呈准政府售价之百分之七十至八十,乙级价格约为甲级价格的三分之二。凡属省市立医院、教会医院、军事医院、各工厂、政府机关医务室,及省辖市内其他类卫生机构,均按照甲级价格计算;凡各属县卫生院、乡镇卫生所、县及乡镇之公立医院与疗养院及学校等机构均按照乙级价格计算。此外,保留全部配售药品之百分之五,以备免费供给特殊需要援助之乡间卫生机构,尤其是山地卫生机构。

平价配售西药采取每月配售一次,直接配与非营业性质之医疗卫生机构,其目的在于便利稽核工作及尽量避免受配者将药品非法私运至其他地区。据农复会报告,美援会及农复会平价供应各卫生医疗机构药品后,民众可在市面上购到价格较低的药品,因此平售工作深受政府有关当局鼓励。政府人员曾在台湾银行集会听取该项配售工作报告,并经议决将由"中央信托局"订购价值 50 万美元之西药,亦依照成本交由农复会平价配售,如此则政府既可免另设机构,又可解决订定该批药品之售价问题。农复会实行之药品平售工作,已颇见成效。[21]

西药市场在 1950 年代初期颇为混乱,甲乙类药品自《朝鲜停战协定》签订后,市势即走向下坡。有药品代理商因前途看跌,削价求售,甚至因客户订购冷落,已改申请五金机械进口,由此足见当时西药商对于本途之悲观。1950 年代初抗生素等西药暴跌的原因,首先是朝鲜战争停止后,一般认为西药生产必然过剩,前途易淡,故有货者多极速抛出。此外,除美国外,日本、法国、意大利等均在力求降低成本,以求打开海外市场。再者,西药来货已较前充沛。故市场日来竞抛之风,极为剧烈。[22]

至 1955 年,在政府抽紧银根之下,西药市场有两种相反的现象。进口药品价格一涨再涨,尤其是甲乙类药品中的抗生素特效药。相反地,本省制药品则在廉价大特卖。进口药品中,甲乙类的肺针、地霉素、金霉素等,丙类的葡萄糖钙、奥司得令钙等,涨势相当惊人。1955 年进口西药的难以抑平,显然和以前不同。而其中最大的关键是成本提高,也可以说是政府这一次结汇证说抛未抛,市价涨到十七元的结果。本来,西药不论甲乙类或丙类,多是美援商业采购,可以在申请批准后,向台湾银行申购结汇证,牌价六元。1955 年起,情形不同,西药外汇申请时必须添附结汇证,使得西药成本必然提高。最低计算成本,假定西药商以本身牌照申请,则每一美元等于新台币六十元,其中包括汇率十五元六角五分,加上三成防卫捐,再加上添附结汇证每一美元十三元,其他报关手续费、运费、杂费、海关课税百分之卅五等。以西药国外底价计算,默克肺针每支一角五分美元,成本应为新台币九元,但市价只有八元。所以,进口药品的上涨,甲乙类是市价计算已不够成本,丙类则很多供应中断。

至于台湾制的药品,在进口货上升的情况下,反而竞争得更为激烈,原因是工业原料外汇系美援商业采购,成本没有增加,各制药厂的产品几乎集中于几种维他命之类药品,在银根抽紧之下,竞争销路越为厉害。而"大特卖"的方式也别出心裁,如日东风药是买药送毛线,有些制药厂招待客户游览日月潭、澎湖等,还有招待到北港去拜妈祖。其实,尽管他们在大特卖热战中,一掷千金,毫无吝啬,但背后却暗暗叫苦,制药厂只求不赔本,药品有销路,工厂不致停工,外汇不被取消。[23]

市 场 需 求

由于台湾无法自行生产链霉素与盘尼西林,当这两项药物在 1940 年代末期出现在台湾社会时,造成抢购风潮,价格高昂。这与台湾1950 年代初期传染病盛行,这两种抗生素具有灭菌、消炎等效果,民众趋之若鹜有关。

链霉素作为主要的结核病治疗用药,治疗结核病面临的另一个问题是病人是否需住院接受药物治疗,或是在家按时服药即可。这一问题涉及结核病床需求量、用药方式与如何监控结核病患,甚至影响WHO 全球化的标准治疗方式。

1956 年,WHO 在印度玛着司(Madras)进行居家治疗与住院治疗之比较研究。这项研究主要目的是了解在 12 个月的化学治疗期间,居家与住院治疗的效果如何,特别是病人的体力活动、饮食、居住环境对治疗效果的影响,以及病人接触者的得病概率如何。[24]参与居家治疗试验的对象基本上需居住于距玛着司化学治疗中心八公里以内,十二岁以上且未曾使用抗结核药物之开放性肺结核病患。接受居家治疗的病人每周前往治疗中心取药一次,为确认病人有按时服药,家庭访视员需以突击访问方式,检验病人尿中药物反应,其家属每日则可得到免费奶粉作为奖励。

至于接受疗养院治疗的病患,每周定期接受治疗中心工作人员的访问,在最初住院的三四个月要卧床休息,之后起床活动时间可渐增。居家治疗病人大多维持原来的工作或活动。在饮食方面,住院治疗病人的饮食是由院方提供的高热量、高蛋白饮食。但居家治疗病人的饮食往往很差,尤其是动物蛋白,只有百分之八的居家病人可以达到化学治疗中心的要求。在居住方面,住院病人居住在空气流通、光线充足、整齐清洁的疗养院病房,反之,居家病人的家里通常都很拥挤。

试验结果显示,X光检查所显示的空洞消失或闭锁,两组是相似的。在细菌学的检查方面,两组均显示在治疗四个月之后,痰检查呈阴性反应。在病的静止判断方面,在治疗的最后三个月至少要有7—9次的痰培养阴性,达到此标准的住院病人与居家病人分别是92%与86%。另外,在复发方面,住院病人与居家病人的复发率分别是10%与7%。最后,在接触者的感染方面,两组的发病率并无差异,换言之,在有效的化学药物治疗下,开放性病人对于接触者没有传染的危险。

研究发现,住院治疗可转移至门诊或居家治疗;以"隔离以免传染给家人"为目的,送至疗养院治疗的助益不大。这项研究也显示了住院治疗的缺点,首先是住院时间长达一年,破坏病人原来的家庭与社会生活,且限制留住在医院内,遵守住院规则、卧床静养等,丧失行动自由,许多病人不能接受。另一明显事实是,住院不能保证病人会按规服药,除非病人在医护人员面前服药。

1957 年,台湾防痨当局开始推动结核病居家化学治疗计划,当时主要系根据几项理由:首先,WHO 印度玛着司的居家治疗研究结果显示,其效果与住院治疗相差无几,复发率低,且接触者受感染的危险也很快就减少。其次,住院本身就是对正常生活的中断,会停止病人的工作与收入,同时也影响国家经济。再者,利用居家治疗可以解决结核病床不足的问题。因此,从 1957 年开始的居家治疗计划可依其对象的不同分为五种:开放性(传染性)结核病人免费 INH 供应计划;教师结核病治疗计划;通过社区 X 光检查所发现的结核病患;盛行率调查区内的结核病患;原住民结核病调查时所发现的病患。[25]

从 1956 年 WHO 在印度的居家治疗研究,到 1957 年台湾开始推行居家治疗计划,时间不过短短的一年,主要原因除了病床数不足的问题外,与当时台湾接受外援亦有关系。20 世纪 50 至 70 年代,台湾的防痨工作接受了许多外援,在政府经费大多只能用来负担人事费用之时,WHO 等外援显得格外重要。由于台湾是受援方,要进行何种计划当然受 WHO 工作重点计划之牵制。换言之,为获取 WHO 等外援,只好跟随 WHO 的脚步。不过,也正因此,台湾能接受当时的"最新知识""标准做法"。

当然,防痨单位快速接受 WHO 的印度居家治疗计划,并移植至中国台湾社会,可能假设印度的"家"等同于中国台湾的"家"。实际上,印度与中国台湾是不同的社会,台湾的社区或"家"并不能等同于印度玛着司的社区或印度人的"家"。同时,台湾的社区或台湾民众的"家"呈现出多样性,如以外省籍为主的"眷村"与传统农村或原住民的居住形态即有差异。而采取居家治疗的病患,未能按时服药的原因有可能与印度的研究结果有异。是否按时服药,在印度由访视员突击检查。当时(1957 年)台湾尚未有防痨保健员的设置,突击检查工作需由卫生所人员担任。在繁忙的工作中,这些卫生所人员可否抽出时间,都是防痨单位须面临的问题。而所谓 WHO 的"标准做法"多少显示了强制性,忽略了在地的差异。不过从目前资料看来,官方推动此计划时,似乎未想到这些问题,反而将居家治疗视为治疗结核病与处理结核病床严重不足的一颗神奇的子弹。

1950年代抗生素在台湾的竞争颇为激烈,宣传与销售手法不尽相同。例如,1955年美国飞筹药厂台湾总代理永裕行举行摸彩,凡摸中彩者,可以免费赴日旅行两周,或取得代金一万元。参加摸彩的人以1955年第五期(9、10月)曾委托永裕行订购飞筹药品之西药商为限,摸中彩者有五名,由该行赠送摸彩券一张。永裕行这种举动,在西药业还是第一次,颇引起同业的注意,同时也引起同业不少闲言。由此可见西药市场竞销激烈。

虽然永裕行这次举行摸彩,表面上是招待药界到日本去参观飞筹在日本药厂的设备,而实际上是为了拉生意。1955年,西药业正流行一种不良的风气,就是药商要推销药品,必须先行宴客一番,在三杯黄汤下肚之后,药品才容易委托客户销售,有时酒菜吃过,货却不肯推销一些。报载台北有一家药厂为了推销药品,不惜花大钱招待中南部药商到台北来参观厂内设备,同时在北投大摆宴席。这种手段无非是招徕顾客,希望借此机会多多推销。

永裕行举办摸彩,成效如何不得而知,但西药商竞争的内幕值得注意。原来,台湾省的进口甲乙类(即抗生素)药品,除了血浆外,每年数百万美元的外汇,都是进口美国药品,日本药品根本无法插足。所以抗生素的药品市场,成为美国药厂争逐的地方。美国制造抗生素较有名的药厂有默克、礼来、立达、派克、戴维斯、施贵宝、必治妥和飞筹。在这些药厂中,默克、施贵宝、礼来、戴维斯等都是老牌的药厂,默克以肺针霸踞整个世界西药市场,施贵宝以三百万单位盘尼西林油鼎盛一时。飞筹是后起之秀,但它所采取的政策属于急进派,和默克等保守派不同。同时,飞筹药厂专以抗生素来竞争。现在,飞筹厂的抗必克、三百万单位盘尼西林、地霉素、肺针,都和其他的药厂存在竞争。据外汇方面的调查,飞筹厂的竞争手段是低价倾销。在 1954、1955 年间,底价不断降低,是飞筹厂最显著的表现。1950 年代初有西药价格上扬情况,至 1955 年甲乙类抗生素药品的进口底价最低,即此原因。在飞筹厂倾销之下,抗生素的外汇几乎有一半为飞筹所占有。当时可以与飞筹厂抗衡者,为默克及立达两药厂。默克以肺针著名,世界各自由国家肺针以默克厂最多。飞筹厂的肺针价格虽比默克厂低,但也无法打击默克厂。如默克肺针进口底价为美金一角五分,飞筹为一角四分,在市场价格方面,默克肺针七元八角,飞筹肺针七元二角。但申请默克厂者仍多。1955 年 1 月至 8 月间,默克肺针进口八十余万支,飞筹肺针仅十余万支。飞筹厂采取急进的策略,年来确有收效。但飞筹厂所急于进取者,即肺针市场难以突破,默克厂对此已加以注意。[26]

"抗生素"的形象

一、伪药

因市场需求,抗生素伪药颇为常见。1950 年代初期,政府相关部门公告取缔伪药,台北市卫生院为禁绝密医伪药,还举办取缔密医伪药宣传周。当时的台北市卫生院院长王洛提出五点请求,希望各医事团体及市民共同协助遵守,以维护市民健康。

针对市民:治病要选有开业执照的医师。诊疗费参照公会定价表。勿信巫医,勿信江湖术士。凡有下列情事者请密告卫生院:成药无明载许可号码者;医疗费用不按公定价目表收费者;注射药有混浊、沉淀、变色或变质者;药品有效期已过者(抗生素等药品全部记明了有效期间);药品有伪造可疑者;冒牌外国药品者。

针对医药广告部分:凡欲刊载医药广告,统一依照台湾省医药广告管理办法办理。医事人员刊登广告依照医院诊所管理规则第十条规定之范围。药品广告依照申请时政府许可进口及化验时之凭证上所载明药效范围。鸣谢广告者请载明姓名、地址、身份证番号,并请鸣谢人及报界、广播界尊重广告道德。请名流硕彦之士勿随便为人介绍。

针对合格医事人员:将开业执照悬挂明显之处。将公会公定价目表张贴室内。诊疗须详细记录,处方笺及诊断书须印开业执照号码及职业证书号码。患者要求时药方须交于患者。药方药名勿用暗名、暗码或草字。医学广告须遵照医院诊所管理规则。各医事团体尽量检举不合格行医医师。药商勿为人打针。勿买卖伪药。调剂要由药剂师或药剂生担任。甲乙种药品必依医师处方出售。协助取缔地下药厂等。[27]

1950 年代伪药猖獗,特别是抗生素的伪药甚多,其可能原因如下:

1. 西药外汇管制。西药商申请进口时,必须经过政府相关单位审核。除了抗生素磺胺剂之外,其他维他命类药品,不能任意进口。在供不应求之下,不能充分进口药品,导致这些药品市价有很高的利润,逐利是制造伪药或涂改有效日期之行为的动机。譬如维他命 B 针剂停止进口期间,在美国,一支成本只要新台币三四元,但市价则高达三十元以上,仿照维他命 B 一针制出来的伪药也许有十几倍的利润。

2. 所谓"法律"上对于伪药没有严惩规定,只能引用其他伪商品之罚则。制造伪药的人,明知非法,却有恃无恐。如果顺利得手,可能立刻成为暴发户,万一事败,也不过是罚款而已。

3. 西药商彼此勾结,只要有利可图,便不顾商人道义。1954 年台北通济贸易行伪药案,即是有其他西药商与之勾结。顾客向药房购买伪药,顾客本身是被欺骗,但是经售伪药的药房理应非常清楚欺骗性质。若西药商有公约,宣誓不售伪药,制造伪药者无药房代为推销,便无伪药市场。

4. 1950 年代台湾社会对于西药仍然存有一种崇外心理。台湾制造的许多药品已经合乎国际标准,不必进口,但民众非得使用外国药不可,造成药物的市价高,伪药乘隙而入。

曾任药剂师公会理事长的李发得统计过，台湾伪药种类包含：完全不包含有效成分者；有效成分之分量或配合药品之种类减少者；用于大概同样的治疗而配合价格低廉的成分者（代用品）；空瓶收回后充填者。抗生素最常见的伪药类型是完全不包含有效成分者，以及以空瓶收回后充填抗生素者。

由于伪药的扑灭非常困难，当时报界即呼吁医药界应有一个组织，配合当局采取取缔伪药的行动。可以由医药界热心人士组织，专门接受会员检举。医药界能够提高警觉，不用伪药，或是发现伪药，立即提出检举，报告当局，伪药才可望扑灭。一般用户也应该少用外货为妙，台湾能够制造的，最好直接向药厂经销商购买，以免上伪药的当。[28]

为稽查伪药，政府成立了稽查小组。稽查目标以注射药、抗生素、维他命剂等为主，其他药品及成药为辅，对假冒西药除追究来源，查明有无进口单外，商请刑警机构协助搜寻地下药厂，对印刷厂商予以严重警告，不得承印伪药一切包装，违者从重处罚。今后查获嫌疑药品经负责单位鉴定为伪药时，当将全案移送司法机关从严法办，对制造及买卖伪药者悉遵法令规定处理。省方须加强检验机构，对外国进口之药品进口予以抽验，以明真伪。[29]

为求加强取缔伪药，台北市政府邀集警察局、省市制药公会、市医师、药剂师（生）公会、市新药商、国药、制药公会等有关单位，举行加强取缔伪药座谈会。省卫生处及省卫生试验所，均派员列席指导，席间议定加强取缔伪药方案，以本市警察局行政区域划分成立稽查小组，每小组由警局派员一至二人。然而，伪药问题仍旧无法杜绝。根据调查，1950年代中期台湾西药市场上发现的伪药有一百余种，包括抗生素、维他命、磺胺剂、新药、家庭用药等，其中以抗生素为最大宗。[30]

二、滥用

抗生素刚运用于治疗疾病时，可以普遍有效地杀死病菌。但如今，

370

大部分的细菌或多或少都对某一种抗生素有抗药性,更甚者还同时拥有多种抗药性。[31]当抗生素问世时,它们被视为"天赐之礼"——一种由微生物所产生的天然物质居然能够抑制其他微生物的生长,科学家学会了纯化、量产这些物质用来治疗疾病。人类所面临的一些无药可救的病症,抗生素都能够有效地治疗,这样的神奇功效让人们对于这种天赐之礼怀抱着高度期待。有些人体本身可以对抗的轻微疾病,也使用这种特效药治疗。

不分疾病种类地施用抗生素,对于抗生素过度依赖,已经造成细菌对抗生素产生抗药性;随着药物使用量增加,使用时间一久,筛选出药物无法杀死的菌株,[32]而这些菌株又可以在安全的环境下大量繁殖,引起药物无法治疗的感染。当抗生素一开始用来治疗疾病,即收到很有效的治疗效果,但这并不意味着抗生素是万灵丹。换言之,并不是对所有疾病皆有效。但民众往往被某种情况所误导,认为任何疾病都可以用抗生素治疗。[33]

然而,滥用抗生素对人类的健康所造成的影响是巨大的;没有经过专业的判断而随意使用抗生素,没有被抗生素杀死的细菌存活下来,而且抗生素也替这些细菌创造出更好的生存环境——这是相当讽刺的,被抗生素清除的细菌相较于残留下来的细菌来说相对脆弱,被清除的细菌遗留下来的空间也为有抗药性的细菌提供了更大的生存空间。[34]

当抗生素广泛地滥用,没有被抗生素完全杀死的细菌存活下来,其他的细菌被抗生素清除后留下绝佳的环境让它们成长,形成对抗生素有抗药性的细菌。当再次使用抗生素时,便无法有效杀死那些存活下来的细菌。抗生素营造出具有筛选性的环境,而那些没有被抗生素杀死的细菌便是被筛选出来的。[35]如果那些经由筛选的细菌进入人体,然后停留、生存下来,成长到一定数量时便会致病。而这时候,这些细菌因为被抗生素筛选过存活下来,也被抗生素所"保护"着。换言之,它们不再会被抗生素杀死。

抗生素被滥用的新闻，以盘尼西林过敏致死最为常见。[36]另一种情况是误以为所有感染都可以使用盘尼西林治疗，但实际上盘尼西林对于病毒感染是无效的。[37]滥用盘尼西林等抗生素颇为常见，因此医界人士在 1956 年 6 月 13 日集结共同商讨如何防止抗生素滥用问题。"内政部"卫生司长李之琳、省卫生处第四科长陈东茂、台湾大学医学院长魏火曜、台北医院院长陈嘉音、省医师公会理事长周百炼，以及医界人士徐千田、黄金江、胡水旺等出席参加，由李腾岳主持。经出席医界人士达成决议：① 广泛抗生素（按，广谱抗生素，broad-spectrum antibiotic），其杀菌力极强，在服用过多时，体内一切霉菌均被杀灭，独有一种念珠菌无法扑灭，因而乘机生长，有害身体。② 平时体内之霉有些可生出复方 B，对身体有益，但因服用此类抗生素，此种霉菌反被消灭。③ 美国药厂有一种新发明之灭菌灵，对于防止此种念珠菌之产生具有特效，现已在本省各医院实验中。④ 政府对于滥用抗生素药品，应加以严格管制。在美国，一个病人如非持有医生之处方笺，无法购到此类抗生素，故本省一般人滥用抗生素的风气，政府应予制止，并严格规定病人应持有医师处方笺，始可向药房购买抗生素，医师亦应尽量避免使用抗生素，以免发生不良反应。[38]

生 产 与 管 制

由于进口抗生素的成本高，在 1950 年代初期，台湾自制盘尼西林的消息即揭露于报端。[39]据报载，1951 年 10 月，台糖公司与外国公司合作，拟利用糖厂设备，改制动物用抗生素，未来可进一步发展成人体用抗生素，然台糖公司严正否认。[40] 1951 年，美国开始援助台湾，在美援支持下的台湾经济自给自足的工业计划草案中，美国怀特公司建议协助自制抗生素等化学药品。[41]然而抗生素工业在 1950 年代是西方高度发展的事业，其中尤以青霉素工业相当普遍。抗生素之主要培菌条件为气温,台湾气候温暖,适宜培菌,主要培养基的原料为糖类及蛋白质,亦有丰富的淀粉、蔗糖、葡萄糖、鱼粉、花生等足以充沛供应,溶剂如酒精乙醇亦不虞缺乏,所缺乏者仅技术而已。因此,1952 年台湾抗生素计划有二:一个是糖业公司的链霉素生产计划,一个是唐荣铁工厂的青霉素生产计划。抗生素工业被认为是 1950 年代台湾值得兴办的工业之一。[42]同时政府鼓励侨胞回台兴办投资抗生素事业。[43]

台湾首座抗生素分装厂"黄珍制药厂"于 1954 年开始分装生产盘尼西林、链霉素等抗生素药品应市。该厂设于台中市,所有机器设备均由美国、西德、日本等地购进,所需原料业经与美国默克制药厂签订合约,由该厂供应整批原料运台分装。该厂设备均符合国际标准,"内政部"卫生司、怀特公司美籍工程师及安全分署药品器材联合处理委员会等有关单位亦派员考察,对该厂设备表示满意,其中室内杀菌、空气与湿度调节完善,可作为他厂的模范。该厂开始生产以后,直接可以节省外汇月达 44 500 美元,间接减轻了病人负担。[44]工业委员会根据美援医疗器材处理委员会之建议,决定扶植制药工业四年,即自 1955 年至 1958 年中,扶植台湾三家制药厂,分别是中国化学、黄珍及永丰,最终目的是使台湾药品达到国际标准。在 1950 年代,台湾药品分为四大类:① 溶液—针剂,饮剂。② 片剂、胶囊糖衣。③ 油膏剂。④ 抗生素分装。[45]此三家药厂各有所长,黄珍制药厂的抗生素分装设备最为完善,永丰化学工业公司针剂制造设备最佳,中国化学制药公司的片剂设备最佳。[46]

由于政策上的鼓励,至 1950 年代末,台湾制药工业突飞猛进,不但各种丙类西药已可自制充裕供应全省需要,而且连抗生素之类的甲乙类西药也可输入原料自行分装。但扶植制药工业的政策不够彻底,又造成了制药工业的危机。政府对于药厂的管理一大漏洞在于制药工厂设厂标准不够严谨,且对于制造西药的种类又未加以指导,只要在原有药厂生产,且又显呈畅销者,张三李四都在"设厂"生产同类的西药。

例如链霉素、二氢化链霉素、混霉素、氯霉素等抗生素，原有三家药厂的分装能力已经超过当时的需要数量，各厂家仍在继续申请生产，且有关部门又准其制售。在这种情形之下，各厂家便互相竞争，展开"请客""赠送礼品""招待旅行""杀低价格"等方式的特卖，所要求的支票又是长期期票，原来两星期的期票已延长到起码一个月，甚至几个月的期票也不在乎，只要能脱手出去，他们以为总有一天可以拿到现款。政府一方面准许省内药厂从事各种西药的制售，且明知省产西药品质已符合国际标准，产量又足供全省需要，仍让外国同类西药源源进口。在一般民众迷外心理作祟之下，省产西药的销途更被削减，西药店经营不善者不支倒闭，又连累了药厂，宣告倒闭。[47]

1950 年代台湾依药品管制办法，将进口药品分类为甲、乙、丙类，甲类属抗生素，乙类属磺胺剂，丙类属于普通药品，其中甲类药品，客户须持医生处方笺购买。[48]政府为管制抗生素等西药，特别颁布《台湾省西药管制办法》，以求西药合理供应，防止囤积及转口并节省外汇。该办法为 1950 年代管制西药的主要依据：

1. 凡属西药，按其性质分为甲乙丙三类，分别情况予以管制。其甲乙两类药品名称，由生产事业管理委员会西药小组（以下简称西药小组）拟订，层转省政府核定公告之。

2. 具有进出口商资格并领有西药商执照者，得填具"西药进口申请单"送西药小组核转各有关主管单位核定后，方得向国外购买。

3. 进口之西药，应由申请输入者随时填具"已进口西药报告单"向西药小组申报层转核备。

4. 已进口之西药，不准转运出口，必要时并得管制其价格，其办法另订之。

5. 西药进口商、批发商、零售商转售本办法所定甲乙类药品

374

时,应将转售日期、对象、种类、数量、价格等详细登记,以备主管机关随时查考,并应按月填表呈报西药小组层转核备。

6. 凡储有甲乙类西药在一定限量以上者,应填具"储存西药数量报告表",送请所在地卫生院登记,呈报省卫生处核备。除领有执照之西药商及医师(中医不在内)、牙医师外,一律不得储存甲乙类西药;其已储存者,并限于本办法公布日起卅天内转售,逾期得由主管机关平价强制收购。关于防治家畜疾病所需之甲、乙,类药品,另由农林厅订定办法管制之。

7. 凡军工医院诊所及医师公会牙医师公会会员购用甲、乙两类西药时,应将购入日期、种类、数量及使用情况详细登记,以备主管机关随时查考。

8. 一般人民购买甲类西药者,应持有开业医师之处方及国民身分证,购买乙类西药者,应持有国民身分证为凭,乙类药品每人限购数量另定之。

9. 违反本办法之规定者,移送主管机关吊销其执照,并得按其情节依各有关法另分别惩办。[49]

结　　语

本文以盘尼西林、链霉素为例,从药物发展、市场需求、管制与生产等面向,尝试对这两种药物在 1950 年代台湾地区的流通、管制进行初步探讨。

1940 年代开始的盘尼西林与链霉素生产,给人类的疾病治愈带来希望,台湾民众对此类药物亦有过度期待、滥用、误用、过敏致死的案件产生。

1950 年代,抗生素在台的售价更因朝鲜战争、关税、汇差、政府政策时高时低。当时美援会、农复会均曾输入西药,进行配药以平抑药价,可见台湾的抗生素不仅是治疗疾病,还带有某种政治因素。而为降低抗生素的售价,发展并鼓励设置抗生素工厂被列为工业奖励政策之一。至 1950 年代末,台湾的抗生素工业也只能停留在进口原料、分工包装的阶段。

注释

[1] 本论文初稿于 2018 年 4 月 11 至 12 日发表于上海复旦大学历史系举办之"贸易为健康的驱动力:近现代以来的世界贸易与医药产品"国际学术研讨会。感谢与会学者之批评与指教。本文系"长庚医学研究计划 BMRP961"以及"协和、战地救护、军护与国际援助:以周美玉为案例之分析,1926—2001"(MOST 106 - 2511 - S - 182 - 002 - MY3)研究计划成果。

[2] 何凡:《抗生素年》,《联合报》1954 年 12 月 30 日,第 6 版。

[3] 李尚仁:中译本导言,[英]大卫·艾杰顿:《老科技的全球史》,李尚仁译,台北:左岸文化出版社,2016 年,第 25—32 页。

[4] [美]高家龙:《大公司与关系网:中国境内的西方、日本和华商大企业(1880—1937)》,程麟荪译,上海:上海社会科学院出版社,2002 年,第 224—228 页。Sherman Cochran, *Chinese Medicine Men: Consumer Culture in China and Southeast Asia* (Cambridge, MA: Harvard University Press, 2006), 2 - 4.

[5] [德]塞巴斯蒂安·康拉德:《全球史的再思考》,冯奕达译,新北:八旗文化出版社,2016 年,第 71—90 页。

[6] 皮国立:《台湾日日新:当中药碰上西药》,台北:台湾书房出版社,2009 年。

[7] 刘士永:《科学中药与抗生素:台湾社会里的医药想像》,复旦大学历史学系、复旦大学中外现代化进程研究中心编:《药品、疾病与社会》,上海:上海古籍出版社,2018 年,第 321—349 页。

[8] 刘士永:中译本导言,[英]大卫·艾杰顿:《老科技的全球史》,第 25—32 页。

[9] 游美惠:《内容分析、文本分析与论述分析》,《调查研究:方法与应用》2000 年第 8 期。

[10] 钟金汤、刘仲康:《引领微生物学的先驱——20 位微生物学家传记》,台北:台湾商务印书馆,2008 年,第 227 页。[日]池内了:《改变世界的 30 个重要发明》,卓惠娟译,台北:采实文化出版社,2017 年,第 291—292 页。苏上豪:《开膛史》,台北:时报文化出版社,2013 年,第 93 页。

[11] 钟金汤、刘仲康:《引领微生物学的先驱——20 位微生物学家传记》,第 229 页。

[12] 钟金汤、刘仲康:《引领微生物学的先驱——20 位微生物学家传记》,第 232 页。

［13］苏上豪：《开膛史》，第 95 页。钟金汤、刘仲康：《引领微生物学的先驱——20 位微生物学家传记》，第 232—234 页。

［14］钟金汤、刘仲康：《引领微生物学的先驱——20 位微生物学家传记》，第 237 页。

［15］Julius H Comroe Jr, "Pay Dirt: the Story of streptomycin Part I. From Waksman to Waksman," *American Review of Respiratory Disease* 117, no.4 (April 1978): 774－777.

［16］Julius H Comroe Jr, 962.

［17］Walsh McDermott, "The story of INH," *The Journal of Infectious Disease* 119, no.6 (June 1969): 678－682.

［18］Frank Ryan, *The Forgotten Plague: How the Battle Against Tuberculosis Was Won and Lost* (New York: Little, Brown & Company, 1992), 384.

［19］卫生处：《台湾省卫生处代电》，《台湾省政府公报》1950 年 5 月 20 日，第 691 页。

［20］星兆铎：《关于结核病的治疗问题》，《台湾医学会杂志》第 51 卷第 8 期，1952 年 8 月，第 21 页。傅祖呈：《肺结核病的诊断与治疗》，台北：卫生教育社，1977 年，第 31—32 页。

［21］《联合报》1952 年 1 月 2 日，第 4 版。

［22］本报讯：《西药颓势待续》，《联合报》1953 年 8 月 19 日，第 5 版。

［23］笑峰：《西药市场各有千秋》，《联合报》1955 年 11 月 22 日，第 4 版。

［24］杜门博士：《肺结核病化学药物治疗》，栾筱文译，台北：卫生教育社出版社，1980 年，第 125—132 页。

［25］1957 年，全台的结核病床不到 500 张，但有 26 万名的结核病患，其中有 4 万多名是传染性病人。赵传纬：《台湾结核病现况及其防治计划》，台北：台湾省防痨局，1969 年，第 20 页。

［26］本报记者：《西药商争夺战》，《联合报》1955 年 11 月 7 日，第 4 版。

［27］本报讯：《为取缔密医伪药卫生院今起宣传》，《联合报》1954 年 1 月 4 日，第 3 版。

［28］林笑峰：《揭开伪药真相》，《联合报》1954 年 12 月 5 日，第 4 版。

［29］本报讯：《加紧取缔伪药　组成稽查小组》，《联合报》1954 年 12 月 9 日，第 3 版。

［30］本报讯：《伪药充斥　达百余种》，《联合报》1955 年 6 月 30 日，第 4 版。

［31］［美］史都华·莱维：《抗生素的迷思：滥用抗生素对医疗的影响》，林丹卉、王惟芬译，台北：商周出版公司，2004 年，第 91 页。

［32］［美］史都华·莱维：《抗生素的迷思：滥用抗生素对医疗的影响》，第 92 页。

［33］［美］史都华·莱维：《抗生素的迷思：滥用抗生素对医疗的影响》，第 136—146 页。

［34］［美］史都华·莱维：《抗生素的迷思：滥用抗生素对医疗的影响》，第 160 页。

［35］［美］史都华·莱维：《抗生素的迷思：滥用抗生素对医疗的影响》，第 144 页。

［36］本报讯：《颜焕然一命归阴　尸体药品待化验》，《联合报》1953 年 3 月 23 日，第 4 版。本报讯：《事属偶然》，《联合报》1953 年 9 月 23 日，第 3 版。本报讯：《慎用盘尼西林以免医人致死》，《联合报》1958 年 10 月 16 日，第 6 版。

[37] 意文译:《关于"盘尼西林"》,《联合报》1954 年 12 月 6 日,第 6 版。

[38] 本报讯:《滥用抗生素有害人体 政府应予管制》,《联合报》1956 年 6 月 13 日,第 3 版。

[39] 中国在抗日战争后期经由美国医药援华会(ABMAC)提议与补助,首先有盘尼西林运输计划,于 1947 年开始盘尼西林生产,然因政局变化,该项计划于 1949 年停止。[波兰]户斯瓦卧米尔·沃帝什:《国际卫生组织与冷战初期盘尼西林生产方式的传播:以联合国善后救济总署在欧活动和美国医药援华会在华事务为例》,冯韵玲译,《医疗社会史研究》2017 年第 1 期。

[40]《联合报》1961 年 10 月 21 日,第 6 版。

[41] 中央社讯:《三年工业计划》,《联合报》1952 年 8 月 14 日,第 1 版。

[42] 本报讯:《供侨胞明了投资对象 省建厅逐一说明》,《联合报》1952 年 11 月 1 日,第 5 版。

[43] 本报讯:《四十余种生产事业 均欢迎侨胞投资》,《联合报》1953 年 9 月 12 日,第 5 版。

[44] 本报讯:《抗生素分装厂 即将开工生产》,《联合报》1954 年 4 月 28 日,第 5 版。

[45] 本报讯:《合格药品 多不合格》,《联合报》1955 年 2 月 3 日,第 4 版。

[46] 本报讯:《已调查完竣》,《联合报》1955 年 7 月 5 日,第 4 版。

[47] 本报讯:《回生乏术》,《联合报》1958 年 3 月 3 日,第 4 版。

[48] 本报讯:《请修正药品分类》,《联合报》1953 年 5 月 1 日,第 5 版。

[49] 台湾省政府:《制定"台湾省西药管制办法"》,《台湾省政府公报》1951 年 5 月 9 日,第 378—381 页。

中国宗教文本中的本草

——利用分析型数字训诂(Critical Digital Philology)建立早期汉语文本的知识分布模型

徐　源　周英杰

绪言：宗教和医学的分类问题

在医学史研究中存在着这样一个问题：不同时期"医学"的内容、范围和理论都会发生变化。现代历史学家在阅读早期文献时，常常将有关现代医学的假设带进这些文献中。这不仅影响到他们对于文本的解读，也影响到研究所涉及和未涉及的内容。这不仅是解释材料的问题，还是一个材料范围的问题。当研究者把某些材料排除在研究之外时，就遗漏了该材料所包含的所有知识。

例如，中国医学史中就经常出现有关"医"（这里指"医生"）的事迹及其著作的描述。[1]同一个"医"字，既代表医学理论和医学实践，也代表医生的社会角色。整个医家谱系和文献谱系主要围绕药物和针灸而产生，辅以运动、饮食和推拿。许多学者已经使用此框架来撰写这些谱系如何随时间而发生变化，以及医学在不同时期是如何被诠释的。

然而，从市场角度来看，还有更多的医疗从业者提供了各种各样的治疗方式。在六朝时期（222—589），更多的治疗方式被记录在宗教文本中，甚至比在医学界流传的文本还多，如道教的《正统道藏》和佛教经典《大正新修大藏经》。[2]这些都表明，在治疗方式的记载方面，宗教人士的贡献比社会精英和医生更为丰硕。因此，对这些资料进行研究，有利于了解当时治疗方式的多样性。

该研究从一开始就出现了一些基本问题。尽管已有相关目录和基本学术成果出现，但其内容主要是研究这批资料的宗教性质，很少涉及其医疗内容。宗教学学者常常根据他们的学科特点来解释这些资料，他们关注宗派形成、末世论、仪式、哲学和神学辩论以及神圣传记。从医学史的角度对这些宗教经典进行阐释，就意味着要根据医学史的标准对经典进行重新索引，这些标准包括药品、病名、处方、治疗实践的传承、病史等。这不仅是解释和描述内容的问题，而且是一个范畴问题。一些学者可能不同意这样的索引所得出的结果。例如，为《大正新修大藏经》编入索引的日本学者团队就专辟一章对其中的医学词汇进行介绍。[3]将药物、处方、疾病概念及其所谓的"卫生"编入索引时，他们无意识的现代偏见会使他们将"宗教的"治疗方式排除在外。这其中就包括许多原本是佛教徒的主要治疗方法，诸如祷告、护符、咒语、仪式、冥想以及对痛苦和死亡的哲学思考，而这些内容又被后来的作者编入他们的佛教医学样本中。[4]在最近出版的《中国佛教医药全集》中，编者遵循了与《大正新修大藏经索引》的编者相似的思路，即现代主义原则。这本书也因其缺乏对医学范围的自我反思而受到了严厉的批评。[5]

在道教研究中，这样的情况更加突出。自盖建民于 2001 年出版了他在四川大学发表的题为《道教医学》的博士论文以来，一批声称代表这种理想类型的文章、书籍和学术论文相继问世。[6]这些作品的出现对这一范畴被提升成为具有历史现实意义的典范具有促进作用，2015年中国道教协会承诺出版一套"道教医学"相关的作品，尽管一直无果。[7]盖建民及其后继研究的基本框架遭受了范畴分析上的重大失败，建构了事实上存在着深刻差异、矛盾和冲突的历史连续性。Stanley Baker 曾在其他地方指出，不同形式的治疗方式都有其固有的认识立场,这些认识立场的多样性需要更多批判性的历史反思。[8]

　　长期以来,道教在传统医学中所扮演的角色构成了中国历史长河中的基本元素。东汉时期(25—220)医学文献的编制,以及《黄帝内经》和派生文献中的正式理论医学文本基础的出现,见证了在整个秦汉时期(公元前221—220)作者和从业者都试图将其与宗教治疗实践区分开来。从各种角度来看,中国的所有医学史都描述道教徒在此时期之后在医学市场中的活跃活动,无论是指仪式性康复形式的广泛使用,早期药理传统以及对仙法的优先考虑,炼丹术,或著名道士的医学著作。这些主题在道教历史页面中也显得参差不齐,在整个宗教历史中可以列举出数百个例子。这种紧密的联系在常见的格言中有所体现,例如"医道同源",指的是中国早期的医疗文化。

　　但是,近年来出现了不同的关注点,断言道教医学作为一个概念上的整体题目,而不是作为医学史或道教史的外围附录。虽然主题陈旧,但职权范围却是新的。"道教医学"是一种现代新词,在前现代文学中没有先例。在 Kanripo.org 中搜索该词及其类似词(例如"道医"),于前现代中国文学语料库可能产生任何结果。[9]笔者找到的 112 个示例全部标点,这些示例将"道"和"医"字符同时出现,并在网上发布,读者可以下载这些示例并将其作为辅助数据进行检查。[10]没有一个例子可以将两个字符视为同一单词,或指的是一个"道教医学"流派或整体概念。这表明在前现代中国没有明确的"道教医学"作为知识流派的概念。即使一个孤零零的实例会出现在迄今未经审查的某个来源中,文学传统的巨大分量也表明,"道医"及其附带的概念在过去从来都不是专题术语。[11]

　　在道教的整个历史中,道教徒在医疗领域一直非常积极,但是他们从未挑出自己的知识或实践归纳为一个整体。迄今为止,这一不变的事实一直被"道教医学"的历史学家和从业者所忽视。而且,学术文献中几乎没有反映出这一类别会怎样改变我们对于以往的理解。在很大程度上,隐藏的假设是道教医学的存在,只是以前"还没"定义它的术语。然而,该术语在中国学界迅速流行,并且对许多人而言已成为一种简单的文化事实。图1描述了在线学术期刊网站 CNKI 在线上引用"道教医学"一词的"全文"文章的发表率,总共834篇。尽管与该站点上的全部文章相比,使用该术语的期刊数量可能很少,但该图仍清楚地表明仅在过去的十年中,历史学家中使用该术语的人数有所增加。现在它是一个不受挑战的学术类别。

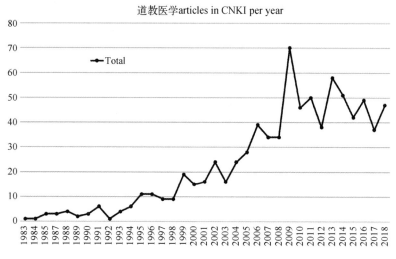

图1　每年在 CNKI.net《中国学术期刊》中提及"道教医学"的文章数量

我们仅从这张图的时间就可以看出,该术语是一种战略解释学,是现代历史学家(和实践者)对道教治疗实践的理解方式。它可能引导的启发不止于前现代的治疗行为,而让我们更清楚地看到现代的学术多么被动地与生物政治思想产生了新反应。[12]隐藏在这些看法背后的概念牵涉到"传统""文化""根源""中华",以及"认同""自我""种族"。由这些反映中国传统的新概念的发明创造,我们可以看到现代人对自身的理解并没有倾向于生物政治和生物学。

从在中国进行的十年间不定期的田野访问,对美国和欧洲实践者的采访以及互联网上中医从业者变化趋势的回顾来看,在上述图表上,"道教医学"一词似乎在同一时间轴上有所增加。有趣的是,该词在中国台湾、新加坡和中国香港并未得到广泛使用。目前越来越多的修炼者和与之相关的机构都声称,他们的各种修行方法,如静坐、气功、导引和辟谷,本质上都是"道教",尽管方法上有传统和现代之分。事实并非如此,显然,修炼者并不全是"道教徒",甚至部分都不是。之所以如此断言,是因为修炼者可能是"信道教",或是因为这些方法过去曾是"道教徒"修炼的,所以将便所有这些方法都归属到"道教"。

关键不是要批评该传统是否正确。随着时间的流逝,传统不断变化和发展。由此得出的结论是,正如笔者在其他地方所论证的那样,对于历史研究而言,"道教医学"并不是理解过去的可靠类别。早期的道教徒没有将他们的知识和实践确定为"医学知识"的子类别,因此没有可依赖的前现代目录。

我们需要找到数位方法来大规模地挖掘《正统道藏》,发现某些医疗实践的存在地。无论是草药、穴位、疾病名称、身神存想法或咒语,我们都必须能够首先找到这些词群的存在处,而无需参考任何"医学"的概念。然后,我们可以研究原始文献的建构和隐含概念,以仔细检查作者和早期实践者如何定义和理解它们。

中国早期医学研究面临的问题是,如何应对所谓的医学范围内的流动性,以及如何从宗教经典中组织和解释医学流动性。本文介绍了数字汉学新工具的开发和使用,这些新工具有助于解决上述问题。这些项目利用道教经典、佛教经典的数字版本,开发出了以复杂的方式执行针对特定词的搜索功能;根据研究人员提出的问题,提供了对佛教和道教经典进行重新索引的新方法。该研究所用的实验方法是追踪在历史变迁和不同地域实践中,本草词汇在不同类型的文本中如何存在和变化的。尽管本文描述的数字实验是基于药物的,但这样的方法也可以用来重新搜索和规划任何能由一组代表性词汇来表示的知识。

开放存取的优质古籍电子版的出版,极大地改变了数字汉学的面貌。高质量的道教、佛教经典,大型文集如《四库全书》《四部丛刊》以及不同朝代的史料,现在都可以下载并汇编成数据集,从而进行语料库分析。[13]

在主要研究机构中,上述和其他专门的语料库已得到新数字工具带来的补充,这些机构如:哈佛大学的中国历史地理信息系统(CHGIS)和中国历代人物传记资料库(CBDB)[14]、魏希德的码库思古籍半自动标记平台(MARKUS)[15]、台湾"中研院"的中华文明时空架构(CCTS)[16]、台湾大学的 DocuSky 数位人文学术研究平台(DocuSky)[17]以及中华电子佛典协会的佛学规范资料库(CBETA)[18]。从地名和人名权威数据库到文本标记工具和数据库内的词汇分布,这些功能紧密结合,作为一个相互关联的介接系统运行,并进行广泛的跨平台协调发展。这些功能之间不断相互提升,确保了它们处于数字汉学的最前沿,并将继续推动汉学领域的发展。

DocuSky 由台湾大学项洁教授主持、杜协昌博士设计开发,其中一部分是在与徐源合作期间进行的。徐源当时是柏林马克斯·普朗克科学史研究所(Max Planck Institute for Science History of Berlin)"亚洲毒品问题"项目的负责人,他后来到了南洋理工大学(Nanyang Technology University)。[19] DocuSky 支持用户创建自己的文本数据库,用户可以将元数据添加到文本中,然后利用所谓的"后分类"法进行数据收集。这种方法最初在台湾大学图书馆和台湾历史数位图书馆中使用,现在已成为 DocuSky 的主要功能之一了。[20] DocuSky 还可以将 MARKUS 文件中历史地理信息系统数据进行可视化呈现。

徐源和陈诗沛(Chen Shih-pei)共同编撰了一本 3 838 卷的文集。该文集收录了公元 589 年(即六朝末期)几乎所有尚存的佛教经典、道教经典和医学文献。这一时期,宗教人员在治疗方式上的探索最为活跃。[21]资料来源包括 Kanripo 和其他地方。作者将文集编译成带有附加元数据的开放 Docuxml 数据库,以方便用户搜索和分析。[22]该数据库的元数据包括文本标题、典籍编号、写作体裁以及已知的数据来源,用以下载和检查。[23]佛教经典的元数据来自 CBETA,而道教经典数据是根据 Schipper 和 Verellen 中的道教经典编写的。[24] Schipper 和 Verellen 的章节标题构成了道教经典的类别。这些类别在解析知识的传播方面起着重要的作用,也是图 2 中文本分类的基础。

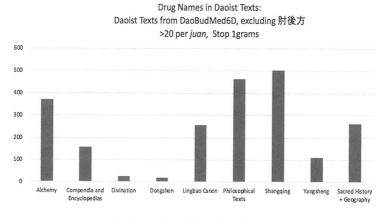

图 2　六朝时期道教的药物术语

DocuSky 的后分类工具 termstattstools 可以在这些资源中搜索12 000 个药名,并对它们在这三个数据库和多种类型的分布进行建模。这些搜索的结果可以下载并进一步研究。[25]从这些初步结果中,只选择了具有 20 个或更多独特药名的章节,以增加词汇反映主题的可能性。一章中词汇越多,它们反映主题(即药物名称)的可能性就越高。因此,20 个词汇是数据选取的基线指标。通过这样的方法搜索后发现,在这些数据库中,151 章佛教文献、69 章道教文献和 28 章医学文献中可能包含重要的药物数据。

只要通过 Excel 中的数据透视表和简单的社交网络应用程序(如

Palladio），或者利用 Gephi 进行更深入的分析，便可以轻松地将这些分布可视化。[26]

知识建模：关键问题

图 2 建立了道教经典中的药名频率的模型，并根据不同的写作类型对其进行归类。其中一些文学类作品含蓄地提及了这一时期的实践群体，因为这些文本大多都是艰深难懂的，人们需要先进入一个社会网络才能理解。[27]这些内容包括灵宝、上清、天师、炼金术和限制较少的占卜和养生。但这并不是当时实践传播的直观反映，因为这些文本的内容和阅读群体有限，具体的实践、传播方式比试图捕捉它们的文本类别更为灵活。然而，文本代表了实践者试图控制知识的传播、定义正统性以及在特定的社会阶层内权威地交流这些知识的尝试。因此，这些体裁形成了知识分布的合格近似值。[28]图 2 大致估算了这些群体对药物的了解程度。现在可以进行进一步的数据分析，来寻找哪些药物在哪些群体中流通。

更改搜索结果以获得可读图像

DocuSky 无法识别它找到单词的具体含义，因此其结果只能反映它们引用正确含义的可能性。使用者需要进一步参考相关内容对其进行验证。生成图 2 的建模过程被用于识别含有最多药名的文本。随后，MPIWG 药物研究项目选择了其中 200 章内容用于进行半自动标记和确认。[29]这些有标记的文本正在被进一步完善，并将为今后出版更完善的出版物打下基础。

为了得到图 2，我们仍需对结果进行一些细微调整。这里的论述一方面是解释图形是如何产生的，另一方面也是介绍如何分析

DocuSky 结果的方法模型。图表反映的数据内容可从篇后注中的链接下载，[30]我们欢迎您下载这些数据，并在本文的介绍下进行自己的探索。

首先，中文不使用空格进行分词，因此不能用于识别不同词句。名称只有一个字的药品在搜索中会产生大量错误，因此将其排除在外（在资讯技术用语上称此为 Stop 1gram）。其次，为了使图形更具可读性，我们只选择了道教文本。第三，如前所述，选择了术语高度集中（超过 20 个）的章节。第四，这些藏书中有一本《葛仙翁肘后备急方》包含了大量药方，当它与其他作品同时呈现在一张图时，它会掩盖其他类型作品的变化。因此，即使这本书是道教经典，它的数据也只能被排除在图表之外。经过以上修改，图 2 作为六朝时期药物知识分布的近似模型就在这个过程中诞生了。

该图是由汇总 DocuSky 搜索结果的枢纽分析表（又称数据透视表）派生而来的。该表是图形的基础，对于进一步导引和研究这些数据有重要意义。枢纽分析表是一种交互格式表格，它能够扩展或压缩不同级别的数据，它支持用户以不同的比例"读取"数据，并帮助用户解决明显的异常情况。

例如，人们可以利用这个表格回答诸如"为什么哲学著作中包含这么多药品词汇"之类的问题。打开枢纽分析表可以看到二级分类，流派、文本标题和词汇等子类别就在这一层展现出来。图 3 显示了打开枢纽分析表后，哲学分类下的子类别。只有这三个文本包含大量药名（每章超过 20 个），我们可以看到每个文本中具体出现了多少个词汇。《抱朴子内篇》占据最多，包含 342 个可能的词汇。第二多的是《淮南鸿烈解》，有 77 个。第三是《南华真经》。这对于熟悉道教经典的人来说已经揭示很多信息了。葛洪（283—343）于公元 317—318 年编撰的《抱朴子内篇》中涉及外用炼丹术——提炼矿物药以追求超然，也就是非自然的长寿和神奇力量；同时也涉及使用植物药来延年益寿、

Row Labels	Sum of TermsCount
⊞ Alchemy	370
⊞ Compendia and Encyclopedias	156
⊞ Divination	25
⊞ Dongshen	20
⊞ Lingbao Canon	255
⊟ Philosophical Texts	463
⊟ -	463
⊞ 南華真經	44
⊞ 抱朴子內篇	342
⊞ 淮南鴻烈解	77
⊞ Shangqing	501
⊞ Yangsheng	111
⊞ Sacred History + Geography	262
Grand Total	2163

图 3　道教文献中的数据透视表

治愈疾病。[31]《淮南鸿烈解》是《淮南子》的一个鲜为人知的别名,主要内容包含自然科学和治国方略。该书被认为是西汉初期黄老科学思想的经典范例,也包含了一些医学理论。[32]由于这两个文本都与治疗有关,因此 DocuSky 的搜索结果可能相当准确,也就是说搜索结果更可能反映实际的药物词汇。《南华真经》是《庄子》的另一个名称,《庄子》是早期道家关于相对主义怀疑论的哲学著作,与医学无关。因此该文本的搜索结果很有可能是杂乱的,即检索到的结果是错误的。考虑到这一点,我们回到原始文本并浏览这些词汇出现的位置,发现这些词汇主要是其他意思的同音词,或者出现在文本的注释中来辨识本草和探讨古文字的变化。考虑到作为图表基础的搜索结果是不确切的,不是经过确认的精确结果,枢纽分析表示研究人员可以更进一步检查图表中的异常,并进行完善。

图 4 为我们展示了如何通过打开文本的子层来进行下一步研究,揭示了哪些章节对文本的数据有所贡献,以及每章出现了多少个词汇。打开这些章节的子层,可以看到每一章中的具体药物。《淮南鸿烈解》

Philosophical Texts	463
-	463
南華真經	44
抱朴子內篇	342
淮南鴻烈解	77
9	23
女青;白虎;鯉魚;牽牛;苦菜;鹿角;半夏;蟋蟀;木香;火母;露水;鹿皮;鴛鴦;螻蛄;王瓜;栝樓;蔞蕪;百舌鳥;含桃;君子;草藥;朝生;大室	23
24	24
君子;土龍;救火;百步;茯苓;雞頭;桑葉;五味;鮫魚;紫芝;慈石;將軍;百舌鳥;當道;松脂;女蘿;合歡;屈人;夜光;芳香;㿗帶;雞足;無足;螺蠃	24
25	30
君子;土龍;蚰蜒;羊肉;蝮蛇;象牙;百節;當道;百步;蟋蟀;大豆;五味;昌羊;昌蒲;垚顛;柳樹;礜石;橘柚;清酒;馬齒;檀根;石生;玉英;象肉;伏苓;無足;朝生;食鹽;虎爪;救火	30

图 4　探索"哲学文本"

共有三章,分别为 9、24 和 25,这三章分别包含了 23、24 和 30 个药物词汇。这些词汇可从表中复制,以供进一步单独研究。

从数据透视表中我们可以看出,哲学文本通常与药物无关。这个图表只受这三个文本影响,熟悉道教文献的读者会很容易识别这些作品中的文本。在这三个文本中,《抱朴子》中药物术语的使用频率是最高的。药物在这类作品中频繁出现,并不是因为这种作品类型与医学实践之间存在着任何内在联系,而是因为 Schipper 和 Verellen 划分了道教经典的类别,包括在哲学类别中加入了《抱朴子》,而其实这一文本与外部炼金术的关系远大于其与哲学。

Schipper 和 Verellen 之所以将《内篇》收入"哲学"而非"炼金术",无疑是因为他们欣赏作者葛洪睿智的哲学思辨。后来的编者想要将《抱朴子》文本的两个部分汇编在一起,因此将这两个文本都纳入了哲学范畴。[33]诚然,每个编纂项目都有其局限性。

这里重要的一点不在于图表正确与否,而在于用强大的灵活性来质疑、探索和评估图表下面的数据。我们不能困于纸面上难以理解的图表,这些图表让读者无法考证它的基础,也无法讨论这些数据基础之上的假设。对于研究道教经典中的信息来说,这种方法的交互性,找到、评估和重组信息的能力,与在纸本上研究所提供的过程是截然不同的。与其批评 Schipper 和 Verellen 的分类,更重要的是认识到批判性数字文献学能够使读者对数据的结构有敏锐的理解,并能解释困惑、发现错误。与其因为 TermStats Tool(标记与词汇统计分析工具)在搜索结果中包含错误的同音词而拒用它,不如认识到它为确认和优化结果所提供的搜索力。结合数据透视表,DocuSky 的 TermStats Tool 可提供元数据(即文本的语境)和搜索结果之间关系的强大视图。这种透明性,即分析和解释结果的便捷性,使文字学更加严谨,优于谷歌或百度等搜索工具的隐藏算法和 Gephi 等社交网络可视化软件,以及主题建模的统计摘要。这些方法使研究人员专注于人们对于新设计的想法、对经典的分类以及词汇本身的含义。

这些分析对研究人员而言并不清晰。有了 DOI 文件托管档案库,例如那些用在本文下数据分配的档案,任何人都可以访问这些数据。这使其他研究人员能够证实或在此基础上进行进一步研究。通过这种方法,研究者可以根据任何主题来重新索引大型文本数据库。这些主题可以由一个有代表性的词汇来建模,模拟知识在时间、语料库和类型上的分布,并扩展到其跨区域的分布,然后再用强大的工具来研究和评论数据结果。

文本内容比较的社会网络分析

将 TermStats Tool 结果导入名为 Palladio 的社会网络应用程序中,

可以进行进一步的研究。[34] DocuSky 能够直接上传到网站上,这样就简化了这个过程。网络图表可以直观地反映不同类型之间、不同时间段内词汇重叠和差异的程度。图 5 呈现了与图 2、图 3 相同的基础数据的可视化效果。经过层层归类,329—394 年间道教的三个主要教派(天师、灵宝和上清)所产生的文献聚拢,该图的数据包括不少于 20 个药名的章节。外围的三个角代表这三个教派特有的词汇集群。位于两个或三个集群之间的较小集群(由细线连接)是两个或三个宗派文献之间共同的词汇。从图表中可以清楚地看到,灵宝和上清之间的共有词汇比与天师共有的多得多,天师与上清的共有词汇比与灵宝共有的多得多。这个表格的数据集和设置可以从此处链接的数据库中下载,并上传到 Palladio 用以进一步探索研究。[35]

通过这些比较,可以进一步思考,这些不同类别的药物是什么? 为什么天师与上清的共有词汇比与灵宝共有的词汇多? 它们有什么共同的药物术语? 它们是否表现出其他类似特征,诸如常见的药物化名、相似的药物特性或相似的生长区域? Palladio 不支持提取单个群集,因此要进一步研究,需要回到 Excel 文件,或更强大的社会网络软件,比如 Gephi。

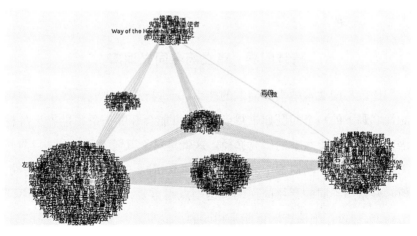

图 5   天师、灵宝和上清派 329—394 年所产生的文献

在台北辅仁大学的张超然和法鼓文理学院的洪振洲团队的监督下，徐源在研究如何得出和分析这些数据时，选择了 200 个药品术语最多的章节进行标记。目前他们正在编辑这些标记，以便进行详细分析。这些工作完成后，就可以将 TermStatsTools 的词汇表和人工标记建模结果进行比较。我们希望，尽管漏掉错误的词汇致使词汇条目数减少，但是药物词汇的相对频率仍保持一致。我们使用的 MARKUS 是一个半自动的文本标记软件，它可以自动识别预先设定的词汇集，并提供便捷的界面以供读者确认或编辑数字的衍生结果。[36] 它与一些最重要的中文数据库集成在一起，可半自动识别和标记多种类型的词汇，例如传记和历史数据库中的个人姓名和历史地名，以及中国传统的时间、日期表达和官方标题。它还允许标记使用预先确定的词汇集来自动标记文本，以及使用直观、简化的正规表达式（regex）功能来识别高度结构化文本中常规结构中的词汇。MARKUS 是哈佛大学、台湾大学、莱顿大学和马克斯·普朗克科学史研究所等领先的数字汉学研究机构正在开发紧密连结的基础建设工程平台和工具的一部分。通过这些工具的相互开发，这些强大的学术机构群确保了在 DocuSky 和 MARKUS 中完成的工作是数字汉学研究的核心，并将具有比其他平台更强的生命力。

跨越国界：建立药名同义词库

比较不同文本中本草词汇的能力，为进行比较研究开辟了新的可能性。剩下的一个问题如果得到解决，可能会开辟一条用世界上各种语言记录的传统医学的研究途径。这就是对象识别的问题——目前尚无法区分两种不同语言中的药名在何时是指同一物质对象，也就是说，何时检索出不同的药物同义词。这一点很重要，因为两个看起来不同的药方，经过仔细检查后可能是相同的。

解决这个问题要追溯到中华帝国的初期。自公元 2 世纪起，药理学研究者就开始记录药物的别名或通用名称,表达差异、地区差异和历史变迁导致了这些名称的产生,[37]如今,它们已被收录进现代词典。这些词典通常会注明药物名称首次出现的文本和时间。我们计划开发一个追踪这类同义词表的工具,并将其集成到 DocuSky 搜索功能中来解决这类问题。

我们亲切地称呼为"训诂引擎"的同义词功能,为追踪同义词提供更多可能。在一种语言中追踪同一对象不同词汇的功能与在多种语言中追踪它的功能基本相同。如果可以识别一个对象对应的多个中文词汇,那么就可以将其他语言中的词汇汇总到要研究的词汇中来,这样就能够比较多种语言的本草和药方。通过确定这些文本的日期、研究这些药物何时进入了不同地区药物的词汇表,我们可以对传统药物在整个近代世界的传播有一个大致了解。

因此,未来的研究将集中于如何跨语言(例如中文、马来语、梵语、阿拉伯语、波斯语、希伯来语、拉丁语、希腊语以及早期和中世纪世界主要医学传统的语言)搜索常见的本草。2019 年 1 月,南洋理工大学举办了名为"欧亚大陆的医学"的研讨会,会议汇集了研究这些语言医学史的学者以及数字人文科学和计算语言学专家。会议提出一个重要的问题:"我们能在多大程度上通过语言、认识论和地理距离追踪普通的本草?"

我们通过使用文献引擎的功能来解决这个问题,这不仅是解决中文中的名称差异,而且是研究其他语言中的词汇。我们可以通过来源将这些词汇分为三类。首先,使用各种语言的词典,我们可以收集其正式名称、通用名称和区域名称以及最学术的植物学名称。其次,我们可以从已有的学术作品中筛选,例如书籍、文章和已发布的同义词。第三,我们可以在近代多语言的文本中筛选。我们目前正与英国皇家植物园的药用植物名称服务处合作,共享数据,并根据最新标准更新我们词典的植物分类法。[38]

为了开启这一研究,我们首先使用了四个版本的现代中医词典,从中提取了主要药物名称下列有别名的信息。[39] 这样,共产生了 11 241 个常见药物名称,其中 8 533 个药物名称与 35 399 个替代名称相关。在某些情况下,这些名称与词典引用的资料以及别名资料的区域或语言等其他信息有关。图 6 展示了从这些资料获得的主要药物和别名的样本,这些可以从篇后注的链接下载。[40]

我们很快发现了一个令人不安的现象:多个药物名称列出了相同的别名。我们的目标是让读者能够使用任何名称,无论是药物名称还是别名来搜索整个同义词库。因此,这种多对一的关系会妨碍读者搜索。我们对数据进行深入研究发现,大约有 3 000 个别名以这种方式与 4 000 多个药物名称有双重关联。我们暂定的解决方案是首先将这些联系词分离出来,这样就留下了 6 525 个常见药物名称(即 8 433 个药物名称的约 77%)和 24 042 种别名(35 399 个替代名称的约 68%)。要继续清理这些名称还有很多工作要做,这只是当前的进展。

	No.	Drug Name	摘录		AltName
853	780	斑竹壳	《中药大辞典》		斑竹衣
854	782	报春花	《中药大辞典》		橡只玛尔布
855	783	报春花	《中华本草》		橡只玛尔布
856	784	饱饭花	《全国中草药汇编》		米饭花
857	784	饱饭花	《全国中草药汇编》		小叶珍珠花
858	784	饱饭花	《全国中草药汇编》		乌饭子
859	785	饱饭花	《中药大辞典》		米饭花
860	785	饱饭花	《中药大辞典》		乌饭子
861	786	饱饭花果	《中华本草》		乌饭子
862	789	包袱七	《全国中草药汇编》		铁骨散
863	789	包袱七	《全国中草药汇编》		小八角莲
864	789	包袱七	《全国中草药汇编》		半碗水
865	790	包袱七	《中华本草》		铁骨散
866	790	包袱七	《中华本草》		半碗水
867	790	包袱七	《中华本草》		包袱莲
868	790	包袱七	《中华本草》		一块砖
869	791	宝盖草	《全国中草药汇编》		接骨草

图 6　药品名称和备用名称数据集样本

为了进一步探究多种语言材料的搜索方式,我们还从在线词典中收集了这些药物的植物名。我们从编辑莫妮卡·格林(Monica Green)那里收到了一份 12 世纪意大利女性医学论文 *Trotula* 的电子版。[41]去掉 *Trotula* 索引中拉丁文植物名称及其植物属性,我们用这些来与得到的中文结果进行比较。

我们通过对《现代汉语词典》和 12 世纪拉丁文本中经过筛选的300 种常见药物与该药现代植物学名称进行比较,发现了一些拼写错误的药物。然后利用拉丁文和中文药物的同义词,我们将 5 世纪末的《本草经集注》与 *Trotula* 进行比较,发现了 14 种共同的药物。

在规范其学名拼写、在历史上何处使用这些学名、识别当前名称并将其与国际植物名称索引(International Plant Name Index)和药用植物名称服务(Medicinal Plant Name Services)联系起来等方面,我们还有许多工作要做。我们的合作方英国伦敦皇家植物园和新加坡植物园为我们开展这个研究提供了很大帮助。

这项研究正在推进当中,我们期待其进一步的发展。我们希望在未来项目扩展中追踪更多语言,目前我们正在努力比较马来文、中文和梵文文本。我们还计划在 DocuSky 中发布整个道教经典。我们认为早期帝国宗教和医学文献数据库很丰富,欢迎用户试用,并与我们联系。这些数据库不仅可以用于搜索本草,还可以用于通过词汇集表达的任何类型的知识。我们希望,本文所介绍的方法能够帮助其他人研究各种主题,所得到的数据能引起研究中国医学和宗教史学者的兴趣,并对整个领域的研究有所帮助。

(肖馥莲　译,严娜、胡其瑞、徐多多　校)

注释

[1] 例如 Nathan Sivin, *Health Care in Eleventh-Century China* (New York:Springer, 2015), 4.

［2］《正统道藏》,北京：商务印书馆,1923—1926 年。《大正新修大藏经》,东京,1924 年。

［3］日本大藏经学术用语研究会编：《大正新修大藏经索引》,日本大正新修大藏经刊行会,
1961 年。

［4］C.P. Salguero, *Buddhism and Medicine: An Anthology of Premodern Sources* (Columbia
University Press, 2017).

［5］释永信、李良松编：《中国佛教医药全书》,北京：中国书店出版社,2011 年。参见
Daniel Burton-Rose, "Desiderata for the Principles of Compilation of a Canon of Buddhism
and Medicine," 12, no.1－2 (2017).的评论。

［6］盖建民：《道教医学》,北京：宗教文化出版社,2001 年。

［7］范吉平：《道医集成》,北京：中国医药出版社,2015 年。

［8］Michael Stanley-Baker, "Daoism and Medicine：A Review of Gai Jianmin's Daojiao Yixue
道教医学 (Daoist Medicine)," *Asian Medicine* 4, no.1 (2009); "Daoing Medicine：
Practice Theory for Considering Religion and Medicine in Early Imperial China," *East
Asian Science Technology and Medicine* (2019).

［9］该网站由莫尼卡(Monica Esposito)、Christian Wittern 和其他人共同制作,包含高质量
的,可搜索的《正统道藏》《道藏辑要》《大正新修大藏经》《四库全书》《二十四史》《四
部丛刊》等,内容却不少。可搜索的全文与源文本的图像可比对,也可以从 Github.org
下载所有内容以进行语料库分析。

［10］这都列在 Stanley-Baker（2019）, https：//doi.org/10.21979/N9/0675K5 的文件"Daoyi.
instances.in.Kanripo.xlsx"中。所有 112 个实例均被标点,并列出了 Kanripo 文件代码、
文本标题以及偶尔的注释和部分翻译。读者可以通过下载文件中的超链接访问到主要
原始文本,以便评估。

［11］也许因为直觉到这个分类"道医"存在问题,《易奇八字》的编辑们为了该词的使用而建
立辩护,提出了一个出现在古籍的例子："凡道士医师"。但是,尽管该短语出现于《太
上灵宝五符序》DZ 388.2.24a(又复制到《云笈七签》DZ 1032.82.5b 中),他们没有提出
理由,为什么必须将该短语理解为单个集体单位。它不是更直观地呈现为两个不同的
类单元吗? 该短语显然包括两个单独的技术大师："士"和"师"。它不是指单个类别,
而指的是两个相关的,尽管不清楚区分的演员类别。与单数读法相反,书面记录中道
士和医师的单独使用有着巨大的优先权,只有该词的单个实例才可反对。正如前面
提到的,在整个 Kanripo 文库中没有重复其他内容,其中包括《道藏》《大藏经》《四库
全书》《二十四史》《四部丛刊》等,内容却不少。《易奇八字》该论点已被多次重新发
送,但笔者发现的最早实例是 2017 年 2 月 7 日：https://www.yiqibazi.com/daojiao/
DaoJiaoRuMen/DaoJiaoWenHua/4333.html。《五符序》该引文可链接于 http：//www.
kanripo.org/text/KR5b0072/002? query＝道士医师 BB#002－024a。Yoshimoto Shōji 吉
元昭治（1989）, 11.也援引这个短语,但他承认,它表示两个截然不同但密切相关的演
员类别。

［12］关于传统的发明,请参见,Hobsbawm and Ranger（1992）.福柯首先使用了"生物政治"（biopower，biopolitics）一词在法国大学院的演讲中,Foucault（2007），1－4，24 n.1－4. 英文第一次被出版于 Foucault（1978），vol.1，140.

［13］参见 Kanseki Repository Catalog Christopher Wittern，Kanseki Repostirory［Kanripo］，http：//www.kanripo.org/.他们的整个数据库都备份在 GitHub 上,从那里可以提取出来。中文文本项目拥有世界上最大的近代汉语资源集合 Donald Sturgeon，Chinese Text Project（Ctext），http：//ctext.org/.虽然这个网站不提供批量下载,但网站内部有许多工具可以进行数据分析。

［14］哈佛大学费尔曼中国研究中心,复旦大学历史地理研究中心,Chgis［中国历史地理信息系统］,第六版,2016,https：//sites.fas.harvard.edu/~chgis/data/chgis/v6;台湾"中研院",哈佛大学,北京大学：中国历代人物数据库,2018 年 1 月 1 日,https：//projects.iq.harvard.edu/cbdb。

［15］Brent Ho Hou-Ieong and Hilde De Weerdt，Markus Text Analysis and Reading Platform,由欧洲研究协会和 the Digging into Data Challenge 资助,http：//dh.chinese-empires.eu/beta/.

［16］台湾"中研院"：中华文明时空架构,第 1 版,http//ccts.ascc.net/searches.php? lang＝en。

［17］台湾大学数字人文研究中心,杜协昌,Docusky,http：//docusky.org.tw/DocuSky/Ds-01.home.html。

［18］释慧敏等：中华电子佛典协会,http：//cbeta.org;"佛学规范资料库",https：//authority.dila.edu.tw/。

［19］马克斯·普朗克科学史研究所的 Michael Stanley-Baker，Chen Shih-pei，DagmarSchäfer："亚洲毒品问题",https://www.mpiwg-berlin.mpg.de/page/drugs-across-asia。

［20］陈光华、吴哲安：《台湾大学机构典藏系统之建置》,《图书馆学与资讯科学》2007 年;陈诗沛、杜协昌、项洁：《史料整体分析工具之幕后——介绍"台湾历史数位图书馆"的资料前置处理程序》,项洁、陈怡君、蔡炳民编：《从保存到创造：开启数位人文研究》,台北：台湾大学出版社,2011 年;Tu Hsieh-chang 杜拹昌，"On the Construction of a Docusky Personal Database with Markups and Metadata," in *Pacific Neighbourhood Consortium*（Tainan：Chengkong University，2017）.

［21］Michael Stanley-Baker，"Daoists and Doctors：The Role of Medicine in Six Dynasties Shangqing Daoism"（PhD Diss.，University College London，2013）.

［22］Michael Stanley-Baker，Chen Shih-pei 陳詩沛，and Tu Hsieh-chang 杜拹昌，*Daoist Buddhist Medical Texts from the Six Dynasties*［Daobudmed6d］，Research Center for Digital Humanities，National Taiwan University（2018），http：//doi.airiti.com/LandingPage/NTURCDH/10.6681/NTURCDH.DB_DocuSkyDaoBudMed6D/Text.

［23］Michael 徐源 Stanley-Baker et al.，*Buddhist and Daoist Canon Metadata*（2018），DOI：10.21979/N9/REE4MJ，https：//doi.org/10.21979/N9/REE4MJ。

［24］ Kristofer Marinus Schipper and Franciscus Verellen, *The Taoist Canon: A Historical Companion to the Daozang* (Chicago：University of Chicago Press, 2004).

［25］ Michael Stanley-Baker, *6d Drug Terms Termstatstools Results Table and Pivot* (Singapore：2019), DOI 10.21979/N9/DMLAW4, https：//doi.org/10.21979/N9/DMLAW4.

［26］ Dan Edelstein et al., "Palladio," Humanities+Design, Stanford University, http：//hdlab. stanford.edu/palladio/.

［27］ 这是一个众所周知的比喻,但是要进一步研究六朝时期根据不同流派的道教文本传播, 请参见张超然：《系谱、教法及其整合：东晋南朝道教上清经派的基础研究》,博士学位论文,台湾政治大学中文系,2007 年。

［28］ 关于实践经验与知识之间的关系,请参见 Jean Lave and Etienne Wenger, *Situated Learning: Legitimate Peripheral Participation* (Cambridge：Cambridge University Press, 1991).关于道教知识群体中的实践活动,请参见 Michael Stanley-Baker, "Drugs, Destiny, and Disease in Medieval China：Situating Knowledge" in *Context, Daoism: Religion, History and Society* 6 (2014).

［29］ Stanley-Baker, Chen Shih-pei, and Schäfer, https：//www. mpiwg-berlin. mpg. de/page/ drugs-across-asia.

［30］ Stanley-Baker, 6d Drug Terms Termstatstools Results Table and Pivot, DOI 10.21979/N9/ DMLAW4, https：//doi. org/10. 21979/N9/DMLAW4.请下载标题为 DaoBudMed6D _ 12kDrugs.Stop1.CategorizedFile.Result.xlsx 并打开标题为"Daoist Texts Pivot"的工作表。

［31］ Fabrizio Pregadio, *Great Clarity: Daoism and Alchemy in Early Medieval China* (Stanford：Stanford University Press, 2006);其英文翻译,请参见 James R. Ware, *Alchemy, Medicine, Religion in the China of A.D. 320: The Nei P'ien of Ko Hung (Pao-P'U Tzu)* ［*Baopuzi Nei pian*］ (Cambridge, MA：M.I.T. Press, 1967).大多数学者使用的版本是 ［晋］葛洪：《抱朴子内篇》,王明编：《抱朴子内篇校释》,台北：中华书局,1981 年。

［32］ Michael Loewe, "Huang Lao Thought and the *Huainanzi*- review of Heaven and Earth in Early Han Thought：Chapters Three, Four, and Five of the *Huainanzi*," John S. Major, Christopher Cullen, *Journal of the Royal Asiatic Society* 4, no.3 (1994); John S. Major, *Heaven and Earth in Early Han Thought: Chapters Three, Four and Five of the* Huainanzi, *Suny Series in Chinese Philosophy and Culture* (Albany：State University of New York Press, 1993); Charles le Blanc, "Huai Nan Tzu 淮南子," in *Early Chinese Texts: A Bibliographical Guide*, ed. Michael Loewe (Berkeley：Society for the Study of Early China, 1993).

［33］ Schipper 和 Verellen, 71—72。

［34］ Edelstein et al., http：//hdlab.stanford.edu/palladio/.

［35］ Stanley-Baker, 6d Drug Terms Termstatstools Results Table and Pivot, DOI 10.21979/N9/ DMLAW4, https：//doi.org/10.21979/N9/DMLAW4.

［36］ Ho Hou-Ieong and De Weerdt，http：//dh.chinese-empires.eu/beta/.

［37］ Paul U. Unschuld and Zheng Jinsheng，*Chinese Traditional Healing: The Berlin Collection*，3 vols. （Leiden：Brill，2012）；Georges Métailié，*Science and Civilisation in China: Biology and Biological Technology-Traditional Botany: An Ethnobotanical Approach*，vol.6 Part 4（Cambridge University Press，2015）；［梁］陶弘景：《本草经集注》，尚志钧、尚元胜辑校：《本草经集注：辑校本》，北京：人民卫生出版社，1994 年。

［38］ Bob Allkin，*Medicinal Plant Name Servives*，*Royal Botanical Gardens at Kew*（London：2019），https：//mpns.science.kew.org/mpns-portal/.

［39］ 国家中医药管理局中华本草编委会：《中华本草》，上海：上海科学出版社，1999 年；江苏新医学院：《中药大辞典》，上海：上海科学技术出版社，1978 年；全国中草药汇编编写组：《全国中草药汇编》，北京：人民卫生出版社，1996 年；中华人民共和国卫生部药典委员会：《中国药典：中药彩色图集》，香港，1991 年。

［40］ William Eng Keat Chong and Michael Stanley-Baker，*Large List of Chinese Drug Names 40k*（Singapore：2019），DOI 10.21979/N9/V2XBOH，https：//doi.org/10.21979/N9/V2XBOH.

［41］ Monica H. Green，ed. *The Trotula: An English Translation of the Medieval Compendium of Women's Medicine*（Philadelphia：University of Pennsylvania Press，2002）.

后　记

从全球史的视角探讨药物、贸易与健康知识的生产已成为中外学者普遍关注的主题,但在五年前(2018 年)的中国,这还是一个全新的话题,即便在今天,依然没有与此相关的中文专著问世。2018 年 4 月11—12 日,复旦大学历史学系、英国华威大学历史学系与上海中医药大学科技人文学院联合主办了"贸易为健康的驱动力:近现代以来的世界贸易与医药产品国际学术研讨会",从科学技术与社会、政治和经济等层面展开了深入研究,多维度展现贸易与全球医药产品流通的关系。

关于贸易在近现代医药产品全球流通中所产生的作用,学术界往往采用两种主要的叙事方式:一是详细描述商品贸易交换新网络,是如何给医疗带来创新技术与思想的,探讨因药物流通所引发并推进的"科学"知识的创新;二是就新的贸易网络是否会对人们的健康造成破坏性影响的视角展开,考察在医药产品的全球环游进程中贸易的驱动效应,或者如何安娜所认为的"贸易为健康的驱动力"。这次会议试图在以往大量研究成果的基础上,力求更深入地了解医药产品和贸易之间的关系。与会学者的关注点不约而同地偏重于观察医药产品的长时段、跨地区的流动特征,尤其是"物"的文化史。讨论议题有医药产品的全球贸易与流通,如世人熟知的丁香、大黄、金鸡纳和人参等,或是鲜为人知的阿魏和中国根等;近代域外医药产品与知识入华史、近现代中外医药文化的对话与沟通,以及新视野与方法的运用等诸多领域。参与研讨会的三十余位国内外学者,分别来自中国、英国、法国、德国、荷兰、新加坡、哈萨克斯坦等多个国家。学科背景多样,既有历史出身的学者,也有中医与西医背景的学者。本书便是此次会议的结晶,其中徐冠勉的《丁香之结——从香药文化到香料战争》是特邀稿。

本书充分展示了具有全球环游特征的本草药材是如何构建起一个庞大的商业网络的:当葡萄牙人将"中国根"带到欧洲时,欧洲人将"金鸡纳"由北美运回欧洲,再随耶稣会士航海抵达中国;当"丁香"在东南亚海域引发"香料战争"时,加拿大人将"人参"带往广州,并掀起一场全球性的经济泡沫,在药物贸易的一系列交换过程中,世界逐步转换成为一个庞大的市场,有学者指出其中掺杂了殖民者的"欲壑难填"。诸篇论文揭示出大西洋世界商业网络与具有横跨美、亚两洲的特殊性的荷兰东印度公司和英国东印度公司追求的垄断体制之间所存在的一种张力。

本书虽然以中国药材为重点讨论对象,但学者的视野聚焦于从全球史的角度来看待药物产品的流通,有作者提出"我们有强烈的动力去重新审视诸如印度洋—太平洋这样的地区,以及它与现在——例如今天的印度尼西亚东部——之间各种交织的联系"。如《安汶本草》就"重新定位在印度—太平洋地区与中国之间的贸易和知识流通的纵轴上,并将其与中国的书籍文化和科学史重新联系起来"。学者将这些区域的生活放在一个连续的地理空间中考察,指出将药物、香料和商品放置在一起,意味着这些药物产品是世界整体的一部分,它们是一个基本的统一体,所形成的药物空间将近代早期的世界城市联系起来。这充分体现出本书作者偏爱于长时段和跨区域的思考,他们的研究为读者提供了一幅可视的全球化快照。

如何从方法论上突破药材的"物质文化史"研究,本书作者做出了诸多贡献。比如,药物商品化的分析路径,从药物特性的描述开始,包括形状、质地和味道,既而超出视觉观察和味觉品鉴,拓展到植物与社会、民族和国家之间的相互作用。应用理性和数据化的工具分析本草植物兼具有医疗作用和香料的商品化特点,如有学者以"人参"为透镜,分析了一款健康产品是如何进入18世纪中叶的商业资本主义网络,掀起一场全球商业投机的风波;有学者以耶稣会士的通信和档案,描绘了16世纪以来耶稣会士在全球流动轨迹,认为耶稣会士的流动性促进了"科学"活动的发展,但这样的流动也促使他们参与到商业活动中。从16到18世纪,耶稣会可能是唯一能够操控药物进出口各个流通环节的组织,从海外的原料、知识提取到欧洲的药方设计和产品出售。该项研究拓宽了以往学界对耶稣会士的社会形象和商业角色的想象。

从全球史的角度考察药物流动,不难发现,凡是进入全球流通领域的药物都被赋予了"异国情调"的特质,所有的国度和民族都会有一段对"异域新药"充满好奇的历史,并产生相似的认知:本土草药是廉价、优质和健康的,而"奇怪的"或外来的草药是昂贵的、有问题和具有潜在危险的。在考察俄罗斯和欧洲医生对外来事物的不同历史经验时,学者们提出了"外国的本草学思想是否与外国人民和外国地方的思想相似""地方性知识的全球性是否具有破坏性"等问题,诸如此类的辩证思考体现了学者对历史上所谓异国情调的重新审思。

"近代以来医药知识生产"的研究逐渐引起中国学者的关注。近代中国医药新知识的产生,有一部分是建立在对传统知识的利用、重新阐释和解构的基础上的,传统中药体系由本草学向现代药物学转型就是一个典型例子。王家葵的文章从专业的角度揭示了目前中国药物学和药物学史研究中存在的思维短板。他认为:"古代史研究涉及本草知识,'科学'并不是必需,但若对具体本草问题进行价值判断,'科学评价'则无可回避。""传统医学由于生理、病理学的缺失,其涉及药物作用、临床应用及作用原理方面的记载不能做简单的现代语言转换；而其对效应的描述，许多时候都可以直接接受。"传统的药材如阿魏、大黄和中国根等，同样的植物，东西方有着不同的名称、解释、使用方法，会产生不同的疗效。形状相同的植物如何在两个不同的知识体系中发生对话？贸易能多大程度上构成对医药产品史的改变？这些话题构成了本次会议中外学者互相对话的重点。随着科学史的物质文化转向，流通和转化的问题已经引领人们对自然史的近代早期资料进行重新解读。那么，我们能否跨越时空的界限追溯医药产品的全世界流转？能否以此探究其对医药知识生产和医学观念变化的影响，阐释贸易在近代医学知识的生产过程中究竟发挥了何等重要的作用？本论文集试图在这些方面提供中外学者的不同见解。

值得进一步思考的是：如何将中国医药史的研究放在全球史的框架来处理？在阅读中国药物流往欧洲、东南亚、美洲的西文史料时，如何把握和处理欧洲中心论的史观？在中文写作时，又如何能走出"中医海外热"的思维范式？诸如此类的问题有待学者深耕挖掘，本书仅仅是一个开始。

本书是国家社科基金冷门绝学项目"19 世纪前欧洲科学家和汉学家视野下的中医西传研究"阶段性成果，由 16 篇论文构成，其中 7 篇是西文，除了英文和法文，引文中还有许多小语种，如拉丁文、梵文和俄文等。《中国宗教文本中的本草》一文的翻译，最后部分由作者之一的徐源完成，特此说明。这项工程任务繁重复杂，翻译要求极高，翻译和史料核查花费了大量的时间与精力，朱霓虹和严娜承担了翻译与校对的重任，朱霓虹和汪炀在文本注释、编辑、与作者沟通方面做了大量的工作，感谢三位青年人负责任的工作与辛勤的付出。参与本次翻译的还有万良、肖馥莲和胡冬敏等诸位博士。唯一一篇法文论文由孟凡博士翻译，感谢剑桥李约瑟研究所的吴蕙仪女士对此文精心而认真的校核。感谢汪焜甫对某些译文的纠正与优化。由于水平有限，翻译可能还有不准确的地方,祈请读者指正谅解。此项工作始于 2019 年,本书原计划在 2020 年出版,因为疫情而一再延迟,此次能顺利出版得益于中华书局贾雪飞女士的积极推动和吴艳红女士的精心编辑,特此致谢。

2023 年 6 月 5 日